陆氏中医临床实用丛书

陆氏中药临床用解

（修订本）

主编　陆鹏飞　宋月英

编委　陆拥玲　徐怀成　徐福坤
　　　陆拥均　许先进　许　潇　许　亮
　　　陆拥护　戚　慧　陆一朝　陆一康
　　　陆拥荣　马振波　马　针

中医古籍出版社

图书在版编目（CIP）数据

陆氏中药临床用解/陆鹏飞，宋月英主编. ——修订本．-北京：中医古籍出版社，2016.1

（陆氏中医临床实用丛书）

ISBN 978-7-5152-1075-9

Ⅰ．陆… Ⅱ．①陆…②宋… Ⅲ．中草药–临床应用 Ⅳ．R285.6

中国版本图书馆 CIP 数据核字（2015）第 294409 号

陆氏中医临床实用丛书

陆氏中药临床用解

主编　陆鹏飞　宋月英

责任编辑　张　磊
封面设计　陈　娟
出版发行　中医古籍出版社
社　　址　北京东直门内南小街 16 号（100700）
印　　刷　三河市华东印刷有限公司
开　　本　787mm×1092mm　1/16
印　　张　21
字　　数　430 千字
版　　次　2016 年 1 月第 2 版　2016 年 1 月第 2 次印刷
印　　数　0001~1500 册
ISBN 978-7-5152-1075-9
定　　价　46.00 元

作者简介

陆鹏飞，出生于 1937 年。陆氏九代中医世家，自幼酷爱中医。曾发表《不通则痛，不通则病》《针灸治百病妙在手法》《草方治大病关键是对症》《针灸治中风越早越好》《中药炮制，妙在火候》《三分治病，七分调养》等论文八十余篇。

陆氏主张除病痛要着眼于人身整体和生活各个方面，擅调脏腑气血与阴阳表里之机，则疗效更佳；体质不同，病因有异，辩证求因，审因论治，治病当求其本，标本皆治，因而疗效突出，病者早日康复。

陆氏主张除病痛应根据病情，采取多种疗法，如针灸、中药、食疗、足疗、脐疗、浴疗、肛疗、按摩推拿、刮痧、拔罐等，因而疗效显著，治愈率高。

陆氏主张除病痛以预防为主。节生冷、辛辣、酒，忌暴饮暴食，以保胃气。戒郁怒以保肝气。节情欲，谨房事，以保肾气。戒烟毒，防风寒，以保肺气。宁心神、七情以保心气。心情坦荡，无忧无虑，不伤神气。

陆氏主张人人都得学点医，学医能够健身体。中医医学文化是人类的生活文化、健康文化、生命文化，博大精深，为了养生优生，延年益寿，人人都得学。

编者前言

中医医学文化是人类的生活文化、健康文化、生命文化，确实博大精深，为了养生优生，延年益寿，人人都得学。

健康和生命对于每个人来说是最重要的，大吃大喝，贪图享乐，房子、车子、夫妻恩爱、儿女满堂、金钱、地位，如果没有了健康和生命，其余的对你还有什么意义呢？可是有许许多多的人一味追求着吃喝玩乐、纵情享受，只有到了住进医院生命垂危才恍然大悟，但是已经晚了。

现在有不少人，对健康和养生延年益寿有所重视，买书籍，找资料，听讲座，乱吃补药和保健品，反而花了钱害了自己。作者主张人人都得学中医，学习中医悟道理，生活从头调整齐。《陆氏中医临床实用丛书》是现代中医临床诊断、治疗、保健、养生优生、忌口与食疗为一体的指导综合丛书，希望能唤醒人们学点中医懂得吃的学问，唤醒人们对中医知识的需求和运用，唤醒人们懂得中药普及使用的价值观和重大意义。

中华医药是一个伟大的宝库，几千年来为增强人民的身体健康发挥了巨大作用，中药是我国宝贵的医学文化遗产。

中药在医疗保健方面起着重要的作用，传统中药取材方便，可随取随用，对疾病标本兼治，对很多常见病、慢性病、多发病、疑难杂症有独特的疗效。草方治大病，单方气名医，药到病除。因此，中药越来越受到人民的广泛重视。

我国疆域辽阔，自然环境复杂多样，中药种类繁多，资源特别丰富，其中有许多具有较高的疗效和开发价值。为了更好地开发利用中药资源，充分发挥中药的治病、防病作用。陆氏今将常用的 508 味中药按临床使用经验分为：解表、清热、化湿、利水、祛风湿、温里、芳香开窍、安神、平肝息风、理气、止血、活血祛瘀、补气、壮阳、补血、补阴、消导、化痰止咳、止咳平喘、收涩、驱虫、涌吐、泻下、润肠、逐水、外用等 26 类。并将药物性味、归经、功能、临床应用、一般用量，写成《陆氏中药临床用解》，便于中医医务人员、中医爱好者学习参考探讨。

由于药味繁多，加之水平有限，书中难免有不妥或错误之处，敬请医界名人批评指正，以便进一步修改，使《陆氏中药临床用解》更好地造福人民。

目　录

一、解 表 药

（一）辛温解表药

1. 麻黄：又名龙沙、麻黄草、色道麻（附：麻黄根）

为麻黄科植物麻黄，草质茎，常绿小灌木，根茎粗大屈曲，高 1 米左右，红褐色，下生黄褐色根，茎丛生，绿色，有明显节，叶退化为鳞片状，淡红褐色，小花，绿黄色，6 月开花，种子卵状，外面有红色肉质苞片。生于干燥砂石地区，多产于东北、内蒙古、山西、陕西等地区。每年 9～10 月采地上全草，晒干，生用或蜜炙用。

炙麻黄制作：将蜂蜜加入 1/3 的水合匀，熬开，将麻黄切成小段，倒入蜂蜜内拌匀，用微火炒至不黏手，取出晾凉，每 500 克麻黄用蜂蜜 100 克。

功能：味辛微苦，性温，入肺、膀胱经，有发汗解除表证的作用。治恶寒、发热，头痛无汗的风寒表证。本品还有宣肺平喘和利尿退肿的功能，可治实证的气喘和水肿病。

临床应用：用治风寒感冒恶寒，发热，无汗，头身痛，脉浮紧的表实证，多与桂枝、杏仁、甘草等同用。用治肺气壅遏的咳喘证，属风寒袭肺者，可与杏仁、甘草同用；属风寒兼有内饮，或见痰饮稀清阻肺者，可与细辛、干姜、半夏、五味子同用；属肺有痰热者，又可以少量麻黄配伍大量石膏及杏仁、甘草同用；用治水肿而兼有表证者，可借其发汗利水之功以解表除水肿；属热证配生石膏；属寒证配附子。

（1）治感冒无汗，头身病：麻黄 15 克，绿豆 50 克。煎水服，日服三次。

（2）治感冒：麻黄 15 克，生姜 10 克，甘草 5 克。水煎，每日三次服。

（3）治肺炎及支气管炎：麻黄 10 克，杏仁、侧柏叶各 10 克，生石膏 15 克，甘草 10 克。水煎，每日三次服。

（4）治哮喘：麻黄 15 克，石韦 25 克。水煎，每日三次服。

（5）治自汗、盗汗：麻黄根 15 克，黄芪 25 克，浮小麦 20 克，牡蛎 15 克。水煎，每日三次服。

用法用量：生用发汗，蜜炙用可减少发汗力，故发汗解表宜用生，平喘止咳多炙用。每次用量 5～15 克。

使用注意：体虚多汗者忌服。

附：麻黄根。味甘，性平，有较好的止汗作用，用治自汗、盗汗。多与黄芪、白术、煅龙骨同用治自汗。与白芍、知母、山萸肉同用治盗汗。研粉外扑止汗功效亦佳。用量 5～15 克。

2. 桂枝：又名柳桂

肉桂树的干燥嫩枝。多为人工栽培，主产广东、广西。本品细圆，为樟科植物常绿乔木柱形，外皮紫红棕色，味甜而辣，以枝条细嫩、色红棕无枯枝者为佳。

功能：味辛甘，性温，入心、肺、膀胱经。有发汗解除肌表及四肢风寒和温通经络的作用，可治恶寒发热，有汗头痛的风寒表证，并治风寒湿痹、四肢关节酸痛等证。

此外，本品尚有活血通阳的作用，可治女子血寒痛经或闭经，以及阳气不得流通，痰饮停留不化的病症。

临床应用：用量 5～10 克。水煎服。

（1）治外感风寒，发热头痛，恶风出汗，咳嗽气喘等症。桂枝、连翘各 15 克，金银花、板蓝根、桔梗、甘草各 10 克。水煎服。

（2）治风湿性关节炎，肩臂关节酸楚冷痛。桂枝、白芍、羌活、桑寄生各 15 克，黄芪 30 克，桑枝 60 克。水煎服。

（3）治外感寒冷而致腹部冷痛，肠胃痉挛及女子痛经、闭经、腹痛。桂枝、丹参各 15 克，延胡索 10 克。水煎服。

（4）治心慌气短，胸肋间痛，四肢湿冷，小便不利，全身浮肿等症。桂枝、玉米须各 15 克，车前子、茯苓各 20 克。水煎服。

（5）治慢性胃炎、胃扩张，胀满，胃中水响，呕吐清涎等症。桂枝、白术各 15 克，麦芽、谷芽各 30 克。水煎服。

使用注意：口舌干燥，面赤心烦，便秘，阴虚阳亢表证均忌用本品。孕妇、月经过多出血倾向者慎用。

3. 紫苏：又名苏子（附：苏叶）

一年生草本唇形科植物，有特殊香味，高 30～60 厘米，茎四棱形。叶紫绿色，对生，有长柄，广卵形。总状花序，出于腋间，花色白，小坚果黄褐色，花期 6～7 月，果期 7～8 月，全国各地均有栽培。8～9 月采枝，切碎，晒干生用。苏叶：7～8 月采叶阴干生用。苏子：秋季成熟果实晒干，生用或炒用。炒苏子：将苏子炒熟，用时捣碎。

功能：味辛性温，入肺、脾经。发表散热，理气宽胸，解鱼蟹毒。用治感冒风寒，胸闷呕吐，鱼蟹中毒，健脾行气。

临床应用：5～10 克。表散风寒用苏叶，行气安胎宜用苏梗。本品单用量 15～30 克。

（1）紫苏叶：发汗解表，散寒。治外感风寒头疼，咳嗽。量 15～25 克。

（2）紫苏子：止咳平喘，下气消痰。治痰喘咳嗽、气逆。量 15～25 克。

（3）治胸闷，气短，咳嗽。紫苏 15 克，党参 12 克。水煎，日服三次。

（4）治感冒风寒头痛、咳嗽。紫苏叶 25 克。水煎，三次服。

（5）治支气管哮喘。紫苏子、莱菔子、白芥子各 10 克。水煎，日服三次。

（6）治乳痈。紫苏 50 克，先煎汤频服，并用鲜紫苏叶捣烂敷患处。

使用注意：本品辛温耗气，气虚表虚者不宜用。紫苏包括苏叶和苏梗，是风寒感冒兼气滞胀闷的常用药，苏叶用于发表散寒，苏梗用于行气消胀。

4. 荆芥：又名荆芥蒿、荆芥炭

为唇形科一年生草本植物荆芥的干燥全草或花穗，主产于江西、浙江、河北等省。方茎细叶，似独帚叶狭小，淡黄绿色，八月开小花，作穗成房，房如紫苏房，内有细子如葶苈子状，黄赤色，连穗采集晒干生用或炒熟、炒炭用。

功能：味辛性微温，入肺、肝经。发汗解表，散风寒，清头目。治风寒引起的头痛、目赤、咽喉肿痛，以及风寒感冒和皮肤疮疹等有怕冷发热症状，或麻疹难以透发。荆芥炭有止血功效，可以治疗各种出血症。

临床应用：5～15克，水煎服。

（1）治感冒恶寒发热，头痛眩晕，咽喉肿痛，咳嗽，便秘。荆芥12克，金银花、连翘、射干各15克，葛根、何首乌各30克。水煎服。

（2）治痈疮局部红肿热痛，全身恶寒发热。荆芥、金银花、蒲公英各15克，桂枝、野菊花各12克。水煎服。

（3）治麻疹初起透发不畅，过敏，麻疹痛痒风团。荆芥、防风、川贝、枳壳、甘草各3克，山楂10克，赤芍6克，柴胡、升麻各2.5克，陈皮、薄荷各1.5克。水煎服。

（4）治吐血，鼻衄，便血，崩漏，月经提前量多。荆芥炭、仙鹤草各30克。

（5）治妇女产后失血过多，血晕，产后头痛，肢体痉挛，项强口噤。

（6）治中风口眼歪斜，语言不利，肢体偏瘫。

（7）荆芥穗即植物荆芥的花穗，其发散解表作用较强，尤适治疗外感风寒诸症。

（8）荆芥炒成炭后发散作用减弱，但止血作用增强。

使用注意：平素体虚多汗慎用。本品芳香气味，故不宜久煎，以免香味散发，降低药效。荆芥、驴肉、无鳞鱼，不能同时食用。

5. 羌活：又名蚕羌、羌青、羌滑

为伞形科多年生草本植物羌活的干燥根茎。主产于四川、青海、新疆、陕西、江西、云南等省。春生苗叶如青麻，六月开花作丛生或黄或紫，结果时叶黄，是夹石中所生，叶青者是土中所生。羌活、独活本是同类，紫色节密者为羌活，黄色而作块者是独活，每年10月采集晒干备用。

功能：味辛、苦，性温。入肾、膀胱经。发汗解表，散风寒，除湿。主治风寒感冒，头身痛，和风寒湿引起的关节筋骨痛。本药对上半身的风寒、湿邪功效较为显著，有舒筋活络之功效。

临床应用：解表散寒，除湿止痛。

（1）治恶寒怕冷，发热无汗，头身痛。用量5～12克。

（2）治风湿引起的臂关节肿痛，肌筋酸楚疼痛，关节活动不利，尤对头颈、脊背受寒所致的上身疼痛，项强筋紧有效。

（3）治痈疽疮毒所致的局部红肿热痛及全身怕冷发热尤效。

（4）治高血压所致的头痛眩晕，及中风所致的口眼歪斜、肢体偏瘫、语言不利等症。

使用注意：凡血虚体弱导致头身痛而无感冒风寒症状者，因无表证，故忌服本药，否则会使病情加重。凡伴有颧红咽干，手足心热，尿少色黄等阴虚象者忌服本药。本药治感冒用量宜少；治风湿时用量可稍大，但不宜超量用，否则易引发呕吐等副作用。本药气味浓烈，不宜久煎，以免气味走失，影响疗效。

6. 防风：又名旁风、屏风、山芹菜

为伞形科植物，多年生草本，高30～70厘米，根直细长，圆柱形，表面粗糙，根茎部分密呈刷毛状，茎直立单生，稍呈二叉或分枝，基生丛叶，有长柄叶片长圆形或三角卵形，质壳硬，2～3回羽深裂。茎生叶较小，回羽状深裂或不分裂。复伞形花序项生，总伞梗5～7枚，长短不等，花小白色。双悬果长圆状卵形，熟后光滑无毛。花期7～8月，果期8～9月，生于路旁、山坡，主产山区和半山区。春季采根，去除残茎及泥土晒至半干，切成小片，晒至纯干生用。

功能：味辛甘，性微温。入肝、脾、膀胱经。有发汗散风寒除湿的作用。能治风寒头痛，头晕，身痛等表证和风湿关节疼痛的痹症，以及风邪引起的牙关紧闭，口不能张，头项强直，四肢抽搐等症。

临床应用：发汗祛风，止痛解痒。治感冒头身痛、风湿关节疼痛、皮肤病等。用量5～15克。

（1）治感冒。防风5克，葱白3个，生姜3片。水煎，日服三次。

（2）治皮肤瘙痒，风疹。防风25克，艾叶15克。水煎，洗患处，每日两次。

7. 白芷：又名香白芷

为伞形科多年生草本植物白芷的干燥根。每年2月、8月采根晒干，以黄泽者为佳，现处处有之。叶香，根长尺余，粗细不等，白色，枝干去地5寸以上，春生叶，相对婆娑，紫色，阔2指许。花白微黄，入伏后结子，立秋后苗枯。

功能：味辛性温，入脾、胃经。能发表散风寒，善治风寒侵犯阳明经引起的头痛、额痛，是风寒感冒常用药。长于祛风湿，治皮肤风邪湿热所致的湿疹瘙痒。还有活血排脓的作用，是痈疽疮毒的外科常用药。

临床应用：配方使用5～10克。解表散寒，祛风镇痛，活血消肿，除湿止带。

（1）治受风寒感冒所引起恶寒怕冷，发热不高，头痛鼻塞等症，尤对鼻塞、头额痛较重者有效。

（2）治偏正头痛、鼻炎、鼻窦炎、头额痛。

（3）治牙痛、胃腹冷痛、肝区痛及神经痛。

（4）治急性乳腺炎及痈疽疮红肿痛灼热、破溃流脓症。

（5）治湿疹及皮肤局部瘙痒，黄水渗出症。

（6）治女子寒湿白带，带下清稀，腰酸肢冷，小腹冷痛。

使用注意：凡伴有颧红、盗汗、手足心热、失眠心烦、身热夜甚等阴虚血热表现者忌用。内服治痈疽者，已排脓者应减少药量。本药芳香，不宜久煎，以免味去效减。

8. 藁本：又名辽藁本、家藁本

多年生伞形科草本植物，根多分歧，深褐色，有皱纹，断面黄白色，有浓厚的香味，根茎段斜形，茎直立，稍呈之字形弯曲，有棱沟，根出叶有长柄，开花时凋萎，茎生时三回三出全裂，裂片卵形，伞形花序，伞梗6～18枚不等长。每年8～9月开白花，9月中旬结椭圆形双悬果。多生于多石的山坡林下，产于山区和半山区。春秋两季采根，去净泥杂，切碎晒干生用。

功能：味辛性温，入膀胱经。发表散寒湿，祛风止痛。能治头部巅顶作痛。配方用量10～15克。

临床应用：

（1）治巅顶头痛。藁本、白芷各15克，防风、甘草各10克。水煎，日服三次。

（2）治疥癣。藁本250克。煎水洗患处。

（3）治头屑。藁本、白芷各25克。煎水洗头。

使用注意：血虚头痛忌用。能治风寒引起的巅顶头痛。

9. 细辛：又名细参、烟袋锅花、万病草

多年生兜铃科草本，根茎细长，生有多数细长根，有特别辛香气味，叶多为二枚，心形，有长柄。5月开花，绛红色，状如烟袋锅，假浆果半球形；6月成熟。多生于腐殖质层深厚的湿润土壤，常生于山坡林下，产于山区和半山区。6月采全草，阴干生用。

功能：味辛性温，入心、脾、肾经。能散少阴经风寒治头痛，并有止痛开窍通关的作用。研末吹鼻，可以催嚏通关。能治因关窍闭塞的神志昏迷不醒及风寒湿引起的关节疼痛。

临床应用：配方用量1～5克。

（1）治头痛。细辛5克，藁本、白芷各15克。水煎，每日三次服。

（2）治感冒。细辛5克，麻黄、葱白各10克。水煎，每日三次服。

（3）治牙痛。细辛根20克。水煎滤出漱口，含漱后吐出。

（4）治中风。昏迷不醒。细辛3克，皂角10克，薄荷1克。共研粉吹鼻。

使用注意：本品药性猛烈，多用治气闷塞不通，故用量宜慎。反藜芦，忌同用。本品能耗散正气，故气虚多汗、阴虚火旺、血虚内热及干咳无痰者均忌用。

10. 辛夷：又名毛辛夷、木笔花、望春花

为木兰科植物木兰。本品形似毛笔头，基部有木质短柄，花苞片生有绿色亮毛茸，花苞内紫色画片，中心有螺旋花蕊。气辛香，味辛辣，采花蕾阴干为佳。

功能：味辛性温，入脾、胃经。散风寒，通肺窍。

临床应用：治风寒头痛鼻塞，不闻香臭。配方用量5～10克。

（1）辛夷、白芷、苍耳子各10克，治鼻渊涕浊腥秽。

（2）辛夷10克，鸡蛋3个，同煮吃蛋喝汤，一日三次。治鼻炎、鼻窦炎。

使用注意：凡多汗气虚，潮热盗汗，手足心热，咽干烦躁，阴虚火旺者忌用。本药用量宜慎，否则易致头昏。因辛夷有绒毛，内服宜包煎，以免绒毛刺激喉咙。本药有促使子宫收缩作用，孕妇忌用。

11. 生姜（附：生姜皮）

为姜科多年生草本植物姜的新鲜或干燥根茎，全国各地皆有种植。秋季收获根部食用，可作调味品。

功能：味辛性微温，入肺、脾、胃经。有醒神止呕，散风寒的作用。

临床应用：治中恶昏倒，中风痰迷，可用本药捣汁冲服，有开痰醒神之效。用治胃寒呕吐，常配伍半夏同用。用治肺有寒邪，痰多咳嗽，多与杏仁、紫苏、陈皮同用。用治轻感冒，常与葱白、红糖同用。配方用量 5～10 克。

附：生姜皮

性温辛凉。功能利尿消肿，可治小便不利，皮肤水肿，常与大腹皮、桑白皮、五加皮同用。为调味佳品。

12. 葱白

全国各地皆有种植，药用下部葱白部分，常用作调味品。

功能：性温味辛，入肺、肾经。发表散寒，通阳利水。善治外感风寒，头痛怕冷等症。痈肿疮毒外涂即可消散。又能通阳利水，可治痢疾脉微，以及寒凝腹痛，小便不利等症。

临床应用：配方用量 10～15 克。

用治外感风寒，头痛怕冷等感冒轻症，常与豆豉同用。亦可治阴寒内盛，阳气不振。下痢脉微者常与附子、干姜、甘草同用。用葱白捣烂敷于脐部，外用纱布衬垫，再用温水袋温熨，可治寒凝腹痛及小便失禁等症。本品有解鱼毒、肉毒作用，为解毒调味之佳品。

13. 胡荽：又名芫荽、香荽

一年生蔬菜，常用于调味。全国各地均有种植。采全草阴干生用。

功能：味辛，入肺、胃经。上止头汗，内消谷食，疏表透疹。治痘疹不出，恶心反胃，小便不利，乳汁不通。

临床应用：配方用量 5～15 克。水煎服。

（1）胡荽 25 克，红糖 15 克。煎水频服，治麻疹透发不齐。

（2）胡荽子、萝卜子各 50 克。研粉，每次 10 克，每天两次服。治恶心反胃。

（3）胡荽适量，放入鲫鱼腹中，用香油煎食，治浮肿。

（4）胡荽 15 克，滑石粉 5 克。水煎，日服三次。治小便不通。

（5）胡荽作调料食用，对消化不良，食欲减退等症有效。

14. 柽柳：又名山柳川、西河柳、红柳

为柽柳科植物柽柳的干燥带叶嫩枝。柽柳为落叶乔木，高约 4 米，树皮青褐色，枝条纤弱而密，青褐红色，叶互生，为长圆形鳞片，绿色。总状花序生于上半侧枝上，花小形，两性，粉红色，果狭小。花期6~8月，果期8~9月。主产于华北、华东、云南等地。6~7月采细嫩枝叶，阴干生用。

功能：味辛甘温，入心、肺、胃经。发表透疹，解毒。

临床应用：配方用量5~15克。解毒表疹，治中毒，麻疹不出。治麻疹不出，柽柳10克，水煎服。

15. 香薷：又名山苏子、香草

为唇形科一年生草本植物，全株有香气，茎直立，四棱，叶对生，卵形或卵形披针形，穗状花序，偏于一侧，形成披肩状。7~8月开淡紫色花，8~9月结暗褐色小坚果。生于全国各地路旁、山区和半山区。7~8月采集全株，阴干切成小段生用。

功能：味辛性微温，入肺、胃经。发汗解暑，温胃润中，行水消肿。配方用量5~15克。

临床应用：治外感暑热，伤暑霍乱吐泻，水肿。

（1）治外感暑热，头痛发热，无汗烦渴。香薷、扁豆各15克。水煎服。

（2）治伤暑霍乱吐泻。香薷、紫苏各15克。水煎，每日三次服。

（3）治水肿。香薷50克，加水煎浓，早晚二次服。

16. 鹅不食草：又名石胡荽、地胡椒、球子草、小拳头

一年生伏草本植物，长8~20厘米，多分枝，茎纤细匍匐，着地后生根，有小毛，揉之有辛辣味。喜生于潮湿地，我国各省均有野生。药用全草，春夏秋可采，晒干或生用。

功能：味辛性温，入肺、脾经。通窍散温，祛风消肿，排石。

临床应用：5~15克，水煎服，鲜用10~30克。

（1）治过敏性鼻炎、慢性鼻炎。鹅不食草研粉10克，加冰片1克、薄荷粉1克，凡士林软膏10克，做成软膏，涂于鼻黏膜上。

（2）治百日咳。鹅不食草10克，款冬花6克，川贝、麦门冬各3克，甘草2克，太子参5克，冰糖30克。水煎，每日一剂，三次服。有热加生石膏10克，喉中痰鸣加杏仁2克，干咳无痰者加橘红5克。

（3）治风湿性腰腿痛。鹅不食草15克，防风、防己各12克，炙黄芪、当归、川牛膝各30克。水煎，每日一剂，三次服。

（4）治跌打损伤、骨折、腰椎间盘突出引起的腰腿痛。鹅不食草研粉50克，土鳖虫10个研粉。每次10克，每日两次，黄酒送服。活血化瘀，消炎止痛。

（5）治胆石症。鹅不食草、丝瓜络、金钱草各100克。研粉，每次15克，日服三次，沸开水冲服。清热利湿，通络排石。

（二）辛凉解表药

1. 薄荷：又名蕃荷菜、夜息花

多年生唇形科草本植物，高 40～60 厘米，茎直立，四棱形，常分枝，味芳香，叶对生，长圆状披针形，花序轮生于茎上部叶腋间，花淡红紫色四裂，小坚果暗褐色长卵形。花期 7～8 月，果期 8～9 月，生于山野湿地。每年 6～7 月开花时，采全草切碎阴干，生用。

功能：味辛性凉，入肺、肝经。解表散热，通窍利咽。

临床应用：配方用量 5～10 克。治中暑，外感风热，鼻塞流涕，咽喉肿痛。

（1）治中暑烦渴，头晕，小便赤涩。薄荷、滑石各 10 克，甘草 8 克。水煎服。

（2）治风热咳嗽。薄荷 15 克，杏仁 10 克，桔梗 6 克。水煎，每日一剂，三次服。

（3）治偏头痛。薄荷 8 克，菊花 15 克。水煎，日服三次。

2. 牛蒡子：又名大力子、黑风子、牛子、大牛子、恶实、鼠黏子

二年生草本菊科植物牛蒡的果实，高 1～2 米，茎直立，粗壮，带紫色，多分枝，根出丛生，叶柄强而长，有毛，叶片大，长卵形，茎生叶互生，广卵形，上部的叶逐渐变小。头状花序多数，于茎顶簇生，或排列成伞房状，总苞坚硬，先端成长针状，在针的末端内曲，成花两性，均为管形，红紫色，瘦果卵形，灰褐色至灰黑色，有暗色斑点。花期 7～8 月，果期 8～9 月。生于山路旁、沟边、杂草山麓向阳草丛中。秋季采集成熟果实，晒干，生用或炒用，用时捣碎。

功能：味辛性苦寒，入肺、胃经。疏风散热，宣肺透疹，解毒消肿。

临床应用：配方用量 10～15 克。主治风热咳嗽，头痛，咽喉肿痛，斑疹不透，痈肿疮毒。

（1）治麻疹宣出不透。牛蒡子 5 克，柽柳 6 克，芦根 8 克。水煎频服。

（2）治风热感冒。牛蒡子 15 克，荆芥、薄荷各 10 克。水煎，日服三次。

（3）治扁桃体炎。牛蒡子、射干、桔梗各 15 克。水煎，日服三次。

3. 蝉蜕：又名蝉衣、蝉脱

蝉科昆虫黑蚱羽化时脱落下的皮壳。每年夏季采集。

功能：味甘寒，入肺、肝经。具有疏散风热，透疹止痒，退翳明目，息风止痉作用。

临床应用：配方用量 3～15 克。常用于治疗风热感冒和温病初起的发热，小儿惊风，破伤风抽搐，以及麻疹、风疹初起不易透发等。并治小儿形瘦肚大疳积，风热引起的失音症，消退目中生翳遮睛的眼病。

（1）治流感、急性咽喉类、扁桃体炎等热病初起所致发热头痛、咽肿、声嘶、口渴烦躁等症。

（2）治麻疹之发热，疹出不畅及荨麻疹所致的皮肤瘙痒。

（3）治角膜炎、结膜炎、翼状胬肉等眼疾所致的目赤肿痛，畏光、流泪，及翳膜遮睛，眼疼痛。

（4）治小儿高热惊风及夜啼惊哭，对破伤风抽搐痉挛有一定作用。

（5）治水土不服皮肤过敏症。蝉蜕、薄荷各 30 克，研粉，以黄酒调服，每次 5 克，日服三次。

使用注意：体虚肢冷者、孕妇忌服。

4. 桑叶（附：桑枝、桑椹、桑白皮）

桑树的叶子。桑树是桑科植物，树高 3 ~ 7 米，树皮白灰棕色，新枝灰褐色，老枝黄色浅裂，叶互生，卵形，雌雄异株，花单性，绿色黄花序，瘦果多粒，成熟后紫黑色，多密集花果（即桑椹）。全国各地均有栽培，桑叶可以喂蚕抽丝。桑叶每年 10 月采经霜落叶，晒干药用。桑枝 6 ~ 7 月割桑枝，去叶晒干。桑椹 6 ~ 7 月果实由绿转粉红时采收，立即晒干。桑白皮 4 ~ 5 月采，先割去外栓皮，再取皮部，切成细丝晒干生用。炙桑白皮：放蜂蜜加水 1/3 熬开，将桑白皮细丝倒入蜜内拌匀，炒到微黄，取出晾凉。每 500 克用蜜 150 克，用水 50 克。

功能：味甘性苦寒，入肺、肝经。清热明目，治风热头痛、头晕。

临床应用：配方用量 5 ~ 15 克。

（1）桑枝祛风湿，治关节炎。用量 15 ~ 30 克。

（2）桑椹补血、明目，治目花不清。用量 10 ~ 20 克。

（3）桑白皮泻肺热，行水，止咳定喘。治肺热咳喘。用量 15 ~ 25 克。

（4）治肺热咳喘。桑叶 50 克，水煎代茶频饮。

（5）治哮喘。桑白皮 25 克，杏仁 15 克。水煎，日服三次。

（6）治头晕眼花。桑叶 750 克研粉，芝麻 30 克炒熟捣粉，和桑叶粉兑匀，密封保存，每服 10 克，米汤冲服，日服三次。

5. 菊花：又名金蕊、药菊、甜菊花（附：野菊花）

为菊科多年生草本植物菊的干燥头状花序，各地均有栽培。菊花生于沼泽、原野，现处处栽培。正月采根，3 月采叶，5 月采茎，9 月采花，11 月采果实皆阴干。菊有两种：一种茎紫气香而味甘，叶可作菜食用，为真菊；另一种青茎而大，有蒿艾气，味苦不可食用，名苦菊，非真菊也。

功能：味甘苦性微寒，入脾、肝经。具有疏散风湿，平肝明目，清热解毒的作用。

临床应用：配方用量 10 ~ 15 克。

（1）治外感风热感冒发热，头痛咳嗽，咯痰不爽。

（2）治高血压或肝肾亏虚所引起的头痛眩晕或眼红肿痛，视物不清。

（3）治热毒引起的疔疮肿毒，口干便秘，心烦发热，局部红肿热痛。

（4）治冠心病、心绞痛胸闷心悸，气急头晕，四肢发麻。白菊花 360 克，用温水浸泡12小时，加水煎取汁550毫升，每次服25毫升，一日三次，连服60天有一定治疗效果。可作为保健茶用。

使用注意：菊花分白菊（滁菊）与黄菊（杭菊）两种。平肝明目、高血压等用白菊，疏散风热治感冒发热多用黄菊，治疗疮肿毒须用野菊花。

6. 蔓荆子：又名蔓子、蔓菁子

为马鞭草科落叶灌木植物蔓荆种子，种仁白色有油性，气芳香，味淡，以粒大饱满为佳。

功能：味苦辛性微寒，入肝、膀胱经。具有疏散风热，清利头目，除湿止痛的作用。

临床应用：治风热感冒头痛，风湿痹痛，四肢拘挛，屈伸不利。配方用量5～10克，水煎服。

（1）治风热感冒发热头痛，口干眩晕，牙龈肿痛。

（2）治风热上扰目赤肿痛，视物昏暗，畏光多泪，偏正头痛，尤其对太阳穴处头痛有效。治高血压头痛眩晕，头沉混闷亦有效。

（3）治风湿性关节酸痛，筋脉拘挛及肌肉神经痛。

使用注意：失眠，心悸，面色苍白，头晕眼花等血虚者忌用；胃病患者慎用。

7. 淡豆豉：又名豆豉

为豆科植物大豆用清温解毒汤熬汁煮过后经发酵而制成的加工品。淡豆豉属落叶乔木，高约3～5米，茎绿色，有皮孔，老时变灰褐色，小枝细长嫩脆，全株具有浓烈的姜香味。叶互生，长椭圆状披针形，长9～10厘米，宽1.9～2.5厘米，质薄，上面绿色，背面粉绿色，干后变黑。花小黄色，多与叶同时开放，伞形花序，果球形，直径4～5厘米，熟时黑色，气味芳香。根砍断有豆豉和姜的香气。生于山坡、丘陵灌木丛中，主产长江以南各地。药用根、茎、叶、果实，果实秋季采集，阴干备用，根、茎、叶全年可采，阴干备用。根随用随切最好。

功能：辛凉苦寒，入肺、胃经。解表发汗，清除烦热。

临床应用：治感冒发热，胸中烦闷，配方用量5～16克。

（1）治感冒发热，畏风头痛。淡豆豉18克，黄芩15克，金银花20克，葛根30克，钩藤15克。水煎，日服三次。

（2）治时疫病所致胸腹胀闷，心烦失眠。淡豆豉16克，甘松15克，夜交藤30克。水煎，日服三次。

（3）本药具有安眠、保胎的作用。

8. 大豆卷：又名大豆蘖、黄卷、黄卷皮、豆蘖

大豆卷与淡豆豉系同一原料采取不同加工方法而制成的中药。性味与淡豆豉有不同。

功能：性味甘平，入胃经。发汗解表，清利湿热。多用治暑湿、湿温、湿热内

蕴，发热汗少，胸闷不舒。亦治水肿胀满，湿痹筋挛。

临床应用：用于暑湿、湿温初起，发热恶寒，身重胸闷，苔腻等症。常与藿香、佩兰、厚朴同用。古方治水肿胀满，常与大黄同用。用治湿痹拘挛可配薏苡仁、防己、木瓜同用。配方用量 10～15 克。

使用注意：本品以清水制者，名清水豆卷，常用于清热利湿；用麻黄水制者，名大豆黄卷，偏于发汗解表。

9. 浮萍：又名青苔、青萍、水萍、水花、田萍

为浮萍科细小草本植物紫萍和浮萍干燥的带根全草。浮萍，多年生小草，植物体呈叶状，绿色，通常倒卵形，有时为椭圆形，根一枚，丝状，生于叶背面下部，下垂于水中，花生于叶基部凹处，形成花序，由一雌花及雄花组成。生于池沼、水田、河流及水沟间，浮游于水面，全国各地都有。7 月捞取晒干生用。

功能：味辛性寒，入肺经。发表透疹，散风行水透疹。

临床应用：治疹出不畅，感冒浮肿，风疹。配方用量 5～15 克。

（1）治疹出不畅，隐疹不出。浮萍 100 克，煎水洗全身，汗出疹即出。

（2）治疹出不透。浮萍 200 克，柽柳 15 克。水煎，日服三次。

（3）治感冒引起浮肿（即急性肾炎），咳喘。浮萍 50 克，赤小豆 150 克，麻黄 15 克。水煎，日服二次，出汗为好。

（4）治皮肤风疹瘙痒。浮萍、蝉蜕、茵陈各 15 克。水煎，日服三次。

使用注意：浮萍除本种外，尚有水萍，主要区别为水萍根 8～10 条，而浮萍根仅一条。但功用相同。

10. 葛根：又名葛条、葛藤、干葛（附：葛花）

为豆科多年生落叶藤草本植物，根块状，长约 10 米，全株棕褐色粗毛，地下有肥大的根块，富含淀粉，茎基部木质化，上部分枝，皮灰褐色，枝条微有棱线，通常缠绕在其他植物上。叶互生三出，中间小叶菱状扁卵形，有时呈三浅裂，侧生小叶菱状椭圆形，有时呈 2～3 浅裂。总状花序，腋生，花蝶形，紫色。荚果扁平，长圆状线形，全部密生棕褐色长硬毛，种子卵圆形，绿黄棕色，花果期 7～9 月。生于山沟、山坡杂木林中。春秋两季采根切片晒干生用。葛花夏季盛开时采，阴干生用。

功能：味辛甘性平。入脾、胃经。发散风寒，解热生津，清热解表。透疹，止渴，止呕，止泻等。

临床应用：治感冒，麻疹不出，热渴，干呕，吐泻，发热口渴，项背强。能解酒毒。配方用量 10～15 克。

（1）治麻疹不出。葛根、升麻、赤芍各 10 克，甘草 5 克。水煎，频饮。

（2）治小儿发热口渴不止。鲜葛根捣汁服，三岁以下服 1～2 酒盅。同法可治干呕不止。

（3）葛根退热生津宜生用，止泻宜煨用。

（4）葛花功专解酒醒脾，多与青皮、砂仁、神曲、泽泻同用。若为酒毒蕴热者，

又应与黄连、滑石等清利湿热药同用。

11. 柴胡：又名山根菜、黑柴胡

为多年生草本伞形科植物，根黄褐色，长圆形锥体，下部稍有分歧，茎单一或数株生一起，基部被有纤维状老叶柄残体，略呈"之"形弯曲，并分枝。高 20 ~ 50 厘米，叶互生，叶片皮外形，伞形花序，伞梗 5 ~ 11 枚，花黄色，双悬果长圆形，褐色。花期 7 ~ 8 月，果期 8 ~ 9 月。生于干燥草甸处，遍布于东北、内蒙古等地区。春秋两季采根，晒至半干切碎，再晒至纯干，生用或醋炒用。醋柴胡：将柴胡片加醋拌匀，用文火炒至微黄晾凉，每 500 克柴胡用醋 150 克。

功能：味苦性微寒，入肝、胆经。泻肝火退热，解表散郁。

临床应用：能治肝胆郁热引起的头晕、口苦、呕吐、两胁作痛。治足少阳胆经，邪在半表半里，寒热往来。配方用量 10 ~ 15 克。

（1）治高血压。柴胡 15 克，夏枯草 25 克。水煎，日服三次。

（2）治月经不调。柴胡、白芍、白术、甘草各 15 克，当归 25 克。水煎，日服三次。

（3）可退虚热。需鳖血炒后用。

使用注意：本药性升发，凡病者虚而气逆不降或阴虚火旺，虚阳上升者，均宜慎用。

12. 升麻：又名周麻、鸡骨升麻、窟窿牙根

为多年生草本毛莨科植物，根茎粗壮弯曲，并有数个茎痕，俗称窟窿。表面黑色，断面灰白色。茎直立，高 1 米左右，叶大二回三出复叶。花序分歧，成圆锥状，雌雄异株。7 ~ 8 月开花，8 ~ 9 月结果。生于山区、半山区、溪谷草甸处。秋季采根茎，晒至须根干燥用火燎去须，切片晒至纯干，生用。

功能：味甘辛性微寒。入肺、脾、胃经。能清胃火，解热毒，升阳提陷，清热解表，宣毒透疹。

临床应用：可治气虚下陷所致脱肛、妇女子宫脱垂，斑疹初期透发不畅，胃火热毒引起的咽喉肿痛、口疮和牙痛。配方用量 5 ~ 10 克。

（1）治牙龈肿痛。升麻 10 克，生石膏 30 克。水煎，日服三次。

（2）治小儿脱肛。升麻、黄芪各 6 克。水煎，日服三次。

使用注意：发表透疹宜生用。升举中气脱肛，子宫下垂宜炙用。本品升降散力强，凡阴虚火旺，麻疹已透，肝阳上亢，气逆不降均忌用。

13. 木贼：又名木贼草、锉草

为木贼科多年生常绿草本植物木贼的干燥全草。产于黑龙江、吉林、辽宁、陕西等地。木贼苗长 1 米左右，丛生，无花叶，寸寸有节，色青，凌冬不凋，生于水湿潮地，四月采之，阴干生用。

功能：味甘苦性平，入肺、肝、胆经。散风热，明目退翳。

临床应用：可治风热引起的目赤多泪和翳膜遮睛等目疾。本品有止血化瘀的作用，能治月经过多，又能消瘀血积聚等症。配方用量 5~15 克。

（1）治目昏多泪。苍术、木贼各 15 克。水煎，日服三次。

（2）治翳膜（风热引起）。菊花、木贼各 15 克。水煎，日服三次。

（3）治目赤。谷精草、石决明各 30 克，木贼 15 克。水煎，日服三次。

（4）治急性结膜炎。木贼、菊花各 10 克，白蒺藜 6 克，决明子 1.5 克。水煎，日服三次。

使用注意：本药一般不作发表用药，而专用治目疾或兼有风热表证者，血虚目疾不宜用。

14. 马兰：又名路边菊、鸡儿肠

多年生草本植物，高 30~60 厘米，根茎柔弱匍匐状，地上茎瘦圆，叶互生，矩圆状披针形，长 3~4 厘米，近无柄，边缘有疏齿。头状花序，直径约 0.6 厘米，中央为黄色管状花，外围有紫色舌状花，果小无冠毛。喜生于坡地、田边、沟边潮湿地段。产于我国南部各省。全草入药，夏秋采集切断晒干备用。

功能：味辛、苦，性凉，入肺、脾、胃经。能清热解表，健脾去积，生肌。

临床应用：25~50 克，水煎服，生用加倍。

（1）治外感风热。马兰、板蓝根各 30 克，连翘 15 克。水煎，日服三次。

（2）治肝炎。马兰、垂盆草、茵陈各 30 克，郁金、柴胡各 10 克。水煎，日服三次。

（3）治消化不良。马兰 30 克，麦芽、谷芽各 25 克。水煎，日服三次。

（4）治胃溃疡。马兰 30 克，山药、党参、鸡内金各 15 克。水煎，日服三次。

（5）治中耳炎。鲜马兰根捣烂，调醋绞汁滴耳。每日三次，连滴十次。

15. 两头尖：又名竹节香附、红被银莲花

为毛茛科多年生草本植物，夏季地上部分枯死，地下部分休眠，根茎纺锤形，黑紫褐色，横卧地中，根出叶花后伸长，叶柄长 10~15 厘米。4~5 月开白花，果期 5~6 月。多生于腐殖质肥厚土壤，常见于山地、沟湖边等阔叶林中。四月采根，除须根即地上部分，晒干备用。

功能：味辛、苦，寒，入肺、肾经。解表清热，祛风化痰。

临床应用：5~10 克，水煎服，入丸散用。

（1）治伤风感冒。两头尖 8 克，葛根 15 克，辛夷 10 克。水煎服，日三次。

（2）治风寒痹痛。两头尖、白芍、厚朴、杏仁各 10 克，竹叶 15 克，桂枝 10 克。水煎，每日一剂，三次服。

二、清 热 药

（一）清热泻火药

1. 石膏：又名石羔

石膏为含硫酸钙的矿石生石膏，洗净泥土，砸成小块碾细即成。将净石膏装砂缸内，在炉火中煅至疏松状，取出放凉碾碎即成煅石膏。

功能：味辛甘，性大寒，入胃、肺经。辛能散肌表之热，甘能生津止渴，大寒可以清热，内服解肌清热，生津止渴。

临床应用：治壮热神昏，谵语狂躁，口渴咽干，肺热喘急，胃火头痛，牙痛，热毒，发斑，发疹。外用生肌敛疮，治痈疽疮疡溃烂不敛。配方用量 15～60 克，大剂量 120～240 克。

（1）治热盛痰喘，面红口干。生石膏 100 克，炙甘草 5 克。共研粉拌匀，每次 15 克，生姜煎汤和蜂蜜一匙调匀送下，日服三次。

（2）温病大热、大渴、大汗出。生石膏 50 克，知母 20 克，甘草 15 克，粳米 100 克。水煎，日服三次。

（3）治小儿热喘咳嗽。生石膏 25 克，研粉。一周岁儿童服 2.5 克，日服三次。

（4）治小儿伤热吐泻。生石膏 50 克，生甘草 10 克。共研粉，每次 5 克，日服三次。

（5）治胃火牙痛。生石膏 50 克，细辛 5 克。共研粉，分四次用开水浸泡，冷后漱口用。

使用注意：内服多生用，宜捣碎先煎一小时后下配药，须徐徐温服。外用适量，宜煅后研粉掺敷。脾胃虚寒食少者不宜服用。

2. 寒水石：又名水石、白水石、盐精石、凝水石

寒水石为矿物三方晶系碳酸钙，多产于沉积岩和变质岩中。石灰岩山洞和温泉附近的沉积物是方解石、红石膏两种寒水石。

功能：味辛咸，性大寒。入胃、肾经。清热降火，除烦止渴，利尿凉血。

临床应用：治急性壮热烦渴，口舌生疮，龈肿牙痛，咽喉肿痛，目赤肿痛，火烧烫伤。配方用量 5～10 克。

（1）治五脏六腑积热、高热、烦满口渴。寒水石、生石膏、滑石各 15 克，甘草 6 克。共研粉，温开水送服。每次 3 克，日服三次。

（2）治小儿丹毒，皮肤赤热。寒水石 15 克研粉，猪胆汁调成糊状，涂敷患处。

（3）治烧烫伤灼痛。寒水石 15 克，烧后研粉撒敷患处。

使用注意：凡阴虚火旺，咳嗽吐血，骨蒸潮热，痰多及大便清泻者忌用。

3. 知母：又名野廖、昌支、木梳草、兔子油草

多年生草本百合科植物，根茎横卧地下，有分歧，长 10～30 厘米，粗 1～1.5 厘米，外被粗毛状褐色拓叶纤维，下生多数粗长须根，根出簇生线形，长 20～70 厘米，上端逐渐变为丝状，基部互相抱合但不成鞘，表面平滑。花茎由叶丛抽出，直立，高 40～60 厘米，总状花序狭长，通常 2～3 花簇生一处，花黄色或紫黄色小形，残果长圆形，三室，有黑色有翼种子一枚。花期 7～8 月，果期 8～9 月。生于干燥丘陵地区、草甸、草原及沙丘处。春季采根茎，削去外皮，切片晒干，生用或盐水炒用。盐知母：将知母片盐水拌炒至微黄，取出晾凉，每 500 克知母用盐 150 克。

功能：味苦性寒，入肺、胃、肾经。有滋阴清热润燥的作用。

临床应用：用治温热病高热烦渴，劳蒸劳热，盗汗，咳嗽痰不易出。配方用量 5～15 克。

（1）治阴虚发热（结核低热）。知母、青蒿、秦艽各 15 克。水煎，日服三次。

（2）治肺热咳嗽。知母、贝母各 15 克。共研粉，每次 5 克，日服三次。

（3）治消渴。知母 30 克，生山药 50 克，黄芪 25 克。水煎，日服三次。

使用注意：本药苦寒滋阴，缓泻，故脾虚便溏者忌用。

4. 栀子：又名山栀子、山栀、黄栀子、白蟾

为茜草科常绿灌木栀子树的干燥成熟果实，主产于湖南、浙江、江西、江苏、福建等地，多野生。高 1～2 米，花白色，高脚蝶形，有香气，果长圆形象花瓶，熟时橙黄色，即中药的栀子。药用根、叶、果，秋冬采果蒸后晒干备用。

功能：味苦性寒，入心肝、肺、胃经。清热泻火，凉血止血，利湿解毒。解郁热，治心烦不安，血热妄行的吐血、鼻血，亦可治胃热痛。本药能使内热从小便排出。

临床应用：3～10 克，水煎服。

（1）治壮热，心烦失眠，胸闷不舒，神昏，烦躁，谵语。栀子、黄柏、豆豉各 15 克，黄连、黄芩各 10 克。水煎，日服三次。

（2）治热病吐血、鼻出血、泻痢下血、血尿涩痛等出血症，及目赤肿痛，疮痈肿毒。栀子 15 克，白茅根 30 克，侧柏叶、大蓟、小蓟、黄连、黄柏各 10 克。水煎，日服三次。

（3）治小便热涩刺痛，尿色暗红或挟有血块。鲜栀子 60 克，冰糖 30 克。水煎，日服三次。

（4）治热病吐血，鼻出血。栀子炒炭、白茅根各 30 克。水煎，日服三次。

（5）治湿热黄疸。栀子 15 克，黄柏 30 克，甘草 3 克。水煎，日服三次。

（6）治痈疡疮毒。栀子、蒲公英、金银花各 15 克。水煎，日服三次。可取金银花鲜藤捣烂敷于患处，疗效更佳。

使用注意：胃虚食少，大便溏泻，脾胃虚寒者忌用本药。

5. 竹叶：又名淡竹叶

为多年生乔木或灌木，叶片尖而细长，叶茎分节分歧丛生。每年秋冬采叶阴干生用，全国各地均有。

功能：味辛甘淡，性寒，入心、胃经。具有清热除烦，止渴生津利尿的作用。

临床应用：治温热病口渴，面赤心烦，吐血，鼻出血，口舌生疮，糜烂疼痛，小儿惊风，四肢抽搐，及小便短赤不利等症。

（1）治高血压头痛，心烦面赤热，口燥失眠。鲜竹叶心50克，夏枯草15克，槐花10克。水煎，日服三次。

（2）治口腔糜烂，口舌生疮，小便热涩疼痛。竹叶、炒车前子各10克，生地黄20克，生甘草、木通各3克。水煎，日服三次。

（3）配方用量5～15克。

使用注意：本药也称淡竹叶，易与同名药淡竹叶相混淆。本药系多年生乔木或灌木淡竹之叶，而淡竹叶系多年生草本淡竹之叶，两药功能相近，但各有特点。竹叶清心除烦比淡竹叶较强，但利尿不如淡竹叶。竹叶之初生卷状嫩叶为竹叶卷心，其清心热治神昏作用较为突出。

6. 芦根：又名苇根、芦苇子、芦通、苇子

为多年生禾本科草本植物，根茎横生，粗壮，杆高1～2米，叶鞘长于节间，有细毛，叶片平展长20～40厘米，两面平滑，圆锥花序，小穗狭披针形，黑紫色。花期7～8月，果期8～9月。生于湖、沼泽等水边湿地，常群生，产于全国各地。春、夏、秋、冬均可采取鲜用，秋季采取晒干生用。

功能：味甘性寒，入肺、胃经。清热除烦，养胃生津，止咳止呕。

临床应用：治疹出不畅，胃热、妊娠呕吐，肺热咳嗽。配方用量25～50克。

（1）治疹出不畅。芦根30克，水煎，日服三次。

（2）治胃热呕吐。鲜芦根100克，水煎频服。

（3）治吃病畜肉中毒。鲜芦根200克，水煎频服。

7. 夏枯草：又名铁色草、大头花、牛枯草、夏枯头

多年生草本唇形科植物，茎直立，高15～40厘米，常数茎丛生，有白毛，根生叶丛生，茎生叶对生，卵形披针形。6～7月开深蓝色紫花，在茎顶轮生，成圆柱花穗，7～8月结长圆形坚果。生于沟边、山坡、路旁。6～7月采花穗，晒干生用。

功能：味苦辛性寒，入肝、胆经。有清肝火，散郁结，消炎利尿，降血压的作用。

临床应用：治瘰疬、瘿瘤、腹中结块、风湿痹痛、高血压、乳痈。配方用量10～30克。

（1）治目赤肿痛。夏枯草、菊花各50克。水煎，日服三次。

（2）治青光眼。夏枯草100克，香附90克，甘草20克。研粉，每次6克，茶水

冲服。

（3）治淋巴结核。夏枯草 250 克，水煎取浓汁，加适量蜂蜜成膏，每次 10 克，日服三次。

（4）治痔疮。夏枯草、马齿苋各 100 克。煎水熏洗，每日二次。

（5）治高血压。夏枯草 200 克，马兜铃 50 克。水煎，用慢火煎至深红色，每次一碗，日服三次。

8. 决明子：又名草决明、假绿豆、羊角豆、夜拉子

为豆科一年生草本植物决明的干燥成熟种子，全国各地都有栽培。夏令生苗，高 1 米左右，根带紫色，叶似苜蓿而大，七月开黄花结角，其子如青绿豆，十月采之为草决明。又有一种马蹄决明，叶似豇豆叶，子形似马蹄，苗高四五尺，春亦为蔬菜，秋深结角，其子生角中如手臂，今湖南北部农家种者甚多，村野成片。决明有两种：一种为马蹄决明，茎高三四尺，叶大如苜蓿，昼开夜合，两两相贴，秋开淡黄花五出，结角如初生细豇豆，长五六寸，角中子数十粒，状如马蹄，青绿色，治眼疾良效；另一种为茳芒决明，即山扁豆，苗茎似马蹄决明，但叶之本小末尖，似槐叶，夜亦不合，秋开深黄花五出，结角大如小手指，长二寸许，角中子成数列，状如黄葵子而扁，其色褐，味甘清。苏颂言殊不类，恐别一物也。

功能：味甘苦，性微寒，入肺、胆经。具有清肝明目，滋肾通便，平肝降压作用，治目赤肿痛，泪不收及肝经有热的鼻出血。配方用量 10～15 克，须打碎后入药水煎服。

（1）治急性结膜（红眼病），目赤肿痛，畏光多泪。夏枯草 100 克，决明子 20 克。水煎，日服三次。

（2）治肝肾不足之头晕目眩，耳鸣，腰酸，视物昏花，两眼干涩，及高血压之头晕胀痛，面赤，头晕失眠。决明子 25 克，夏枯草 45 克，杜仲 15 克，山药 30 克，夜交藤 30 克。水煎，日服三次。

（3）治热病伤津或久病阴虚之肠燥便秘症。决明子 25 克，肉苁蓉、麻仁各 15 克。水煎，加蜂蜜 50 克，日服三次。

（4）治夜盲症。决明子 60 克，地肤子 30 克。研粉，每次 3 克，于饭后用米水或饭汤调服。

（5）治高血压头痛眩晕。决明子 30 克，夏枯草 30 克。水煎，日服三次。

（6）治高血脂。决明子 30 克，山楂 50 克。水煎，日服二次。

使用注意：忌与大麻子合用。

9. 谷精草：又名文星草、天星草、佛顶珠

为谷精科植物谷精草带花茎的花序，多为野生。主产于江苏苏州，浙江湖州、海宁等地。一年生草本植物，春生于田野。叶茎青，根花并白色，6～7 月采花，花白圆小呈星，全草可喂牲畜。又一种茎梗长有节，根微赤，此草于收谷后荒田中生之，江湖南北多有，一棵丛生，叶似嫩谷秧，抽细茎，高 4～5 寸，茎头开小白花，点点如

星，九月采花，阴干。主产于浙江、江苏、安徽、江西、广东、广西等省农田、田间。秋季采收，拔取全草或剪采花序晒干生用。

功能：味辛性微寒，入肝、胃经。有散风热，退翳明目，清头目的作用。

临床应用：治疗角膜炎，结膜炎，翳膜遮睛，视觉模糊，视力减退，畏光流泪，夜盲症等眼疾。亦治诸病发热头痛，牙龈、咽喉痛，目赤肿痛，鼻出血等症。配方用量5~15克，水煎服。

（1）治急性眼疾目生翳膜遮睛，夜盲。谷精草30克，鸭肝两具。酌加开水共炖60分钟，饭后吃肝喝汤。

（2）治神烦闷，鼻常出血不止。谷精草研粉，每次8克，米饭汤调服。

使用注意：本药加工过程不宜与铁器接触。

10. 密蒙花：又名小锦花、蒙花、鸡骨头花

密蒙花为马钱科植物干燥花或花蕾，此为落叶灌木，高1~3米，小枝灰褐色，四棱形，叶对生，椭圆形至披针叶，长5~15厘米，宽约3厘米，圆锥花序顶生，长5~12厘米，花冠筒状，紫黑色，四周橘黄色，果长2~6毫米，二瓣裂，种子细小扁平，花期3~4月，果期7~8月。生于山坡、丘陵、河沟边。3~4月间花未开放时采丛生的花蕾晒干，生用。

功能：味甘性微寒，入肝经。是眼科的专用药。明目，养肝。具有清热养肝，退翳明目的作用。

治角膜炎引起的目翳障阻视力症。密蒙花、黄柏根各30克。共研粉，以蜂蜜调制为黄豆大小丸，每次十粒，于晚饭后睡前服。

使用注意：本药是治疗眼疾的主要中药，与养血药合用明目效果更佳。

11. 青葙子：又名鸡冠花、野鸡冠、鸡冠苋

为苋科植物，一年生直立草本植物，高约1米，茎淡红色，有纵条纹，叶互生，长披针形，长5~12厘米，宽3~5厘米。顶立穗状花序，花序粉红色，下部白色，种子扁圆形，黑色，即中药的青葙子。生于荒地、村路边，全国各地皆有，夏秋采制晒干备用。

功能：味苦性微寒，入肝经，有清肝火明目的作用。

临床应用：配方用量5~10克。

（1）治肝热目赤翳障，视物昏暗。青葙子、决明子、菊花、密蒙花各15克。水煎，日服三次。

（2）治慢性葡萄膜炎，视物模糊，眼前有黑影浮动。青葙子、决明子各15克，延胡索粉10克，酸枣仁20克。水煎，日服三次。

（3）治高血压头晕目眩。青葙子15克。水煎服，每日三次。

（4）治支气管炎。青葙子25克。水煎，日服三次。

（5）治胃肠炎。青葙子15克，苍术10克。水煎，日服三次。

（6）治皮肤湿疹瘙痒，疥癣。青葙子25克，水煎洗患处。

使用注意：本药有散瞳作用，青光眼忌用。

12. 夜明砂：又名蝙蝠粪、天鼠屎

夜明砂，即蝙蝠的排泄粪便。干燥入药。

功能：味辛，性寒，入肝经。能散瘀血，下死胎，治小儿疳积、瘰疬。

临床应用：明目，善治视物模糊不清的青盲症、夜盲症以及目生翳膜的眼病。

（1）治肝热目赤，白睛溢血。夜明砂30克。炒微焦，研粉，每次2克，日服三次。

（2）治雀目。夜明砂3克，猪肝50克，黄芩、赤芍、丹皮各10克。水煎，日服三次，猪肝吃掉。

13. 熊胆：又名狗熊胆、黑瞎子胆

为食肉目系熊科动物棕熊的干燥胆囊，内含胆脂膏和干燥胆仁，主产于辽宁、吉林、黑龙江、云南、四川、青海等地森林地区。棕熊的胆收集阴干备用。多入丸散，不入汤剂。

功能：味苦性寒，入心、肝、胆经。内服可治湿热郁蒸引起的黄疸及热盛的惊痫。外用能治热毒疮疡，痔疮肿痛等症。治小儿疳积惊痫。

本药化水点眼，可治目赤肿痛，翳膜遮睛。

临床应用：用于治疗肝火上炎，目赤肿痛，或目生翳障，羞明等症。可单用本药制成眼药水点眼剂外用，或与菊花、黄连、夏枯草、草决明同用，制丸散内服。用治热毒疮疡、痔疮肿痛，可单用本药涂于患处，或配少量冰片调匀外敷。

14. 天花粉：又名瓜蒌根、天瓜粉、瑞雪、蒌粉

为葫芦科草质藤本植物瓜蒌干燥的根切片。多为野生或人工栽培。主产于山东、河南、江苏、安徽、河北等地。天花粉是瓜蒌的根，秋冬采制切片晒干备用。

功能：味甘酸性寒，入肺、胃经。清热生津，排脓消肿。甘酸能生津，寒能清热，所以能清热除烦，生津止渴。

临床应用：配方用量10~25克，水煎服。

（1）治午后潮热，痰中带血，干咳少痰，口燥咽干，颧红盗汗，虚热咳嗽。天花粉30克，人参5克。共研粉，每次3克，以米汤送服。

（2）治十二指肠溃疡。天花粉30克，贝母15克，鸡蛋壳10只。共研为粉，每次6克，日服三次，开水送服。

（3）治乳汁不通或急性乳腺炎红肿痛。天花粉30克，乳香3克。共研细粉，每次6克，以温开水调服。

使用注意：胃弱食少，大便溏泻，脾胃虚寒忌用。本药反乌头，忌同用。孕妇忌用。

15. 蕤仁

蕤科多年生草本植物蕤的肉节经精加工而成蕤仁。蕤与黄精相似，蕤节上有须

毛，茎斑，叶尖处有小黄点，为二者不同点。用竹刀刮去节皮，以蜜水浸一宿，蒸熟焙干备用。

功能：味甘性寒，入肝经。除风湿明目，治目赤肿痛，烂眼边，眼球热胀，胬肉遮睛和多泪等眼疾。

临床应用：配方用量 5～10 克。

（1）治肝内受风热，上攻眼目，昏暗眼痛，隐涩难开，昏眩赤肿，畏光，不能远视，迎风流泪，多见黑花者。蕤仁去皮壳压出油 60 克，冰片 8 克，蜂蜜 20 克。将冰片、蕤仁同拌合，每用少许点之。

（2）治赤烂眼。蕤仁、杏仁各 60 克。去皮研匀为粉，热汤为丸，每服 3 克，日服三次。

16. 茶叶

茶科乔木茶树春季采叶，经专业技术炒制为茶叶，江苏、浙江等省茶乡盛产。

功能：味苦，性微寒。入心、肾、胃经。有清热降火，消食利尿的功能，并有兴奋的作用。适用于暑热烦渴，头目眩晕，食积不消，精神疲倦，嗜睡及小便不利等症。

临床应用：配方用量 3～6 克。

（1）治暑热烦渴。茶叶 6 克，泡茶频饮。

（2）治风热上攻头目昏痛。茶叶 6 克，川芎、薄荷各 8 克。水煎，日服三次。

（3）治消化不良，食积。茶叶 10 克，泡浓频服。

（4）治嗜睡。茶叶 5 克，酸枣仁 8 克。水煎，日服三次。

（5）治小便不利。茶叶 6 克，海金沙 20 克，甘草、生姜各 3 克。水煎服。

使用注意：失眠忌服。

（二）清热凉血药

1. 犀角：又名犀牛角、广角、天马角、兜角、柱角（附：水牛角）

为犀科动物印度犀、苏门犀等的角。现在用药多用水牛角代之。

功能：味苦酸微咸，性寒。入心、肝、胃经。有清热解毒凉血的功能。主治温病、热病邪入血分出现的神昏谵语，惊狂，发斑，发疹；热盛迫血妄行所致吐血、鼻血、便血等症；及疔疮肿毒，毒蛇咬伤，毒邪内陷出现神志昏迷等。

临床应用：配方用量 1～3 克，锉粉冲服为佳。因犀牛角来源极少，现多用水牛角或玳瑁代之。水牛角用量为犀牛角的 5～10 倍，玳瑁用量为 10～15 克。

（1）治外感热病，热入营血，高热神昏，心烦不寐，舌绛口干。犀角研粉 2 克（冲服），黄连 8 克，生地、丹参各 25 克。水煎，日服三次。

（2）治热盛火炽，内灼心肝，神昏谵语，惊厥抽搐。犀角研粉 3 克（冲服），羚羊角研粉 2 克（冲服），磁石、石膏各 30 克，麝香 0.6 克。冲服。磁石、石膏水煎 60 分钟，每日三次冲上药。

（3）治热入营血，血热伤络，迫血妄行，斑疹发黄，吐衄下血。犀角 2 克（研粉冲服），生地 30 克，丹皮 15 克，赤芍 15 克。水煎，日服三次。

（4）治气血两燔，高热神昏，斑疹吐衄。犀角研粉 2 克（冲服），石膏 30 克，知母 15 克，玄参 30 克，大青叶 15 克，栀子 10 克。水煎，日服三次。

（5）治中毒性肺炎并发中毒性肝炎，由于火毒亢盛，烈焰内炽，耗营动血，灼肝扰神，而致高热大渴，舌绛，斑疹，黄疸，吐血，衄血，烦躁神昏，动风抽搐，舌卷，肢厥者，在针刺抢救休克的同时，配合使用犀角为重要成分的大剂量安宫牛黄丸、紫雪丹、至宝丹等凉血解毒，清心定惊，取得疗效，抢救病人。

使用注意：畏川乌、草乌，不宜同用。孕妇忌用，非实热症不宜用。

2. 牛黄：又名丑宝（附：牛角丝）

牛黄即病牛胆囊、胆管及肝管结石。杀牛时将肝胆部位的硬块取出洗净，用棉花包好，放在吸水性强的物品上干燥，半干时用线扎好，以防破裂，再阴干，切忌风吹日晒，以免劈裂影响质量，用时研成细末备用。

牛角丝：杀牛取角，用专机刮丝备用。

牛胆汁：杀牛时割下胆囊，将胆汁倒入器具中保存备用。

功能：味苦性凉，入心、肝经。清热定惊，开窍，安神。善治中风痰厥，神志昏迷和热病惊狂，对小儿惊痫亦有疗效。

临床应用：配方用量 0.2~0.3g，入丸散剂，外用适量。

（1）治外感热病，热陷心包，高热躁扰，神昏谵语及中风闭窍。牛黄 0.2 克（冲服），麝香 0.1 克（冲服），黄连 6 克，山栀 10 克，冰片 1 克。水煎，日服两次。

（2）治热极动风，惊厥抽搐。牛黄 0.2 克，羚羊角粉 3 克，朱砂 1 克。以米汤冲服，日服三次。

（3）治温病痰热内闭，神昏谵语，痰盛气粗，及中暑，中恶，中风等。牛黄 0.2 克，麝香 0.1 克，玳瑁 15 克，朱砂 1 克，安息香 1 克。水煎，拌和冲服。

（4）治小儿热病惊风，痉挛抽搐，口噤。牛黄粉 0.2 克，用竹沥汁冲服。

（5）治热毒郁结所致的咽喉肿痛，腐烂化脓。牛黄 0.2 克，珍珠粉 6 克，冰片 1 克，雄黄 0.5 克，麝香 0.1 克，蟾酥 0.1 克。同制为丸，每次 0.5 克，米水冲服。

（6）治热毒疮疡，口舌生疮，内有湿热大便秘结。牛黄粉 0.2 克，黄连 6 克，栀子 10 克，大黄 8 克。水煎，日服三次，牛黄粉冲服。

（7）治瘰疬、痰核、肺痈、肠痈、乳岩。没药、乳香各 10 克。水煎，冲服牛黄粉 0.2 克，麝香 0.1 克。

使用注意：孕妇忌用。

3. 生地黄：又名生地、地黄（附：熟地黄、野地黄、鲜地黄）

多年生草本玄参科植物，全株密生灰白色长毛及腺毛，根茎较粗，肉质带橘黄色，横长条状，茎单一，高 20~30 厘米，上部通常不生叶，或生少许叶，根叶丛生，长圆形或倒卵形，背面深紫色。总状花序生于茎顶，花外面紫红色，内面黄色有紫斑，果卵圆形，花果期5~6月。秋季挖根茎，去掉须根及泥土，放火炕上烘至七成干（称干地黄），也可用鲜根茎（鲜地黄）。将地黄拌50%黄酒蒸熟即为熟地黄。

功能：味甘性微寒，入心脾、肾经。有养阴生津，清热凉血的作用。治温热病烦热口渴，舌红津少的阴津耗伤证，阴虚蒸骨烦热，及血热所引起的各种出血症。

临床应用：骨蒸虚热，潮热，五心烦热，盗汗，腰背酸痛，失眠。

（1）治温病大热烦渴，斑疹，血热妄行。鲜地黄50克，水煎服。

（2）治外感热病，热入营血，身热口干，舌红绛。生地、玄参、金银花、丹参各25克。水煎，日服三次。

（3）治热病斑疹紫黑。生地30克，犀角（以水牛角代）10克，丹皮、赤芍各15克。水煎，日服三次。

（4）治热甚伤阴，津亏，大便秘结。生地、玄参、麦门冬各15克。水煎，日服三次。

（5）治热病后期低热不退或阴虚骨蒸。生地、青蒿各20克，鳖甲、知母、丹皮各10克。水煎，日服三次。

（6）治内热消渴。生地20克，天冬、枸杞子、山药、天花粉各15克。水煎，日服三次。

（7）治血热妄行所致吐血、衄血。炒炭生地25克，侧柏叶、茜草、大蓟、小蓟各15克。水煎，日服三次。

（8）配方用量15~30克，鲜品用量加倍，止血炒炭用。

使用注意：脾虚腹满便溏者慎用或忌用。生地有干鲜的分别，均能清热凉血，但鲜生地清热作用较强，而且能生津液；干生地养阴作用较强。

4. 玄参：又名元参、黑参

多年生参科植物，高70~80厘米，茎直立，不分枝，四棱形，叶卵状披针形，下叶卵形，花序狭而密穗状，聚伞形花序，花绿黄色椭圆形，种子椭圆形。花期7~8月，果期8~9月，各地皆有栽培。10月挖根晒至半干，堆3~4天再晒，反复堆晒约40天，全干生用。

功能：味苦咸，性寒。养阴生津，泻火解毒。用治温热病阴液损伤，口渴心烦，发斑，和阴虚的骨节烦热，虚火上升的咽喉肿痛。

临床应用：配方用量15~20克。

（1）治温病热入营血，口渴舌绛，心烦失眠，发斑疹。玄参、生地、丹参各25克，金银花20克，连翘、麦门冬各15克。水煎，日服三次。

（2）治阴虚骨节烦热。黄柏、知母、银柴胡、地骨皮各15克，玄参、生地各30克。水煎，日服三次。

（3）治阴虚虚火上炎所致咽喉肿痛。麦门冬、生地、赤芍、桔梗、甘草各15克，玄参25克。水煎，日服三次。

（4）治阴虚咳嗽。玄参25克，贝母、百部各15克，沙参20克，百合25克。水煎，每日剂，三次服。

（5）治瘰疬。玄参 30 克，连翘 15 克，夏枯草 25 克。水煎，日服三次。

（6）治痈肿疮毒属热者。玄参、金银花、当归各 30 克，甘草 10 克。水煎，日服三次。

（7）治热病伤津，肠燥便秘，脱疽。玄参、生地各 30 克，麦门冬 15 克。水煎，日服三次。

使用注意：本药虽有滋阴作用，但性偏于降火，且能润肠，故降虚火盛者最宜，阴虚火不盛者不宜久服。脾胃虚寒，食少便溏者，忌服本药。反藜芦，不可同用。

5. 牡丹皮：又名丹皮、粉丹皮

为毛茛科落叶小灌木牡丹的干燥根皮。主产于安徽、湖南、四川、山东、河南、甘肃、陕西、湖北等地。牡丹苗似杨桃，夏生白花，秋果圆绿，冬果赤色，凌冬不凋，肉白丹皮。全国皆有栽培。牡丹为花王，芍药为相，八月采根阴干备用。

功能：味苦辛，性微寒，入心、肝、肾经。有散瘀血，通月经的作用。用于瘀血停滞的月经不通或痈疽中毒；并可清热凉血，对血分有热引起的吐血、鼻血、发斑、发疹等症均有效；可退虚热，治夜热早凉和无汗虚劳骨节烦热。

临床应用：配方用量 6 ~ 15 克，炒炭用于止血。

（1）治瘀血经闭或肿块。牡丹皮 15 克，桃仁、赤芍、桂枝、红花各 12 克。水煎，日服三次。

（2）治火毒疮疡。牡丹皮 12 克，金银花 20 克，连翘、蒲公英各 15 克，红藤 30 克。水煎，日服三次。

（3）治肠痈。牡丹皮、金银花、连翘、蒲公英各 15 克，红藤 30 克，大黄、桃仁、赤芍、川楝子各 12 克。水煎，日服三次。

（4）治斑疹吐血（属外感热病，邪入营血引起）。牡丹皮 15 克，犀角（以水牛角代）12 克，生地黄、赤芍各 30 克。水煎，日服三次。

（5）治斑疹吐血（属脏腑内热引起的）。牡丹皮 15 克，生地 30 克，黄连 10 克，赤芍 15 克，白茅根 30 克。水煎，日服三次。

（6）治阴虚发热，夜热早凉或无汗的骨节烦热虚劳者。牡丹皮 15 克，青蒿、生地各 20 克，知母 10 克，鳖甲 10 克。水煎，日服三次。

（7）治女子经前发热，属肝郁化火者。牡丹皮 12 克，赤芍 15 克，乳香、没药各 10 克。水煎，日服三次。

使用注意：孕妇及月经过多者不适用。

6. 赤芍

为多年毛茛科草本植物，根肥大，红褐色，花乳白色，生于茎顶，果 3 ~ 6 个，种子卵圆形，花果期 6 ~ 7 月，生于山坡、沟路边、沙丘上。春秋季挖根晒至半干切片，再晒干（即赤芍）。择粗者可加工成白芍。

功能：味酸苦，性微寒，入肝经。散痈肿，泻肝火，破瘀血，通经闭。适用于热毒痈肿和妇女瘀血不行所致月经停闭，血行瘀阻的疼痛。

临床应用：配方用量 8~15 克。

（1）治热病邪入营血，高热舌绛，身发斑疹或血热妄行吐血等症。赤芍 15 克，生地 30 克，丹皮 15 克，犀角（以水牛角代）10 克，大青叶 20 克。水煎，日服三次。

（2）治血热血瘀痛经，经闭。赤芍 15 克，丹参 30 克，泽兰 15 克，益母草 30 克。水煎，每日一剂，三次服。

（3）治血瘀无热痛经，闭经。赤芍 15 克，当归、川芎、桃仁、红花各 12 克。水煎，每日一剂，三次服。

（4）治跌打损伤，瘀血作痛。赤芍 20 克，乳香、没药各 10 克，血竭 3 克。水煎，日服三次。

（5）治痈疖疮毒红肿热痛。赤芍、金银花、蒲公英各 30 克。连翘、栀子各 12 克。水煎，日服三次。

（6）治肝火上攻，目赤肿痛。赤芍 15 克，菊花 15 克，夏枯草、决明子各 30 克。水煎，日服三次。

（7）治肝郁气滞血瘀而致胁胸痛。赤芍 20 克，柴胡、香附、枳壳各 15 克。水煎，日服三次。

使用注意：妇女产后气血虚弱不宜用。反藜芦，忌同用。

7. 紫草：又名紫草茸、山紫草、紫根、紫草子、紫丹

多年生紫草科草本植物，全株粗糙，根纲长，暗红色，茎直立。高 50~90 厘米，叶互生，最下部叶鳞片状，中上部长圆形被针形，总状卷伞花序。6~8 月开白花，8~10 月结卵圆形小坚果。生于山坡向阳丛中，春秋季挖根晒干生用。

功能：味咸甘性寒，入心、肝经。能解毒透疹，凉血润肠，通大便，利水消肿。有通窍的作用，并可预防麻疹。

临床应用：配方用量 5~10 克，外用适量。

（1）治血热毒盛，痘疹欲出不透，或斑疹因血热毒盛而色不红活等症。紫草、大青叶、牛蒡子、连翘各 15 克，黄连 10 克，红花 12 克。水煎，日服三次。

（2）治痈肿溃疡、火伤、冻伤等症。紫草 15 克，当归、白芷各 12 克，血竭 3 克。煎熬成膏外敷。

使用注意：便溏者忌服。

预防麻疹紫草用量：6 月~1 岁 3 克，2~3 岁 6 克，4~6 岁 9 克，7~12 岁 12 克。水煎三次服，连服三天。

8. 地骨皮：又名枸杞根皮

地骨皮即枸杞子的根皮。枸杞，多年生茄科植物，茎枝灰黄色，有纵棱，枝条细长 3~4 米，匍匐孤垂，有短刺针，叶互生，叶片狭长，被针形。花苞生 3~5 多丛生，有时只有一花淡紫色，果熟时鲜红色长卵形，花期 7~8 月，果期 9~10 月（即枸杞子）。生于沙质干燥平地、山坡，全国皆有。9~10 月采果立即晒干，生用。地骨皮春秋季采，挖根剥皮晒干生用。

功能：味甘性寒，入肺、肾经。解肌肤虚热，凉血。治骨蒸盗汗，阴虚劳咳，吐血，肺热咳喘，心烦口渴，并有降火补肾的作用。

临床应用：配方用量8~15克，水煎服。

（1）治阴虚骨节烦热有汗。地骨皮15克，银柴胡、青蒿、知母、鳖甲各10克。水煎，日服三次。

（2）治阴虚劳嗽，吐血盗汗。地骨皮、百合各20克，贝母、知母、百部、阿胶（烊化冲服）各10克。水煎，日服三次。

（3）治肺热咳喘。地骨皮、桑白皮、黄芩各15克，粳米各100克。水煎，日服三次。

（4）治血热妄行吐血、尿血、鼻衄。地骨皮、大蓟、小蓟各15克，白茅根30克。水煎，日服三次。

（5）治阴虚内热消渴。地骨皮、玉米须、山药、生地、天花粉各18克。水煎，日服三次。

（6）月经先期。地骨皮、生地、茜草、生地榆各18克。水煎，每日一剂，三次服。

（7）治虚热症。地骨皮60克，柴胡30克。共研为粉，每次6克，以麦门冬煎汤调服，日服三次。

（8）治小儿肺炎咳喘。地骨皮、桑白皮各30克，炙甘草3克研粉，粳米50克。水煎，于饭前服，每日三次。

（9）治吐血、便血、尿血。地骨皮、枸杞子各15克。水煎，日服三次。

（10）治高血压。地骨皮30克。水煎，每日一剂，三次服，连服一月。

使用注意：有消化系统疾病，饮食不振，大便溏泻，宜慎用。感冒时发热不宜用本药。

9. 白薇：又名春草、芒草、白幕、山黄瓜秧、山烟根子

多年生萝摩科草本植物，高40~60厘米，白根头分歧，生出多数细长副根，淡黄褐色，质坚脆，有香气，味苦，茎直立，密生微毛，叶对生短柄或无柄，叶片广卵圆形，背面灰白色，密生绒毛。伞形花序，生于叶腋于茎顶，花黑紫色，果实纺锤形，光滑无突出，有密毛，种子长卵形，有长白毛。花期6~7月，果期7~9月。生于山坡、丘陵、草地，全国皆有。春秋季挖根，晒干生用。

功能：味苦咸性寒，入肝、胃经。能解血分热邪，用治温热病邪入营分，舌红口干，午后热盛和夜热早凉的阴虚发热，以及疟疾经久不止，身热不退等症。亦治女子血虚，阳气偏胜，发生神志昏迷、人事不知的血厥证。

临床应用：配方用量5~15克。

（1）治温热病邪入营分，身热经久不退等症。白薇15克，生地30克，赤芍、青蒿18克。水煎，每日一剂，三次服。

（2）治阴虚发热，骨蒸盗汗。白薇、地骨皮、丹皮各15克。水煎，每日一剂，三次服。

（3）治妇女产后虚烦呕逆。白薇 15 克，生石膏 25 克，竹茹、甘草各 10 克。水煎，每日一剂，三次服。

（4）治妇女产前产后热淋、血淋。白薇、竹叶、滑石各 15 克，白芍、生地、白茅根各 30 克。水煎，每日一剂，三次服。

（5）治虚劳发热。白薇、柴胡、地骨皮各 15 克，生地 25 克。水煎，每日一剂，三次服。

（6）治贫血。白薇、当归各 20 克。水煎，每日一剂，三次服，连服 30 天。

（7）治火眼红肿。白薇 15 克。水煎，每日一剂，三次服。

（8）治肺热鼻塞。白薇、款冬花各 15 克。水煎，日服三次。

10. 银柴胡：又名西银柴胡

为石竹科多年生草本植物银柴胡干燥根。主产宁夏、甘肃、陕西、内蒙古等省。呈圆柱形，表面淡黄棕色或灰黄色，顶端有密集小疣突起，俗称珍珠盘，质松脆，易折断，断面淡黄白色。以根茎粗细均匀，皮细淡黄棕色，断面淡黄白色者为佳。切片生用，或鳖血炒用。

功能：味甘性微寒，入肝、胃经。清退虚热，凉血消积。清退阴分虚热，凉血。治劳热骨蒸、小儿疳热等。

临床应用：配方用量 5～12 克。

（1）治劳热骨蒸。银柴胡、秦艽、鳖甲、地骨皮各 12 克。水煎，日服三次。

（2）治小儿疳热。银柴胡、胡黄连、鸡内金、党参各 10 克。水煎，日服三次。

（3）治体弱枯瘦，阴虚潮热。银柴胡 8 克，鳖甲 10 克。水煎，日服三次。

使用注意：外感风寒，血虚无热者，不宜用本药。

11. 丝瓜络

为葫芦科一年生攀缘草本植物丝瓜的干燥果实的网状筋络，产于浙江、江苏等地，秋季果实成熟时采摘，以筋细、质韧、洁白、清松、无子为佳。

功能：味甘性寒，入肺胃、肝经。凉血解毒，通经活络。治气血阻滞，经络不通，胸胁疼痛，关节酸痛，热毒痛肿疮疡等症。

临床应用：配方用量 5～15 克。

（1）治胸胁疼痛。丝瓜络 15 克，枳壳、郁金、瓜蒌皮各 15 克。水煎，日服三次。

（2）治关节酸疼。丝瓜络、桑枝、松节、秦艽各 15 克。水煎，日服三次。

（3）治乳痈肿痛。丝瓜络、蒲公英、金银花、白芷、赤芍各 18 克。水煎，日服三次。

12. 千里光：又名千里及、千里明、九里明、一扫光

为菊科一年生草本植物千里光的干燥全草，多为野生。主产于江苏、安徽、浙江、江西、云南、四川等地。

功能：味苦寒，入肝、肺经。清热凉血，解毒消肿，清肝明目。

临床应用：常用量 10～15 克，鲜用 20～30 克，水煎服。外用适量。

（1）治上呼吸道感染、大叶性肺炎。千里光 15 克，白芥子、炙苏子各 12 克，炙麻黄 6 克，苦杏仁、姜半夏、炒葶苈各 10 克，生石膏 20 克，鱼腥草 30 克，炙甘草 8 克。水煎，每日一剂，三次服。

（2）治阑尾炎。千里光、赤芍、丹皮各 12 克，败酱草、蒲公英、金银花各 30 克，木香、延胡索、大黄各 10 克，当归、地丁各 20 克。水煎，每日一剂，三次服。

（3）治流行性感冒。千里光 15 克，金银花、连翘、菊花各 30 克，桑叶 20 克，薄荷、甘草、黄芩、蝉蜕各 10 克。水煎，每日一剂，三次服。

（4）治阴道滴虫病。千里光 100 克，艾叶、蛇床子、白鲜皮各 30 克，苦参 60 克，生白矾 15 克（后下）。先将前 5 味药加水 5000 克，煎至 3000 克，去渣加入白矾，趁热外洗阴部，每日早晚各一次。

（5）治各种慢性炎症、菌痢、败血症、毒血症、肠伤寒、绿脓杆菌感染。千里光、蒲公英、二叶葎、积雪草、白茅根、金银花、土茯苓、甘草各 15 克。水煎，每日一剂，三次服。

（6）治干湿癣疮、头癣、鹅掌风。千里光、苍耳草各 200 克。煎汁为膏涂患处。

（三）清热燥湿药

1. 黄芩：又名黄文、元芩、土金茶根、黄平茶

多年生唇形科草本植物，根圆柱形，肥厚，外皮暗褐色，内部黄色，茎直立，高 15～35 厘米，数茎丛生，单叶对生，卵状披针形。每年 7～8 月开蓝花，于茎顶腋生，偏向一侧，构成侧偏性总状花序。每年 8～9 月结扁卵形黑色小坚果。生于草原、荒地、山坡、河边。春秋季挖根，晒至二三成干，用木板搓去老皮，晒四五成干再搓，反复进行，至干燥暴露出淡黄色嫩皮，切片，生用或酒炒用。

酒炒黄芩：将黄芩片放锅中，黄芩 500 克，黄酒 100 克，拌匀炒至黄酒吸尽为止。

功能：味苦性寒，入心、肺、胆、大肠、小肠经。清热燥湿，泻腑火，清湿热，解毒。治肺热咳嗽，高血压，热痢，黄水疮等症。

临床应用：配方用量 5～15 克。

（1）治肺热咳嗽。黄芩、知母、贝母、桑白皮各 15 克。水煎，日服三次。

（2）治高血压。黄芩、茺蔚子各 12 克。水煎，日服三次。

（3）治妇女更年期崩漏。醋炒黄芩 25 克。水煎，日服三次，连服至愈。

（4）治冷热痢、腹泻。黄芩、白芍各 15 克，大枣八枚。水煎，日服三次。

（5）治黄水疮。黄芩、天仙藤各 25 克，甘草 6 克。水煎，日服三次。

（6）治湿温、暑温初起，湿热郁阻气机，胸闷腹胀，呕恶尿赤，湿重于热。黄芩、白豆蔻各 15 克，滑石 20 克，通草 10 克。水煎，日服三次。

（7）治湿温、湿热郁阻气机，胸闷腹胀，属热重于湿者。黄芩、连翘各 15 克，

木通 10 克，茵陈 30 克。水煎，日服三次。

（8）治湿热中阻，痞满呕吐。黄芩 15 克，黄连、半夏、干姜各 10 克。水煎，日服三次。

（9）治湿热泻痢者。黄芩、黄连各 12 克，白芍、白头翁各 20 克。水煎，日服三次。

（10）治湿热黄疸。黄芩、栀子、柴胡各 15 克，茵陈 30 克。水煎，日服三次。

（11）治肺热咳嗽。黄芩、桑白皮、知母、地骨皮各 15 克，贝母 8 克。水煎，日服三次。

（12）治外感热病邪郁遏上焦，高热烦渴者。黄芩、薄荷、连翘、栀子、竹叶各 15 克。水煎，日服三次。

（13）治上焦火盛，咽喉肿痛。黄芩、连翘、牛蒡子各 15 克，金银花 30 克。水煎，日服三次。

（14）治血热吐衄，火毒疮疡。黄芩 15 克，黄连、大黄各 10 克，白茅根 30 克。水煎，日服三次。

（15）治妇女怀胎蕴热胎动不安者。黄芩、白术、竹茹、苎麻根各 15 克。水煎，日服三次。

使用注意：子芩善清大肠火，枯芩善清肺火。清上焦火宜酒炒，清肝胆热宜用猪胆汁炒。脾胃虚寒者忌用。

2. 黄连：又名味连、川连、鸡爪连

为毛茛科多年生草本植物黄连的干燥地下根茎，多为人工栽培或野生。产于四川、湖北、云南等地。多年生草本，高约 30 厘米，叶丛根茎生，有长柄，指状三小叶，小叶又深裂，裂片边缘有细齿。花白绿色，多顶生。果簇生有柄，根茎横生黄色，有须根多数，形似鸡爪，又叫鸡爪黄连。喜生于荫蔽潮湿草丛中，主产于四川，但全国各地均有生长。秋冬采根，茎，叶，晒干备用。

功能：味苦性寒，入心、肝、胆、胃、大肠经。苦能燥湿，寒能清热，能泻心火，治心火旺所致心烦不眠和热病心烦所致神昏谵语，并能清热明目。治目赤肿痛，还能增强肠胃功能而止热痢。有凉血解毒的作用，能治热毒痈肿疔疮等症。

临床应用：配方用量 2~6 克。研粉吞服 1~2 克。

（1）治热病高热，烦躁，神昏谵语。黄连、犀角（以水牛角代）、黄芩、山栀各 10 克，生地 30 克。水煎，日服三次。

（2）治阴血不足，水枯火炎，心烦失眠。黄连、阿胶（烊化）各 10 克，白芍 30 克，鸡子蛋 50 克。水煎，日服三次。

（3）治心火内炽，血热妄行吐衄。黄连、大黄各 10 克，黄芩 15 克。水煎，日服三次。

（4）治温热病泻痢。黄连、黄芩各 10 克，葛根 30 克。水煎，日服三次。

（5）治下痢不爽，里急后重。黄连、木香各 15 克。水煎，日服三次。

（6）治热毒血痢。黄连、黄柏、秦皮各 12 克，白头翁 15 克。水煎，日服三次。

（7）治胃火炽盛，消谷善饥。黄连、知母各 12 克，天花粉 30 克。水煎，日服三次。

（8）治肝火犯胃呕吐酸水。黄连、吴萸黄各 15 克。水煎，日服三次。

（9）治火毒疮疡，目赤肿痛。黄连、黄芩、连翘、黄柏各 15 克。水煎，日服三次。

使用注意：姜汁炒用于止呕，酒炒清上焦火，猪胆炒泻肝胆实火。单炒用降低寒性。不宜久煎，非实火湿热症不宜服。

3. 黄柏：又名檗木、檗皮、黄波罗

为芸香科植物落叶乔木黄檗树干的内层树皮，野生或栽培。主产于辽宁、吉林、黑龙江、四川等地。乔木芸香科植物，高约 10～15 米，树皮淡灰色，深沟裂，木柱层厚而柔软，内皮鲜黄色，小叶片 4～11 个，长椭圆形披针状。花单性，雌雄异株，圆锥花序，花淡绿色，每年 8～9 月结球形核果，熟时紫黑色。生于湿润肥沃土壤，多见于山区和半山区。春季剥树皮，刮去皮晒干，切碎生用或盐水炒用。

盐炒黄柏：将黄柏丝盐水拌匀，每 500 克黄柏，用食盐 15 克，闷润二小时，微火翻炒，稍变色取出晾凉备用。

功能：味苦性寒。入肾、膀胱、大肠经。滋阴降火，祛湿热。治阴虚火旺骨蒸、劳热、盗汗、遗精。能治湿热所致的血痢、便血、女子白带湿黄、尿道涩痛的淋证，及足膝肿痛，痈肿湿疮等症。

临床应用：配方用量 5～15 克。外用适量。

（1）治湿热泻痢。黄柏、黄连、秦皮各 12 克，白头翁 20 克。水煎，日服三次。

（2）治湿热黄疸。黄柏、栀子、大黄各 10 克，茵陈 30 克。水煎，日服三次。

（3）治女子湿热带下黄色。黄柏、芡实、车前子、苍术、白果各 15 克。水煎，日服三次。

（4）治湿热下注，足膝肿痛。黄柏、苍术、牛膝各 15 克，薏苡仁 40 克。水煎，日服三次。

（5）治阴虚发热，骨蒸劳热，盗汗遗精。黄柏、知母、丹皮、秦艽各 10 克，生地 30 克。水煎，日服三次。

（6）治痈肿疮毒。黄柏、黄芩、黄连、栀子各 12 克。水煎，日服三次。

（7）治湿疮瘙痒。黄柏、苦参、白鲜皮、蛇床子各 10 克。可内服加外洗患处，日服三次，洗三次。

使用注意：脾胃虚寒者忌用。黄柏、黄连、黄芩都是清热燥湿的苦寒药，黄连偏于清心火，黄芩偏于清肺火，黄柏偏于清下焦湿热。

4. 龙胆草：又名地胆草、四叶胆、水龙胆、观音草

多年生草本龙胆科植物，绳状根，金黄色至黄白色，茎直立，单一或 2～3 个，高 30～50 厘米，多呈紫褐色，叶对生，无柄，卵形或卵状披针形。花无梗，束于茎顶及上叶的叶腋，花冠筒状钟形，鲜蓝色或深蓝色，果长圆形，含多粒种子。花期

9～10月，果期10月。生于荒地、山坡、沟河边。春秋季挖根切碎晒干备用。

功能：味苦性寒。入肝、胆经。清肝泻火，除湿热，能泻肝胆火邪和下焦湿热。治肝火上炎所致眼睛红肿作痛，胸胁刺痛，咽痛口苦，下焦湿热，阴部湿痒肿痛，以及肝经热盛所致烦热惊厥抽搐等症。

临床应用：配方用量5～10克。

（1）治暴发火眼。龙胆草15克。水煎，日服三次。

（2）治湿热黄疸。龙胆草15克，茵陈30克。水煎，日服三次。

（3）治肝火上炎引起的目赤肿痛，口苦胁痛，咽干，耳鸣，头晕。龙胆草、黄芩、栀子、柴胡各12克，木通10克，生地30克，泽泻15克。水煎，日服三次，每日一剂。

（4）治肝经湿热下注所致阴部湿痒肿痛，淋证，尿血。龙胆草、栀子、黄芩各15克，柴胡、木通各10克，泽泻20克，生地25克。水煎，每日一剂，三次服。

（5）治肝经热盛所致烦热惊厥，抽搐等症。龙胆草、黄连各12克，钩藤25克，牛黄3克，青黛10克。水煎，每日一剂，三次服。

使用注意：脾胃虚寒者忌用。

5. 苦参：又名苦骨、地槐根子、山槐子

多年生草本豆科植物，根粗壮垂直，呈绳索状，茎直立多分枝，高约40～90厘米，奇数羽状复叶，小叶11～19枚，长卵形，总状花序顶生，花淡黄色，荚果有数粒珠状种子，熟时暗褐色。花期7～8月，果期8～9月。喜生于沙荒地、沙质河边、山坡等地。春秋季挖根，晒半干切片，再晒干备用。

功能：味苦，性寒，入心、胃、肝、大肠、小肠经。清热除湿，解毒杀虫。治痈肿和湿疮疥癣等皮肤病，以及肠中有风邪湿热引起的大便下血、下痢等症。亦能治眉毛脱落，脸色发红的麻风病。

临床应用：配方用量5～12克。外用按患处大小适量。

（1）治尿道炎（尿道涩痛）。苦参50克。水煎，日服三次。

（2）治便血、休息痢经久不愈。苦参、生地榆各15克。水煎，日服三次。

（3）治头皮癣。苦参200克，水煎去渣，加入猪胆汁半个，趁热洗头。

（4）治痔疮。苦参500克研粉，大枣30枚。大枣煮熟去仁捣烂为泥，加苦参粉制为丸，每服10克，日服三次。

（5）治烫伤、火烧伤。苦参适量研粉，用香油调敷患处。

（6）治痈肿湿疮。苦参、金银花、蒲公英、地肤子、白鲜皮，苍术、黄柏各15克。水煎，日服三次。

（7）治疥癣麻风症。苦参、白鲜皮、防风、大风子各15克，生首乌25克。水煎，日服三次，药渣煎水洗患处。

（8）治外阴湿疹瘙痒。苦参、蛇床子、地肤子、黄柏、苍术、白矾各10克。煎水，外洗患处。

（9）治湿疹瘙痒。苦参、白鲜皮、龙胆草、泽泻、黄柏、苍术各12克。水煎，日服三次。

（10）治大肠风热湿毒蕴结所致大便下血。苦参、地榆、槐角、防风炭各12克，生地25克。水煎，日服三次。

（11）治湿热下痢。苦参、木香、黄连、地榆各12克，白头翁18克。水煎，日服三次。

（12）治湿热黄疸。苦参、白鲜皮、山栀各12克，茵陈30克。水煎，日服三次。

（13）治湿热蕴结，尿赤热痛。苦参、车前子、滑石、牛膝、黄柏各15克，木通10克。水煎，日服三次。

使用注意：脾胃虚寒者忌用。反藜芦，不能同用。

6. 胡黄连：又名胡连

为玄参科多年生草本植物胡黄连的干燥根茎。主产于西藏、印度、尼泊尔、锡金等地区。苗似夏枯草，根头似鸡嘴，8月上旬采之。今南海及秦陇皆有之。初生似芦，干则似杨柳枯枝，心黑外黄，不拘时月都可采集晒干备用。

功能：味苦性寒，入肝、胃、大肠经。清退虚热，消积燥湿。可治虚劳骨蒸，杀虫；亦治小儿形瘦腹大，消化不良，疳积，痢疾，盗汗和惊痫等症。

临床应用：配方用量5~10克。

（1）治阴虚发热。胡黄连、知母、青蒿、地骨皮、银柴胡各12克。水煎，每日一剂，三次服。

（2）治小儿疳积腹胀。胡黄连、黄连各10克，芦荟3克。水煎，日服三次。

（3）治热下痢。胡黄连、黄芩、黄柏、赤芍各12克。水煎，日服三次。

（4）治痔疮肿痛。胡黄连研粉，用鹅胆汁调涂患处。

使用注意：有消化道疾患者慎用本药。

7. 秦皮：又名苦枥白蜡树皮、大叶白蜡树皮

为木樨科植物落叶乔木苦枥白蜡树的干燥树皮，幼树皮佳。落叶小乔木，高8~15米，树皮褐色或暗灰色、光滑，老时浅裂。二年生枝暗灰色，一年生枝褐绿色或带红褐绿色。叶对生，奇数羽状复叶，有3~7小叶，小叶广卵形或长椭圆状，倒披针形。花期5~6月，果熟8~9月。山坡、山区和半山区都有生长。春秋采收，将树皮剥下，晒至半干，切成细丝，再晒干备用。

功能：味苦涩，性寒。入肝、胆、大肠经。苦能燥湿，寒可清热，涩主收敛，有清热燥湿，涩肠止泻，清肝明目的功能，用治湿热泻痢，目赤肿痛，目生翳膜等症。

临床应用：配方用量5~15克，水煎服。

（1）治目赤痛痒。秦皮、滑石各15克。水煎，日服三次。

（2）治痢疾。秦皮、白头翁各15克。水煎，日服三次。

（3）治湿热泻痢。秦皮15克，黄连、黄柏、白头翁各12克。水煎，日服三次。

（4）治肝热目赤，目生翳膜。秦皮、菊花、黄连、蝉蜕各12克。水煎，每日一剂，三次服。

（5）治湿热阴痒带下黄白。秦皮、黄柏、椿树根白皮、蛇床子各12克。水煎，每日一剂，三次服。

8. 美人蕉

为美人蕉科多年生直立草本植物美人蕉的根茎和花，全年可采切片晒干备用，或鲜用随采随用。美人蕉高达 1.5 米，全株绿色，叶大互生，矩圆形长 30～40 厘米，宽约 10 厘米，果长卵形，指头大绿色，表面有软刺。全国各地均有栽培和野生。

功能：味甘淡性凉，入肝、肺经。清热利湿，消炎解毒。

临床应用：根茎干品 25～50 克，鲜用 100～150 克，水煎服。花干用 15～25 克，水煎服。

（1）治急性黄疸型肝炎。美人蕉根茎干品 25～50 克，鲜品 100～150 克。水煎服。

（2）治外伤出血。花干品 15～25 克，鲜花 30～50 克。水煎服，每日一剂，三次服。

9. 鸭跖草：又名竹节草、竹叶草、碧蝉蛇（附：水竹草）

为鸭跖草科多年生草本野生植物鸭跖草的全草，干鲜均可入药。鸭跖草长 30～60 厘米，茎肉汁圆而多汁，多分枝匍匐或斜卧，有节，全草披疏毛，花腋生顶上，紫蓝色，3～4 朵生在一个花苞内，果扁椭圆形，熟时开裂。喜生于潮湿荒地。主产于广东、广西、湖南、江西、福建、浙江等地。药用全草，全年可采，鲜用为佳。

功能：味甘淡性微寒，入心、肺、肾经。

临床应用：干品 50～100 克，鲜用 150～200 克，水煎服，外用适量。

（1）治心源性水肿、脚气水肿、肾炎水肿。鸭跖草干品 100 克，鲜品 200 克。水煎服。

（2）治尿路感染及结石。鸭跖草干品 80 克，或鲜品 160 克。水煎服。

（3）治扁桃体炎、咽喉炎。鸭跖草干品 80 克，黄芩、金银花各 15 克。水煎，日服三次。

（4）治肠炎腹泻。鸭跖草鲜品 200 克。水煎服，日服三次。

（5）治毒蛇咬伤。鸭跖草鲜品 300 克，捣汁冲服，渣敷咬伤处。

附：水竹草，亦名花叶鸭跖草，叶淡紫绿色，有银白色条纹。功能、用量同鸭跖草。

10. 铁线草：又名铁线蕨、乌脚枪、黑脚蕨

为铁线蕨科多年生草本植物，高 20～50 厘米，根茎段，叶簇生，叶柄长 10～25 厘米，坚韧、褐黑色、光亮，孢子囊群生于叶背上，绿褐色。喜生于山野林中荫蔽处，长江以南多有野生，药用全草，全年可采切段晒干备用。

功能：味淡性凉，入肺、肝经。清热利湿，祛瘀消肿。

临床应用：50～100 克，水煎服，外用适量。

（1）治流感发热。铁线草 100 克。水煎，日服三次。

（2）治传染性肝炎。铁线草、茵陈各 60 克，板蓝根、白花蛇舌草各 30 克。水煎，日服三次。

（3）治痢疾。铁线草 100 克。水煎，日服三次。

（4）治尿路结石。铁线草、金钱草各 100 克。水煎服，每日一剂，三次服。

（5）治跌打损伤。铁线草 100 克，金银花、连翘各 15 克。水煎，每日一剂，三次服。

（6）治疗疮、火伤、毒蛇咬伤。铁线草研粉调涂患处。

11. 崩大碗：又名积雪草、雷公根、灯盏草、破铜钱、落得打

为伞形科多年生草本植物积雪草的干燥全草。茎纤细，节上生根，匍匐草本，叶片圆肾形，直径 1.5～4 厘米，基部凹心形，如缺口的饭碗，因而得名崩大碗。花紫红色，果扁圆形。喜生于草地、田埂、沟边，我国南方各省均有野生。药用全草，全年可采，晒干备用。

功能：性味甘凉，入肝、肺、肾经。清热利湿，消炎消肿。

临床应用：干品 50～100 克，鲜用 100～400 克，水煎服。

（1）治传染性肝炎。崩大碗、金钱草、茵陈、板蓝根各 50 克，黄芩 25 克，车前草、枳壳各 20 克，芒硝（冲服）、木香、焦三仙、柴胡各 15 克。水煎，每日一剂，三次服。

（2）治麻疹。崩大碗鲜品 400 克，水煎服，每日三次。

（3）治感冒扁桃体炎、咽喉炎、支气管炎。崩大碗干品 50 克，金银花、连翘、射干、黄芩各 15 克。水煎，每日一剂，三次服。

（4）治尿路感染。崩大碗干品 100 克，金钱草 120 克。水煎，日服三次。

（四）清热解毒药

1. 金银花：又名银花、双花、忍冬花（附：忍冬藤）

为忍冬科多年生常绿缠绕灌木忍冬的干燥花蕾。多为野生和栽培，主产于河南、山东、广西、湖南、广东、湖北、四川、浙江、江苏等地。缠绕藤木，茎左缠中空，多分枝，老枝暗红色，嫩枝有毛。叶对生，卵形至长卵形，长 3～8 厘米，宽 1.5～4 厘米，嫩叶有毛，花成对腋生，故称金银花。花冠长筒状，初开时白色带紫斑，有香气，后变银黄色，故称金银花。喜生于丘陵、山谷、路旁、沟边，可人工栽培。我国各地均有生长。花于春末夏初含苞待放时采集，采后晒干，用硫黄熏过可不生虫发霉，便于保存。茎叶全年可采，晒干备用。

功能：味甘性寒，入心、肺、胃经。清热解毒，凉血止痢。治痈肿疮毒，风热感冒等。金银花的藤即忍冬藤，功效与花相同，兼能清经络血热。经络疼痛一般用量 30～60 克。

临床应用：配方使用量 10～60 克，水煎服。

（1）治痈肿疔疮。金银花、蒲公英各 30 克，紫花地丁、野菊花各 15 克。水煎，每日一剂，三次服。

（2）治乳痈。金银花 45 克，黄芪 35 克，当归、甘草各 15 克。水煎，日服三次。

（3）治肠痈。金银花 50 克，地榆、黄芩、玄参各 15 克。水煎，日服三次。

（4）治热毒血痢。金银花 50 克。水煎浓汁，日服四次。

（5）治外感风热温热感冒。金银花 30 克，连翘、荆芥、薄荷各 15 克。水煎，日服三次。

（6）预防乙脑、流脑、脑膜炎。金银花、大青叶、连翘、芦根、甘草各 10 克。水煎代茶饮，连服 5 天。

（7）治急性化脓性感染。金银花 60 克，甘草 45 克。水煎，日服三次。

（8）治腹泻痢疾，血便。金银花 30 克，炒炭。水煎，蜜调，日服三次。

（9）治风湿性关节炎肿痛。金银花全株 60 克，鸡血藤、老鹳草各 18 克，白薇、豨莶草各 15 克。水煎，日服三次。

使用注意：用于热毒痈肿、急性化脓性感染时，单方药量可以加大到 60 克，浓煎饮。治急性传染性高热等症则药量不宜过大，只用 30 克左右。本药不宜久煎，久煎药力散发降低药效。

2. 连翘：又名旱莲子、大翘子、青壳、连召、老翘

为木樨科多年生落叶灌木连翘的干燥成熟果实（青翘）和成熟后的果壳（老翘）。主产于山西、河南，野生或栽培。青翘以果实完整为佳，老翘以黄壳厚为佳。

功能：味苦性微寒，入心、胆经。清热解毒消肿，用治温热病、痈肿疮毒。

临床应用：配方用量 10～15 克，煎服。

（1）治过敏性紫癜及血小板缺少性紫癜。连翘 20 克，水煎浓汁，日服三次。于饭前 30 分钟，连服 7 天。服药时忌食辛辣、鱼腥、火性食物。

（2）治口舌生疮。连翘 15 克，黄柏 10 克，甘草 6 克。水煎含漱。

（3）治风热感冒，发热微恶寒，汗出口干。连翘、牛蒡子、桑叶、菊花、薄荷各 12 克，金银花 18 克。水煎，日服三次。

（4）治热陷心包，烦热神昏。连翘心 12 克，犀角 10 克，玄参、麦门冬、竹叶卷心各 15 克。水煎，日服三次。

（5）治痈肿疮毒。连翘、黄芩、栀子、赤芍、玄参各 15 克。水煎，日服三次。

（6）治瘰疬痰核。连翘、玄参各 15 克，贝母 10 克，夏枯草、猫爪草各 25 克。水煎，日服三次。

（7）治热结膀胱，尿赤淋漓。连翘、车前子、竹叶各 18 克，木通 12 克。水煎，日服三次。

使用注意：连翘心专清心热，治温热病神昏谵语。治失眠症须除去种子。连翘心即连翘种子。

3. 大青叶：又名大青

为一年生蓼科草本植物，茎直立，高 50～60 厘米，圆柱形，有棱和明显的节，

单叶互生，基部有鞘状膜质托叶，叶片椭圆形，或卵圆形，全绿。干时略呈蓝色，穗状花序，花小红色，瘦果有三棱，花果期 7~9 月，全国均有栽培。夏秋季采叶，晒干备用。

功能：味苦性寒，入心、肺、胃经。清热凉血解毒。治伤寒病，心胃热毒的发斑、发疹，黄汗，黄疸病。亦治咽喉肿痛、丹毒、流行性瘟疫。

临床应用：配方用量 15~40 克，水煎服。

（1）治腮腺炎。大青叶 50 克。水煎，日服四次。

（2）治喉痹、口疮、丹毒。鲜大青叶捣汁。每次三盅，日服三次。

（3）治热毒喉痹，丹毒，痈肿，口疮。大青叶 40 克，黄芩、黄连、山栀、玄参、丹皮各 15 克。水煎，日服三次。

（4）治外感热病，邪入营血，高热神昏，温毒发斑。大青叶 45 克，犀角、紫草、赤芍、丹皮各 12 克。水煎，日服三次。

4. 板蓝根：又名菘蓝

板蓝根为十字花科二年生草本植物菘蓝的干燥根，系大青叶同一植物的根。作用与大青叶相似。于秋冬挖根晒干备用。主产华东、华北及山西、贵州等地。切片晒干备用。

功能：味苦性寒，入肺、胃经。清热解毒，凉血利咽，消肿。适用于风温时疫所致大头瘟及咽喉肿痛。

临床应用：配方用量 10~20 克。

（1）治流行性脑膜炎高热神昏。板蓝根 20 克。水煎服，每两小时服一次。

（2）治流感发热头痛，咽喉肿痛。板蓝根 30 克，羌活 15 克。水煎，每日一剂，三次服。

（3）治预防乙型脑炎。板蓝根 10 克。水煎服，每日一剂，连服 7 天。

5. 青黛

本药系大青叶加工靛蓝时的副产品，为大青叶的干燥色素。本品为极细的粉末，灰蓝色或蓝色，体轻易飞扬。放大镜下呈松散小绒球状，火燃有靛臭味。

功能：味咸性寒，入肝经。有泻肝火的功能。治高热发疹，皮下出血或吐血，咯血，鼻出血，小儿高热惊风抽搐。亦治口舌生疮，咽喉肿痛，丹毒热毒疮疖，化脓性感染，慢性湿疹等。可外用涂敷患处。

临床应用：配方用量 1~3 克，冲服或入丸剂，外用适量涂敷患处。

（1）治伤寒高烧，身上红斑及吐血不止。青黛 6 克，冷开水研服。

（2）治小儿惊风抽搐。青黛 1~3 克（根据小儿年龄而定），以冷开水调服。

（3）治疮疖肿毒红肿热痛。青黛、煅寒水石研细粉，以麻油调为糊状，敷于患处。

（4）治肝火犯肺，咳引胁痛，痰中带血，舌红，脉弦。青黛、海蛤粉各 6 克。冷开水调，日服三次。

（5）治肝火犯肺，咳伤肺络，以心烦口渴，咳血，咯血为主症者。青黛3克（冲服），瓜蒌、山栀、海浮石各15克。水煎，日服三次。

（6）治小儿暑热惊痫动风抽搐。青黛3克（冲服），甘草10克，滑石20克。水煎，日服三次。

（7）治温毒发斑。青黛3克（冲服），赤芍、丹皮、紫草各15克。水煎，日服三次。

（8）治疗血热妄行吐血、衄血。青黛3克，冷水冲服。生地、白茅根各30克，侧柏叶15克。水煎，日服三次。

（9）治火热疮毒。青黛3克，黄柏3克，石膏6克，滑石6克。共研细粉，麻油调敷患处。同时可治痄腮，加冰片2克外涂患处。

使用注意：本药难溶于水，宜入丸散剂或调入汤剂中服之。外用根据患处适量使用。药性寒凉，非实热火毒之症不宜用。

6. 紫花地丁：又名箭头草

多年生堇菜科草本植物，叶从根部丛生，叶片长椭圆形或长卵形，花腋生，色淡紫，其叶似柳而微细，夏开紫花结果。生于山坡、河沟边，于夏季花果成熟时采集晒干备用。

功能：味苦辛性寒，入心、肝经。清热解毒。治热毒引起的痈肿疔毒，可内服外敷。

临床应用：配方用量8~15克，单用量30~60克，外用适量。

（1）治疗疮肿毒，丹毒红肿。以新鲜紫花地丁草捣汁内服三盅，并可取渣外敷患处。或配方汤剂内服：紫花地丁、蒲公英、金银花、野菊花各15克。水煎，日服三次。

（2）治毒蛇咬伤。以新鲜紫花地丁捣汁一酒杯，内服，渣加雄黄0.5克，调敷患处。

（3）治肝热目赤肿痛。紫花地丁、桑叶、菊花各15克。水煎，日服三次。

（4）治肠炎、痢疾。紫花地丁、红藤各30克。水煎，日服三次。

（5）治前列腺炎。紫花地丁、紫草、车前草各15克，海金沙30克。水煎，日服三次。

（6）治小儿肝热鼻衄。鲜紫花地丁60克，蜜15克。水煎，日服三次。

使用注意：紫花地丁性寒凉，治疗热毒阳证疮痈，红肿热痛。气血双亏的阴证疮痈，即表现为疮部皮肤不红，塌陷者，不宜用。

7. 蒲公英：又名蒲公草、地丁、黄花地丁

多年生菊科草本植物，全株含白色乳汁，圆锥根肥厚，无明显茎，仅有花序，叶全部根生，形成莲座状，线状披针形、侧披针形或匙形，为大头，羽状分裂，边缘疏，为不整齐倒锯齿状裂片，花序比叶片短或等长，花后伸长，中空带紫红色，头状花序较大，单叶于花序端表黄色，全部为舌状花，瘦果倒披针形，暗褐色。花期5~6

月，果期6~7月。生于湖野、宅旁、路边、荒野地区。春夏秋三季挖取全草和根，晒干生用，也可鲜用。

功能：味苦甘性寒。入肝、胃经。清热解毒、消痈散结，能消除坚硬的肿块或结核。治痈肿疔毒、乳房生痈、食物中毒都有疗效。

临床应用：配方用量15~30克，外用适量。

（1）治痈疽发背破溃。蒲公英50克。水煎黄酒引服，日服三次。并用鲜蒲公英捣烂敷于患处。

（2）治乳痈。鲜蒲公英150克，水煎，日服三次。取鲜蒲公英根加白矾少许，捣烂敷于患处。

（3）治目赤肿痛。鲜蒲公英200克，水煎，日服三次。

（4）治久淋或小便不利，小腹胀痛。鲜蒲公英150克。水煎，日服三次。

（5）治赤白痢疾。蒲公英35克，水煎，加糖日服三次。

（6）治肝郁气滞，胃热壅络所致的乳痈肿痛。蒲公英、瓜蒌、天花粉各30克，牛蒡子、连翘、黄芩、栀子、青皮、陈皮各15克。水煎，日服三次。

（7）治痈肿疔疮。蒲公英、金银花各30克，野菊花、紫花地丁各15克。水煎，日服三次。

（8）治热毒壅盛，肠痈腹痛。蒲公英、金银花各30克，大黄、桃仁、丹皮各12克。水煎，日服三次。

（9）治肺中热毒壅滞，肺痈吐脓。蒲公英、鱼腥草各30克，桃仁12克，芦根25克。水煎，日服三次。

（10）治实火内盛，目赤肿痛。蒲公英60克。水煎，日服三次。

（11）治湿热下注，热淋涩痛。蒲公英、金银花各30克，黄芩、栀子、菊花各15克。水煎，日服三次。

（12）治湿热黄疸。蒲公英、茵陈、板蓝根各30克，郁金、栀子、柴胡各12克。水煎，日服三次。

使用注意：用量过大，可致缓泻。

8. 蕺菜：又名鱼腥草

为三白科多年生草本植物，茎下部伏地，上部直立，叶片呈心形，叶背呈紫色，叶面为绿色，穗状花序，生于茎上端，与叶对生，花色白，小而密，花期5~8月。生于湿润肥沃田边、田野、沟河边，于夏秋间茎叶茂盛时采集，晒干备用。

功能：味辛性微寒。入肺经。辛能发散，寒能清热，有散肺热，解热毒，消痈肿的作用。内服为治痰热壅肺，咳吐脓血要药。外用煎汤熏洗治痔疮肿痛有特效。治疗痈肿疔疮，消肿解毒亦有效。

临床应用：配方用量10~30克，外用适量。

（1）治肺痈吐脓。蕺菜、薏苡仁、芦根、蒲公英、瓜蒌各30克，贝母、桔梗、冬瓜仁、桃仁各12克。水煎，日服三次。

（2）治痈肿疔疮。蕺菜、蒲公英、金银花各30克，野菊花15克。水煎，日服三次。

9. 败酱草：又名鸭子食、苦麻子

多年生菊科草本植物，高 15～35 厘米，全草含乳汁，淡褐色，有细长圆柱形横生根茎，基生丛生，长披针形，茎生叶互生。每年 5～8 月开白花，淡黄色或淡紫色花，头状花序 6～10 余个，瘦果狭，披针形。生于田野、路旁、荒地、河沟边，全国各地均有。夏季采全草晒干备用。

功能：味辛苦，性微寒。入肝、胃、大肠经。清热解毒，行瘀排脓，消散痈肿。治肠痈腹痛，产后血滞腹痛。

临床应用：配方用量 10～25 克，水煎服。

（1）治肠痈（阑尾炎）。败酱草 30 克，生苡仁 50 克，附子 12 克。水煎，日服三次。

（2）治肺热咳嗽。败酱 250 克，研粉蜜丸，每次 10 克，日服三次。

（3）治黄水疮。败酱研粉，香油调涂患处。

（4）治痔疮。败酱草 100 克，煎水熏洗。

（5）治肺结核。败酱草晒干搓碎，用纸卷烟，当烟吸，连用 100 天。

（6）治肠痈腹痛，脓已成者。败酱、薏苡仁各 35 克，附子 12 克，大黄 10 克，丹皮、桃仁各 15 克，红藤 30 克。水煎，每日一剂，三次服。

（7）治产后实热瘀滞腹痛。败酱 30 克，当归、乳香、延胡索各 10 克。水煎，日服三次。

使用注意：产后虚寒腹痛者不宜用。

10. 红藤：又名大血藤、血藤、红皮藤、山红藤、活血藤

落叶攀缘木通科灌木植物，茎褐色，圆形，生复叶，互生，中间小叶菱形卵状，两侧叶较大，斜卵形，花单性，雌雄异株，花黄色，总状花序腋生，下垂，荚果卵圆形，种子卵形，黑色。花期 3～5 月，果期 8～10 月，生于林下溪、沟、河边，全国各地均有。每年 8～9 月采收去叶，晒干切断备用。

功能：味苦性平。入胃、大肠经。清热解毒，散结消痈肿。为治肠痈腹痛的要药。治乳痈，乳房结块肿痛。

临床应用：配方用量 15～30 克，水煎服。

（1）治急慢性阑尾炎及阑尾脓肿痛。红藤 10 克，紫花地丁 30 克。水煎，日服三次。

（2）治女子血瘀经闭。红藤 18 克，香附 8 克，益母草、当归各 10 克。水煎，配红糖 10 克调服，日服三次。

（3）治风湿性关节疼痛。红藤 30 克，木瓜、川牛膝各 15 克。水煎，日服三次。

（4）治女子经闭腰痛。红藤、败酱各 30 克，川牛膝、防己各 15 克。水煎，日服三次。

（5）治肠痈腹痛。红藤、蒲公英各 25 克，桃仁、大黄、厚朴各 12 克。水煎，日

服三次。

（6）治乳痈。红藤、败酱各 30 克，瓜蒌、贝母、天花粉各 15 克。水煎，日服三次。

（7）治乳房结块肿痛。红藤、夏枯草各 30 克，大贝母、远志各 15 克。水煎，日服三次。

使用注意：孕妇不可过量服用本药。

11. 白头翁：又名白头公、粉乳草、老和尚头、耗子花根、老婆子花

多年生毛茛科草本植物，根圆锥状肥大。高 15～30 厘米，全株密白毛，叶根生，丛生三出，小叶片 2～3 裂，裂片卵状椭圆形。4～5 月开暗紫色大花，五月结果，瘦果多数，集成头状花柱长而曲折，上密生白毛，形似老翁之头。生于干燥山坡、草原、路、沟、河边。春秋季挖取全株晒干生用。

功能：味苦性寒。入胃、大肠经。清热凉血，解毒。治热毒血痢、鼻血、血痔、瘰疬等症。

临床应用：配方用量 5～30 克，水煎服。

（1）治痢疾。白头翁 50 克，水煎加糖当茶饮，治愈为止。

（2）治湿热赤痢疾。白头翁、黄柏、秦皮各 15 克。水煎，日服三次。

（3）治赤白痢疾。白头翁 25 克，马齿苋、莱菔子各 15 克。水煎，日服三次。

（4）治淋巴结核：白头翁 50 克，水煎，日服三次，服七天隔七天，如此反复至治愈为止。

12. 马齿苋：又名马齿草、长命苋、蚂蚁菜、马蛇子菜

一年生肉质草本马齿苋科植物，茎平卧，由茎基部分枝四散，长达 30 厘米，叶互生，肉质肥厚，倒卵状匙形。6～8 月开黄色小花，7～9 月结果，盖裂，内含黑褐色种子，数量极多，广播于田间荒地。夏秋割取全株，开水烫之略煮，捞出晒干备用或采鲜品生用。

功能：味酸性寒。入心、大肠经。清热解毒，杀虫散毒。治痢疾、热淋、丹毒、痈肿、疮疖。亦可治热毒引起的视物不清或目生翳膜肿痛，及瘀血不行的癥瘕和痈肿。

临床应用：配方用量 10～50 克，水煎服。

（1）预防痢疾。马齿苋、绿豆各 50 克。煮汤，痢疾发作时常服。

（2）治痢疾。鲜马齿苋 150 克（干者 50 克），水煎，加白糖 25 克，日服三次。

（3）治湿热痢疾。马齿苋 50 克，苦参 15 克，苍术、黄柏各 12 克。水煎，日服三次。

（4）治蜂螫。鲜马齿苋捣烂敷患处。

（5）治肾结核。马齿苋 1500 克，黄酒 1200 毫升。将马齿苋捣烂，用黄酒浸泡三昼夜，滤渣，每日餐前饮两酒盅（能饮酒者可饮四盅）。

（6）治热毒血痢，泄泻痢疾。马齿苋 50 克，赤芍、车前草各 15 克，黄连 10 克。

水煎，每日一剂，三次服。

13. 八角莲：又名八角盘、六角莲、独叶一枝花

为多年生草本植物小蘖科八角莲，地下茎块粉质白色，地上茎短，直立，叶一片，很少两片，质形有4～9个角，直径12～25厘米，基出掌状脉4～8条，叶柄长13～18厘米，花暗紫色，果卵圆形，熟时黑色。多生于大山接近山顶的深谷或湿润草地丛中。主产于广东、广西、江西、四川等地。药用根块，全年可采，洗净去根须，晒干备用。

功能：味甘，性苦凉，有小毒。清热解毒，燥湿泻火。

临床应用：配方用量10～15克，水煎服。捣烂外敷或研粉醋调敷局部。治蛇咬伤、痈疮肿疖、淋巴结炎、腮腺炎。内服、外用共同结合疗效为佳。

14. 白鲜皮：又名北藓皮、八圭牛、八股牛

多年生芸香科草本植物，高35～85厘米，全株有强烈香味，根茎木质，生有数条粗长的根，淡灰黄色，香气强烈，茎下部灌木状，上部多分枝，奇数羽状复叶互生，小叶常9～13枚圆形，总冠花序顶生，花两性，淡紫色，带淡红，紫色脉纹，果成熟时五裂，每裂瓣成扁囊形，种子卵圆形，黑色。花期5～7月，果期8月。生于平原、山坡、草地，各地皆有。春秋季采收，以春季最好，将根挖出，除去泥土杂质，搓掉栓皮，抽出木心，晒至纯干生用。

功能：味苦性寒。入脾、胃经。能清热除湿，治疥癣、疮疡、风疹、丹毒、关节疼痛、黄疸等。

临床应用：配方用量5～10克，水煎服。

（1）治湿疹、湿疮。白鲜皮、苦参、黄柏、木通各12克，金银花、薏苡仁各30克，滑石20克。水煎，日服三次。

（2）治风疹。白鲜皮、荆芥、防风、蝉衣各15克。水煎，日服三次。

（3）治疥癣麻风。白鲜皮、苦参、地肤子、白花蛇、大枫子各10克。水煎，日服三次。

（4）治风湿热痹。白鲜皮、苍术、黄柏、牛膝、防己各15克。水煎，日服三次。

（5）治湿热黄疸。白鲜皮、茵陈各30克。水煎，日服三次。

（6）治荨麻疹。白鲜皮、威灵仙、苦参、蛇床子各15克。共研粉，每次10克，温开水冲服，日服三次。

（7）治黄疸。白鲜皮15克，茵陈50克。水煎，日服三次。

（8）治皮癣。白鲜皮、大枫子各50克，黄柏15克，松香20克。共捣碎做成熏药熏患处。

（9）治刀伤出血。白鲜皮研粉敷伤口即能止血。

15. 土茯苓：又名毛尾薯、山遗粮、山奇粮、冷饭团、禹余粮

为百合科多年生木质藤本植物土茯苓的干燥根茎，多为野生。生长于江苏、四

川、广东、广西、浙江、湖南等地。土茯苓蔓生，茎有细点，其叶不对，类似大竹叶而质厚滑，其肉软可生吃，其叶如柳，其本如鸡卵，夏季采根晒干备用。

功能：味甘淡性平。入肝、胃经。淡渗利湿，清热解毒，为治梅毒的要药。

临床应用：配方用量30～120克，水煎服。

（1）治梅毒。土茯苓60克，金银花30克，白鲜皮、威灵仙、甘草各15克。水煎，日服三次。

（2）治梅毒因服轻粉而致肢体关节拘挛者。土茯苓120克，皂角8克，牵牛子10克。水煎，日服三次。

（3）治湿热疮毒，阴痒带下淋浊。土茯苓100克，黄连、苦参、龙胆草各12克。水煎，日服三次。

使用注意：服用本药忌饮茶。

16. 白蔹：又名白根、小老鸹眼、白水灌、山葡萄秧

蔓生葡萄科草本灌木植物，茎攀缘，有卷须，高50～100厘米，根粗壮肥大成长纺锤形，卷须单一，叶互生，为掌形复叶，叶背面稍变蓝色，聚伞花序与叶对生，有长梗，常缠绕，花小淡黄绿色，果球形白色，蓝色或蓝紫色。花期6～7月，果期8～9月，生于山坡灌木丛间。春秋二季采收，以春采较好，取根，除去根茎，须根及老皮切片晒干生用。

功能：味苦辛，性微寒。入心、胃经。清热解毒，消肿止痛。治女子带下，无名肿毒，扭挫伤，小儿疟疾，及因热引起的惊痫，女阴肿痛及痈肿疔疮等。

临床应用：配方用量5～12克，水煎服，外用适量。

（1）治女子赤白带下。白蔹、白术、苍术、芡实各12克。水煎，日服三次。

（2）治无名肿毒。白蔹、白及各等量。研粉，凉水调敷患处。

（3）治痈疮久不收口。白蔹12克。水煎，日服三次。外用鲜白蔹根捣烂敷患处。

（4）治扭挫伤（岔气）。白蔹12克。水煎，日服三次。

使用注意：本药反乌头，禁止同用。

17. 漏芦：又名野兰、鬼油麻、和尚头

多年生菊科草本植物，高30～60厘米，茎直立单一，密生蛛丝状毛及短柔毛，根生叶六形，有长柄，羽状深裂，具不整齐裂齿，裂片再羽状分裂，叶柄下部密被白绵毛，头状花序，单生于茎端，总苞广钟形，苞片多列，干膜质，瘦果光滑。花期5～6月，果期6～7月。生于干燥山坡及向阳地。全株被白色蛛丝状毡毛，根圆柱状或圆锥状，外皮土棕色，茎直立，高35～75厘米，有细棱，基部宿存褐色，根生时较大，有柄，茎生较小无柄，互生，叶椭圆或近卵形，羽状深裂，裂片三角形或卵形披针形，边缘具缺刻状牙齿，齿端有针尖，背皮被白色蛛丝状毛，呈灰白色，头状花序顶上，圆球形，灰蓝色，瘦果披白色长毛。花期8月，果期9月。生于草地、岗坡。主产吉林省白城地区，各县均有。春秋季将根挖出，晒至半干切片，再晒至纯干生用。

功能：味苦，性寒。入胃经。清热解毒，消肿排脓，适用于热毒较重的痈疽疮毒等外科症，未化脓可以消肿，已成脓可以排脓生肌。亦治痈疮、乳闭、闪腰、岔气。

临床应用：配方用量5~15克，水煎服。

（1）治痈疮初起。漏芦15克，大黄10克。水煎，日服三次。

（2）治乳汁不下。漏芦、瓜蒌各15克，蒲公英25克。水煎，日服三次。

（3）治乳汁不通。漏芦、丹参各15克，鸡蛋2个。煮熟吃鸡蛋喝汤，日服三次。

（4）治跌打损伤，扭腰岔气。漏芦25克。煎汁，加红糖15克，日服三次。

（5）治痈疮红肿疼痛。漏芦、连翘、蒲公英各15克，大黄10克。水煎，日服三次，每日一剂。

（6）治乳房红肿胀痛，乳汁不下，欲成痈者。漏芦18克，天花粉20克，浙贝母12克，牡丹皮15克。水煎，每日一剂，三次服。

（7）治气血郁滞，乳胀乳少。漏芦15克，王不留行20克。水煎，日服三次，每日一剂。

18. 山慈菇：又名慈菇

为兰科多年生草本植物杜鹃兰的干燥假球茎，野生，生长于四川、云南、贵州等地。冬月生叶如水仙花，叶狭，二月抽一茎，如箭杆，高尺许，茎端开花白色，亦有红色、黄色，上有黑点，其花乃众花簇成一朵。三月结子，有三棱，四月初苗枯，即挖其根，状如慈姑及小蒜，迟则苗腐则难寻矣。根苗与老鸦蒜极木耳似，但老鸦根无毛，慈姑有毛壳包裹，用之去毛壳阴干备用。

功能：味辛苦，性寒，入肝、胃经。清热解毒，消肿。治皮肤风疹、疔疮、肿毒、痈疽恶疮及毒蛇咬伤。

临床应用：配方用量0.5~1克，入丸散剂服用，外用适量。

治痈疽发背，疔肿恶疮，宜以本品配雄黄、红芽大戟、千金子、麝香等同用。

使用注意：本品不适宜久服，大量服可引起胃肠道不良反应。

19. 马勃：又名马粪包、瓜氏高高

马勃科植物，实体球形，形如西瓜，基底中央有较粗的菌丝束伸入土中，幼时全体柔软，肉质含水分多，有黏性，皮由三层构成，幼时三层密着呈白色、黄色，成熟时外皮褐色，全体干燥，形成轻软如海绵的灰色。生于庭院、菜园、粪堆及林木中。8~9月采收，去假根及泥土，晒干备用。

功能：味辛性平，入肺经。散风热，清肺利咽。适用于风热蕴肺引起的咳嗽、失音、咽喉肿痛，以及吐血、鼻衄等症。

临床应用：配方用量2~5克，外用适量。

（1）治风热咳嗽，咽痛失音。马勃6克，牛蒡子、薄荷、黄连各8克，连翘、黄芩各15克，板蓝根30克。水煎，每日一剂，三次服。

（2）治血热吐衄。马勃8克，生地、白茅根各25克，侧柏叶12克。水煎，每日一剂，三次服。

（3）治外伤出血。马勃适量外用，伤处加压包扎。

（4）治咽喉肿痛。马勃 15 克，牛蒡子、桔梗各 10 克。水煎，每日一剂，三次服。

（5）治流行性腮腺炎。马勃 10 克，板蓝根 18 克，柴胡、僵蚕各 6 克。水煎，每日一剂，三次服。

（6）治肺热久嗽，嘶哑。马勃研粉蜜丸，每次 15 克，日服三次。

（7）治偏头痛。马勃 50 克，蛇蜕一条，皂角子 14 枚，共装入罐内，以泥封固火罐，煅时罐上放一棉球，至棉球变焦黑有烟为度，将药取出研粉，每次 15 克，日服三次。

（8）治耳内流脓。马勃 8 克，桔梗 10 克，连翘 15 克。水煎，日服三次。

（9）治胃十二指肠溃疡。马勃 500 克，儿茶 50 克，甘草 500 克，海蛤粉 50 克。共研细粉拌匀，每服 6 克，日服三次。

20. 山豆根：又名爬山秧子、狗葡萄秧、狗粪豆

多年生防己科缠绕性藤木，长达数米，根茎粗壮，黄褐色，小枝有纵条纹，单叶互生，叶片 5～7 浅裂盾形，雌雄异株，花序圆锥状腋生，6～7 月开黄绿色小花，7～8 月结球形果实。多生于田野、路边及山坡灌林。春秋季挖根茎，晒干生用。

功能：味苦性寒。入心、肺经。清热解毒，消肿止痛。善治热毒引起的咽喉肿痛，牙龈肿痛。外敷治蛇虫咬伤。

临床应用：配方用量 5～15 克，水煎服，外用适量。

（1）治咽喉肿痛。山豆根 15 克，桔梗 6 克，酸浆 8 个。水煎，日服三次。

（2）治咽喉肿痛。山豆根、射干各 6 克。研粉，吹入咽喉。

（3）治腮腺炎（疹腮）。山豆根 50 克。煎水，日服四次。

（4）治秃疮。山豆根 50 克，白糖 10 克。共研为粉，用鸡蛋捣拌成膏敷患处。

（5）治腰痛。山豆根 60 克，粮食酒 500 毫升，浸泡 7 天，每次一杯，日服三次。

（6）治痰结喉中。山豆根 50 克。醋煎，日服三次。

使用注意：脾虚便溏者忌用。

21. 射干：又名山蒲扇、寸干

为鸢尾科多年生草本植物射干的干燥根茎，多为野生，生长于湖北、河南、江苏、安徽等省。有根状茎匍匐枝，茎直立，高 50～150 厘米，叶剑形，于茎两侧排列成二行，基部抱茎，花序顶立，花橘黄色，有浓紫色斑点，果倒卵形，成熟时瓣裂，种子多粒，黑色。花期 7～8 月，果期 8～10 月。生于山坡、干旱地。春秋两季挖根茎，晒半干，放在铁筛内，用火燎去毛须，再去掉残茎，晒干备用。

功能：味苦性寒，有小毒。入肺、肝经。有降火解毒，散血消痰，逐瘀血，通经闭，清火解毒，降气清痰的作用。可治女子瘀血不行，月经不通；痰热上壅的咽喉肿痛；及口臭，咳嗽，痰鸣，气喘等症。

临床应用：配方用量 5～12 克，外用适量。

（1）治咽喉肿痛。射干、山豆根各15克。研粉吹喉，每日三次。

（2）治乳痈初痛。射干12克，山豆根、紫草根各15克。共研粉，用蜂蜜调和敷于患处。

（3）治咳嗽喘痰多。射干、黄芩、桔梗、金银花各15克。水煎，日服三次。

（4）治咳嗽痰鸣气喘。射干、黄芩、麻黄、紫菀、款冬花各12克。水煎，每日一剂，三次服。

使用注意：脾虚溏泻者不宜服用。

22. 橄榄：又名青果、黄榄、白榄、谏果

常绿橄榄科乔木植物，高10米，树皮淡灰色，平滑，单数羽状复时互生，长15～30厘米，宽2～3厘米，小叶11～15片，对生，矩形披针状圆锥花序顶生或腋生，花瓣3～5枚，白色，雄蕊6枚，雌蕊1枚，核果卵形，长约3厘米，种3粒。花期5～7月，果期8～9月。生于广东、广西、四川、云南、福建、台湾。果实成熟后采摘晒干备用。

功能：味甘酸涩，性平。入肺、胃经。清热解毒，生津利咽。治发热咳嗽，痰中带血，咽喉肿痛，心烦口渴，误食河豚或酗酒中毒。

临床应用：配方用量，5～15克，水煎服，大剂量可用至60克。外用烧灰调敷。

（1）治急性咽喉炎、扁桃体炎咽喉肿痛。橄榄、莱菔子各15克。水煎，日服三次。

（2）治腹泻下血。橄榄灰研粉，每次6克，以米水调服，日服三次。

（3）治鱼蟹河豚中毒。鲜橄榄60克，捣烂加水绞汁灌服催吐。

（4）治酗酒昏闷。橄榄肉煎汤饮。

（5）治口舌生疮、干燥，咽喉肿痛。橄榄、寒水石、大青叶各15克，桔梗、甘草各10克，冰片1克。共研粉为丸，每次8克，米水冲服。

23. 小檗：又名醋不溜、三颗针、刺刺溜

小檗为小檗科常绿有刺灌木，树根皮及树干皮晒干入药。

功能：味苦辛，性寒。入肺、大肠经。清热解毒，消炎止痢，可治急性结膜炎、咽喉肿痛、肠炎、痢疾。研粉外敷可治无名肿毒、丹毒、湿疹、烫伤及跌打瘀肿。

临床应用：配方用量10～15克，外用适量。

（1）治急性结膜炎。小檗15克，夏枯草、生地、金银花各30克，生石膏25克，天花粉、黄芩、知母、芦根、防风、荆芥、枳壳、龙胆草各10克，甘草3克。水煎，每日一剂，三次服。

（2）治咽喉肿痛。小檗、黄芩、射干、金银花各15克。水煎，日服三次。

（3）治肠炎痢疾。小檗、黄柏、苍术、黄连各12克，红藤30克。水煎，每日三次服。

24. 仙人掌

仙人掌为仙人科多年生常绿草本植物，全株去皮刺入药。

功能：味苦性凉。入胃、大肠经。消肿解毒，消炎止泻。可治急性菌痢。用鲜品去刺捣烂外敷治腮腺炎、乳腺炎、疥疮、痈肿、蛇咬伤。

临床应用：内服鲜品30～60克，外用适量。

（1）治急性痢疾、菌痢。鲜仙人掌50克。水煎，日服三次。

25. 白花蛇舌草：又名二叶葎、蛇舌草

为一年生茜草科草本植物，茎纤弱，略带方形成圆柱形，叶对生而细长，呈线形，或线状披针形，花单生或朵生于叶腋，色纯白。果扁球形，种子极细小。叶细长如蛇，花白，故而得名白花蛇舌草。多生于山坡、路、沟、河边。夏秋两季采收全草晒干切段备用，也可鲜用。

功能：味甘淡性凉。入胃、小肠经。清热解毒，消痈抗癌，利湿，适用于热毒所致的各种病症，各种癌症，毒蛇咬伤，小便不利等。

临床应用：配方用量30～60克，水煎服。外用适量。

（1）治热毒所致的疮痈、肿毒。白花蛇舌草、金银花各30克，连翘、野菊花各15克。水煎，每日一剂，三次服。外用白花蛇舌草鲜品洗净捣烂外敷患处。

（2）治热毒内蕴的肠痈。白花蛇舌草、红藤、败酱草各30克。水煎，日服三次。

（3）治肠痈（急性阑尾炎），轻型腹膜炎。白花蛇舌草60克，海金沙藤30克，野菊花、丹皮各15克，大黄10克。水煎，每日一剂，三次服。

（4）治毒蛇咬伤。白花蛇舌草鲜品80克。捣烂绞汁水煎服，药渣外敷伤口，临床有较好疗效。

（5）治湿热黄疸。白花蛇舌草60克。水煎，取汁调蜂蜜10克服，每日三次。

（6）治急性黄疸型肝炎。白花蛇舌草、夏枯草、茵陈各30克，甘草10克。水煎，每日一剂，三次服。

（7）治扁桃体炎。白花蛇舌草、金银花各30克，黄芩、射干各15克。水煎，每日一剂，三次服。

（8）治早期肺癌、肝癌、直肠癌。白花蛇舌草、半枝莲各60克。水煎服，每日一剂，三次服。

26. 半枝莲：又名牙刷草、并头草、挖耳草、望江青

为多年生唇形科草本植物，茎直立，四棱形，叶对生，卵形至披针形，花萼钟形，花冠浅蓝色，为扁侧总状花序，状如牙刷，故有牙刷草之名。生长于路边、田间湿地。于夏季开花时采集，洗净晒干备用或使用鲜品。

功能：味辛性寒。入肝、胆、肾经。清热解毒，消肿止痛，利尿消肿。可治肝炎肝大，肝硬化，腹水，及痈肿疮毒，蛇虫咬伤。

临床应用：配方用量15～30克，水煎服。外用适量。

（1）治肺痈。半枝莲、鱼腥草各30克。水煎，每日一剂，三次服。

（2）治毒蛇咬伤。取鲜半枝莲100克洗净捣烂绞汁，调入黄酒少许，温服，药渣外敷伤口。

（3）治咽喉肿痛。半枝莲、马鞭草各 30 克。水煎，每日一剂，三次服。

（4）治血痢。半枝莲 60 克。水煎，日服三次。

（5）治肝炎。半枝莲、茵陈各 30 克，大红枣 6 枚。水煎，日服三次，每日一剂。

（6）治早期肺癌、肝癌、直肠癌。半枝莲、白花蛇舌草各 60 克。水煎，日服三次，每日一剂。

27. 虎耳草：又名石荷叶、金钱吊芙蓉

为多年生虎耳草科草本常绿植物，采收晒干，全草入药。

功能：味微苦辛，性寒，有小毒。入大肠经。清热解毒，消肿止痛，凉血止血。

临床应用：外用适量。

（1）用鲜虎耳草加盐少许捣汁滴耳，治急慢性中耳炎。

（2）鲜虎耳草捣烂外敷治外伤出血，痈疮肿毒，蛇虫咬伤，煎汤洗患处。同时可治痔疮肿痛。

28. 马尾莲：又名唐松草

多年生毛茛科草本植物，根部晒干入药。

功能：味苦性寒，入小肠经。清热解毒。

临床应用：内服 6～10 克，外用适量。

（1）治肠炎、痢疾。马尾莲 10 克。水煎，日服三次。

（2）治渗出性皮炎。马尾莲 20 克。焙干研粉撒布患处。

29. 穿心莲：又名一见喜、榄核莲

一年生爵床科草本植物，全草及叶晒干入药。

功能：味苦性寒。入胃、肺、大肠经。清热解毒，消肿止痛。

临床应用：配方用量 10～15 克，水煎服。外用适量。

（1）治急性痢疾、胃肠炎。穿心莲 12 克。水煎，每日一剂，三次服。

（2）治急性阑尾炎。穿心莲、野菊花各 25 克。水煎，每日一剂，三次服。

（3）治扁桃体炎、咽喉炎、肺炎。穿心莲、野菊花、射干、金银花各 15 克。水煎，每日一剂，三次服。

（4）治阴囊湿疹。穿心莲 30 克。研粉，甘油调匀涂患处，每日二次。

30. 铁苋菜

为一年生大戟科草本植物，带根全草入药。

功能：味苦性凉。入胃、大肠经。清热解毒，凉血止血。

临床应用：配方用量内服 15～30 克，鲜药加倍，外用适量。

（1）治肠炎、痢疾。铁苋菜 30 克，穿心莲 15 克。水煎，日服三次。

（2）治吐血、便血。铁苋菜 30 克，败酱草、茜草各 15 克。水煎三次服。

（3）治刀伤出血。铁苋菜研粉，外敷伤处包扎。

31. 酸浆：又名锦灯笼、红姑娘

多年生茄科草本植物。采带宿萼的成熟果实晒干备用。

功能：味苦酸性寒，入肝、肺经。清热解毒，利咽化痰。治肝炎，咽喉炎肿痛，肺热咳嗽。

临床应用：内服5～10克，外用适量。

（1）治肝炎。酸浆15克，茵陈30克，板蓝根20克。水煎，日服三次。

（2）治咽喉肿痛。酸浆15克，射干12克，金银花15克。水煎，日服三次。

（3）治肺热咳嗽。酸浆15克，黄芩、金银花各15克。水煎，日服三次。

（4）治天疱疮（即头疮也）。鲜酸浆捣烂外敷，或干酸浆研粉调油外敷。

32. 垂盆草：又名瓜子草、太阳花、石指甲

多年生肉质景天科草本植物，高10～20厘米，茎淡红色，枝纤细，叶枚轮生，倒披针形或长圆形，长1～3厘米，花呈平展的二歧聚伞花序，花瓣5片，黄色，披针形或长圆形，雄蕊10个，种子细小卵圆形。花期6～7月，生于山坡倾斜地或岩石边。秋季采收晒干备用。

功能：味苦性凉，入肝、胆经。清热解毒，利湿散肿。治慢性肝炎转氨酶升高，肝肿黄疸，食欲不振，肝区疼痛，痈疮溃疡，蛇虫咬伤，红肿热痛，烫伤。

临床应用：配方用量10～30克，鲜用30～60克，水煎服。

（1）治各种痈肿恶疮。鲜垂盆草60克，捣烂绞汁，兑黄酒，日服三次。另取鲜垂盆草60克，加少许盐捣烂外敷患处效更佳。

（2）治慢性迁延性肝炎、慢性肝炎，活动期转转氨酶升高者。垂盆草60克，当归10克，大枣10枚。水煎，每日一剂，三次服。大枣分三次捡出吃掉。

使用注意：垂盆草研粉制成片剂、丸剂或糖浆，对各种肝炎均有效。

33. 铁扫帚：又名野兰枝子、野绿豆、铁扫竹

一年生豆科草本植物，高约1米，羽状复叶，长约3～5厘米，小叶7～9片矩形，总花序顶生或腋生，比叶长，有小花，蝶形，紫色，雄蕊10个，雌蕊1个，荚果线形，种子8枚，花期6月。生长于华北西南等地。3～4月采收晒干备用。

功能：味苦性寒，入肺、肾经。清热解毒，止咳敛疮。治慢性支气管炎，咳嗽痰喘。亦治痈疔疮毒，毒蛇咬伤，红肿热痛，痢疾腹泻，肾炎水肿，及刀枪伤经久不愈。

临床应用：配方用量10～15克（鲜品30～60克），外用适量。

（1）治各种肿毒，红肿热痛。铁扫帚研粉，以冷开水调成糊状外敷，随干随换，临床效佳。

（2）治痢疾腹泻。铁扫帚根30克，水煎服，日服三次。

（3）治刀枪伤伤口经久不愈。铁扫帚叶研粉撒布于伤口，特效。

（4）治各种红肿、烫伤、烧伤、刀伤、枪伤。鲜铁扫帚捣烂外敷，随干随换，临床应用效较佳。

34. 金果榄：又名金苦榄、地蛋、金牛胆、地苦胆

多年生防己科常绿缠绕藤木，茎圆形，深绿色，被毛，叶互生，叶片卵形或长卵形，长6~9厘米，宽5~6厘米，花白色，雌雄异株，腋生圆锥花序，花瓣较小，核果球形，红色。花期3~5月，果期9~11月。3~11月采取根块，洗净晒干备用。

功能：味苦性寒。入肺、大肠经。清热消炎，解毒利咽。治急慢性扁桃体炎、急性咽喉炎、口腔炎。亦治急性乳腺炎、阑尾炎、肠炎、菌痢。

临床应用：配方用量5~10克，水煎服。

（1）治咽喉肿痛，失音，咽下困难。金果榄8克。水煎，日服三次。

（2）治乳腺炎，阑尾炎，急性化脓性感染。金果榄10克。水煎，日服三次。

（3）治肠炎，菌痢，胃痛。金果榄研粉，每次3克，温开水送服，日服三次。服用时忌荤腥、辛辣、生冷、酸食和刺激性食物。

使用注意：消化功能不良者慎用本药。

35. 无花果：又名天生子、映日果、品仙果

为落叶灌木桑科植物无花果的干燥花托，高达5~10米，多分枝，叶互生，倒卵形或卵圆形，长10~20厘米。隐头花序，花单性同株，花期夏季，秋季结果，全国各地皆有。秋季采取，采下后反复晒干备用。

功能：清热解毒，开胃止渴，润肺止咳。主治五痔，咽喉肿痛。

临床应用：无花果晒干用10~30克，鲜品30~60克。

（1）治白癜风。鲜无花果生吃开胃健脾，增加黑色素的密度及酶的活性。

（2）治乳少催乳。无花果1个（待半熟的果），与猪前腿共炖烂，食肉喝汤，连服三次。

（3）治哮喘。无花果果汁半杯，开水冲服，每日一次，连服七次。

（4）治咽喉炎。无花果晒干研粉调水含漱，后咽，每日三次。

（5）治痔疮。无花果煎水熏洗，每日二次，连洗七天愈。

36. 毛冬青：又名细叶青冬、六月霜、附毛冬青叶

为冬青常绿多年生植物毛冬青的根。毛冬青叶亦供药用。主产于广东、广西、福建、浙江等地区。野生，亦有栽培。根呈不规则块片，外皮灰褐色，粗糙，质坚，木质部纹理紧密，味微苦涩。

功能：味苦涩性平。入肺、肝经。清热解毒，活血通脉。

临床应用：内服5~15克，水煎服，外用适量。

（1）治风热感冒。毛冬青15克，黄芩12克。水煎，每日一剂，三次服。

（2）治扁桃体发炎。毛冬青、金银花、连翘、射干各15克。水煎，每日一剂，三次服。

（3）治痢疾。毛冬青15克，黄连8克。水煎，每日一剂，三次服。

（4）治血栓寒性脉管炎。毛冬青150克。水煎洗患处。

附：毛冬青叶苦涩性平，入肝、肺经。清热解毒，止痛消炎。治牙周炎、疖痈、带状疱疹、脓疱疮。

37. 龙葵：又名苦菜、苦葵（附：龙葵子）

为茄科一年生草本植物，全草入药，种子亦也药用，野生、栽培均有。全国各地均产。

功能：味苦寒，入肺、肝、胃经。清热解毒，活血消肿。

临床应用：常用量15～30克，水煎服。外用适量。

（1）治感冒发热。龙葵、豆豉、紫苏叶、生姜各10克，麻黄6克，辛夷、杏仁、桔梗各10克。水煎，每日一剂，三次服。

（2）治急性肾炎，小便少，浮肿。鲜龙葵、鲜芫花各15克，木通6克。水煎，每日一剂，三次服。

（3）治天疱湿疮。鲜龙葵苗叶，捣如泥敷患处。

附：龙葵子甘温，入肺、肝经。治急性扁桃体炎。龙葵子10克，煎水含嗽吐出。治疗疗疮打烂敷患处。

38. 翻白草

本品为蔷薇科草本植物翻白草干燥的全草，灰白色，短段有白色线毛。秋季采集全草晒干备用，全国各地均有分布。

功能：味甘微苦，入肺、大肠经。清热解毒，止血消肿。

临床应用：10～30克，鲜品30～60克，水煎服。外用适量。

（1）治肺脓肿发热咳吐黄稠痰，乳腺炎，疔疮痈红肿热痛，痔疮肿痛出血等。

（2）治热病吐血、咳血、便血、崩漏下血等血热出血症。

（3）治各种疮肿毒。翻白草鲜品60克。水煎服。

（4）治咳嗽痰喘。翻白草干品30克。水煎服。

（5）治痔疮肿痛。翻白草60克。水煎服。

（6）治崩漏血热下血。翻白草80克。水煎服。

（五）清热解暑药

1. 西瓜

为葫芦科草本植物西瓜。全国皆有栽培，市场有售。

功能：味甘淡性寒。入心、胃经。能清热解暑，除烦渴，利小便，是消暑的佳品。治暑热烦渴，温病壮热、烦渴。

临床应用：每次饮用100～300毫升。

（1）治暑热尿赤。鲜西瓜翠衣、鲜荷叶各15克，鲜金银花、鲜扁豆花各8克。水煎，日服三次。

（2）治黄疸水肿。鲜西瓜翠衣、白茅根、滑石、车前子、茵陈各 20 克。水煎，日服三次。

2. 荷叶

为睡莲科多年生水生草本植物莲的干燥叶片。荷塘采取晒干备用。

功能：味苦，性平。入肝、脾、胃经。清热解暑，升发脾胃清阳。

临床应用：配方用量 5 ~ 10 克。

（1）治暑湿泻痢。荷叶、滑石、甘草、木香、黄连各 10 克。水煎，日服三次。

（2）治脾虚泄泻。荷叶、党参、茯苓、白术各 12 克。水煎，日服三次。

（3）治血热吐血、衄血。鲜荷叶、鲜生地叶、鲜侧柏叶各 30 克，鲜艾叶 10 克。水煎，日服三次。

（4）治女子崩中下血。荷叶烧灰 10 克，蒲黄、黄芩各 15 克，水煎服。

3. 绿豆

为豆科一年生草本植物绿豆成熟干燥的种子。全国各地均有种植，市场粮店有售。

功能：绿豆味甘，性寒。入心、胃经。能解除草、金、石药毒。清热解暑，除烦止渴。

临床应用：15 ~ 30 克，水煎服。外用适量。

（1）治热毒疮疔。绿豆研粉调敷。

（2）治小儿丹毒。绿豆、大黄、薄荷研粉，冲入蜜调敷患处。

（3）预防痘疮。绿豆、黑豆、赤小豆、甘草各 10 克。煎汁饮汁食豆。

（4）治附子中毒，头肿唇裂流血。绿豆、黑豆各 50 克。煎服食豆。

（5）治暑热烦渴。绿豆 50 克。水煎冷后当茶喝。

4. 青蒿

一年生菊科草本植物，茎直立，高 0.8 ~ 1.5 厘米，有条棱，根生叶，花期枯萎，茎中部叶稍抱茎，卵形，3 次羽状，细裂，裂片长圆形，头顶花序球形，下垂，瘦果长圆形。花果期 8 ~ 10 月，喜生于砂石山野路边。7 ~ 8 月采全草，晒干切段生用，也可采鲜用。

功能：味苦性寒。入肝、胆经。清热解暑泻热，治暑热温毒，骨蒸盗汗，疟疾。

临床应用：配方用量 5 ~ 15 克，治疟疾 20 ~ 40 克。

（1）治阴虚发热，骨蒸劳热，及温病后期夜热早凉，热退无汗之症。青蒿、丹皮、知母各 15 克，鳖甲 10 克，生地 30 克。水煎，日服三次。

（2）治温热病久热不退。青蒿 15 克，薄荷 6 克。煎汤代茶频饮。

（3）治疟疾。青蒿叶研粉，每次用 6 克，发疟前 4 小时开水冲服，连服 5 天，每日一次。也可用鲜青蒿捣汁，日服一次，疟前 4 小时服，连服五天。

三、芳香化湿理气药

1. 藿香：又名排香草、野藿香、猫把、枝香

多年生唇形科草本植物，茎直立，四棱形，分枝，叶对生，有柄，卵形，花集生于茎顶，穗状花序，花冠淡紫色，小坚果三棱状长圆形，黑褐色。花期 8 月，果期 9 月。生于山野。6~8 月采全草切碎晒干备用。

功能：味辛，性微温。入脾、胃经。芳香化湿、理气发表。能止呕吐，发散风寒。

临床应用：配方用量 5~10 克，水煎服。

（1）预防伤暑。藿香、佩兰各 6 克。水煎当茶饮。

（2）治暑令感冒。鲜藿香叶、鲜薄荷叶、鲜紫苏叶各 15 克。水煎，日服三次。

（3）治脾胃不和。藿香、苍术各 15 克，甘草 10 克。水煎，日服三次。

（4）治胃脘冷痛。藿香、肉桂各 10 克。水煎，日服三次。

（5）治心腹胀痛，膨闷胀饱。藿香 20 克，香附 50 克。共研粉，每次 5 克，每日服三次。

（6）治夏令外感风寒，内伤生食，寒热头痛，脘腹痞满，呕恶泄泻。藿香、紫苏、半夏、厚朴、茯苓各 15 克。水煎，日服三次。

（7）治脾湿郁滞，脘腹胀满，不饥食少。属寒者：藿香、厚朴、苍术、陈皮各 12 克。水煎，日服三次。属热者：藿香、黄芩、黄连、陈皮各 10 克。水煎，日服三次。属脾虚者：藿香、党参、白术、茯苓各 15 克。水煎，日服三次。

（8）治女子妊娠脾胃气滞恶阻呕吐，胎动不安。藿香、砂仁、香附、苏梗各 12 克。水煎，日服三次。

使用注意：阴虚火旺，舌绛光滑者忌服。

2. 佩兰：又名兰草、省头草

为菊科多年生草本植物兰草，根茎横走，茎高 1 米左右，圆柱形，头状花序呈聚伞状，花冠下部呈管状，上部稍宽，顶端五裂，白色瘦果。以叶多香浓者为佳。

功能：味辛性平。入脾经。气清香，芳香辟秽，祛暑化湿，醒脾开胃。适用于暑湿表证，寒热头痛，胸闷不舒，湿浊郁滞脾胃，口中甜腻，多涎，不进食等症。

临床应用：配方用量 5~10 克，水煎服。

（1）治暑湿表证，寒热头痛，胸闷不饥。佩兰、藿香、厚朴、荷叶各 12 克。水煎，日服三次。

（2）治胃呆不饥，脘痞呕恶，口中甜腻。佩兰、藿香、厚朴、扁豆、蔻仁各 10

克。水煎，日服三次。

3. 苍术：又名赤术、青术、毛苍术、山苍术

多年生菊科草本植物，高 70 厘米，根茎匍匐，肥大成结带状，茎单一，上部分枝，下叶 3 ~ 5 羽裂，侧裂长圆形，倒卵形或椭圆形，头状花序生于茎稍顶端，花全部为管状白色，瘦果长形，冠毛淡灰褐色，羽状。花期 7 ~ 8 月，果期 9 ~ 10 月，喜生于山坡、山区和半山区，为柞树林内特有的伴生植物。春秋季挖茎，晒至七成干，用木棒打掉须根，再切片晒干生用或炒用。炒苍术，将苍术片放在锅内文火炒至微黄取出晾凉备用。

功能：味苦性温。入脾、胃经。燥湿健脾发汗，止泻，开郁。治寒湿吐泻，水肿腹胀，风湿痹痛。

临床应用：配方用量 5 ~ 15 克，水煎服。

（1）治寒泻腹鸣腹痛。苍术、干姜各 15 克。水煎，日服三次。

（2）治腹胀。苍术 15 克，甘草 10 克。水煎，日服三次。

（3）治女子抽筋。苍术、木耳各 20 克。共研粉，蜜丸 15 个，日服一丸。

（4）治夜盲症。苍术 15 克，鸡肝 1 具。煮汤，吃肝喝汤。

（5）治佝偻症。苍术 250 克，煅牡蛎 100 克。共研粉，每次 5 克。日服三次，米水冲服。

（6）治湿阻脾胃，脘闷呕恶，吐泻不食，舌苔白腻。苍术、厚朴、陈皮、半夏、茯苓各 15 克。水煎，日服三次。

（7）治外感风寒湿，身重痛，恶寒发热。苍术、羌活、独活、防风、紫苏各 15 克。水煎，日服三次。

（8）治风寒湿痹，关节酸痛。苍术、防风、桂枝、威灵仙、羌活、独活各 15 克。水煎，日服三次。

（9）治湿热下注，足膝重痛，酸软无力，及带下秽浊。苍术、黄柏、川牛膝各 15 克，薏苡仁 30 克。水煎，每日一剂，三次服。

使用注意：本药苦温燥烈，故阴虚内热，气虚多汗者忌服。苍术与白术都能健脾祛湿，但苍术燥湿而健脾，还有发汗的作用；白术健脾而祛湿，有止汗的作用。临床应用要注意区别使用。

4. 厚朴：又名厚皮、重皮、赤朴、烈朴、川朴、湿朴、紫朴、紫油朴

为木兰科植物落叶灌木厚朴的干燥枝皮、干皮、根皮，晒干入药。主产于四川、湖北、湖南、广东、广西、江西、云南、贵州、安徽等省。按地区品种分毛根朴、根朴、靴朴、筒朴、枝朴。总之以肉厚油润，嚼之少渣，香辣味浓烈者为佳。

功能：味苦辛性温。入肺、脾、大肠经。下气燥湿散满，对湿阻肠胃，气滞不通所致胸腹胀满，及痰多肺气不得下降的气喘咳嗽，以及湿郁气滞所致水泻、痢疾等有较好的疗效。

临床应用：配方用量 5~12 克，水煎服。

（1）治食积便秘，气滞不通，脘腹胀痛。厚朴、枳实、神曲各 12 克，大黄 10 克。水煎，日服三次。

（2）治热结便秘，腹痛脉实。厚朴 15 克，大黄、芒硝各 10 克，枳实 12 克。水煎，日服三次。

（3）治湿滞伤中，胸腹满闷，或吐或泻，苔腻。厚朴、陈皮、半夏、茯苓各 15 克。水煎，每日一剂，三次服。

（4）治痰多肺气不降所致咳喘。厚朴 15 克，麻黄、半夏、杏仁各 12 克。水煎，日服三次。

（5）治情志不畅引起的梅核气。厚朴、半夏、茯苓、苏叶、生姜各 12 克。水煎，日服三次。

（6）治满腹胀痛，大便秘结。厚朴 80 克，枳实 2 枚，加水煎后下大黄 40 克。煎浓汁一大碗，趁温服下。本方 1~3 剂即效，见效即停，不可久服。

（7）治阿米巴痢疾。厚朴 15 克。水煎，每日一剂，三次服，连服 14 天即愈。

使用注意：孕妇禁服本药。久病体虚及慢性胃炎、胃病病人慎用。

5. 白豆蔻：又名白蔻、白豆蔻花、白豆蔻壳、原豆蔻、紫豆蔻、豆叩

为姜科多年生草本植物白豆蔻的近成熟干燥果实。主产于越南、泰国、柬埔寨、印尼等地。果实圆球形，果皮脆，木质，易纵向裂开，内含种子 20~30 粒，集结成球，习称蔻球，球体分三瓣，有白色隔膜，每瓣有种子 7~10 粒，即豆蔻仁。

功能：味辛性温。入肺、脾、胃经。消除肺寒引起的目生障翳。行气温中，散寒燥湿，开胃消食。能治呕吐，嗳气，胸脘胀痛。

临床应用：配方用量 3~6 克，打碎后水煎服用。

（1）治脾胃寒湿气滞，脘腹胀痛，呃逆呕吐。白豆蔻 8 克，木香、陈皮、枳壳各 10 克。水煎，日服三次。兼食积者加神曲、山楂各 15 克，麦芽 30 克。兼脾虚者加党参、白术各 15 克。水煎，每日一剂，三次服。

（2）治湿温初起头痛恶寒，胸闷不饥，身重疼痛，午后身热。白豆蔻、杏仁、厚朴各 12 克，薏苡仁 30 克，滑石 20 克，半夏、竹叶各 10 克。水煎，日服三次。

（3）解酒毒。白豆蔻、砂仁、厚朴、葛花、泽泻各 12 克。水煎，日服三次。

（4）治肺寒引起的目生障翳。白豆蔻 8 克，陈皮、白术、木贼各 10 克，白蒺藜、谷精草各 12 克。水煎，日服三次。

使用注意：火升作呕，热证腹痛及气虚者不宜用。白蔻又名白豆蔻，是干燥的白蔻的种子，花曰白豆蔻花，壳名白豆蔻壳，功用相同，力量较弱，加大剂量使用，则疗效显著。

6. 砂仁：又名缩砂仁

为多年生姜科草本植物阳春砂的成熟干燥果实。主产广东省阳春、阳江、罗定、信宜、茂名、恩平、徐闻等县市。果皮薄，革质，易纵向剥裂，内含种子，分三瓣，每瓣有种子6~15枚，种子呈颗粒状，多角形，以个大成熟，籽仁饱满味浓为佳。

功能：味辛性温。入脾、胃、肾经。开胃增进食欲，适用于脾胃气滞，胃口不开，消化不良，呕吐泄泻，胸腹胀痛，气滞不畅，胎动不安，有行气破积滞的功效。

临床应用：3~6克，入煎剂当后下，入丸剂为宜。

（1）治脾胃气滞，食积不化，胸脘痞闷胀满，呕恶便泄，纳呆饮食少进。砂仁8克，木香、枳实、白术各15克。水煎，日服三次。

（2）治湿浊中阻，脾胃失和，脘痞呕恶，不饥少食。砂仁8克，厚朴、陈皮各12克，白豆蔻8克。水煎，日服三次。

（3）治脾胃虚寒，呕吐泄泻，消化不良，不饥少食。砂仁10克，木香、党参、茯苓、白术各15克。水煎，日服三次。

（4）治妊娠胃虚，呕逆不食，胎动不安。砂仁8克，炒熟研粉吞服，白术、桑寄生、续断各15克。水煎，日服三次。

（5）治妊娠恶阻。砂仁、半夏、竹茹、黄芩各8克。水煎，日服三次。

（6）治孕妇呕吐，不思饮食。砂仁研粉，每次6克，用少许姜汁开水冲服。

（7）治孕妇跌打损伤，胎动不安，腹痛难忍。砂仁以文火慢炒至熟透，去皮取仁研粉，每次6克，以温黄酒调服。

（8）砂仁壳炒灰研粉，每次3克，治咽炎。

使用注意：凡伴有体弱面白，疲倦乏力，少气懒言，动则出汗，气虚咽干，尿黄，发热盗汗，手足心热，阴虚内热表现者忌服砂仁。孕妇伴有气虚者忌服本药。本药不宜久煎，和其他药共煎应后下。

7. 草豆蔻：又名草寇、草叩、草叩仁

为姜科多年生草本植物草豆蔻干燥成熟的果实，主产于越南、印尼、泰国、柬埔寨等地。春生苗，夏抽茎开花，结果实似豆蔻，6~7月采取。草豆蔻岭南皆有，类似芦，叶似山姜，根似高良姜，每年2月开花作穗房，生于茎下，结子如龙眼，皮无鳞甲。皮中子如石榴瓣，夏月熟时采之暴晒干备用，气味芳香者为佳。

功能：味辛性温。入脾、胃经。温胃散寒，健脾燥湿。可治胃部受寒作痛，胀满呕逆，寒温内停，胃口不开，不思饮食等症。

临床应用：2~5克，水煎服。

（1）治脾胃虚弱，寒湿郁滞，不思饮食症。草豆蔻6克，白术15克，砂仁8克，陈皮10克。水煎，日服三次。

（2）治胃寒作痛。草豆蔻5克，木香、香附、延胡索各10克。水煎，日服三次。

（3）治寒湿阻胃，气逆作呕。草豆蔻5克，吴茱萸、半夏、生姜各8克。水煎，日服三次。

使用注意：阴虚有热者忌服。

8. 草果

为姜科多年生草本植物草果成熟干燥果实。主产于云南文山自治州、广西南宁。草果与草豆蔻是一类二种。草果辛热燥烈，偏于化脾胃湿浊；草豆蔻气味芳香，偏于温胃消食。

功能：味辛性温。入脾、胃经。燥湿祛痰散寒。能治脾胃受寒湿而引起的呕吐，腹满食不消化。有解瘟辟瘴的作用。

临床应用：3~10克，水煎服。

（1）治痰浊伏遏，苔白厚浊腻，胸闷等症，或瘴疟、瘟疫有上述症状者。草果10克，槟榔8克，厚朴、黄芩各12克。水煎，日服三次。

（2）治寒湿阻滞中焦，脾胃不运，脘闷腹胀，疼痛食少之症。草果、草豆蔻各8克，厚朴、苍术各12克。水煎，日服三次。

四、利水渗湿药

1. 茯苓：又名茯兔、茯灵、松木薯（附：赤茯、茯神、茯苓皮）

为多孔菌科植物，菌核常生于松树根上，在地下 20～30 厘米处，球形、卵圆形或椭圆形，新鲜时外皮略皱，淡褐色，内皮粉红色，干后坚实，外皮极度皱缩，色变黑，内皮变为白色，内有红筋，是与松树根相连的部位。多生于松树根上。春秋季节于松林下挖取：①松林地面有裂隙，敲打发空响；②松树附近地面有白色菌丝，松根皮内有黄白色浆汁流出，即证明有茯苓生长。取茯苓工序较复杂：一般取鲜茯苓去掉腐朽部分，净泥土，分开茯苓皮（外皮）。赤茯苓（靠皮淡红色部分），白茯苓（去赤茯苓后的白色部分）。茯苓中间有木心，干燥后生用。

功能：味甘淡性平。入心、肺、胃、脾、肾经。渗湿利尿，益脾止泻，化痰止咳。用治水肿腹泻，痰塞咳嗽，遗精，健忘等症。

临床应用：15～50 克。茯苓皮，渗湿利水治水肿，小便不利，15～25 克。赤茯苓，利水通淋，治小便赤涩、淋滴，水肿等症，15～50 克。茯神，养心安神，治惊悸健忘，失眠等，15～25 克。

（1）治水臌胀满。白茯苓 50 克，白术 100 克，赤小豆 100 克，大麦芒 100 克。水煎，日服三次。

（2）治肠结核。茯苓 50 克，苍术 500 克，柳树根须 500 克。共研粉，加水文火慢熬成膏，每次开水冲服 10 克，日服三次。

（3）治水湿停滞，水肿胀满，小便不利等。茯苓、猪苓各 30 克，白术、泽泻、桂枝各 15 克。水煎，日服三次。

（4）治脾虚不运，神倦食少，腹胀肠鸣，大便溏泻。茯苓、党参各 30 克。白术、山药各 15 克，莲子肉 10 克。水煎，日服三次。

（5）治脾虚水湿停滞所致痰饮眩悸。茯苓 30 克，桂枝、白术、猪苓、泽泻各 15 克。水煎，日服三次，有效再服。

（6）治惊悸失眠（属心脾两虚者）。茯苓、党参各 30 克，当归 15 克，龙眼肉 8 克，酸枣仁 20 克。水煎，日服三次，有效再服。

（7）治心气不足，心肾不交。茯苓 25 克，人参 12 克，龙齿 15 克，远志、菖蒲各 12 克，朱砂 1.5 克（冲服）。水煎，日服三次，有效再服。

（8）治皮肤水肿。茯苓皮 25 克，桑白皮、生姜皮、五加皮各 10 克。水煎，日服三次。

2. 猪苓：又名野猪苓、野猪粪、野猪食

多孔菌科植物。总菌柄状如主茎，上生多数小菌柄，菌伞圆形，表面黄褐色，并有纤维淡黄色鳞片。菌白色，菌管短，管孔细小，圆形或多角形。菌核体为不规则块状，表面凹凸不平，皱缩，多肿疣，黑褐色，有油漆光泽，内部白色或淡黄色，稍呈海绵质，外形像猪粪，因而得名猪苓。多生于柞树根上或柞树林下的腐殖土中。春、夏、秋三季采挖，趁湿除去砂土晒干生用。

功能：味淡性平。入肾、膀胱经。利尿渗湿，治水肿、带下淋浊、胀满、水泻等症。

临床应用：10～25克，水煎服。

（1）治淋浊水肿，小便不利。猪苓研粉。每次6克，日服三次，开水送服。

（2）治胀满水泻。猪苓、茯苓各15克，白术20克。水煎，日服三次。

（3）治水肿小便不利。猪苓、茯苓、白术、泽泻各18克。水煎，日服三次。

（4）治阴虚有热所致小便不利。猪苓、泽泻、滑石各20克，阿胶12克（烊化冲服）。水煎，日服三次。

（5）治湿热下注所致小便短少，尿道涩痛。猪苓、滑石各20克。瞿麦12克，木通10克。水煎，日服三次。

（6）治水湿泄泻。猪苓、滑石各20克，生甘草、白扁豆各10克。水煎，日服三次。

（7）治女子白带过多，猪苓、白术、黄柏、苍术、芡实各15克。水煎，日服三次。

使用注意：无水湿者忌服。猪苓能利水渗湿，茯苓能健脾渗湿，猪苓专能利水，比茯苓力强，但无补益的作用。

3. 泽泻：又名水泻、泽芒、天鹅蛋、水白菜

多年生泽泻科草本植物，根茎短缩，簇生须根，叶根出丛生，有长柄，长30厘米，叶片椭圆形，光滑。花茎从叶丛抽出，直立高30～50厘米。分枝数层轮生成圆链花序，花白绿色，瘦果扁平，国内各地均产。秋季挖根茎，去净须根及泥土，洗净切片，晒干生用或盐水炒用。

盐泽泻：泽泻片用盐水拌匀，放锅内炒至微黄，取出晾凉，每500克泽泻用盐7克。

功能：味甘性寒。入肾、膀胱经。利小便，清湿热。治小便不利的水肿，及因湿热引起的口渴、泄泻及阴部出汗等。亦治痰饮、脚气、五淋、尿血。

临床应用：6～15克，大量用25～30克，炒用可去其寒性。

（1）治水湿肿胀。泽泻50克，白术50克。共研粉，每次15克。日服三次。用红花25克煎汤送下。

（2）治小便不利。泽泻20克。水煎，日服三次。

（3）治小便不利水肿。泽泻、茯苓、猪苓、白术各15克。水煎，日服三次。

（4）治湿热为患引起的水泻。泽泻、车前子、白术各18克，白扁豆、黄连、白术各12克。水煎，日服三次。

（5）治湿热下注，膀胱热淋涩痛。泽泻、车前子、萹蓄各20克，木通10克。水

煎，日服三次，见效再服。

（6）治湿热蕴蒸口渴。泽泻、滑石各20克，黄芩、厚朴各12克。水煎，日服三次。

（7）治湿热下注阴汗。泽泻、龙胆草、黄柏各15克。水煎，日服三次。

（8）治痰饮眩晕。泽泻、白术、半夏、茯苓各18克。水煎，日服三次。

使用注意：肾虚精滑者忌用。

4. 车前子：又名车前突、猪耳朵穗子（附：车前草）

多年生车前科草本植物，叶成丛，全部为根生，平铺地面，有长柄，叶片椭圆形、卵状形，花茎数个由叶丛挺出，花淡绿色，种子细小，长圆形，较扁平，成熟时棕黑色，花果期6～8月。生于路旁、荒地，全国各地都有。秋季采成熟种子，晒干生用或炒用，用时捣碎。

炒车前子：将车前子文火炒熟。车前草每年6～7月挖全草晒干生用或鲜用。

功能：味甘性寒。入肝、肺、肾、小肠经。清热利尿明目，治小便不利和小便短少、涩痛、淋漓，以及眼睛红肿作痛。亦能利小便，止大便泄泻。

临床应用：6～15克，打碎包煎。

（1）治小便不通。车前子50克。炒微黄，每隔5分钟嚼服0.8克，6小时内将50克吃完。

（2）治水肿。车前子、牛蒡子、牵牛子各25克。研粉加入白糖25克，每次6克，日服三次。

（3）治腹泻。鲜车前草50克。水煎，日服三次。

（4）治赤痢。鲜车前草100克，鸡蛋1个，炒熟当菜吃。

（5）治久泻。车前子、山楂片、白糖各30克。研粉，每次10克，日服三次。

（6）治赤白痢疾。车前子50克，炒黄研粉，拌少许糖，每次6克，日服三次。

（7）治小便不利，赤涩热痛。车前子、滑石、扁蓄各20克，瞿麦、木通各12克。水煎，日服三次。

（8）治暑温泄泻。车前子、猪苓、茯苓、香薷各15克。水煎，日服三次。

（9）治肝热眼睛红肿作痛。车前子、龙胆草、菊花、草决明、夏枯草各18克。水煎，日服三次。

（10）治肝肾两虚所致目暗不明。车前子、熟地、枸杞子、菟丝子、楮实子各15克。水煎，日服三次。

（11）治痰热咳嗽。车前子、瓜蒌、黄芩、桑白皮各15克。水煎，日服三次。

使用注意：无湿热者和孕妇忌服。车前草性味功效与车前子相同，兼有凉血止血作用，可治吐血、鼻衄、尿血等。鲜车前草能治热痢，干草10～15克，鲜草用30～60克。

5. 茵陈蒿：又名茵陈、绒蒿、小白蒿、黄蒿

为菊科多年生草本植物茵陈蒿的干燥幼苗，野生。主产于山西、陕西、河北、江

苏等地。多年生草本，高 30 ~ 80 厘米，茎直立，上部多分枝，嫩枝有白色绵毛，揉之有香气，叶互生，羽状深裂，裂片细线形，宽约 1 毫米，两面有白色丝状绵毛。头状花序，花黄绿色，全为管状，喜生于潮湿荒地、路旁、河边。全国各地均有分布，西北地区质量为好。药用全草，春季苗高 3 ~ 5 寸时割收，过早太嫩，过迟成蒿，均不宜药用。采后晒干备用。

功能：味苦辛，性微寒。入脾、胃、肝、胆经。清热利胆，去湿利尿。为治黄疸的主要药。

临床应用：干品 25 ~ 50 克，水煎服。鲜品 50 ~ 100 克。

（1）治湿热黄疸，身黄如橘子色，小便不利，腹微满之阳黄症。茵陈 30 克，栀子、大黄各 10 克。水煎，日服三次。

（2）治黄疸色黄而晦暗之阴黄证。茵陈 35 克，附子、干姜各 10 克。水煎，日服三次。

（3）治湿热内蕴所致湿疮瘙痒或流水证。茵陈、土茯苓各 30 克，黄柏 15 克。水煎，日服三次。亦可单味煎汤外洗。

6. 滑石

为单斜晶系矿石，系由辉石、透角闪石、蛇纹石变化而成的天然矿石。本药为一种块状的矿石，主要为含水硅酸镁，经加工为粉状滑石。

功能：味甘性寒。入胃、膀胱经。滑石质重沉降，味甘性寒而滑利。能通小便，解口渴，清烦热。用治湿热引起的小便淋沥不畅，淋病尿道热痛以及身热湿温小便不利等症。

临床应用：15 ~ 25 克，布包入煎。外用适量。

（1）治感冒夹热，赤唇焦口，鼻干。滑石粉 150 克，生甘草 15 克。研粉拌匀，每次 15 克，用灯心草 3 克煎汤冲服，日服三次。

（2）治中毒吐泻。滑石粉 100 克，藿香 150 克。研粉拌匀，每次 5 克，日服三次，温开水冲服。

（3）治湿热蕴结膀胱，小便赤涩热痛。滑石粉 30 克，木通、山栀、瞿麦各 12 克。水煎，日服三次。

（4）治暑热烦渴，小便赤涩或水泻。滑石粉 30 克，甘草 12 克。水煎，日服三次。

（5）治湿疮湿疹。滑石粉 30 克，黄柏 15 克，枯矾、青黛各 3 克。水煎，日服三次。

使用注意：脾虚、热病、伤津及孕妇均不宜服用。

7. 薏苡仁：又名薏苡仁、米仁、感米、草珠

为禾本科一年生草本植物薏苡的成熟干燥种仁，多为栽培，亦有野生。主产福建、河北、辽宁、江苏、山东等地。秋季果实成熟，全株晒干，打下种子，碾去外壳，除去果皮及种皮筛净收集种仁备用。炒苡仁：取干净薏苡仁，放锅内文火炒至微

黄色即成。

功能：味甘性微寒。入脾、肾、肺经。利水除湿，清热排脓，健脾止泻。治水肿，热淋，肺痈，脾虚，泄泻以及关节肿痛。

临床应用：15~50克，水煎服。

（1）治脾虚泄泻。薏苡仁50克，莲肉25克，苍术15克。水煎，日服三次。

（2）治水肿喘急。薏苡仁150克，郁李仁50克。用郁李仁汤煎煮薏苡仁，做成薏苡仁米饭食用，每日一次。

（3）治热淋、砂淋。薏苡仁50克，水煎频服，连服7天。

（4）治脾虚湿困诸症，如脾虚有湿，食少泄泻，浮肿脚气。薏苡仁50克，党参、茯苓各30克，白术、山药各15克。水煎，日服三次。

（5）治湿痹。薏苡仁40克，苍术、黄柏、牛膝各15克。水煎，日服三次。

（6）治肺痈。薏苡仁50克，苇茎、桃仁各15克，冬瓜仁30克。水煎，日服三次。

（7）治肠痈。薏苡仁50克，败酱30克，附子10克。水煎，日服三次。

使用注意：健脾止泻宜炒用，清利湿热宜生用。津液不足者及孕妇忌用。

8. 冬瓜子：又名冬瓜仁（附：冬瓜皮）

为葫芦科一年生攀缘性草本植物冬瓜的成熟干燥种子，扁平卵圆形，全国各地均有栽培。以粒大、饱满、色白者为佳。秋季收取冬瓜食用后收集种子，晒干备用。

功能：性味寒甘。入胃、肺、大肠、小肠经。润肺化痰，消痈利尿。治疗发热咳嗽，气管炎，肺脓疡，阑尾炎及小便不利。既能清上焦肺部蕴热，又能除下焦大肠的热积；可排脓消肿，对湿热内蕴，日久成脓的肺痈和肠痈有良效。

临床应用：5~15克。

（1）治百日咳、支气管炎，剧烈咳嗽。冬瓜子20克，捣粉，加5克红糖拌匀，每次3克，日服三次，温开水冲服。

（2）治糖尿病烦渴多尿。冬瓜子、麦门冬、黄芪各50克。共煎服，每日一剂，三次服。

（3）治肺痈吐脓。冬瓜子、薏苡仁、芦根各30克，桃仁15克。水煎，日服三次。

（4）治肠痈。冬瓜子、红藤、鱼腥草、败酱各30克，大黄、丹皮、芒硝各10克。水煎，日服三次。

（5）治痰热咳嗽。冬瓜子、瓜蒌各15克，黄芩12克，大贝母10克。水煎，日服三次。

（6）治女子湿热下注，白带白浊。冬瓜子、土茯苓各30克，黄柏、车前子、草薢各15克。水煎，日服三次。

使用注意：冬瓜皮性味与子相同，功效偏于利水退肿，常用于水肿胀满，小便不利。用量15~30克，鲜用加倍。

9. 防己：又名石解、山乌龟、汉防己、木防己

为防己科多年生缠绕藤本植物粉防己的干燥根。主产于浙江、安徽、江西、湖北等地。防己生汉中川谷，其茎如葛蔓延，其根外白内黄，黄实而香，茎梗甚嫩，苗叶小类似牵牛，茎空通气。2~8月采根阴干备用。

功能：味辛苦性寒。入肺、膀胱经。利尿消肿，祛风止痛，除风湿，清利膀胱湿热。治风湿性关节肿痛和足膝肿痛，以及膀胱有热的小便不利、水肿，并能消散湿热性的痈肿。

临床应用：5~15克。除风湿止痛宜用防己，利小便退肿宜用汉防己。

（1）治小便不利，四肢浮肿，皮表肿胀。防己、黄芪、桂枝各90克，茯苓180克，甘草60克。水煎，日服三次。

（2）治腹水胀满，口干舌燥。防己、葶苈子、大黄、椒目各30克。研粉，以蜂蜜调丸，每次6克，日服三次，以温开水送服。

（3）治风湿性关节冷痛。防己、白术、生姜各15克，甘草10克，桂心3克，制川乌6克。水煎，兑黄酒，日服三次。

（4）治风湿性关节肿痛，属风寒湿痹者。防己、羌活、独活、威灵仙、秦艽各15克。水煎，日服三次。

（5）治风湿性关节肿痛，属风热痹者。防己、木通、秦艽各12克，忍冬藤、丹参各30克。水煎，日服三次。

（6）治湿热下注，足膝肿痛。防己、黄柏、苍术、牛膝各15克，薏苡仁30克。水煎，日服三次。

（7）治膀胱有热，小便不利。防己、木通、萹蓄、瞿麦各15克。水煎，日服三次。

（8）治湿疮湿疹。防己、苦参、白鲜皮各15克，金银花、土茯苓各30克。水煎，日服三次。

（9）治风水浮肿，汗出恶风。防己、白术各15克，黄芪30克。水煎，日服三次。

（10）治痰饮水走肠间。防己、椒目、葶苈子、大黄各10克。水煎，日服三次。

（11）治皮水。防己、桂枝各15克，黄芪、茯苓各30克。水煎，日服三次。

使用注意：体弱阴虚及胃纳不佳者慎服。

10. 木通：又名附支、丁翁、万年藤、马木通

为马兜铃科藤本植物，高10米，茎的栓皮暗灰色，有纵皱纹，叶互生，圆状心形，五月开花，花黄绿色，或褐色，果幼时绿色，成熟淡绿黄色，后变暗褐色，六面圆筒形，8~9月果熟。多生于山地北坡和西北坡，缠绕在其他树上。秋冬采茎藤，选直径2~3厘米的茎藤，刮去粗皮，切片晒干生用。

功能：味苦性寒。入心、肺、小肠、膀胱经。清热利尿，通经下乳。治膀胱湿热，小便不利，心烦失眠，咽喉肿痛，五淋水肿，女子闭经，乳汁不通。

临床应用：5～15克，水煎服。

（1）治尿道涩痛。木通15克，生地25克，甘草、竹叶各5克。水煎，日服三次。

（2）治热淋。木通10克，黄芩15克，甘草25克。水煎，日服三次。

（3）治乳汁不通。木通10克，王不留行20克，天花粉12克，猪蹄3个。先将猪蹄煮熟，再用猪蹄汤煎药，每次放一猪蹄吃蹄喝汤，日服一次，服三天即愈。

（4）治心火移热小肠，口舌生疮，心烦尿赤涩痛。木通、竹叶、甘草各12克，生地25克。水煎，日服三次。

（5）治湿热下注，尿赤涩痛。木通15克，车前子、滑石、萹蓄各20克。水煎，日服三次。

（6）治水肿小便不利。木通15克，茯苓、猪苓、泽泻各18克。水煎，日服三次。

（7）治湿热脚气肿痛。木通12克，槟榔10克，苦参、泽泻、地肤子各15克。水煎，日服三次。

（8）治女子瘀血闭经。木通15克，丹参30克，牛膝、桃仁各12克。水煎，日服三次。

（9）治乳汁不下。木通、穿山甲、通草、漏芦各10克。水煎，日服三次。

（10）治湿热痹痛。木通15克，忍冬藤、丹参各30克，秦艽、海桐皮各15克。水煎，日服三次。

使用注意：孕妇及无湿热者忌用。

11. 通草：又名葱草、花草、通大海、大木通、通脱木

为五加科灌木或小乔木植物通脱木的干燥茎髓，多为野生。主产于贵州、四川、云南、广西、台湾等地。绕树藤生，汁白，茎有细孔，两头皆通，含一头吹之可通另头出气，可食之。夏秋开紫花，结实似小木瓜，食之甘美，正月、二月采枝阴干备用。

功能：味甘淡性寒。入肺、胃经。具有清热利尿，通乳的作用。能清除膀胱湿热和湿热引起的小便不利、短赤、涩痛、淋漓，湿温水肿。可消痈散肿，治乳汁不通，乳房痈肿。

临床应用：3～6克，水煎服。

（1）治小便赤涩热痛。通草6克，石韦8克，滑石20克，冬葵子30克。水煎，日服三次。

（2）治急性肾炎尿少痛者。通草6克，大腹皮10克，茯苓皮15克。水煎，日服三次。

（3）治乳少、乳汁不通。通草、穿山甲各6克，木通、甘草、漏芦各5克，加猪蹄2只，共炖熟吃蹄喝汤，二日两次服。

（4）治湿温初起，头痛恶寒，苔腻胸闷，身重疼痛。通草6克，杏仁、蔻仁、竹叶、半夏各10克，薏苡仁30克，滑石20克。水煎，日服三次。

（5）治湿热内停，小便热淋涩痛。通草、木通各 10 克，赤芍、连翘、瞿麦各 15 克。水煎，日服三次。

（6）治妇女产后乳汁不下，气血亏虚。通草 6 克，当归、川芎各 15 克，黄芪、党参各 30 克，猪蹄 2 只。共炖熟，吃蹄喝汤，每次一只，分两次服。

（7）治乳腺不通，乳胀难下。通草、木通、穿山甲各 6 克，柴胡 8 克，王不留行 15 克。水煎，日服三次。

使用注意：气阴两虚，内无湿热者，及孕妇均当忌用或慎用。

12. 灯心草：又名灯草、虎须草、虎洒草

多年生虎须草科草本植物，根茎横走，节间短，茎圆柱形，平滑，浓绿色，高 50～70 厘米，无正常叶片，仅在茎基部有圆叶片的鞘，淡褐色，花序聚伞状，多由数花组成，花淡绿色，子房三室，果三棱状，倒卵形褐色，种子椭圆形，花期 5～6 月，果期 7～8 月。秋季采全草，划开皮取髓晒干备用。

功能：味甘淡，性微寒。入心、肺、小肠经。利湿热，清热利尿。治小便癃闭水肿，湿热引起的小便不通、短赤涩痛、淋漓，以及湿热性的浮肿。

临床应用：一般用量 2～5 克；小便癃闭，水肿，10～25 克，水煎服。

（1）治小便癃闭，小腹痛急。灯草、甘草、滑石、大黄各 10 克，木通 15 克。水煎，三次服。

（2）治小便赤涩，淋痛。灯草、木通、滑石、大黄各 10 克，车前子、萹蓄各 15 克。水煎，日服三次。

（3）治小便不利水肿。灯心草、竹叶各 15 克，茅根 30 克。水煎，日服三次。

（4）治小便不利热淋涩痛。灯草、通草各 8 克，滑石 20 克，栀子、甘草各 10 克。水煎，日服三次。

（5）治心经有热，心烦不眠，小便短赤，口舌生疮。灯草、淡竹叶、木通、生甘草各 10 克。水煎，日服三次。

使用注意：灯草用朱砂拌能镇心安神，用青黛拌能清热凉血。

13. 瞿麦：又名石柱子、石竹子

多年生石竹科草本植物，根肥厚，茎直立，上部多分枝，有明显的节膨大，单叶对生，狭披针形，基部连合成白色鞘状抱茎，花顶生，成聚伞花序，7～8 月开花，粉紫色，喉部有一圈黑紫色斑点，果长圆柱形，8～9 月成熟。生于山坡和山旁丛林中。7～8 月割带花的全草晒干切碎备用。

功能：味苦性寒。入心、小肠经。清利小便，破血通经。是治疗湿热下注，尿道作痛，小便不利的淋病主药。且能堕胎。女子瘀血停滞月经不通，服之有通经的作用。治痈肿，浸淫疮毒，淋疾有效。

临床应用：内服 10～30 克，外用适量。

（1）治小便赤涩不利。瞿麦 50 克。水煎频服。

（2）治血淋。瞿麦 15 克，甘草 10 克，灯草 3 克。水煎，日服三次。

（3）治膀胱结石。瞿麦 20 克，滑石 30 克，甘草 5 克。水煎，日服三次。

（4）治小便淋沥热痛，短赤，血淋，砂淋等病症。瞿麦、萹蓄、滑石、栀子各 20 克。水煎，日服三次。

（5）治血瘀经闭。瞿麦、丹参、益母草各 20 克，赤芍、红花各 15 克。水煎，日服三次。

使用注意：脾虚、气虚及孕妇忌用。孕妇用之堕胎。

14. 萹蓄：又名葛竹、路柳、扁猪牙、猪牙草

多年生蓼科植物。茎壮，卧或直立，高 10～40 厘米。叶狭，椭圆形，花小，7～8 月开黄绿色或粉白色花，8～9 月结三棱形小坚果。生于路旁、荒地干硬地带。6～7 月割全草阴干，切小段备用或鲜用。

功能：味苦性平。入膀胱经。清热利尿，除湿杀虫。治热淋、尿闭、湿疹、疥疮、霍乱、黄疸，杀蛔虫。

临床应用：内服 10～30 克，鲜用加倍。

（1）治小便不利水泻。萹蓄、车前子各 25 克。水煎，日服三次。

（2）治胆道蛔虫症。萹蓄 15 克，陈醋 25 克。加水一碗半，煎至一碗，分两次服。

（3）治小便不利腹泻。萹蓄 50 克。水煎，日服三次。

（4）治风湿性关节炎。萹蓄 300 克，煮鸡蛋 6 个，喝汤吃鸡蛋。

（5）治湿热下注，小便短赤，淋沥涩痛。萹蓄 30 克，石韦 20 克，生地 30 克，甘草、竹叶、木通各 10 克。水煎，日服三次。

（6）治血淋涩痛。萹蓄、白茅根各 30 克，小蓟、石韦各 18 克，栀子 10 克。水煎，日服三次。

（7）治皮肤湿疹，阴道滴虫，阴部湿痒。鲜萹蓄 300 克。煎水外洗。

（8）治蛔虫、蛲虫、钩虫等病症。萹蓄 30 克，榧子 20 粒（嚼食），槟榔 15 克。水煎，日服三次。

使用注意：无湿热者或脾虚便溏者忌服。

15. 石韦：又名石皮、石兰、石背柳、石查、有柄石韦、牛皮茶

多年生水龙骨科草本植物，根茎横走地面，褐色，披针形鳞片，叶疏生于根茎上，有长柄，革质，干时反卷，卵圆形。生于岩石裂面凹积处，产于山区和半山区。6～7 月采全草，晒干切断备用。

功能：味甘苦，性微寒。入肺、膀胱经。有清利膀胱湿热的作用。可治膀胱湿热引起的小便频数不畅，赤涩，尿短的淋病、血淋。并可治发背湿疮等。

临床应用：10～30 克，鲜用加倍。水煎服。

（1）治湿热小便不利。石韦 30 克，车前子 20 克。水煎，日服三次。

（2）治支气管哮喘。石韦 50 克（成人量），水煎，日服三次。

（3）治肺热咳嗽。石韦、槟榔各 30 克，研粉，每次 6 克，生姜 10 克烧汤冲服。

日服三次。

（4）治小便短赤，淋沥涩痛。石韦、白茅根各 30 克，车前子 20 克，竹叶、通草各 10 克。水煎，每日一剂，三次服。

（5）治血淋。石韦 30 克，蒲黄、当归、芍药各 15 克。水煎，日服三次。

（6）治热血妄行，崩中漏下，吐血，衄血。石韦 50 克，小蓟 12 克，生地 30 克。水煎，日服三次。

（7）治血崩。石韦 30 克，蒲黄、茜草、大蓟、小蓟各 12 克，生地 30 克。水煎，日服三次。

16. 冬葵子：又名葵子、葵菜子、黏滑子、滑滑菜

二年生锦葵科草本植物，茎直立，高 60 ~ 90 厘米，叶互生，掌状 5 ~ 7 浅裂，6 ~ 7 月开花，花紫淡红色，8 ~ 9 月结果。生于路边荒地，各地均产。秋季采种子晒干生用，夏季采全草晒干切段生用。

功能：味甘性寒。入大肠、小肠经。能滑胎，可治难产；利小便，治小便癃闭，淋病及水肿；能催乳，治乳汁不通；能滑肠，治大便不通；能利水通淋，解毒止汗；治水肿、痈、自汗、盗汗等症。

临床应用：10 ~ 15 克。

（1）治水肿、血淋。冬葵子 15 克。水煎，日服三次。

（2）治乳闭肿痛。冬葵子、鹿角霜各 15 克。水煎，日服三次。

（3）治自汗、盗汗。冬葵子 15 克。水煎，加白糖 10 克，日服三次。

（4）治小便淋沥涩痛不通，水肿。冬葵子、车前子各 18 克，海金沙 15 克，茯苓 30 克。水煎，日服三次。

（5）治乳汁不通，乳房胀痛。冬葵子、砂仁各 15 克。研粉，热黄酒冲服。

（6）治肠燥便秘。冬葵子 15 克，火麻仁、枣仁各 12 克，生首乌 30 克。水煎，每日一剂，三次服。

17. 萆薢：又名棉萆薢、粉萆薢、苤夕

为薯蓣科多年生蔓生草本植物绵萆薢的干燥块茎。主产于浙江、福建、广东、广西、四川等省，江南各地均产。以色白、绵软、整齐不碎者为佳。

功能：味甘苦性平。入肝、胃经。利尿除湿，祛风止痛，利关节。可治风湿关节痛，腰背痛（寒痛不宜）。能利湿浊，治湿热引起的小便混浊如米泔水或尿道刺痛淋浊，女子白带等。

临床应用：10 ~ 15 克，水煎服。

（1）治膏淋诸症。萆薢、益智仁、石菖蒲、乌药各 40 克。研粉，每次 10 克，加盐水煎汤，饭前趁热服，每日两次。

（2）治风寒湿痹，关节强痛，腰部活动受限。萆薢 20 克，猪脊骨 250 克。共炖食，吃骨肉喝汤，每日晚一次。

（3）治风湿痹痛，关节不利，腰膝疼痛，属寒湿者。萆薢 15 克，附子、羌活、

威灵仙各 12 克。水煎，日服三次。

（4）治风热湿痹痛。萆薢、苍术、黄柏、川牛膝、秦艽各 15 克，薏苡仁、桑枝各 30 克。水煎，日服三次。

（5）治湿热下注，小便淋涩淋痛，女子白带。萆薢、乌药、石菖蒲、益智仁各 15 克，茯苓 30 克。水煎，日服三次。

（6）治下焦湿热疮毒。萆薢、黄柏各 15 克，土茯苓 30 克。水煎，日服三次。

使用注意：肾亏阴虚者忌服。

18. 地肤子：又名地葵、落帚子、铁扫把子、扫帚菜

一年生藜科草本植物，茎直立，多分枝，高约一米，叶互生，狭披针形，小花于叶腋间，生于枝上排成较密的穗状花序，9 月结扁球形小胞果。生于宅旁、路边、田间、荒地。秋季果实成熟时，割全草晒干，打下果实去净杂质生用。

功能：味甘苦性寒。入膀胱经。清湿热，利小便，止血，治热淋、血痢。清除膀胱湿热，通利小便，可治湿热引起的小便不利，尿道热痛的淋病。亦可治皮肤疥癣瘙痒。

临床应用：内服 10～15 克，外用适量。

（1）治产后流血不止。炮黑地肤子 150 克。研粉，黄酒为引，日服三次。

（2）治热淋。地肤子 50 克。水煎，黄酒为引，日服三次。

（3）治血痢。地肤子 25 克，地榆炭、黄芩各 15 克。共研为粉，每次 10 克，日服三次。

（4）治荨麻疹。地肤子、白附子、蛇床子、川椒各 15 克。共研细粉，猪油少许调匀，火烤热后涂患处。

（5）治皮肤瘙痒、阴痒。地肤子 100 克，煎水温热洗。止痒效佳。

19. 海金沙：又名吐丝草、铁线藤

多年生攀缘草本植物。茎长 1～4 米，叶边 2～3 回羽状复叶，有孢子囊叶片，分裂较深，孢子囊群沿裂片、背面叶绿排成穗状。喜生于路旁干旱的山坡、丘陵林木中，多产于我国南部各地。夏秋采取全草切碎，晒干备用。孢子囊即中药海金沙。

功能：味甘淡性寒。入小肠、膀胱经。清热利水，利尿通淋，有清下焦湿热的作用，为治淋病的要药。对小便短赤，尿道涩痛的热淋更为有效。

临床应用：6～15 克，布包煎。

（1）治尿路感染，尿赤淋沥，尿道疼痛。海金沙 10 克。研粉，以甘草 6 克煎汤调服。

（2）治小便出血。海金沙研粉，每次 5 克，糖开水冲服，日服三次。

（3）治乳糜尿，尿浊如淘米水，尿道热涩作痛，患者日渐消瘦，伴头晕腰酸肢软。海金沙、滑石各 30 克，甘草 8 克。共研为粉，每次 6 克，饭前用麦门冬 6 克煎汤调服，日服三次。

（4）治热淋、石淋、膏淋多种淋病，小便淋沥涩痛。海金沙、泽泻、石韦各 15

克，滑石 20 克，茯苓 30 克。水煎，日服三次。

20. 金钱草：又名地钱草、胡薄荷、连钱草

多年生唇形草本植物，茎细而具有四棱，叶对生，叶柄较长，叶片呈圆心形，边缘有圆齿，叶形似古代圆形钱币，故得金钱草之名。花腋生，淡紫色，小坚果长圆形，花期 5 月，果期 6 月。喜生于河畔、田野、林间、路边。夏季采集全草阴干备用。

功能：味微咸性平。入肝、胆、肾、膀胱经。清热利水通淋，消肿软坚。治肾炎浮肿，尿路感染，尿路结石，胆囊结石，黄疸肝炎。治尿道涩痛，小便急迫，尿道刺痛，石淋更为有效。

临床应用：30～60 克，鲜用 150～500 克。

（1）治肾炎水肿。金钱草、萹蓄草各 30 克，芥菜花 15 克。水煎，日服三次。

（2）治黄疸腹胀。金钱草、车前草、白茅根各 30 克，茵陈 18 克。水煎，日服三次。

（3）鲜金钱草捣烂，加黄酒适量共炒热，敷患处，治风湿性关节痛。

（4）治腮腺炎，腮腺肿痛。鲜金钱草适量，捣烂，加冰片适量外敷患处。

（5）治热淋、石淋尿涩作痛。金钱草 100 克，滑石 30 克，瞿麦、海金沙各 20 克。水煎，日服三次。或单用金钱草 250 克煎汤，代茶频服。

（6）治肾结石和膀胱结石。金钱草、海金沙、冬葵子各 30 克，鱼脑石 15 克，滑石、石韦、瞿麦各 18 克，鸡内金 15 克，杜仲 12 克。水煎，日服三次。

（7）治肝胆结石。金钱草 35 克，柴胡、赤芍、枳实、黄芩、川郁金各 15 克，茵陈、丹参各 30 克。水煎，日服三次。

（8）治湿热黄疸。金钱草、茵陈各 30 克，栀子、黄柏各 15 克。水煎，日服三次。

（9）治疮疡肿毒。鲜金钱草、鲜车前草，白酒绞汁，搽敷患处，每日三次。

21. 椒目：又名川椒、蜀椒、巴椒、汉椒、花椒

为芸香科植物花椒的干燥种子。主产河北、山西、四川等省。青椒呈裂干两瓣状，裂口如八字形，外皮平坦，布满小疙瘩，圆形种子，香、麻辣。

功能：味辛性热。入肺、脾、膀胱经。温肾暖脾，逐寒燥湿和杀虫。适用于胸腹冷痛，泻痢腹痛，以及呕吐蛔虫等症。本药辛热燥烈，能补火助阳。可治肾阳虚，肾不纳气所致痰鸣咳喘。

临床应用：内服 3～6 克，外用适量。

（1）治中焦虚寒，脘腹冷痛，或吐或泻。椒目 6 克，干姜、人参、食糖各 10 克。水煎，日服三次。

（2）治寒湿泄泻。椒目 6 克，陈皮、苍术、厚朴各 15 克，甘草 6 克。水煎，日服三次。

（3）治虫积腹痛，吐蛔、便蛔。椒目、乌梅各 6 克，使君子 10 克，榧子 30 克。

水煎，日服三次，空腹服。

（4）治肾虚腰痛，咳嗽痰喘，形寒肢冷。椒目8克，茯苓30克，杜仲15克。水煎，三次服。

（5）治皮肤湿疹瘙痒。椒目10克，苦参、地肤子各15克，白矾3克。煎水熏洗患处。

（6）治胃腹冷痛。椒目炒热，温熨痛处。

22. 赤小豆：又名朱赤豆、红小豆、赤豆

为豆科植物赤小豆干燥成熟的种子，各地农村均有种植，秋季收割打出种子晒干生用。

功能：味甘酸性平。入心、小肠经。活血排脓，清热解毒，利水。对热毒引起的痈肿、疮毒、丹毒、皮肤红肿以及水肿胀满、脚气、黄疸均有效。

临床应用：内服10～50克，外用适量。

（1）治疮疖初起。赤小豆100克，蒲公英30克，白矾3克。共研为泥，敷患处。

（2）治腮腺炎。赤小豆适量，研粉，蜂蜜调为糊状敷患处。

（3）治肾炎水肿。赤小豆120克，鲫鱼半斤左右。将鱼去鳞、内脏，与赤小豆加水共煮熟后喝汤吃鱼，每日两次。

（4）治痈肿丹毒。赤小豆适量。研粉，用醋调敷患处，每日两次。

（5）治肠痈。赤小豆50克，薏苡仁30克，防己、甘草各15克。水煎，日服三次。

（6）治腮颊热肿。赤小豆研粉，加冰片用蜜调敷患处，每日两次。

（7）治水肿胀满。赤小豆100克，鲤鱼1斤左右。加水共煮熟，吃鱼喝汤。

（8）治脚气水肿。赤小豆50克，桑白皮、紫苏各15克。水煎，日服三次。

（9）治黄疸轻症。赤小豆50克，麻黄8克，连翘、桑白皮各15克。水煎，日服三次。

使用注意：本药紫红色，粒小形长，种脐为白色；另一种为外形相似，半红半黑的红黑豆，即相思子，别名赤小豆，它的作用与赤小豆完全相同，有毒，不宜内服，须辨清楚，不可混用。

23. 泽漆：又名猫儿眼睛草、王凤草、王朵云、肿手棵、乳草

为茜草科多年生草本植物红芽大戟的幼苗，主产于广东、广西、云南、贵州、福建等地。泽漆，大戟苗也，茎梗小，花黄色，叶似嫩菜，叶圆而黄绿似猫眼睛，故取名猫儿眼。茎头五片中分，中抽小茎五枝，每枝开细花青绿色，复有小叶承之，整齐如一，故又名五凤草，绿叶绿花草，掐茎有白汁黏出，其根白色有硬骨。4～5月采收全草阴干备用。

功能：味辛苦性寒，有小毒。入肺、大肠、小肠经。逐水消肿，解毒散结。有比较强且见效快的逐水消肿和祛痰的作用。适用于水肿胀满、痰水咳喘实证。外敷可治瘰疬痰核。

临床应用：内服 10~15 克，外用适量。

（1）治尿少水肿，腹水胀满。鲜泽漆嫩叶 500 克，加黄酒 1000 毫升，共捣绞汁，以文火慢熬至稀饭汤，每次一匙，饭前温服，每日三次。

（2）治流行腮腺炎。泽漆 15 克。水煎，日服三次，连服一周，可治流行腮腺炎，连服三天可预防腮腺炎发生。

（3）治癣疮。泽漆研粉，以麻油调糊状，涂搽患处，每日两次。

（4）治痰水咳喘。泽漆、前胡、桑白皮各 15 克，鱼腥草 30 克。水煎，日服三次。

（5）治大腹水肿。泽漆、白术、桑白皮各 15 克，茯苓 30 克。水煎，日服三次。

（6）治瘰疬痰核。泽漆、浙贝母各 15 克，黄药子 10 克，牡蛎 30 克。水煎，日服三次。

使用注意：本药有小毒，服后易致腹泻，故凡体虚、胃弱、食少便溏者及孕妇宜用少量或不用本药治疗。

24. 葫芦

一年生葫芦科草本植物，本品因长期栽培形成许多品种，果实一并入药。秋季采成熟果实生用。

功能：味甘性平。入心、小肠经。消炎利尿，治水肿膨胀。

临床应用：15~50 克，水煎服。

（1）治肾炎。葫芦瓢子 1 个，枸杞子、党参、黄芪各 18 克。水煎，日服三次。

（2）治水肿。葫芦瓢子 1 个，赤小豆 50 克。水煎，日服三次。

（3）治头面全身浮肿。霜打后的葫芦 1 个，黄瓜皮 50 克，蝼蛄 7 个（焙），小青蛙两个（焙）。共研粉，分四次黄酒冲服，日服两次。

25. 半边莲：又名急解索、鱼尾、花半菊、片花莲

多年生桔梗科草本植物，高 30~60 厘米，根茎斜生。有多数白细须根，茎直立，中部及上部叶密生，下部茎生叶长圆形，其余茎生叶为广椭圆状披针形，无柄，疏总状花序，于枝梢成偏侧生，花深蓝色，二唇形，果近球形，种子卵形，花果期 8~9 月。喜生于河边、沼泽地、河岸湿地。秋季挖根茎，洗净晒干生用。

功能：味辛性平，入心、肺、肝、小肠经。镇咳祛痰，利水消肿。治慢性肾炎、支气管炎。外用解毒，治毒蛇、蜂、蝎咬刺伤。本药内服外敷均有特效。并能消炎行水，治痰饮气喘、扁桃体炎、阑尾炎、肠炎、肝硬化腹水、肾炎水肿等病症。

临床应用：内服 15~30 克，外用适量。

（1）治慢性肾炎。半边莲 200 克。水煎，日服三次，见效再服愈止。

（2）治蛇咬伤，蜂、蝎刺伤，疔疮。半边莲捣烂如泥，敷患处。

（3）治腹大水肿。半边莲、白茅根、金钱草各 30 克，大黄、枳实各 10 克。水煎，白糖调服，日服三次。

26. 榆白皮

为桑榆科多年生乔木榆树树干内皮、根皮，多属野生，亦有栽培。主产于山东、江苏、安徽、河南等地。榆树根皮、树皮、叶、果、花均可入药，春秋采根皮，夏秋剥取树皮，去外皮鲜用或晒干备用。

功能：味甘，性平。入膀胱经。能通利小便，可治淋病小便短少痛和浮肿病小便不利；亦能治关节肿痛，外敷消肿止痛。

临床应用：内服 5～15 克，外用适量。

（1）治小便尿血，尿道涩痛。榆白皮 15 克，滑石、石韦、冬葵子、瞿麦、生地各 20 克。水煎，日服三次。

（2）治妊娠小便不利水肿。榆白皮、冬葵子各 15 克。水煎，日服三次。

27. 蝼蛄：又名土狗、地狗、硕鼠、地拉蛄

蝼蛄科动物虫，黄褐色，全身被短毛，体长 2.5～3.5 厘米，头圆锥形，暗褐色。触角丝状，复眼卵形，黄褐色。前翅革质短，黄褐色。后翅大膜质透明，淡黄色。前足发达，扁铲形，中足短小，后足长大，腹部圆而柔，尾短。生于庭院、潮湿地，昼伏夜出，有很强的趋光习性。夏秋季夜晚置灯光，蝼蛄从四方向灯光飞扑，可以捕捉，用开水烫死，晒干生用或焙干用。

功能：味咸，性寒。入膀胱经。利水消肿，能治小便不利水肿病。捣烂外敷可治痈肿、风疹、脚气肿。能使刺入肉内竹刺、木刺、针刺外出。

临床应用：3～5 克，入丸散剂，外用适量。

（1）治臌胀腹水。焙蝼蛄 6 个。研粉，黄酒送下，日服一次。

（2）治水肿。蝼蛄 30 克，大黄、泽泻各 15 克。共研粉，每次 5 克，日服三次，黄酒送服。

（3）治水肿。焙蝼蛄 5 个，煨甘遂 1.5 克研粉，一次服用，用黄酒为引，日服一次。

（4）治小便不利。蝼蛄 2 个，灯心草 15 克。水煎，日服三次。

（5）治水肿病喘满，不得眠卧。蝼蛄 5 只。晒干研粉，饭前以温开水送服 5 克，小便通利为效。

（6）治面浮水肿。蝼蛄 1 只，轻粉 0.5 克。共研粉，每用少许吹鼻中，黄水即从鼻中出，面即消肿。

28. 田螺：又名小牛螺、山蜗、天螺蛳、蜗牛

泛指田螺科软体小动物，多属野生。水田、汪塘、河湖边均有生长。用时随时采集，鲜用为佳。

功能：味甘性大寒。入胃、大肠、小肠经。清热通利大小便，适用于热结所致小便不通，大便秘结。取汁点眼可治目赤肿痛。外敷治痔疮肿痛。还可止渴、醒酒。

临床应用：内服 4～10 只，外用适量。

（1）治小便不通，腹胀如鼓。田螺2只，盐2克。生捣如泥，敷脐下一寸三分。

（2）治水肿。田螺水漂，加油一盏于水内，其涎自然吐出，取出晒干为末，每服三分，酒调下，水自小便下，气自大便出，肿即消。

（3）治痔疮肿痛。大鲜田螺一个，以冰片掺之，仰放盏中，少顷水流出，搽患处。

29. 鲤鱼：又名鲤子鱼

鲤鱼为常见鱼鲤科鱼类，体比鲫鱼窄，口角有须。产于江河湖泊，四季都可捕捞，市场有售，鲜活用为佳。

功能：味甘性平。入肾、膀胱经。镇咳平喘，下乳安胎，利尿消肿。治乳汁不下，胎气不安，咳嗽气喘，水肿腹满。

临床应用：

（1）治慢性肾炎浮肿。鲜鲤鱼500克左右，去鳞及内脏，用陈醋50克、茶叶10克，共放火锅内加水炖熟，空腹一次食完，也可以两次食完。

（2）治乳汁不通。鲤鱼500克左右，去鳞、内脏，冬葵子30克，砂仁6克。加水共炖，鱼熟吃鱼喝汤，日服三次。

（3）治咳嗽气喘。鲤鱼500克左右，去鳞、内脏，川贝母8克，鱼腥草30克。共炖熟，吃鱼喝汤，日服三次。

（4）治口眼歪斜。鲤鱼血、白糖各等份，拌匀涂之，向左歪涂右，向右歪涂左。

（5）治肝硬化腹水及肾炎水肿。鲤鱼500克左右，去鳞、内脏，赤小豆50克。放锅内加水清炖，尽量食之，可连续服用。

（6）治黄疸。鲤鱼不去鳞，去内脏，放火中煨熟食之。

（7）治水肿胀满。鲤鱼500克以上，去鳞、内脏，赤小豆50克，共炖熟吃鱼喝汤，分两次服。

（8）治咳嗽气喘，胸膈满闷。鲤鱼500克左右，去鳞、内脏，姜10克，醋50克，炖熟吃肉喝汤，分两次服。

（9）治胎动不安，妊娠水肿。鲤鱼500克左右，去鳞、内脏，白术15克，茯苓、黄芪各30克。加水共炖熟，吃鱼喝汤，分两次食完。

（10）治妇女产后乳汁不足，乳汁不下。鲤鱼500克以上，去鳞、内脏，当归、王不留行、通草各15克，黄芩、党参各30克。水炖熟吃鱼喝汤，分两次服完。

30. 玉米须：又名玉米花柱

禾本科植物，一年生农作物，通称玉米。花柱，即玉米须，玉米秋季成熟收获时采取晒干备用。

功能：味甘性平。入肾、肝、胆经。能利尿消肿，利疸退黄，消炎利水。治消渴水肿，乳痈便血，肾炎水肿，尿闭，胆囊炎，胆结石，黄疸型肝炎。

临床应用：干品15~30克，鲜品30~60克，水煎服。

（1）治消渴（饮水无度，尿频，饥饿，消瘦）。玉米须100克。水煎，日服三次。

（2）治水肿，肾炎。玉米须 150 克。水煎，日服三次，连服 10 ~ 20 天。

（3）治水肿。玉米须、白茅根各 50 克。水煎，日服三次。

（4）治乳痈。玉米面粉 50 克，焙黄，开水调为糊状敷患处。

（5）治大便出血。玉米烧炭研粉，每次 25 克，黄酒冲服，日服三次。

31. 连钱草：又名透骨消、大金钱草、活血丹

为唇形科多年生匍匐科草本植物，全草高 5 ~ 20 厘米，茎细长，四棱形节上生根，叶对生，有短柄，似肾形，长 1 ~ 3 厘米，宽 0.5 ~ 3 厘米，边有圆齿，形似连钱，故名叫连钱草。花淡紫色或粉红色，二唇形，野生，坚果长圆形。喜生于田野、路旁、河溪边潮湿地，亦有栽培，我国大部地区都有。药用全草，全年可采，以夏季收采晒干为佳，鲜用随用随采。

功能：味辛性温，入肾、膀胱经。活血通络，祛风消肿，解毒利尿，祛风止痛。可治跌打损伤，骨折。

临床应用：内服 15 ~ 30 克，鲜用加倍，外用适量。

（1）治骨折。连钱草 25 克，马兰根 15 克。水煎，糖调服，日服三次。

（2）治感冒发热咳嗽。连钱草 30 克，葱白头 3 个。水煎，日服三次。

（3）治砂淋、石淋。鲜连钱草 120 克，鲜车前草 40 克。捣烂绞汁服 3 ~ 6 天，每日一剂，三次服。

（4）治腰痛。连钱草 30 克，水煎去渣，打鸡蛋 2 个入煎煮熟，吃蛋喝汤，每日一次，连服三天。

（5）治急性肾炎。连钱草、地锦、海金沙、马兰各 30 克。水煎，每日一剂，三次服。

（6）治习惯性头痛。连钱草 30 克，细辛 5 克。水煎，日服三次。

（7）治小儿疳积。连钱草 10 克，鸡肝 50 克。水煎熟，吃肝喝汤，每日一剂，一次服完，连服五天。

（8）治小儿夏季温热。连钱草 15 克，水煎药汁 150 克。3 ~ 5 岁，每次 30 克，每 3 小时一次；5 ~ 8 岁，每次 50 克。

（9）治痈肿，皮肤瘙痒，红疹。鲜连钱草捣烂，外敷或煎水外洗。

五、祛 风 湿 药

1. 独活：又名大活、走马芹

多年生伞形科草本植物，根粗大，分歧，黄褐色，有特异香味，茎极粗壮，高
1~1.5 米，基部茎达 5~7 厘米，圆筒形而中空紫色，下叶有柄。基部膨大成鞘状，
羽裂，上叶无柄，茎部大叶鞘，伞形花序，花白色，双悬果扁平。花期 7 月，果期
8~9 月。喜生于沿河灌木丛。春季挖根，去掉地上茎及泥土，晒至半干切片，再晒至
纯干备用。

功能：味辛苦性微温。入肾、膀胱经。解表散风除湿。治风湿引起的颈项不灵或
腿足酸重麻木、疼痛，湿痹不能行走和各种风湿性疾病。祛风湿止痛，治感冒头痛、
牙痛、关节酸痛。

临床应用：5~15 克，水煎服。

（1）治感冒头痛。独活、防风各 15 克，细辛 5 克。水煎，日服三次。

（2）治牙痛。独活 15 克，粮食酒煮热含漱即止痛，痛再漱。

（3）治牙痛。独活 15 克，生地 30 克。水煎，日服三次，痛重者连服 3 天。

（4）治腰腿酸重痛（关节炎）。独活、川牛膝各 15 克。水煎，日服三次，连服 8
天。

（5）治风寒湿痹，腰膝麻木。独活、桑寄生、防风、杜仲、川牛膝各 15 克，细
辛 5 克。水煎，日服三次，每日一剂，连服 8 天。

（6）治颈项酸痛不灵活。独活、羌活、桂枝、川芎、片姜黄各 15 克，葛根 30
克。水煎，每日一剂，三次服，连服八剂。

（7）治风寒感冒，恶寒发热，肢体酸重。独活、羌活、防风、荆芥、金银花、板
蓝根、连翘各 15 克。水煎，每日一剂，三次服，连服三天。

（8）治头风头痛，年久不愈。独活、蔓荆子、白芷、川芎各 15 克，细辛 8 克。
水煎，每日一剂，三次服，连服八剂。

使用注意：本药辛散温燥，非风寒湿邪而属气血不足者忌用。

2. 五加皮：又名南五加皮

落叶灌木五加科植物，高 2~3 米，树皮灰黑色，小枝淡灰褐色，有少数短刺，
掌状复叶，互生，小叶长圆形，3~5 叶，伞状花序密集成头状，呈球形，花两性，暗
紫褐色。果实为浆果状粒果，椭圆状卵形，紫黑色。花期 7~8 月，果期 8~9 月，喜
生于山地、丘陵坡地，山区和半山区均有生长。春秋季挖根趁湿敲打，除去木心，将
皮晒干生用。

功能：味辛性温。入肝、肾经。祛风湿，强筋骨，补肝肾。治风湿痹痛，筋骨弱

软，腰腿酸痛，两足无力；亦能补肾精，治肾虚，能约束小便淋沥不断。

临床应用：8~15克水煎服，外用适量。

（1）治久痢脱肛。五加皮200克。煎水熏洗，洗后慢慢将脱出部分送上去，每日洗一次。

（2）治水肿。五加皮、茯苓各18克。水煎，每日一剂，三次服，连服八剂。

（3）治风湿寒痹，腰膝疼痛。五加皮、苍术、黄柏、木瓜、独活、威灵仙、秦艽各15克。水煎，每日一剂，三次服。

（4）治肝肾虚弱所致腰膝酸软，步履乏力，小儿迟行，齿出迟等症。五加皮、桑寄生、杜仲、川断、龙骨各15克。水煎，每日一剂，三次服。

（5）治肾虚不能约束小便淋沥不断者。五加皮、益智仁、桑螵蛸、覆盆子各15克。水煎，每日一剂，三次服。

（6）治皮肤水肿。五加皮、茯苓皮、桑白皮各15克，生姜皮10克。水煎，每日一剂，三次服。

（7）治脚气浮肿，瘙痒流水。五加皮、车前子、白鲜皮各15克，槟榔10克。水煎，每日一剂，三次服。

使用注意：五加皮有南北之分，南五加皮补肝肾，强筋骨，祛风湿作用较好；北五加皮，又叫香加皮，利水祛湿较好，但有一定毒性，不能过量服用，以防中毒。

3. 木瓜：又名木瓜突、铁脚梨、川木瓜、宣木瓜、云木瓜

为蔷薇科植物灌木贴梗木瓜的干燥成熟果实，木瓜以色紫红，皮皱缩紧密，质坚实为佳。

功能：味酸性温。入肝、脾经。除湿舒筋，祛风活络，化湿和胃。治风湿痹痛，筋脉拘挛，腰膝酸痛，关节肿痛，活动不利，脚气胀痛。

临床应用：8~15克，水煎服。

（1）治风湿性关节炎，关节肿痛，活动不利。木瓜、豨莶草、老鹳草各12克。共水煎，每日一剂，三次服。

（2）治关节肿胀，麻木不仁，软弱无力，小便不利。木瓜、豨莶草、五加皮各30克，威灵仙15克。共研粉，每次10克，以黄酒冲服，日服三次。

（3）治剧烈吐泻至小腿抽筋。鲜木瓜绞汁一酒盅，与木香粉3克拌匀，以黄酒冲服，一次即愈，不愈再喝一次。

（4）治红白痢疾。木瓜、车前子、罂粟壳各30克。共研为粉，每次6克，以米汤冲服，日服三次。

（5）治脚气足膝肿痛、麻木。木瓜、紫苏各12克，茯苓30克，大腹皮、吴茱萸各8克。水煎，每日一剂，三次服。脚气是指湿气引起的病，表现为两脚软弱，行动不便。湿脚气两胫肿大，干脚气两胫不肿，但麻木或挛急或痿软。

（6）治湿痹筋骨酸重，四肢无力麻木，步履艰难。木瓜、牛膝、威灵仙、当归各15克，海风藤30克，虎骨（以人工虎骨代）10克。水煎，每日一剂，三次服。

（7）治小腿肌肉挛急，转筋症，因夏伤暑湿吐泻伤津引起。木瓜、藿香、厚朴、

佩兰各15克，吴茱萸8克。水煎，每日一剂，三次服。属血虚，筋失所养转筋者，木瓜15克，白芍、鸡血藤各30克，甘草、当归各12克。水煎，日服三次。

（8）治胃津不足，舌干口渴，食欲不振。木瓜、石斛、鸡内金各15克，乌梅10克，谷芽、麦芽各30克，山药20克。水煎，每日一剂，三次服。

使用注意：脾胃积滞不宜服。木瓜不宜多服，长服损齿伤骨。

4. 威灵仙：又名灵仙、九草阶、灵仙藤、野辣椒秧子、风车草

多年生毛茛科草本植物，须根多而长，黑褐色，茎蔓延或上升，以弯曲叶柄攀缘于其他灌木枝条上。叶羽状全裂，小裂片披针形卵状，花白色，小形，多数，集成顶生及腋生的伞房状聚伞花序，瘦果扁。花期6～7月，果期8～9月。春秋季采根，晒干生用或酒炒用。

功能：味辛苦性温。入膀胱经。散风寒，祛湿邪，通经络，止痛。善治腰膝四肢风寒痹痛。亦治风湿肿痛，骨节疼痛，麻木不仁，气滞血瘀，腹痛反胃等症。

临床应用：5～12克，水煎服。

（1）治风湿症。威灵仙12克，苍术15克。水煎，每日一剂，三次服。

（2）治气滞血瘀腹痛。威灵仙15克，木香10克，红花、当归各12克。水煎，日服三次。

（3）治噎嗝反胃。威灵仙500克，水煎去渣。加蜂蜜500克浓缩，共熬成膏，每次一匙，每日三次。

（4）治骨塞喉中。威灵仙、红糖各15克。水煎频饮。

（5）治风湿痹痛，麻木瘫痪。病在上肢手臂者：威灵仙、片姜黄、羌活各12克。病在腰膝下肢者：威灵仙、川牛膝、独活各15克。寒盛痛重者：当归、桂枝、威灵仙各15克，川乌8克，细辛6克。湿盛肢体酸重者：威灵仙、苍术各12克，草乌8克，水煎服。风盛而痛无定处者：威灵仙、防风、羌活、白芷各15克。兼肾虚者：威灵仙、桑寄生、杜仲、川断各15克。顽痹日久者：威灵仙12克，白花蛇舌草、乌梢蛇、全蝎各6克，蜈蚣2条。

使用注意：威灵仙能损真气，气虚者不宜服，忌茶水面汤。

5. 秦艽：又名秦胶、大艽、左扭

为龙胆科多年生草本植物大叶龙胆的干燥根，主产于甘肃、陕西、四川、云南等地。秦艽生于飞鸟山谷，根罗纹相交，长大黄白色为佳，其根土黄色，长一尺有余，粗细不等，枝干高六寸，叶婆娑，连茎梗俱青色，如莴苣叶。六月中开紫色花，似葛花，当月结子。每于春秋采根阴干备用。

功能：味苦辛性微寒。入肝、胆、胃经。除风湿，舒筋活血，退虚热。可治风湿痹痛，四肢关节拘挛和大便下血，虚劳骨蒸的发热证。亦有祛风止痛，清热退黄的作用。

临床应用：8～15克，水煎服。

（1）治结核病潮热低烧，睡眠中出汗。秦艽、地骨皮各12克，青蒿15克，甘草

6克。水煎，每日一剂，三次服。

（2）治湿热黄疸。秦艽15克，茵陈、白花蛇舌草、垂盆草各30克。水煎，日服三次。

（3）治小便艰难，下焦胀满。秦艽30克，黄柏、苍术各15克。水煎，每日一剂，三次服。

（4）治糖尿病烦渴多尿。秦艽30克，黄芩、山药各25克，黄柏15克。水煎服。

（5）治风寒湿痹。秦艽、羌活、独活、桂枝各15克，海风藤30克。水煎，日服三次。

（6）治湿热痹痛。秦艽、防风、防己、丹皮、赤芍各15克，忍冬藤30克。水煎，日服三次。

（7）治湿蒸热郁引起的骨蒸劳热。秦艽、鳖甲、青蒿、地骨皮、柴胡、知母各15克。水煎，每日一剂，三次服。

（8）治小儿疳积发热。秦艽、胡黄连、使君子、槟榔、鸡内金各6克。水煎，日服三次。

（9）治黄疸。秦艽、桂枝各15克，茵陈、金钱草各30克。水煎，日服三次。

使用注意：气血亏虚，发热虚寒痛，尿清便溏者忌服。

6. 蚕沙：又名蚕粪

喂蚕二三眠后排泄的蚕粪即蚕沙，收集干净阴干备用。以粒大，无杂质，色黑为佳。

功能：味甘平性温。入肝、脾、胃经。祛风湿，化湿浊。治风湿性关节痛、中风瘫痪半身不遂、皮肤风疹、寒湿引起的肠鸣泄泻。

临床应用：内服5～15克，外用适量。

（1）治湿热痹痛。蚕沙、防己、山栀、连翘各15克，薏苡仁、赤小豆各30克，滑石20克。水煎，每日一剂，三次服。

（2）治风湿痹痛或半身不遂。蚕沙适量，装两布袋蒸热，轮换熨患处。

（3）治湿疹瘙痒。蚕沙100克，煎汤洗患处。

（4）治湿疹瘙痒。蚕沙、白蒺藜、白鲜皮、地肤皮各15克，豨莶草30克。水煎服。

（5）治暑温湿伤中，吐泻转筋，口渴，腹痛等症。蚕沙、黄芩、通草、木瓜各10克，吴茱萸8克，生苡仁30克。水煎，每日一剂，三次服。

7. 海桐皮：又名刺桐皮、空桐皮、鸡桐皮、钉桐皮、鼓桐皮

为豆科落叶乔木植物刺桐的干燥树皮，主产于浙江、福建、广西等地。落叶乔木，高5～10米，有稀疏圆锥状刺，树皮灰色，粗糙，叶互生为羽状三小叶，小叶菱形或斜卵形，顶生小叶宽大而长，可达15厘米。春天常先开花后出叶，花深红色，成总状花序，开花后结一串珠状豆荚，长15～30厘米。多为人工栽培。药用海桐树皮和叶，剥取树皮，刮去棘刺，晒干备用。

功能：味苦性平。入肝、肾经。祛风通经络，治霍乱吐泻，疟疾经久不止。有杀虫作用，治小儿形瘦腹大，消化不良，虫积，疥癣，皮肤湿疹，风虫牙痛。

临床应用：内服 8 ~ 15 克，外用适量。

（1）治风湿痹痛，肢体麻木。海桐皮、川牛膝、川芎、羌活、五加皮、地骨皮、甘草各 15 克，生地、薏苡仁各 30 克。水煎，每日一剂，三次服。

（2）治疥癣瘙痒。海桐皮、蛇床子各 10 克，研粉，凡士林调涂患处。

（3）治风牙、虫牙痛。海桐皮煎水漱之。

（4）治风疹、疥癣瘙痒。海桐皮煎水洗浴患处。也可浸酒涂患处。

8. 苍耳子：又名苍子、苍耳草子

为菊科一年生草本植物苍耳干燥成熟带苞片的果实。一年生粗壮草本，高约 1 米，茎有明显纵棱，有毛，叶互生，心形，长 6 ~ 15 厘米，边缘有不规则齿裂，基部有三条主脉。花淡绿色，为顶生、腋生头状花序，果倒卵形，绿黄色，有小勾刺，喜生村边、荒地，全国各地均有生长。药用全草及果实。果实于秋季成熟时采集晒干备用，全草夏秋采集晒干备用。

功能：味甘苦性温，有小毒。入肺经。发汗祛风湿，祛风散寒，通窍活络，化滞止痛。治风寒感冒、风湿性关节炎、疥癣、湿疹、麻风，及风寒头痛，鼻流浊涕腥臭，鼻渊等病症。

临床应用：3 ~ 10 克，水煎服。

（1）治风寒感冒。苍耳全草 30 克。水煎，日服三次。

（2）治鼻炎、鼻窦炎。苍耳子 15 克。水煎，日服三次。

（3）治耳鸣、耳聋。苍耳子 18 克。水煎，日服三次。

（4）治高血压头晕头痛。苍耳子、钩藤、葛根、丹参、牡蛎各 15 克。水煎，日服三次。

（5）治血吸虫病。苍耳全草 30 克，槟榔 10 克。水煎，每日一剂，三次服。

（6）治麻风病。苍耳子全草 30 克。水煎，日服三次。

（7）治风寒头痛，鼻渊流浊涕。苍耳子、白芷、辛夷、薄荷各 10 克。水煎，日服三次。

（8）治皮肤湿疹瘙痒。苍耳子、白蒺藜、蝉蜕、地肤子、白鲜皮、荆芥各 12 克。水煎，每日一剂，三次服。

（9）治风湿痹痛，筋脉拘挛。苍耳子、防风、羌活、秦艽、威灵仙、川芎、当归各 15 克。水煎，每日一剂，三次服。

9. 豨莶草：又名黏不扎、黏苍子

一年生菊科草本植物，茎直立，高 1 米，全株多毛，分枝对生，叶羽状柄，为棱状卵形，花梗长有密毛，并有腺毛，舌状花、管状花多数。瘦果光滑，稍弯曲。花期 8 ~ 9 月，果期 9 月。生于林间路旁。花期割取全草晒干切碎备用。

功能：味苦性寒。入肺、肾经。解毒消炎，散风祛湿。治四肢麻痹，骨节疼痛，痢疾，疮痛。亦治腰膝无力，肌肤麻木，筋骨酸痛，风疹，湿疮瘙痒。并能聪耳明目，乌须发。

临床应用：10～20克，水煎服。外用适量。

（1）治关节炎。豨莶草30克，川牛膝、杜仲各15克。水煎，每日一剂，三次服。

（2）治痢疾。豨莶草25克，石榴皮15克。水煎，日服三次。

（3）治恶毒疮。豨莶草、紫花地丁各50克。水煎，趁温热洗患处，每日二次。

（4）治皮肤风疹及湿疮作痒。豨莶草30克，白蒺藜、地肤子、苍耳子、白鲜皮各15克。水煎，每日一剂，三次服。

（5）治四肢麻木，筋骨疼痛，腰膝无力，中风瘫痪等症。豨莶草250克，臭梧桐500克。研粉蜜丸（为豨桐丸），每次10克，日服三次，温开水送服。

10. 海风藤：又名巴岩香、风藤

为胡椒科常绿攀缘藤本植物风藤的干燥藤茎，主产于福建、浙江、湖南等地。木质藤本植物，有松而厚的软木塞样栓皮，除去外皮红色，清香，切断吹之可通气，断面干后疏松多孔。叶互生，草质，椭圆形长8～17厘米，边缘有小齿，揉之微黏手。花腋生，黄色，果球形，似饭团，直径2～5厘米，熟时红色，酸甜能食。根似风沙藤，有香气，但稍苦。喜生于山沟密林中，攀缘它树生长。主产于广东、广西、云南、贵州等省。药用全年可采，除去栓皮切片晒干备用。

功能：味辛苦微温，气香。入肝、脾经。祛风除湿通经络，行气止痛。

临床应用：6～15克，水煎服。

（1）治风湿、类风湿、关节炎、坐骨神经痛及退行性关节炎。海风藤、络石藤、青风藤、忍冬藤、鸡血藤各18克，制川乌5克。水煎，每日一剂，三次服。

（2）治风湿痹痛。海风藤、羌活、独活、秦艽、桂枝、当归各15克。水煎，日服三次。

（3）治跌打肿痛。海风藤18克，三七、土鳖虫、乳香、没药各10克。水煎，日服三次。

11. 络石藤：又名鬼丝腰、络石、羊角藤、石盘藤

为夹竹桃科常绿攀缘木质植物络石的带叶茎枝。主产于华东、四川等地。生阴湿处，冬夏常青，果实黑而圆，其茎蔓延绕树石侧，若在石间者，叶细厚而圆短，绕树生者，叶大而薄，生木石间凌冬不凋。叶似细橘叶，茎节着地，即生根须，包络石块。花白子黑，6～7月采茎叶晒干备用。

功能：味苦性微寒。入心、肝、肾经。祛风通经，凉血消肿。治风湿、温热引起的关节肿痛，筋脉拘挛，和血热引起的痈肿疮毒等症。

临床应用：8～15克，水煎服。

（1）治风湿、类风湿性关节炎，关节肿痛。络石藤、五加皮各30克，川牛膝15克。水煎，每日一剂，三次服。

（2）治筋骨瘤。络石藤 30 克，苍术、黄柏、当归、牛膝各 15 克。水煎，每日一剂，三次服。

（3）治急慢性咽喉部红肿感染，吞咽困难。络石藤 60 克，水煎浓汁，缓缓呷服。

（4）治创伤出血不止，络石藤研粉，撒敷加压包扎。

（5）治风湿热痹。关节红肿疼痛。络石藤、苍术、黄柏、白鲜皮、萆薢、滑石各 15 克。水煎，每日一剂，三次服。

（6）治风湿痹痛，筋骨无力。络石藤、当归、枸杞子、五加皮、牛膝各 15 克。水煎，日服三次。

（7）治痈肿疮毒。络石藤、瓜蒌仁各 12 克，皂角刺、乳香、没药各 10 克。水煎，每日一剂，三次服。

使用注意：形寒体弱，怕冷畏寒，大便泄泻者慎服。

12. 桑枝：又名桑树枝、桑条子

为桑科多年生乔木植物的枝条，多为栽培和野生。落叶小乔木，高 2～5 米，嫩枝有毛，老枝灰白色，有皮孔，全株有白色乳汁。叶互生，卵圆形，长 5～10 厘米，宽 4～8 厘米，边缘有锯齿，基出三脉。果腋生，由多数小果聚合而成，肉质长 1～2.5 厘米，熟时紫黑色，酸甜可食，即桑椹。根黄色，全国各地均有分布。药用皮、果实、枝、叶。5～6 月采枝，8～9 月采果。秋季采叶和根，果蒸后晒干备用，桑枝也可随采随用为佳。

功能：味苦性平。入肝经。祛风湿，通经络，行水气。能治风湿痹通，四肢拘挛，关节不利，脚气肿胀等。

临床应用：15～30 克，水煎服。

（1）治风湿痹痛。桑枝 30 克（鲜品 50 克），防己、威灵仙、羌活、独活各 15 克。水煎，每日一剂，三次服。

（2）治肩臂酸痛（肩周炎）。桑枝、黄芪各 30 克，姜黄、当归、防风各 15 克。水煎，每日一剂，三次服。

（3）治颈椎病。桑枝、葛根各 30 克，钩藤、当归、天麻、狗脊、防己、牛膝各 15 克。水煎，每日一剂，三次服。

13. 千年健：又名一包针、千年见

多年生天南星科草本植物，根茎肉质，绿色，细长，叶互生，长柄，柄长 18～25 厘米，叶片卵状箭形，花为肉穗花序，花单性，果实为浆果，花果期 3～4 月。生于水沟、林中阴湿地。主产云南、广西等省。全年可采用，秋季者为佳，晒干备用。

功能：味苦辛性温。入肝、肾经。祛风除湿，强筋骨。用治风寒湿痹，筋骨无力，四肢拘挛，肢体麻木，关节冷痛，腰膝酸痛，腿疼脚软，坐骨神经痛。对遇湿受寒而加重者尤效。

临床应用：6～15 克，水煎服。

（1）治风寒湿痹，关节筋骨酸痛。千年健、苍术、羌活、独活、秦艽、防风各

15 克。水煎，每日一剂，三次服。

（2）治风湿痹痛，下肢无力。千年健 15 克，虎骨、蚕沙各 10 克，川牛膝、枸杞子、钻地风、草薢各 15 克。水煎，每日一剂，三次服。

使用注意：本药有一定的壮筋骨作用，治老年筋骨病效佳。

14. 松节：又名油松节、黑松节、唐出

为松柏科常绿大乔木植物马尾松的含油节疤，多为野生，亦有栽培。主产于吉林、黑龙江、新疆等地区。高达 20 米，树皮黑褐色，枝叶常绿。

功能：味苦性温。入肝、肾经。祛风湿，燥温。用治风湿痹痛，关节酸肿，筋骨肿痛等症。

临床应用：15～30 克，水煎服。

（1）治风寒湿痹，关节筋骨酸痛。松节 30 克，羌活、独活、秦艽、防风各 15 克。水煎，每日一剂，三次服。

（2）治历节风痛，四肢如脱。松节 30 克，威灵仙、桂枝、赤芍、秦艽、知母各 15 克，忍冬藤 30 克，鲜桑枝 50 克。水煎，每日一剂，三次服。

（3）治风寒痹痛。松节、薏苡仁、鸡血藤各 30 克，苍术、木瓜、牛膝、香附、防己各 15 克，乳香、没药各 8 克。水煎，每日一剂，三次服。

15. 伸筋草：又名石松、筋骨草、狮子草

多年生石松科草本植物，茎长匍匐地面，下面生分根的白色不定根，高 15～30 厘米，鳞片叶在枝上螺旋状排列，线状锥形，孢子囊穗圆柱形，孢子叶卵状三角形，孢子囊肾形，黄褐色，横裂，孢子为四面体球形，生于针叶林内。7～8 月采全草，阴干生用。8 月孢子成熟时割全草晒干，敲打收孢子（即石松子）。

功能：味苦辛性温。入肝、肾经。祛风止痛，通络舒筋，活血祛风镇痛。治风湿痹痛，神经病变，足膝麻木，跌打损伤，四肢关节酸痛，屈伸不利等病症。

临床应用：10～30 克，水煎服。

（1）治肝炎、痢疾、黄疸。伸筋草、茵陈各 30 克，郁金、板蓝根各 15 克，黄连、黄柏、黄芩各 10 克，白花蛇舌草、垂盆草各 20 克。水煎，每日一剂，三次服。

（2）治风湿痹症。伸筋草 50 克。水煎，日服三次。

（3）治虚汗。伸筋草 100 克，煎水洗患处。

（4）治咳嗽。伸筋草 30 克，石松子 15 克，甘草 10 克。水煎，日服三次。

（5）治风寒湿痹，皮肤麻木，四肢关节酸痛。伸筋草、丝瓜络各 30 克，鸡血藤、忍冬藤各 40 克。水煎，每日一剂，三次服。

（6）治小儿麻痹后遗症。伸筋草、松节、寻骨风、鸡血藤各 30 克，千年健 20 克，威灵仙、苍术、茜草各 15 克。水煎，每日一剂，三次服。

16. 石楠藤：又名山蒟、酒饼藤、蒟酱

为蔷薇科常绿灌木石楠的枝叶，主产于江苏、浙江等地。草质藤木，茎有棱，节

膨大而生根，叶互生，为卵状披针形，长 6～12 厘米，宽 2～4 厘米，基出脉 5～7 条，近中脉一对互生，自叶基 1～3 厘米处发出，叶揉碎有香气。花小绿色或淡黄色，集成穗状花序，果球形，熟时黄色。多生于森林火石缝中，循叶干攀缘上长。药用全株，秋季采集，切断晒干备用。

功能：味辛温性平。入肝、肾经。祛风湿强腰膝，能治风湿痛，风寒骨痛，腰膝无力，四肢肌肉萎缩，咳嗽气喘等症。

临床应用：10～20 克，水煎服。

（1）治肾虚风湿麻木，腰背酸痛，脚弱乏力。石楠藤、白术、桂枝、牛膝、木瓜、防风、枸杞子各 15 克，黄芩、鸡血藤各 30 克，鹿角片 12 克。水煎，每日一剂，三次服。

（2）治头风头痛。石楠藤、川芎、白芷、葛根各 15 克。水煎，日服三次。

17. 虎骨：又名大虫骨（附：豹骨）

为脊椎动物门哺乳纲食肉目猫科动物虎的骨头，全身任何部位骨都可药用。现多以人工虎骨代之。

功能：味辛性温。入肝、肾经。祛风止痛，强筋健骨，追风健骨，定惊镇痛。治关节痛，四肢拘挛，腰脚不遂，惊悸癫痫，多梦不寐，健忘，足膝无力，及肝肾虚寒引起的筋骨软弱等症。

临床应用：5～10 克，入药当油炸。

（1）治关节酸痛。虎骨 100 克。研粉，每次 10 克，温酒送下，日服三次。

（2）治惊悸健忘。虎骨、远志各 50 克。研粉，每次 5 克，日服三次，米水送服。

（3）治风寒湿痹，关节游走作痛。虎骨、木瓜、制川乌、制草乌各 8 克，海风藤 30 克，威灵仙、川芎、当归、牛膝各 15 克。水煎，每日一剂，三次服。

（4）治脾虚肾虚筋骨痿软，腰膝无力。虎骨、知母、黄柏、当归、锁阳各 12 克，熟地、白芍各 20 克，龟板 10 克。水煎，每日一剂，三次服。

（5）治惊悸健忘，失眠多梦。虎骨、远志各 15 克，酸枣仁、龙骨、夜交藤各 30 克。水煎，每日一剂，三次服。

使用注意：虎骨入药当油炸，宜酒浸研粉入药为佳。因虎骨价高短少，可用豹骨代用。

18. 白花蛇：又名金钱白花蛇

为脊柱动物爬行动物银环蛇的幼蛇除去内脏后的干燥躯体。主产于广东省。蛇体细小，均盘成圆盘形，头压中央，尾纳口内，状如古代铜钱大小，故名金钱白花蛇。以头尾齐全，色泽明亮，盘径达 4 厘米为佳。

功能：味甘咸性温，有毒。除风湿，定惊，止抽搐。可治风湿引起的肢体筋脉拘挛、疼痛、麻木，不能活动，口眼歪斜，小儿惊风抽搐。并治疥癣，皮肤瘙痒和大麻风病。

临床应用：3～10 克，水煎服或研粉吞服 1～1.5 克。

（1）治风湿痹痛，筋脉拘挛，肌肉麻木，口眼歪斜，半身不遂。白花蛇、天麻、羌活、防风、当归、五加皮各 10 克。研粉，冲服，每次 10 克，日服三次。

（2）治麻风疥癣。虎骨 6 克，天麻、荆芥、薄荷、白花蛇各 10 克。研粉，日服三次，米水冲服。

（3）治小儿惊风抽搐，破伤风，颈项强直，角弓反张。白花蛇、乌梢蛇各 10 克，蜈蚣 3 条。共研粉，每次 3 克，温酒送下。

使用注意：血虚生风者忌服。

19. 乌梢蛇：又名乌蛇、乌风蛇

为脊柱动物游蛇科乌风蛇除去内脏干燥的躯体。主产于江苏、浙江、湖南、四川、安徽等省。以躯体完整无臭味为佳。

功能：味甘性平无毒。入肝经。祛风定惊止抽搐。治风湿麻痹，小儿惊风抽搐，皮肤疥癣，及大麻风等症。

临床应用：5～10 克，水煎服，浸酒研粉为佳。

（1）活乌梢蛇 2 条（每条体重 30 克左右），用 500 毫升高粱酒浸泡，七月取酒饮，每日早晚各一次，每次一盅即可。治多种神经痛，腿膝痹软，及产后体虚贫血，瘦弱无力等症。

（2）治小儿麻痹症。乌梢蛇，研为粉，每次 6 克，早饭前、晚饭前黄酒送服。

（3）治皮肤真菌感染。炙乌梢蛇 30 克，干荷叶 15 克，炒枳壳 10 克。共研粉，日服三次，每次 3 克，饭前黄酒送服。

（4）治小儿虚弱脱肛，女子子宫下垂。乌梢蛇烧成炭研粉，小儿每次 3 克，女子 6 克。早晚各一次，温开水送下。

（5）治风湿顽痹，筋脉拘挛。乌梢蛇粉 6 克（冲服），威灵仙、草乌、穿山甲、全蝎各 6 克，蜈蚣 3 条。共研粉，每次 6 克，早、中、晚温开水冲服。

（6）治破伤风。乌梢蛇、僵蚕、全蝎、白附子、半夏、南星各 6 克，蜈蚣 3 条。共研粉，每日三次，温开水冲服，每次 6 克。

（7）治麻风病。乌梢蛇、白花蛇、苦参、皂角刺各 16 克。共研粉，每日三次，每次 6 克，温开水送下。

使用注意：本药无毒，但使用时去头尾为佳。

20. 老鹳草：又名老官草、牛儿苗、老鹳嘴

为牻牛儿苗科一年生草本植物老鹳草的干燥成熟全株，多为野生。节明显白色生长毛，茎纤软平铺呈淡紫红色，叶对生，有羽状全裂，花顶生或腋生，2～5 朵成伞形排列，色蓝紫，总花梗长达 6～10 厘米，风中摇来晃去十分可爱。全国各地皆有生长。夏秋季果成熟时，割取地上部分，或连根拔起，除去杂质，晒干备用。

功能：味苦微辛性平。入肝经。散风祛湿，活血通络，祛风除湿。为治风湿痹痛要药。

临床应用：8～15 克，水煎服。

（1）治筋骨疼痛。鲜老鹳草 200 克，水煎取浓汁，加黄酒、蜂蜜熬膏，每日三次，每次 6 克。

（2）治瘫痪筋骨无力。老鹳草、伸筋草、鸡血藤、苍术各 15 克。炖排骨汤吃肉喝汤，每日一次。

（3）治泄泻，湿热泄痢，老鹳草、大红枣各 15 克。水煎，日服三次。

（4）治麻风性神经痛。老鹳草 30 克，水煎，日服三次。

（5）治再生障碍性贫血。老鹳草 30 克，冰糖 15 克。水煎，每日三次，连服 100 天。

（6）治乳腺增生。老鹳草 60 克，水煎当茶饮，每日一剂，连服 30 天。

（7）治关节痛，肌肤麻木。鲜老鹳草 60 克，桂枝、当归、红花各 15 克。水煎，每日一剂，三次服。

（8）治痢疾、肠炎。老鹳草 60 克，水煎，日服三次。

（9）治咽喉肿痛。老鹳草 50 克，水煎，漱口慢咽。

21. 钻地风：又名追地风、桐材藤

为落叶虎耳草科藤本植物，借根攀缘，高 3～4 米，叶对生，呈卵圆形，伞房式聚伞花序顶生，乳白色转棕色，种子多数，钱形，花期 6～7 月。全年都可采集，取根皮晒干备用。

功能：味辛苦性温。入肝、肾经。祛风除湿，活血止痛。能治风湿痹痛，关节筋骨酸痛，腰膝软弱，四肢无力等症。

临床应用：8～15 克，水煎服或浸酒服。

治四肢关节酸痛。钻地风 200 克，五加皮、千年健、丹参各 75 克，川牛膝 50 克，生麻黄 4 克。共研碎，加大枣 10 枚，红糖 150 克，黄酒 2 公斤，装入小瓷坛内密封，用文火隔水蒸 4 小时，每日早晚各饮 120 毫升。

使用注意：本药配粮酒使用可提高药效，但肝病、胃病患者忌用。

22. 柳叶

为柳科多年生乔木落叶植物柳树的叶子，全国各地均有栽培和野生。夏秋季采收晒干备用或鲜用。柳枝、柳芽和柳叶功效相同，都可鲜用或晒干用。

功能：味微苦性寒。入肝、胆经。散风祛湿，利尿。可治风湿性关节炎，急性尿潴留，无名肿毒，跌打损伤。并能预防黄疸。

临床应用：内服 8～15 克，外用适量。

（1）治风湿性关节炎初起。柳芽、苍术各 15 克。水煎，日服三次。

（2）治急性尿潴留。鲜柳枝 90 克。水煎服，日服三次。

（3）治预防黄疸型肝炎。柳叶 15 克，茵陈、板蓝根各 20 克。水煎，酌加红糖，日服三次。

（4）治无名肿痛，跌打损伤。柳叶、柳枝、柳芽适量水煎熏洗患处。

23. 透骨草：又名落豆秧、草藤

多年生攀缘性豆科草本植物，高 40～90 厘米，茎较坚韧，呈四棱形，表面有棉线的纵走棱，羽状复叶，小叶 8～14 枚，椭圆形，叶轴末端变为分枝的卷须，总状花序腋生，有 10～25 朵蓝紫色的花，荚果长圆形状菱形。花果期 7～9 月，生于干燥坡地、田野路边。7～8 月割带花全草，晒干备用。

功能：味辛性温。入肝、肺经。散风祛湿，解毒止痛，活血止痛，败毒燥湿。治风湿痛，湿疹等症。

临床应用：10～15 克水煎服，外用适量。

（1）治风湿痛。透骨草、石菖蒲、苍术各 15 克。煎水熏洗，每日三次。

（2）治阴囊湿疹。透骨草、花椒、防风、艾叶各 15 克。水煎熏洗，每日三次。

（3）治无名肿毒。透骨草适量，研粉，用凡士林或醋调敷患处。

24. 徐长卿：又名老君须、鬼督邮、石下长卿

为萝藦科草本植物徐长卿的带根全草，野生或栽培。主产于河北、河南等地。全草茎呈细圆柱状，灰绿色，基部紫色，具细纵条纹，稍脆，折断面纤维性，叶纸质，灰绿色，木部细小，黄棕色，根细长，多丛生，质脆，断面粉性，气香，味微辛。

功能：味辛温。入心、脾经。祛风止痛，温经通络，解毒消肿。

临床应用：常用量 5～10 克，入丸散用。外用适量。

（1）治风湿关节痛。徐长卿、威灵仙、防风、山楂、山药各 12 克，海风藤、薏苡仁、寻骨风、青风藤各 15 克。水煎，每日一剂，三次服。

（2）治跌打肿痛。徐长卿、连翘、当归、赤芍、川牛膝各 12 克，金银花、赤小豆、鸡血藤、车前子各 30 克，防风 15 克。水煎，每日一剂，三次服。

（3）治肝硬化腹水。徐长卿、柴胡、当归、党参、炒白术、莪术各 10 克，茯苓、女贞子、丹参、黄芪各 20 克，五味了、板蓝根各 15 克，大腹皮 15 克，白茅根 30 克，茵陈 60 克。水煎，每日一剂，三次服。

使用注意：体弱者禁服。

25. 路路通：又名枫香树果

为金缕梅科，枫香落叶大桥木成熟干燥果实种子颗粒，高达 30 余米，树皮通常不规则的裂开，叶互生有长柄，通常掌状三裂，长宽略等约 6～10 厘米，裂片卵状三角形，中央裂片较长、边缘有腺体锯齿，花单性细小，排成头状花序和短穗状花序，头状花序成熟变硬，球形直径 2.5～3 厘米，有刺，果开裂散出种子，形成许多小孔，所以叫路路通。喜生于坡地丘陵山腰树林中，我国各地均有生长，药用果，冬季采集晒干备用。

功能：味苦涩微温，入脾、肾经。祛风湿，行气活血，治风湿性腰腿痛，心胃气痛，月经不调，产后少乳，荨麻疹，湿疹等。

临床应用：内服 15～30 克，外用适量，孕妇忌服。

（1）治风湿性腰腿痛：路路通 30 克，生苡仁 60 克。制首乌 60 克，水煎，每日一剂，三次服。

（2）治妇人产后缺乳：路路通、党参各 30 克，黄芪 50 克，生地、麦门冬各 15 克，桔梗、木通各 10 克，通草、皂刺、天花粉各 6 克，水煎，每日一剂三次服。

六、祛寒温里药

1. 附子：又名天雄、乌头

为毛茛科植物乌头的侧生子根加工而成。母根四川称为川乌，多为人工栽培。主产四川、陕西、云南、湖南等地区。初种为乌头，而生为附子，乌头如芋，冬月采附子，春时茎出为乌头，八月采附子。

功能：味辛性热，有大毒。入心、脾、肾经。本药药力能较快通达全身，发挥药力，而不是存蓄体内慢慢奏效。善能散寒止痛，用治风寒湿痹所致周身关节痛和脘腹冷痛；并能治大汗亡阳的四肢厥冷，脉微欲绝等虚脱危证，有回阳救逆的功效。

临床应用：3～15克，须久煎，至口尝无麻辣感为佳。

（1）治阳气衰微，阴寒内盛，或因大汗、大吐、大泻以及其他原因而致四肢厥冷，脉微欲绝的亡阳虚脱证。附子、干姜、甘草各12克。水煎，日服三次。

（2）治阳衰而表不固汗出不止。附子15克，黄芪50克。水煎，日服三次。

（3）治大出血亡阳者。附子、人参各15克。水煎，日服三次。

（4）治肾阳不足腰膝酸软，畏寒足冷，阳痿滑精，小便频数。附子、肉桂各10克，熟地、枸杞子、山萸肉各15克。水煎，日服三次。

（5）治脾肾阳虚，脘腹冷痛，大便溏泄。附子10克，党参30克，干姜、白术各15克。水煎，日服三次。

（6）治阳虚水肿，小便不利。附子、白术各15克，茯苓30克。水煎，日服3次。

（7）治风寒湿痹，周身关节疼痛，属于寒湿偏盛者。附子、桂枝、白术、甘草各15克。水煎，每日一剂，三次服。

（8）治素体阳虚，感受风湿，所致恶寒、发热、脉沉。附子、麻黄各10克，细辛5克。水煎，日服三次。

使用注意：本药须久煎，至口尝无麻辣感为宜。生用作用强烈，宜于回阳救逆用。熟用作用缓和，宜于补火助阳。反半夏、瓜蒌、白蔹、白及、贝母，畏犀角。阴虚内热患者及孕妇忌用。非阴虚阳衰之证不宜用。

2. 川乌：又名乌头

为毛茛科植物乌头，母根四川称川乌。主产四川省江油市、安县，陕西、云南、湖南亦产。6月下旬至7月初挖出乌头。以肥大，坚实，灰黑色者为佳。

功能：味辛性大热，有大毒。入肝经。能散筋骨中的风寒。治风寒湿痹，关节疼痛或麻木，是破寒冷积聚的药物。亦治脘腹疼痛和睾丸作痛引小腹寒疝。

临床应用：3～10克，须久煎，若用于丸剂、浸酒，须减半使用。

（1）治阴寒内盛所致寒疝疼痛及心腹冷痛。川乌10克。水煎，日服三次。

（2）治风湿痹痛及跌打损伤。川乌8克，桂枝、威灵仙、五灵脂各10克。水煎，每日一剂，三次服。

（3）治头风疼痛，偏头痛。川乌10克，细辛5克，茶叶10克。水煎，日服三次。

使用注意：反半夏、瓜蒌、白蔹、贝母，忌同用。孕妇忌服。

3. 干姜：又名白姜、均姜（附：炮姜）

为姜科多年生草本植物新鲜或干燥的根茎，多为人工栽培。主产于四川、贵州，全国各地均有栽培。形态同鲜姜，但表皮皱缩，质松纤维多，粉质少，以质坚体垂，断面白色，味香浓而辣者为佳。

功能：味辛性热。入心、肺、脾、胃、肾经。温中逐寒，化痰回阳。治胃腹冷痛，遇寒痛剧，消化不良，呕吐清水，腹泻便溏，四肢不温，腰膝酸软，肠鸣腹痛，小便不利，四肢浮肿。亦治肺寒咳嗽，痰多清稀，怕冷背凉，遇冷咳喘加剧。

临床应用：3~10克，水煎服。

（1）治吐血不止。干姜，研粉，用幼儿小便调，每次3克，日服两次。

（2）治心胸剧痛。干姜，研粉，以黄酒送服，每10分钟一次，连服7次。

（3）治脾胃虚寒，脘腹冷痛，呕吐，泄泻，冷痢。干姜10克，党参30克，白术15克。水煎，日服三次。

（4）治阳气衰微，阴寒内盛，四肢厥冷，脉微欲绝之亡阳虚脱证。干姜、附子各10克。水煎，日服三次。

（5）治肺寒咳嗽，痰多稀清。干姜10克，细辛5克，五味子10克。水煎，日服三次。

（6）治虚寒性吐衄、便血、崩漏，症见手足不温，面色苍白，脉濡细，舌淡苔白等。炮干姜10克，仙鹤草30克，茜草15克。水煎，日服三次。

（7）治腹冷水泻，肠鸣，腹痛喜暖。干姜研粉，每次6克，温开水送服，日服三次。

使用注意：阴虚有热者及孕妇忌用。伴有咽干喉痛，尿痛便秘，手足心热，肛热便血，多汗或睡中出汗，发热喜凉，腹痛拒按，阴虚内热等症忌服。

4. 肉桂：又名牡桂、栓皮、玉桂

本品为樟科植物常绿乔木肉桂的干燥干皮和枝干皮。主产于广西、广东等省。皮棕褐色，气浓烈香辛甜，以有彩皮，油性足，味甜辣，嚼之少渣为佳。

功能：味辛甘性大热。入肝、肾、脾经。补元助阳，温经止痛，散寒敛疮。治元气不足，肾脾阳虚，怕冷畏寒，肢冷耳鸣，腰膝酸软，阳痿尿频，哮喘浮肿，胃腹冷痛，消化不良，食少便稀，四肢不温等症。亦治疝气坠痛，寒湿关节痛，女子痛经，对疼痛喜按、喜暖等效佳。亦治结核脓肿，痈肿不溃，溃后经久不愈等症。

临床应用：2~5克。研粉吞服，一次量为1~2克。

（1）治女子产后小腹瘀血胀痛。肉桂研粉，每次 2 克，温黄酒送服，每日三次。

（2）治心胸闷痛。肉桂 15 克，研末，加黄酒一盏煎至半盏，趁热服下。

（3）治小儿睡中尿床。肉桂 2 克研粉，公鸡肝 1 具。水煎熟，吃肝喝汤，每日一剂，日服三次。

（4）治肾阳不足，命门火衰所致畏寒肢冷，腰膝冷痛，腰膝软弱，阳痿，尿频等症。肉桂 5 克，附子 10 克，熟地 30 克，山萸肉 15 克。水煎，日服三次。

（5）治脾肾阳虚脘腹冷痛，食少，大便溏泻。肉桂 5 克，附子 8 克，干姜 8 克，白术 15 克。水煎，日服三次。

（6）治心腹冷痛。肉桂 5 克，附子、干姜各 8 克，吴茱萸 10 克。水煎，日服三次。

（7）治女子虚寒痛经。肉桂 5 克，熟地 30 克，当归 15 克，干姜 8 克。水煎，日服三次。

（8）治寒痹腰痛。肉桂 5 克，独活、桑寄生、杜仲、狗脊各 12 克。水煎，每日一剂，三次服。

（9）治阴疽漫肿不溃。肉桂 6 克，熟地 30 克，白芥子 15 克，鹿角片 12 克。水煎，每日一剂，三次服。

（10）治经寒血滞经闭癥瘕。肉桂 6 克，川芎 30 克，当归、红花、桃仁各 15 克。水煎，每日一剂，三次服。

使用注意：凡阳盛阴虚，一切血症，及孕妇忌服。

5. 吴茱萸：又名吴萸、左力

为芸香科植物小乔木吴茱萸成熟干燥果实。主产于贵州、四川、陕西、云南、湖北、浙江等省。果实略带五棱，扁球形，实质坚脆，有浓烈香气为佳。

功能：味辛苦性热，有小毒。入肝、肾、脾、胃经。温胃散寒，降气止痛。治寒疝睾丸疼痛，脐腹部寒气作痛，胃寒气滞，脘腹胀痛，泄泻，呕吐酸水等症。

临床应用：2~6 克，水煎服。

（1）治蛲虫病。吴茱萸 10 克。水煎，每日一剂，三次服，连服 7 天。

（2）治胃寒呕吐，胸满流涎。吴茱萸 10 克，人参 6 克，生姜 10 克，大红枣 4 枚。水煎，每日一剂，三次服。

（3）治脾虚晨泻。吴茱萸 10 克，山楂（炒焦）、山药、鸡内金各 15 克，麦芽、谷芽各 30 克，党参 20 克。水煎，每日一剂，三次服。

（4）治口舌生疮。吴茱萸研粉用醋调，睡前敷于足心，连敷三夜。

使用注意：阴虚有热者忌服。

6. 葫芦巴：又名季豆、香豆子、香草、苦豆

一年生豆科草本植物，茎高 10~50 厘米，全株披毛，托叶与叶柄相连，卵圆形，三出复叶，小叶卵圆形，两面都有疏稀长柔毛，总状花序白黄色，荚果圆筒状，表面有纵长脉纹，种子多粒，矩形，淡棕色，果 8~9 月成熟。全国各地都有栽培。8~9

月采种子晒干生用。

功能：味辛性温。入脾、胃、肺、肾经。祛寒止痛，温肾壮阳。治肾虚腰痛，胁胀痛。

临床应用：5～15克，打碎水煎服。

（1）治小肠受寒疝痛。葫芦巴、小茴香全炒各15克。共研粉，每次5克，每日服三次，盐开水送服。

（2）治肾虚腰痛，腹胁胀满。葫芦巴50克（炒），制附子18克，杜仲、苍术各15克。水煎，每日一剂，三次服。

（3）治受寒冷痛。葫芦巴、干姜各15克。水煎，日服三次。

7. 胡椒：又名浮椒、玉椒、古月

为胡椒科植物胡椒的干燥果实，果实成熟后除去外黑皮为白胡椒，未成熟不去黑皮为黑胡椒，主产于热带、亚热带地区，药用白胡椒为佳。

功能：味辛性热。入胃、大肠经。温中散寒，行气止痛。可治胃脘遇冷痛剧，得热则缓，呃逆呕吐清水，腹冷痛肠鸣腹泻等症。

临床应用：研粉吞服，每次0.6～1克。

（1）治受寒肠鸣水泻。胡椒研粉，置脐眼以药胶布贴敷，每睡前使用，24小时止痛止泻，不愈再用一次。

（2）治小儿缺钙睡眠不安抽搐。胡椒20粒，鸡蛋壳2只。共焙炒黄后研粉，分10包，每次一包，温开水冲服，日服两次。

（3）治阴囊湿疹瘙痒。胡椒20粒，研末水煎，外洗患处，每日两次。

（4）治蜈蚣咬伤，烫伤红肿疼痛。胡椒研粉，温开水调糊状涂患处。

（5）治胃寒冷痛，腹痛泄泻。胡椒、延胡索、干姜各5克。水煎，日服三次。
使用注意：平时可作调味品，少量食用可增进食欲，但多食久食伤阴耗气。

8. 丁香：又名公丁香、母丁香、丁子香

为桃金娘科植物常绿乔木母丁香树的干燥花蕾。主产印尼、坦桑尼亚、马来西亚。形如乳钵锤，大如豌豆，以花大油足，色紫者为佳。

功能：味辛性热。入脾、胃、肺、肾经。治胃寒呕吐，脾胃虚寒呃逆，及胸腹冷痛。

临床应用：1～3克，水煎服。

（1）治胃冷呃逆不止。丁香、柿蒂各10克。焙干研粉，每次3克，以人参5克煎汤送服。

（2）治腹中冷痛不止，遇冷加剧。丁香、肉桂各15克。焙干研粉，每次3克，饭前30分钟热黄酒送服。

（3）治胃寒呕吐。丁香3克，半夏8克。水煎，日服三次。

（4）治脾胃虚寒，食少吐泻。丁香、砂仁各3克，白术15克。水煎，日服三次。

（5）治肾虚阳痿，阴冷，寒湿带下。丁香3克，附子、肉桂各6克，巴戟天、苍术、芡实各 15 克。水煎，每日一剂，三次服。

使用注意：畏郁金，忌同方使用。热证忌服。

9. 荜茇：又名鼠尾、椹圣、荜茇

为胡椒科多年生草质藤本植物荜茇的未成熟果穗，主产于云南、印尼、越南等地。茎叶似蒟酱，其子紧细，味辛烈，三月开花，七月结子，青黑色，似桑椹子，九月收采，晒干备用，味似胡椒。

功能：味辛性热。入胃、大肠经。温中散寒，下气止痛。可治胃寒呕吐和寒痰结聚，气不通畅，两胁及肚腹疼痛，寒疝，寒泻，冷痢等症。

临床应用：1～3 克，水煎服。

（1）治腹冷胀肠鸣，腹泻。荜茇 3 克，山药、白术、党参各 15 克，干姜 8 克。水煎，日服三次。

（2）治胃寒呕吐，呃逆，气滞，胸腹胀痛等症。荜茇 5 克，生姜、高良姜各 10 克。水煎，日服三次。

（3）治寒泻冷痢，寒疝疼痛。荜茇 3 克，吴茱萸、香附、乌药各 10 克。水煎，日服三次。

（4）治寒邪外来，火郁于内的牙痛。荜茇研粉涂敷局部即愈。

使用注意：伴有发热咳嗽者忌服。

10. 荜澄茄：又名毕茄、澄茄

为胡椒科植物荜澄的果实，其根为豆豉姜，亦供药用。多为野生，主产于江苏、浙江、安徽、江西、云南、贵州等地。藤木基部匍匐，上部攀缘或直立，节膨大，可生不定根，叶互生，阔卵形，长 7～14 厘米，宽 6～13 厘米，叶脉七条，上面发亮有皱纹，揉之有胡椒味。花小，穗状花序，果球形。喜生于村边、路旁、深山沟谷。药用叶、果穗。叶全年可采，果穗秋末初采，晒干备用。

功能：味辛性温。入脾、胃、膀胱经。散寒温胃降气，散寒止痛，温中消食。治胃冷痛，小腹坠胀疝气，消化不良，呕吐清水，肠鸣腹泻。

临床应用：2～5 克，水煎服。

（1）治脾胃虚弱，脘胀不舒，食欲不振。荜澄茄 5 克，研粉，神曲 3 克。以姜汁调淡姜汤送服，每日三次。

（2）治胃寒呕逆不止。荜澄茄、高良姜各 5 克研粉。每次 5 克，用食醋少许趁热呷服。

（3）治寒疝疼痛。荜澄茄、吴茱萸各 6 克，乌药 10 克。水煎，日服三次。

（4）治小便浑浊。荜澄茄 6 克，苍术、芡实、萆薢各 15 克。水煎，日服三次。

使用注意：阴虚有火及热证忌服。伴发热咳嗽忌用。

11. 高良姜：又名良姜、小良姜、海良姜、红豆蔻

为姜科多年生草本植物高良姜的干燥根茎。主产于广东、海南、广西等地区。高

良姜又名红豆蔻，花丛生，叶瘦，初开花，有大簇包子，簇折花见一穗数十蕊，淡红色，鲜妍如桃杏花色，蕊下垂如葡萄，每蕊有心两瓣，其子如草豆蔻。2～3月采根（即高良姜）及种子（即红豆蔻）。

功能：味辛性热。入脾、胃经。温中下气，消食止痛。治胃寒痛，吐泻转筋，酒食不消，噎嗝反胃，呕吐清水，肠鸣水泻等症。

临床应用：3～6克，水煎服。

（1）治胃脘冷痛，食少腹胀。高良姜、炮姜各6克。研粉，每次2克，用橘皮6克煎汤送服，每日一剂，三次服。此方孕妇禁服。

（2）治寒邪伤胃，气机不畅，胃脘冷痛。高良姜6克，香附15克。水煎，日服三次。

（3）治胃寒气逆，呕吐清水。高良姜6克，半夏、生姜各10克。水煎，日服三次。

使用注意：胃热心烦，善食生冷，呃逆酸腐，肝胃火盛者忌服。

本药种子即红豆蔻，性味功能相同，善于散寒燥温，消食，解酒毒。

12. 小茴香：又名土茴香、野茴香、谷茴香、小茴、茴香子

多年生伞形草本植物，有强烈香气，高1～2米，茎圆柱形，直立，上部多分枝，表面白霜，基生叶丛生，叶互生，有柄，基部呈鞘状，宽大而抱茎。叶片羽状分裂，裂片呈线形。伞形花序，伞梗20余枝，花黄色，双悬果长圆形，成熟后分离成二果。花期7～8月，果期9～10月。各地都有种植。秋季采成熟果实晒干生用或用盐水炒用。盐茴香：将小茴香盐水拌匀，放锅内炒至微黄取出晾凉，每500克小茴香用盐15克。

功能：味辛性温，气香。入脾、胃、肝、肾经。散寒理气。能治疝气睾丸痛，少腹寒痛，腰痛，脘腹胀痛等。

临床应用：3～10克，水煎服。

（1）治疝气小腹胀痛。小茴香20克。水煎，日服三次。

（2）治睾丸痛。小茴香、苍耳子各15克。水煎，日服三次。

（3）治肾虚腰痛。炒小茴香50克，猪腰1双。将小茴香炒熟研粉装入切开的猪腰内，文火烧熟，盐开水送服，日服两次。

（4）治肾寒小腹痛。小茴香50克（炒），绿豆10克。水煎，加红糖20克，日服两次。

（5）治遗尿。小茴香10克，桑螵蛸25克。装入猪膀胱内，焙干研粉，每次5克，日服三次，米汤调服。

（6）治胁下痛。小茴香50克（炒），枳壳25克，食盐1克。水煎，白酒二盅为引，日服两次。

（7）治寒疝腹痛。小茴香6克，木香、乌药、肉桂、青皮各8克。水煎，日服三次。

（8）治女子经寒少腹痛。小茴香6克，肉桂、艾叶、香附、川芎、当归各10克。

水煎，日服三次。

（9）治脘腹冷痛，呕吐食少。小茴香6克，干姜、良姜、附子各8克，党参、白术、香附各15克。水煎，日服三次。

使用注意：本药辛温助火，热证及阴虚火旺者忌用。

13. 大茴香：又名八角香、大八角、原油茴、八角茴香

为八角科常绿小乔木植物八角的成熟干燥果实，为八角形果实，因而又称八角茴香，以均匀饱满、香气浓厚者为佳。主产广东、广西、海南、云南等省。

功能：味辛性寒。入脾、胃、肾经。理气温中，散寒止痛。能治睾丸疝气，寒湿脚气肿痛，并能暖下焦，祛膀胱和肾的寒气，止胃寒呕逆，开胃进食。

临床应用：3～10克，水煎服。

（1）治疝气坠胀，小腹冷痛。大茴香、小茴香各10克，乳香4克。水煎，日服三次，服后盖被取汗即愈。

（2）治腰酸重腹痛。大茴香炒黄研粉，每次6克，饭前半小时以黄酒送服，日服三次。

（3）治脘腹冷痛，呕逆食少。大茴香、干姜、白术、党参各10克，肉桂、附子各5克。水煎，日服三次。

（4）治寒滞肝脉的疝气冷痛。大茴香、小茴香、良姜各6克，青皮、槟榔、延胡索各10克。水煎，日服三次。

（5）治寒湿脚气肿痛。大茴香、槟榔、吴茱萸、木瓜各10克。水煎，每日一剂，三次服。

（6）治膀胱冷气。大茴香、槟榔、吴茱萸、木瓜各8克，乌药10克，肉桂5克。水煎，日服三次。

使用注意：本药辛热助火，热证及阴虚火旺忌用（包括食品调料亦忌用）。

14. 山柰：又名山辣、沙姜

为姜科多年生草本植物山柰的根块，多为野生，亦有栽培。主产于四川、贵州、云南等地。山柰根叶似生姜，樟木香味，皮赤黄色，切片晒干备用入药。

功能：味辛，性温。入脾、胃经。散寒止痛，消食温中。治心腹冷痛，风湿肌筋关节痛，跌打损伤瘀血肿痛，龋齿痛，胃脘痛，消化不良，食积不化，反胃呕食，肠鸣腹泻。

临床应用：3～6克，水煎服。

（1）治心腹冷痛。山柰、丁香各6克，当归、甘草各10克。共研粉，每次6克，以黄酒送服，日服三次。

（2）治风湿关节痛。山柰、威灵仙、木瓜各10克，川牛膝、苍术各15克，忍冬藤30克，薏苡仁40克。水煎，日服三次，每日一剂。

使用注意：凡失血阴虚，咽干尿黄，胃中热喜冷食，大便燥结者忌服。

七、芳香开窍药

1. 麝香：又名当门子、脐香、香脐子

麝为鹿科动物，林栖兽类，冬季捕捉，将雄麝的脐部腺囊连皮割下，即为整香，取内中香仁即散香。颗粒状即当门子。

功能：味辛性温。入心、肺经。特别芳香，为开窍要药。善辟污秽恶气，定惊，能治惊痫，神志昏迷，痰厥，中秽恶气突然昏倒；并能解毒，活血通络，止痛治外伤。

临床应用：0.1～0.2克，多入丸散剂使用，不作水煎。外用0.3～0.6克，制膏药用。

（1）治少腹寒瘀疼痛。麝香0.05克，放入脐窝内；然后用小茴香35克、炮姜25克、吴茱萸20克，共研粉，以好酒调拌匀，纱布包好，放脐窝内，用温水袋加热1～2小时即愈。

（2）治气中昏厥。麝香0.05克，大葱头一个。切碎，纱布包裹，将麝香放入脐窝内，将大葱切片放于脐内，以布保护，用温水袋加温1～2小时即愈。

（3）治外感热病，热毒内盛，高热神昏，惊风抽搐，痰热窍闭等症。麝香0.2克，牛黄0.3克，雄黄0.4克，犀角（以水牛角代）3克，羚羊角6克，珍珠2克，以上六味药研粉。黄芩、黄连各8克，水煎，冲服上六药。

（4）治寒湿痰浊上蒙清窍，中风昏迷而属寒闭者。麝香0.2克，苏合香、安息香各0.5克，沉香3克，丁香2克，上药研粉。木香、香附各10克，水煎，冲服以上五药。

（5）治咽喉肿痛，热毒疮疡。麝香0.2克，雄黄0.3克，牛黄0.3克，冰片0.1克，蟾酥0.01克，上药研粉。乳香、没药各6克，水煎，冲服以上五药。

（6）治乳痈，肺痈，跌打损伤，瘀血肿痛。麝香0.1克，血竭0.1克，珍珠粉2克，乳香、没药各6克。水煎冲服以上三药。

（7）治女子月经不调，癥瘕包块。麝香0.1克，桃仁、红花、赤芍、川芎各15克。水煎，冲服麝香。

（8）治女子难产死胎，胎衣不下。麝香、肉桂各0.2克，研粉，温开水冲服。

（9）治瘀血阻滞头痛剧烈。麝香0.1克，红花、川芎、当归、地龙各15克。水煎分三次冲服麝香。

（10）治心绞痛。麝香0.1克，川芎30克，水煎，分三次冲服麝香。

（11）治口眼歪斜。麝香0.1克，马钱子0.6克。共研粉调敷患处。

使用注意：孕妇忌服。

2. 冰片：又名龙脑

为龙脑香科常绿乔木龙脑香的树干，经蒸馏冷却而得的结晶称龙脑冰片。现用松节油、樟脑等原料，经化学方法合成机制冰片。或由菊科多年生草本植物艾纳香叶的升华物经加工劈削成艾片。龙脑香主要产于东南亚，而艾纳香产于我国广东、广西、云南等省。成品贮藏于阴凉处密封。

功能：味辛苦性微寒，气芳香。入心、肺、脾经。开窍醒脑，解毒止痛，清热明目。可治痰热内闭的神志昏迷，惊痫癫狂，胡言乱语。外用治目赤肿痛，翳膜遮睛，咽喉肿痛，牙疳口疮，痈疽疮疡等症。

临床应用：0.03～0.1克，多入丸、散用，不入煎，外用少量研细末用。

（1）治中风牙关紧闭。冰片、天南星各0.5克。共研为细粉，以中指蘸药涂患者两侧臼齿上下。共用药1克左右，反复擦臼齿20～30次，患者口自松开。

（2）治暴病甚至昏迷。冰片0.6克，朱砂1克，雄黄3克，皂矾6克，火硝24克。共研粉拌匀，每次1克，以温水调开后灌服，同时用消毒棉签蘸取药末少许点于眼内眦（内侧眼角），患者可速醒。

（3）治牙龈肿痛，口舌生疮，咽喉肿痛，咽哑作痛等症。冰片1.5克，朱砂2克，玄明粉、硼砂各15克。共研为粉，以清洁细塑管蘸取药粉少许吹敷于患处，一日3～6次。

（4）治蛲虫病。冰片2克，以香油3克调匀，用药棉球蘸取药糊塞入肛门，每晚10点睡前用药，连用三晚即愈。

（5）治中风痰厥，高热昏迷。冰片0.1克，麝香0.1克，牛黄0.4克，犀角（以水牛角代）3克，共研粉。黄连、栀子各10克，水煎冲服以上四药。

（6）治疮疡肿痛，溃后不敛。冰片0.1克，血竭0.1克，珍珠2克，共研粉。乳香、没药各8克，水煎冲服以上三药。

（7）治目赤肿痛，目生云翳。冰片0.1克，硼砂、琥珀各3克，朱砂0.5克，熊胆1克，麝香0.1克。共研为粉点眼用。

（8）治胃火过盛引起的口舌生疮，咽喉肿痛。冰片0.1克，玄明粉3克，朱砂1克，硼砂2克。共研粉，用麦管吹喉。

使用注意：孕妇及体弱者慎用。

3. 苏合香：又名苏合油、苏合香油、帝油流

为金缕梅科植物苏合香树的树脂，主产于土耳其、伊朗等国，我国广东、广西、云南亦有栽培。乔木，高11～15米，叶互生，具长柄，托叶小，早落，叶片掌状五裂，裂片卵状或长卵形，基部心形，边缘有锯齿，花小单性，雌雄同株，多数呈圆头状花序，黄绿色。雄花的花序成总状排列，雌花无花被，仅有苞片。雄蕊多数，雌花的花序单性，花柄下垂，花被细小，雄蕊退化，雌蕊多数，基部愈合，果序圆球形，聚生多数果，成熟时顶状开裂，种子1～2枚，狭长圆形，扁平，顶端有翅。喜生于肥沃土壤。初夏将枝皮割破，深达木质部，使分泌香脂浸润皮部，至秋季削下树皮，

榨取香脂，残渣加工水煮后再榨，除去杂质即是苏合香的初制品。再将初制品溶解于酒精中，过滤，蒸去酒精则成为精制苏合香。宜装于铁桶中并灌以清水浸之，置阴凉处，以防走失香气。

功能：味甘性温，气芳香。入心、脾经。为开窍药，有醒脑、辟秽、祛痰的作用。治突然昏倒，痰厥癫痫。并能解除虫毒，治恶梦惊怕等。

临床应用：0.3~1 克，入丸剂用。不宜入煎剂使用。

（1）治冻疮肿痛，遇热刺痒。苏合香 1 克，放入 75% 酒精 500 毫升，外用涂患处，一日三次。

（2）治中风痰厥，猝然昏倒，牙关紧闭症，属寒凝气滞。苏合香 0.1 克，麝香 0.1 克，丁香 3 克，木香、沉香各 3 克，安息香 1 克，共研粉。香附 15 克，水煎，冲服以上六味药。

（3）治冠心病、心绞痛。苏合香 0.1 克，冰片 0.1 克。檀香、青木香、乳香各 8 克，水煎，冲服以上二药。

使用注意：本药性温，凡阴虚火旺、口舌生疮、咽干目涩不宜使用。

4. 安息香：又名辟邪、安悉香、千金木脂、安息香脂、命门录事

为安息香科植物落叶香木安息香树树干受损伤后渗出的树脂，多为进口。广西等地有产。安息香树，乔木，高 10~15 米，树皮绿棕色，叶互生，长卵形，长 11 厘米，宽 5 厘米，叶缘有不规则齿牙，上面稍有光泽，下面密被白色短星状毛，叶柄长约 1 厘米，总状圆锥花序，腋生，被毡毛，苞片小，早落，花冠 5 深裂，裂片披针形，果实扁球形，长约 2~3 厘米，灰棕色，种子坚果红棕色，有 6 浅色纵纹。于 4~6 月干燥少雨的季节采割，以最先流出的乳白色香树脂最佳。

功能：味辛苦性平，气极芳香。入心、脾经。善能驱除秽恶之气，有开窍醒神行血的作用。治突然昏厥，胸腹胀满作痛，并有坠死胎的作用。

临床应用：0.5~1 克，入丸散用。

（1）治冠心病心绞痛。安息香研粉，每次 1.5 克，开水冲服。

（2）治产后血晕，口噤垂死。安息香 3 克，五灵脂 15 克。共研粉，每次 3 克，以炒姜汤送服。

（3）治痰浊热邪闭阻心窍，神昏不醒，痰盛气粗，身热，苔腻，脉滑而数者。安息香 0.5 克，麝香 0.1 克，牛黄 0.3 克，犀角 3 克，冰片 0.1 克，朱砂 0.5 克。共研为细粉，一日分三次，以温开水冲服。

（4）治中风昏倒，牙关紧闭，不省人事。安息香 0.5 克，苏合香 0.05 克，丁香 2 克，麝香 0.1 克，共研为粉。香附 15 克，青木香、沉香各 5 克，水煎冲服以上四药。

（5）治产后血晕。安息香 1 克，五灵脂 5 克。共研粉，以炒姜煎汤冲服。

使用注意：阴虚火旺及虚脱症忌服。

5. 石菖蒲：又名菖蒲、山菖蒲、香草

多年生天南星科草本植物药用石菖蒲的根茎。生于四川、江苏等省。早春挖采去

叶晒干，生用鲜品，夏末采用。

功能：味辛，性温。入心、肝经。具有开窍醒神，益智宁心，化湿开胃的作用，并能散风湿治关节疼痛。

临床应用：5～10 克，鲜用加倍，水煎服。

（1）治急病神志不清，谵语烦乱。鲜石菖蒲 10 克，生姜 10 克。捣汁一杯灌服。

（2）治健忘多梦。石菖蒲 30 克，茯苓 60 克，党参 30 克，远志 12 克。共研为粉，每次 5 克，温开水冲服，每日三次。

（3）治耳鸣耳聋。石菖蒲 60 克，猪腰 1 双（洗净切细丝），葱 50 克，粳米 100 克。煮熟成粥，空腹服用。一剂不愈再服一剂，可连服三剂。

（4）治女子赤白带下。石菖蒲、补骨脂各 60 克，炒脆研为粉，每日一次，每次 6 克，温开水冲服。

（5）治湿热蒙蔽心窍，神识不清，谵语，身热不畅，苔黄腻。石菖蒲、郁金、栀子各 10 克，滑石 20 克，连翘 15 克。水煎，每日一剂，日服三次。

（6）治痰浊蒙蔽心窍的癫狂证。石菖蒲 15 克，远志、茯神各 10 克，朱砂 3 克（冲服）。水煎，分三次冲服朱砂。病重者兼大便秘结，加大黄、厚朴、枳实、芒硝各 10 克。

（7）治健忘失眠，精神恍惚。石菖蒲、远志各 15 克，人参 10 克，茯苓 30 克。水煎，每日一剂，三次服。

（8）治耳聋、耳鸣，属肝火者。石菖蒲、龙胆草、黄芩、柴胡、枳实各 12 克。水煎，每日一剂，三次服。

（9）治耳鸣、耳聋，属肝肾虚者。石菖蒲、五味子、地黄、山萸肉、山药各 15 克。水煎，每日一剂，三次服。

（10）治湿浊阻胃胸闷不食。石菖蒲、苍术、厚朴、陈皮各 15 克。水煎，每日一剂，三次服。

（11）治湿热蕴结肠中，胸闷苔腻，呕恶不纳，下痢频繁的噤口痢。石菖蒲 15 克，黄连、石莲子各 10 克。水煎，每日一剂，三次服。

（12）治风湿关节痛。石菖蒲、羌活、独活、秦艽各 15 克。水煎，每日一剂，三次服。

（13）治风寒束肺，痰饮闭塞失音。石菖蒲、桔梗、荆芥、紫苏、橘红各 12 克。水煎，每日一剂，三次服。

使用注意：凡阴亏及滑精多汗者忌服。

八、安神药

（一）镇静安神药

1. 朱砂：又名丹砂、赤砂、辰砂

本药系方晶辰砂矿石。主产于湖南、云南、贵州部分地区。将辰砂矿石击碎，除去杂质，水飞极细，装好备用。

功能：味甘性微寒。入心经。镇心安神定惊。治心神不宁，多梦惊悸失眠，癫痫神昏，有定魄安魂的功效。亦解毒疗疮，治胸中烦热，心火亢盛，怔忡恍惚。

临床应用：0.3～1克，入丸散使用，研粉冲服。

（1）治神志失常，思虑迷乱，精神恍惚，突然摔倒，口吐白沫等症。朱砂10克，酸枣仁、乳香各5克。共研为粉拌匀，每次5克，用黄酒调服。

（2）治各种吐血症。朱砂、蛤蚧粉各10克，共研粉拌匀，每次5克，以温黄酒调服。

（3）治心火亢盛，上扰神明所致心烦不安，惊悸不眠等症。朱砂1克，黄连、甘草、当归各10克，生地30克。水煎冲服朱砂。

（4）治心血亏虚失眠多梦。朱砂1克，酸枣仁、柏子仁各15克。水煎冲服朱砂。

（5）治惊恐心虚所致惊悸怔忡。朱砂1克，装入猪心1个炖服。

（6）治阴虚不足所致心悸失眠多梦。朱砂1克，麦门冬、白芍、柏子仁、酸枣仁、五味子、党参各15克。水煎，冲服朱砂。

（7）治癫痫。朱砂1克，磁石30克。水煎，冲服朱砂。

（8）治胃火盛所致口舌生疮，咽喉肿痛。朱砂1克，冰片0.1克，硼砂2克，玄明粉10克。共研粉拌匀，用塑管蘸取吹入口舌咽部。能解毒消肿。

使用注意：本药忌过量久服，过量单用本品中毒者可用生羊血解救。本药在高热情况下易分解成游离汞，有大毒。故本药使用绝对忌久煎。

2. 磁石：又名玄石、吸铁石、铁石

为天然的磁铁矿石，产于河北、山东、江苏、辽宁等地。采取击碎备用，或醋淬研粉备用。

功能：味辛性寒。入肝、肾经。重镇安神，聪耳明目，纳气平喘。磁石味咸辛，性寒，能吸铁杀毒。能治心烦易怒，神志不安，面部烘热，头晕目眩，心悸，肾阴虚阳亢证。亦治耳鸣、耳聋，视物昏花，骨蒸潮热，腰膝酸软，睡眠出汗等肝肾阴虚证。亦治老年体弱，久病体虚，肾虚气喘，头晕耳鸣，腰膝酸软等症。

临床应用：10～30克，本药宜久煎先煎。

（1）治肝阳上亢所致烦躁不安，心悸，失眠，头晕，头痛等症。磁石、石决明各30克先煎，白芍、生地各30克。共水煎，冲服朱砂0.5克，每日一剂，三次服。

（2）治肝肾阴虚所致耳鸣、耳聋症。磁石、熟地各30克，山萸肉、五味子各15克。水煎，每日一剂，三次服。

（3）治肾虚摄纳无权，气逆作喘。磁石、代赭石各30克，五味子、胡桃肉各15克。水煎，每日一剂，三次服。

使用注意：消化不良，食欲不振者慎用。

3. 琥珀：又名血珀、云珀、煤珀

琥珀为松科植物的树脂，长久埋藏地下，凝结而成化石样物质，呈不规则的粒状、块状、钟乳状、散烂状，有时内包昆虫的化石等。有黄色、棕黄色、红黄色、条痕白色或淡黄色。具有松脂的光泽，透明至不透明，断口贝壳状极为显著，产于黏土层、砂层、煤层、沉积岩内。

功能：味甘性平。入心、肝、膀胱经。安神定志，镇惊，利尿通淋，活血化瘀。能治心神不宁，失眠多梦和癫痫惊风。亦治女子经闭不通，产后瘀血，跌打损伤，瘀血肿痛。

临床应用：1～3克，入丸剂散冲服，不宜久煎。

（1）治血尿。琥珀研粉3克，以灯心草1克煎水冲服。

（2）治尿涩不通，淋沥作痛。琥珀研粉2克，以萱草根煎水冲服。

（3）治小儿痰热内盛，惊风抽搐。朱砂0.5克，琥珀1克，共研粉。胆南星、天竺黄各5克，水煎，冲服上二药。

（4）治癫痫惊狂。琥珀、朱砂、南星各1克，研粉，温开水冲服。

（5）治肝阳上扰，心悸失眠，神虚不寐。琥珀1克，羚羊角2克研粉。茯神、远志、人参、甘草各10克，水煎，冲服上二药。

（6）治女子瘀血内停，经闭癥瘕及产后瘀阻腹痛。琥珀2克研粉。三棱、莪术、没药、鳖甲、延胡索各10克，水煎，冲服琥珀。

（7）治血尿涩痛小便不利。琥珀2克研粉，蒲黄3克研粉。海金沙30克，没药、通草各10克，水煎冲服上二药。

使用注意：阴虚内热，小便不利，及无瘀滞者忌服。咽干目涩，口舌生疮，潮热盗汗，阴虚火旺者忌服。

4. 珍珠：又名真珠、蚌珠、珠子

珍珠为贝壳蚌科动物囊中形成的无核珍珠，产于广东、广西、海南、台湾等省。淡水产的河蚌各地均有生产，海产者全年可采。淡水者以秋末采收为宜。

功能：味甘咸性寒。入心、肝经。镇心定惊，清肝明目，解毒敛疮。能治高热惊厥，惊悸不安，烦躁口渴，癫痫发作。亦治眼生翳膜肉影响视力，肝虚生热，目赤肿痛，及咽喉肿，及痈疡疮毒，溃烂渗液久不愈合。

临床应用：0.3～1克，研粉冲服或入丸，不宜煎服。

（1）治高烧抽搐手足拘挛，双目上翻。珍珠 30 克，石膏 30 克。共研粉，每次 3 克，温开水冲服，日服三次。

（2）治胬肉生入角膜，盖瞳孔影响视力。珍珠 30 克，地榆 90 克，加水两大碗，煎至水干，用食醋浸五日，捞出用开水淘洗去掉醋气，研粉，点于患眼胬肉处，每日三次，能去掉胬肉。

（3）治咽喉糜烂，口舌生疮。珍珠 9 克，牛黄 3 克。共研粉，用塑管蘸取吹入患处，每日三次。

使用注意：孕妇忌服。痈肿疮毒尚未溃烂者不宜使用。

5. 龙骨：又名陆虎遗生、那伽骨（附：龙齿）

为古代哺乳动物象类、犀牛类等骨骼的化石。分布于河南、河北、山西、内蒙古、青海、云南等地区。出土后除去泥土杂质，贮存备用。

功能：味甘性平。入心、肝、肾经。镇惊安神，平肝潜阳，收敛固涩，生肌敛疮，固肠止泻。治梦遗滑精，崩中带下，自汗盗汗，久泻脱肛，惊痫等症。

临床应用：10～30 克，宜先煎久煎。

（1）治女子产后汗不止。龙骨、麻黄根各 30 克。共研粉，每次 6 克，用米汤调服，每日三次。

（2）治虚劳遗精。龙骨、远志、莲子各 50 克。共研粉，每次 6 克，用蜂蜜冲开水调服，日服三次。

（3）治久痢久泻不止。龙骨 120 克，捣碎水煎取浓汁，冷后分五次服下。

（4）治肾虚不固所致滑精、遗精。龙骨、煅牡蛎各 30 克（先煎一小时），苍术、沙苑子、芡实、莲子各 15 克。水煎，每日一剂，三次服。

（5）治冲任虚损，崩漏带下。龙骨、山药、牡蛎各 30 克，茜草、海螵蛸各 15 克。水煎，每日一剂，三次服。

（6）治体虚多汗。龙骨、牡蛎各 30 克，五味子 15 克。水煎，日服三次。

（7）治气虚自汗。龙骨、黄芪各 30 克，白术 15 克。水煎，日服三次。

（8）治阴虚盗汗。龙骨、白芍、生地各 30 克，知母、麦门冬各 15 克。水煎，日服三次。

（9）治泻痢不止。龙骨 30 克，诃子、罂粟壳、赤石脂、补骨脂各 6 克。水煎，日服三次。

（10）治肝阳上亢头晕目眩，或肝风内动口㖞偏瘫等症。龙骨、牡蛎、生地、白芍、代赭石各 30 克。牛膝 15 克，龟板 10 克。水煎，日服三次，每日一剂。

（11）治神志不安，心悸失眠，惊狂烦躁。龙骨、牡蛎各 30 克，朱砂 3 克，远志、酸枣仁、茯神各 15 克。水煎，冲服朱砂，每日一剂，三次服。

（12）治湿疮流水，及外伤出血。龙骨、枯矾各 15 克，煅后为粉，撒于患处包扎，每日一次。

使用注意：本药宜先煎，内有湿热、实邪忌用。龙齿是古代动物骨化石，和龙骨功效相同，偏于镇惊安神，用量 10～15 克。

6. 珊瑚

水生群栖腔肠动物，群体呈树枝状，分枝扩展如扇，分枝甚细，其表面生有多数水螅体，称为珊瑚虫，虫体呈半球状，上有羽状的触手8条，触手中央有口，虫体能分泌灰质而形成骨核，即通常所称的珊瑚。骨骼表面红色，莹润，中轴白色，质坚硬，很美观，着生于海底的岩石礁上。各种水螅体常以角手捕食微生物或生物的残片，营无性及有性生殖，而以营有性生殖者味多。捕捞洗净晾晒干，研成细粉备用。

功能：味涩性凉。入心、肝、肺经。安神定魄，去翳明目，收涩止血。

临床应用：1~3克。研粉入丸剂冲服，不宜久煎。

（1）治眼有翳障。珊瑚研粉点眼，点在翳上，每日两次。

（2）治翳膜。珊瑚、珍珠、琥珀，研粉点入目中，每日两次。

（3）治心肺郁热，吐衄不止。珊瑚研粉，每服1克，用百合0.6克煮成糊，调服珊瑚。

（4）治心神昏迷，惊痫卒倒或怔忡烦乱。珊瑚、琥珀、珍珠各1克，人参、白术、当归、胆星各8克。共研为粉拌匀，每服5克，以灯心草煎汤调服。

7. 牡蛎

为海产动物牡蛎科牡蛎的贝壳。全国沿海各地均产。以片块完整，坚实不朽，内面有光泽者为佳。

功能：味咸性微寒。入肝、胆、肾经。涩精，止汗。治遗精，滑精，自汗，盗汗，子宫出血及带下等症。能软坚化老痰，亦可治胁下坚满作痛，颈项生痰核、瘰疬等。

临床应用：15~30克，宜先煎久煎。

（1）治肝阳上亢，头晕目眩，或肝风内动，口歪偏瘫等症。牡蛎、代赭石、龙骨、白芍各30克，牛膝15克，龟板10克。水煎，每日一剂，三次服。

（2）治热病后期，热灼真阴，虚风内动，手足瘛疭。牡蛎、生地、白芍各30克，麦门冬15克，阿胶、鳖甲、龟板各10克。水煎，每日一剂，三次服。

（3）治阳气躁动，心神不安，失眠多梦。牡蛎、生地各30克，麦门冬15克，黄连8克。水煎，冲服朱砂1克，一日一剂，三次服。

（4）治自汗。牡蛎、黄芪、浮小麦各30克，麻黄根10克。水煎，每日一剂，三次服。

（5）治阴虚盗汗。牡蛎30克，柏子仁、五味子、白芍各15克，人参、麻黄根各8克。水煎，每日一剂，三次服。

（6）治肾虚不固，遗精滑精。牡蛎、龙骨各30克，莲须6克，芡实20克，沙苑子10克。水煎，每日一剂，三次服。

（7）治女子赤白带下及崩漏出血。牡蛎、龙骨、山药、生地各30克，茜草、海螵蛸各15克。水煎，每日一剂，三次服。

（8）治瘰疬痰核。牡蛎30克，玄参、贝母各15克。水煎，日服三次。

（9）治肝脾肿大。牡蛎、丹参各 30 克，泽兰、鳖甲各 10 克。水煎，日服三次。

使用注意：宜先煎久煎。育阴潜阳，镇惊安神，软坚散结宜生用。收敛固涩宜煅用。虚寒证不宜用。

8. 紫贝齿

为动物阿拉伯绶贝的贝壳。

功能：味咸性平，有毒。入肝经。清热散结，利水消肿，利尿通淋，活血化瘀，镇惊安神。治惊风抽搐，心悸失眠，多梦健忘，神志不安，惊悸怔忡，目赤肿痛，头痛眩晕。

临床应用：6～15 克。外用适量。

（1）治高热出疹，惊厥抽搐。紫贝齿、金银花、野菊花、生甘草各 6 克。水煎，每日一剂，三次服。

（2）治热结成淋，小便引痛，或时又尿血，或如豆汁。紫贝齿、草薢、冬葵子、滑石各 15 克。水煎，每日一剂，三次服。

使用注意：宜打碎先煎久煎。

9. 紫石英

轴晶系晶体，呈立方体、八面体、十二面体，集合成密粒状块体出现，颜色很少是无色透明的，大部分被染成各种颜色如黄、浅绿、浅蓝、蓝色、紫黑色等，以浅绿、紫色、紫黑色为常见，其色可因加热、压力、紫外线等而改变。加热时能失去色彩，受 X 射线照射后恢复原色，加热后呈现荧光，条痕白色玻璃光泽，透明至微透明，断口呈贝壳状。采集除去杂质，砸成碎块备用。

功能：味甘性温。入心、肝经。镇心定惊，养肝益血，温暖子宫。能治心神不安，肝血不足，心悸怔忡，惊痫眩晕。亦治女子宫冷不孕症。

临床应用：10～30 克，须打碎先煎。

（1）治女子崩漏或白带日久不止，眩晕腰酸。紫石英、代赭石各 30 克，五灵脂、乳香、没药各 8 克，苍术、芡实各 15 克，茜草 18 克，仙鹤草 30 克。水煎，日服三次。

（2）治痰热癫痫抽搐。紫石英、生石膏、寒水石、生龙骨、生牡蛎各 30 克，桂枝、生大黄、生甘草各 10 克。水煎，每日一剂，三次服。

（3）治肺寒咳逆。紫石英 30 克，火煅醋淬七次后研细粉，每次 3 克，用花椒 10 粒煎水泡汤服。

（4）治女子子宫虚寒，久不受孕，或受孕即小产。紫石英 100 克，煅醋淬七次研粉，香附（醋炒）、当归、白术、枸杞子、熟地黄各 15 克。共水煎，每日一剂，三次服。

（5）治心神不安，虚烦失眠，心悸怔忡。紫石英、茯苓各 30 克，酸枣仁、远志、柏子仁、当归各 15 克，黄连、川贝各 8 克。水煎，每日一剂，三次服。

（6）治惊痫眩晕。紫石英、龙骨、牡蛎、石决明、白芍各 30 克。水煎，日服三次。

（7）治女子宫冷不孕。紫石英、熟地各 30 克，当归、川芎、白术、枸杞子、香附各 15 克。水煎，每日一剂，三次服。

（二）养心安神药

1. 酸枣仁：又名枣仁

为鼠李科植物酸枣树的干燥成熟的种仁。主产于河北、河南、陕西、辽宁等地区。

功能：味酸性平。入心、脾、肝、胆经。养心安神，敛汗益阴。治虚烦失眠，心悸健忘，易惊怔忡，口燥咽干，头晕眼花，双目干涩，虚汗不止。

临床应用：10～15 克，打碎水煎服。

（1）治心血亏虚，神志不安，失眠易惊等症。酸枣仁、人参各 15 克，乳香 8 克，朱砂 0.3 克。共研为粉，睡前每次服 5 克，温黄酒送服。

（2）治盗汗不止。酸枣仁、人参、茯苓各 15 克。水煎，日服三次。

（3）治虚烦不眠，惊悸多梦。酸枣仁、茯苓、柏子仁、远志各 15 克，龙眼肉 10 克。水煎，冲服琥珀 3 克，每日一剂，三次服。

（4）治血虚失眠多梦。酸枣仁、当归、熟地、制首乌各 18 克。水煎，日服三次。

（5）治阴虚失眠多梦。酸枣仁、麦门冬、知母、生地各 25 克。水煎，日服三次。

（6）治心虚失眠多梦。酸枣仁、人参各 15 克，黄芩、党参各 30 克。水煎，日服三次。

（7）治体虚多汗，津少口渴。酸枣仁、人参、五味子、麦门冬、山萸肉各 12 克，生黄芪 30 克。水煎，每日一剂，三次服。

（8）治失眠口苦胆热。酸枣仁、黄芩、麦门冬各 15 克，黄连 8 克。水煎，日服三次。

（9）治痰湿内阻，中气困顿，胸闷食少，四肢倦重。酸枣仁、陈皮、厚朴、苍术、菖蒲各 15 克。水煎，每日一剂，三次服。

（10）治脾虚乏力纳呆。酸枣仁、人参、白术、陈皮、半夏各 12 克，茯苓 30 克。水煎，每日一剂，三次服。

（11）治失眠。酸枣仁 30 克。研粉，睡前每次 2 克，以醋冲服。

使用注意：实邪郁火者不宜服。

2. 柏子仁

为柏科植物常绿乔木树干燥成熟的种仁，野生或栽培，主产于山东、山西、河北、河南、辽宁等地区。以颗粒充实，黄白色，不泛油，无皮壳者为佳。

功能：味甘性平。入心、肝、肾经。养心安神，敛汗，润肠。治心血不足，虚汗过多；肠中津液不足所致大便干燥；心气不足所致心悸失眠。

临床应用：10～15 克，打碎水煎服。

（1）治虚烦惊悸失眠。柏子仁、酸枣仁、远志、五味子、茯神各15克。水煎，日服三次。

（2）治虚汗。柏子仁、五味子、麻黄根各15克，煅牡蛎30克。水煎，日服三次。

（3）治津枯肠燥便秘。柏子仁、火麻仁、杏仁各15克。水煎，加蜜10克服。

使用注意：痰多便溏者忌服。

3. 远志：又名小草、苦远志、棘菀

多年生远志科草本植物，根长肥厚，斜伸入土层，茎多数较细，高25～35厘米，直立多分枝，叶斜向上，总状花序生于小枝的顶端，花少数排列疏松，呈粉红色或紫红色。花期5～8月，果期6～9月。生于山坡砂质草地。春秋季采根，晒至半干，放在板上搓，去木心晒至纯干，生用或蜜炙用。炙远志：取蜂蜜加入1/3的水合匀熬开，放入远志拌炒，待蜜水吸尽，药色变黄为度，每500克远志用蜜100克。

功能：味苦辛，性温。入心、肺、肾经。驱惊悸，安神镇心，令人多记，安神祛痰。治心悸失眠，记忆力减退，遗精，咳嗽多痰，痈疽疮肿。

临床应用：5～15克，水煎服。

（1）治怔忡惊悸，多梦失眠。远志、菖蒲各15克，茯苓30克。水煎，日服三次。

（2）治遗精滑精。远志15克，莲肉10克，生龙骨25克，菟丝子20克。水煎，日服三次。

（3）治神经衰弱。远志、五味子各15克。水煎，日服三次，每日一剂。

（4）治寒痰咳逆。远志、半夏各15克，杏仁8克。水煎，每日一剂，三次服。

（5）治惊悸失眠，健忘，记忆力减退。远志、茯神、菖蒲、龙齿各15克，人参10克。水煎，冲服朱砂3克，分三次冲服。每日一剂，三次服。

（6）治寒痰咳嗽。远志、桔梗、杏仁、陈皮、半夏、紫菀各10克。水煎，日服三次。

（7）治痈疽疮毒。远志研粉调服，敷于患处止痛消肿。

使用注意：阴虚火旺及实热证忌服。

4. 茯神

为多菌科植物茯苓中间的木心，干燥后生用。

功能：味甘性平。入心、脾经。养心安神，镇惊定悸。善治心跳不安，失眠，记忆力减退，头脑不清。

临床应用：6～15克，水煎服。

（1）治心跳不安，失眠，记忆力减退。茯神、远志、龙齿、菖蒲、酸枣仁各15克，人参10克。水煎，冲服朱砂3克，每日一剂，三次服。

（2）治气虚失眠健忘。茯神、当归、龙眼肉各12克，夜交藤30克。水煎，日服三次。

（3）治气虚失眠健忘。茯神、白术各15克，黄芪、党参各30克。水煎，日服三次。

（4）治阴虚失眠健忘。茯神、麦门冬、知母各12克，生地30克。水煎，日服三次。

（5）治忧郁失眠健忘。茯神、合欢皮、远志、酸枣仁、柴胡、芍药各15克。水煎，每日一剂，三次服。

5. 合欢皮：又名金红树、明开夜合

为豆科植物落叶乔木合欢树的干燥树皮，野生或栽培，主产于江苏、湖北、浙江、安徽等地区。缠绕或蔓生藤本植物，长达8厘米，叶互生，卵形或椭圆形，聚伞花序腋生，总花序梗生2~7花，小形淡白色，果2~3束生在一起，圆球形，成熟时鲜橙黄色，开裂为三瓣，种子灰褐色，有深橘红色肉质的假种皮。花期6~7月，果期8~9月，生于丘陵山沟多石山坡地区。秋季采成熟果实，晒干生用。6~7月采花晒干生用为合欢花。

功能：味甘性平。入心、肺、脾经。解除郁闷，安五脏，明目，续筋骨，消肿止痛。能治精神忧郁引起的失眠、两目昏暗，骨折伤肿，痈肿等症。

临床应用：6~10克，水煎服。

（1）治虚烦不眠。合欢皮15克。水煎，日服三次。

（2）治筋骨疼痛。合欢皮35克。水煎，日服三次。

（3）治牙痛。合欢皮30克，煮鸡蛋4个。每次吃两个，日服二次，吃蛋喝汤。

（4）治七情所伤所致愤怒忧郁，烦躁不安，健忘失眠等症。合欢皮、柏子仁、郁金各15克，夜交藤、百合各30克。水煎，每日一剂，三次服。

（5）治跌打损伤，骨折肿痛等。合欢皮、川芎、当归、赤芍各15克。水煎，每日一剂，三次服。

（6）治痈肿疔疮。合欢皮、蒲公英、野菊花、连翘各15克。水煎，日服三次。

6. 夜交藤：又名首乌藤、棋藤

为蓼科藤本植物何首乌的藤条，多为野生，也有栽培。主产于河南、湖北、江苏、四川，以质坚实，显粉性，黄棕色，有云朵花纹者为佳。多年生缠绕草本植物，根末端成肥大的块根（即何首乌），外表红褐色至暗褐色。花期10月，果期11月。生于草坡、路边、山坡，也有栽培。秋采藤（即夜交藤），冬采根（即何首乌）。

功能：味甘性平。入心、肝经。安心神，养经络，养血祛风。能治心悸，失眠，健忘多梦，心烦不安，体虚多汗。亦治血虚头晕眼花，肢体酸楚，手足麻木，女子月经少、延期或经闭，及麻疹皮肤瘙痒等症。

临床应用：15~30克，水煎服。

（1）治皮肤瘙痒。夜交藤100克，煎水洗患处，每日两次，洗60分钟。

（2）治痈疽肿毒，淋巴结核。夜交藤200克，切碎，用好粮食酒浸泡一周，每日三次饮服，每次根据酒量饮1~2两，不可多饮。

（3）治冠心病失眠。夜交藤 30 克，川芎、当归、红花各 15 克。水煎，日服三次。

（4）治阴虚血少失眠。夜交藤 30 克，酸枣仁、柏子仁、远志各 15 克。水煎，日服三次。

（5）治阴虚阳亢失眠。夜交藤、白芍、生地、丹参各 30 克，当归、柴胡、珍珠母各 15 克。水煎，每日一剂，三次服。

（6）治风湿瘙痒。夜交藤 100 克。水煎洗患处。

7. 马尾松：又名青松、铁甲松、松树（附：松香、松花粉、松节、松根）

为松柏科常绿大乔木松树的叶针。叶针形深绿色，每二针一束，花单性，雄花序黄色，雌花淡绿色，球果长卵形，由许多鳞片组成，熟时褐色开裂。我国大部分地区均有野生和栽培，药用松针、松花粉、松节、松根。

功能：松针苦温，松香甘温，松花粉甘温，松节苦温，松根苦温。入心、肝、胃经。益胃安神，止血生肌，祛风通络。

临床应用：松针 50～100 克，水煎服；松香 1～3 克，水煎服；松花粉 1～5 克，煎水冲服；松根 15～25 克，水煎服。

（1）治神经衰弱失眠，高血压。松针 50 克，冬青叶、丹参各 30 克，远志 15 克。水煎，每日一剂，三次服。

（2）治胃及十二指肠溃疡及便秘。松花粉 5 克，白开水冲服，每日二次。

（3）治风湿骨痛，跌打瘀痛。松节、松根各 25 克。水煎，每日一剂，三次服。

（4）治流感，防治流脑。松针 100 克，水煎，每日一剂，三次服。

8. 长春花：又名雁来红、日日新

为夹竹桃科多年生草本植物长春花，干燥全草入药，高约 60 厘米，幼枝褐红色，节稍膨大，花 1～2 朵，生于叶腋，粉红色，高脚蝶形，果长条形，喜生于海滩、村边。主产于广东、广西、云南等地区，野生或栽培。

功能：味微苦凉。入心、肝经。镇静安神，平肝降压。

临床应用：10～15 克，水煎服，鲜用加倍。

（1）治高血压。长春花 15 克，龙胆草 10 克，豨莶草、夏枯草各 30 克。水煎，每日一剂，三次服。

（2）治失眠多梦。长春花 10 克，柏子仁、酸枣仁各 15 克，夜交藤 30 克。水煎服。

9. 白千层：又名玉树

为桃金娘科大乔木白千层玉树的干燥树皮、树叶。树高 5～10 米，树皮灰白色，疏松海绵状，多层，每层像纸一样易剥离，故称白千层。主产于广东、广西、福建、台湾等地区，野生和栽培。药用叶、树皮。全年可采，阴干备用。

功能：叶辛涩温，气芳香，皮淡平。入心、肝经。均能安神镇静，祛风止痛。

临床应用：干叶 10 ~ 15 克，干皮 10 ~ 15 克。水煎服。

（1）治神经衰弱，失眠。白千层干皮 20 克，水煎服。

（2）治风湿骨痛。白千层叶 20 克，苍术 15 克，薏苡仁 30 克。水煎，每日一剂，三次服。

（3）治神经痛。白千层叶 15 克，金银花、连翘各 10 克。水煎，每日一剂，三次服。

（4）治肠炎腹泻。白千层叶 15 克，红藤、鱼腥草各 20 克。水煎，每日一剂，三次服。

（5）治过敏性皮炎，湿疹。白千层叶 100 克，煎水洗患处。

10. 含羞草：又名知羞草、怕羞草

含羞草科草本植物含羞草的干燥全草入药。披散多分枝草本，下部伏地，有毛及钩刺，茎紫红色，叶互生为二回偶数羽状复叶，小叶多达 21 对，稍一触碰就自动合拢，故名含羞草。主产于我国长江以南各地。药用全草，夏秋采集晒干备用。

功能：干涩微寒。入心、肝经。镇静安神。

临床应用：50 ~ 100 克，水煎服。外用适量。

（1）治带状疱疹。鲜含羞草捣烂如泥敷患处。

（2）治神经衰弱失眠。含羞草、丹参、夜交藤各 30 克，远志 15 克。水煎，日服三次。

九、平肝息风药

1. 羚羊角（附：山羊角）

本品为偶蹄目洞角科羚羊的双角，多为野生和饲养。主产于俄罗斯、蒙古，我国新疆、内蒙古也有野生。目前羚羊角可用山羊角代替使用。

功能：味咸性寒。入肝经。平肝息风，清热镇惊，解毒明目。

临床应用：3~6克，水煎服，入丸剂冲服1~2克。

（1）治面红头痛，急病痉挛及小儿惊痫等症。羚羊角研粉0.6克，以温开水冲服。

（2）治壮热烦乱，神志不清，谵语躁狂等症。羚羊角研粉2克，用甘草、灯心草各3克。煎水冲服。

（3）治半身手足不遂及四肢顽痹。羚羊角10克，独活20克，炮乌头0.3克，防风3克。共捣研粉，每次10克，温开水冲服，日服二次。

（4）治急性眼疾，目赤肿痛生翳肉。羚羊角、黄芩、升麻、柴胡各9克，甘草30克。共研为粉，每次15克，温开水冲服，日服三次。

（5）治肝火上升，目赤翳障，头痛眩晕。羚羊角5克，决明子30克，龙胆草、栀子、黄芩、车前子各15克。水煎，每日一剂，三次服。

（6）治热甚风动，神昏痉厥，惊痫抽搐。羚羊角5克，钩藤15克，生地、生白芍各30克，桑叶、菊花、茯神各15克，川贝、竹茹、甘草各6克。水煎，每日一剂，三次服。

（7）治子痫。羚羊角3克，防风、独活、川芎、当归、杏仁、甘草各10克，薏苡仁30克。水煎，每日一剂，三次服。

（8）治温病壮热，神昏谵语，斑疹不透。羚羊角、犀角（以水牛角代）各3克，生石膏30克。水煎，每日一剂，三次服。

使用注意：无火热症忌用。无羚羊角可用山羊角代替，功能皆相同，但药力小，可加大药量至10~15克，水煎。或以3~6克研粉冲服。

2. 玳瑁：又名明代瑁

为海龟科水栖爬行动物玳瑁背部的鳞片、甲片，生于温带海洋中。我国台湾、福建、广东有产。本品呈薄板片状，以片大而厚，光泽，半透明者为佳。

功能：味甘性寒。入心、肝经。镇心安神，平肝息风，清热解毒。治中风，神志昏迷，谵语狂躁，痉挛抽搐，小儿惊痫，高血压头痛。亦治痈疽疮疡，热毒痘疹等症。

临床应用：3~10克，宜先煎久煎。

（1）治高血压头晕脑胀。玳瑁、山羊角各10克。水煎，日服三次。

（2）治中风失语，面青肢冷。玳瑁、白芥子各10克，朱砂、雄黄各3克（研粉）。水煎，每日三次，冲服后二药。

（3）治热病神昏，惊风抽搐。玳瑁、山羊角、黄连各10克，犀角（以水牛角代）3克，石决明、生地各30克，钩藤15克。水煎，每日一剂，三次服。

（4）治肝阳上亢，肝风内动，头晕目眩。玳瑁、山羊角各10克，石决明、白芍、牡蛎各30克，龟板10克，牛膝15克。水煎，每日一剂，三次服。

（5）治痘疹黑陷。玳瑁10克，犀角6克，紫草15克。水煎，每日一剂，三次服。

3. 石决明：又名鲍鱼壳

为鲍科海产单壳软体动物九孔鲍、盘大鲍、羊鲍的贝壳，分布于沿海地区的海中岩礁间，三种均以个大、壳厚、外表洁净，内有彩色光泽者为佳。

功能：味咸性微寒。入肝经。有平肝潜阳，清热明目的作用。治肝阳上亢所致头晕目眩，及肝热生风所致小儿惊风，四肢抽搐，两目昏暗，视物模糊，目赤羞明，骨蒸劳热等症。

临床应用：10~30克，宜先煎久煎。

（1）治肝阳上亢眩晕症。石决明、白芍、生地、牡蛎各30克，菊花、枸杞子各15克。水煎，每日一剂，三次服。

（2）治小儿惊风抽搐。石决明、白芍各30克，山羊角、钩藤、菊花各15克。水煎，每日一剂，三次服。

（3）治目赤肿痛。石决明30克，菊花、甘草各15克。水煎，每日一剂，三次服。

（4）治青盲雀目。石决明、苍术各30克，研粉，入羊肝内煮熟吃肝喝汤。

（5）治肝血亏虚目暗不明。石决明、熟地各30克，山茱萸、菟丝子、五味子各15克。水煎，每日一剂，三次服。

（6）治骨蒸劳热。石决明、生地各30克，知母、地骨皮各15克。水煎，日服三次。

4. 代赭石：又名赭石、代赭、钉头赭石

为一种赤铁矿石，主产山西、河北、河南、山东、湖北、四川等省。本品呈不规则扁平块状，以色棕红，断面显层叠状，每层均有钉头者为佳。

功能：味苦性寒。入肝、心包经。质重善降逆气，可治难产，胎衣不下。有凉血、止血的作用。治子宫出血，赤白带下，及小儿疳积泻痢，惊风惊痫。亦治上逆呕吐，嗳气，吐血，鼻血，及肝阳上亢所致头晕目眩等症。

临床应用：10~30克，打碎，宜先煎久煎。

（1）治胃炎、胃溃疡所致脘腹胀满，气逆作呃，嗳气不止或反胃呕吐等症。代赭石 15 克，党参、生姜、半夏、旋覆花各 10 克，炙甘草 3 克，大红枣 5 枚。共煎，每日一剂，三次服。

（2）治内耳眩晕症。生代赭石 45 克，半夏、车前子、夏枯草各 20 克。水煎，每日一剂，三次服。

（3）治吐血、鼻衄及妇女崩漏。醋煅代赭石 100 克，研粉，每次 10 克，以白茅根 30 克煎水冲服，每日一剂，三次服。

（4）治痢疾下血，经久不愈。醋煅代赭石 60 克。每次 6 克，用柿饼煎汤冲服，每日一剂，三次服，后将柿饼吃掉。

（5）治肝阳上亢，头痛目眩晕。代赭石、龙骨、牡蛎、白芍各 30 克。水煎，每日一剂，三次服。

（6）治嗳气、呃逆、呕吐。代赭石 30 克，旋覆花、半夏、生姜各 12 克。水煎，日服三次。

（7）治肺肾两虚气喘。代赭石、党参各 30 克，山茱萸、五味子各 15 克。水煎，日服三次。

（8）治血热吐血，衄血。代赭石、白茅根各 30 克，小蓟、竹茹各 15 克。水煎，日服三次，每日一剂。

（9）治崩漏日久头晕眼花。代赭石 30 克，禹余粮、赤石脂各 20 克，五灵脂 10 克。水煎，每日一剂，三次服。

使用注意：孕妇忌服。

5. 天麻：又名赤箭、明天麻

多年生兰科草本植物天麻，茎块长圆形或椭圆形，有环纹，茎粗壮圆锥形，黄褐色，高 60～100 厘米，疏生鳞片，鳞片叶膜质，有细脉，成鞘状抱茎，总状花序顶生，上生多花，黄带绿色，果直立长圆形。花期 7 月，果期 7～8 月，生于林下腐殖质肥厚处。每年 10 月采制最好，割去地上茎，将大小茎分别加工，放开水锅中煮至透心止，取出放席上晒，用锥子扎孔，排除气体，纯干后备用。

功能：味甘性平。入肝经。平肝息风，解除痉挛。治肝风引起的头晕目眩，小儿惊风昏厥抽搐，四肢拘挛或麻木不能行动的瘫痪症。

临床应用：5～15 克，水煎服。

（1）治头风痛症。天麻 15 克，川芎 10 克，细辛 5 克。水煎，每日一剂，三次服。

（2）治头痛症。天麻 15 克，葛根 30 克，钩藤 20 克。水煎，每日一剂，三次服。

（3）治半身不遂。天麻 15 克，当归 40 克，鸡血藤 30 克。水煎，每日一剂，三次服。

（4）治鸡爪风（手抽筋）。天麻、制川乌各 10 克，共研为粉，鸡蛋 3 个上打孔，将药粉纳入糊好煮熟，分两次吃掉。

（5）治肝阳上亢，头痛眩晕。天麻、钩藤、黄芩、山栀各 10 克，石决明 30 克。水煎，每日一剂，三次服。痰多者加半夏、白术各 15 克，茯苓 30 克。

（6）治惊悸抽搐。天麻 15 克，僵蚕、全蝎各 10 克。水煎，每日一剂，三次服。

（7）治风湿背痛，肢体酸痛麻木。天麻、羌活、秦艽、当归、川芎各 15 克，鲜桑枝 50 克。水煎，每日一剂，三次服。

（8）治中风瘫痪。天麻、当归、川芎各 15 克，鸡血藤、黄芪各 30 克。水煎，每日一剂，三次服。

6. 钩藤：又名钩丁、金钩藤

为茜草科木质藤本植物钩藤干燥带钩的茎枝，多为野生，主产于广西、四川等地。藤状灌木，高 1～2 米，嫩枝四方形，节上有鹰爪样的钩 2 个，因而得名钩藤。叶互生，椭圆形，长约 9 厘米，宽约 5 厘米，上面绿色，下面粉绿色，花黄色，腋生，集成头状花序，很像线球柄长。根肥厚淡黄色，质软，味微苦，有刺喉感。喜生于山谷、溪边、山坡，长江以南各省均有。药用带钩的茎枝和根，于春秋采制，切断或切片，晒干备用。

功能：味甘性微寒。入肝、心包络经。清热平肝息风。治高热抽搐，小儿惊痫，产妇子痫及破伤风，痉挛，惊痫等症。亦治高血压头脑胀痛，面红烘热，头晕目眩等症。

临床应用：10～15 克，入汤煎宜后下，不宜久煎。

（1）治小儿高热惊风，四肢抽搐，神志不清。钩藤 10 克，生石膏 20 克，天麻 5 克，水煎，每日一剂，三次服。

（2）治妇女子痫，胎动不安。钩藤、人参、当归、茯神、桑寄生各 3 克，桔梗 15 克。水煎，每日一剂，三次服。

（3）治高血压头胀痛，心烦失眠，面红烘热等症。钩藤 60 克。水煎，每日一剂，三次服，不能久煎，水沸后 15 分钟即可。

（4）治面神经麻痹。钩藤 60 克，鲜夜交藤 120 克。水煎，每日一剂，三次服。

（5）治肝热风动手足抽搐。钩藤、菊花、桑叶各 15 克，鲜生地、白芍各 30 克，羚羊角 3 克。水煎，每日一剂，三次服。

（6）治小儿急惊风。钩藤 15 克，天麻 10 克，全蝎 3 克，犀角（以水牛角代）2 克。水煎，日服三次。

（7）治肝火上升，头目眩晕。钩藤、黄芩、菊花各 15 克，石决明、草决明各 30 克。水煎，每日一剂，三次服。

使用注意：凡体虚语声低下，少气懒言，倦怠无力，气喘汗出，无热象者忌服。

7. 白蒺藜：又名刺蒺藜、硬蒺藜、蒺藜

为一年生草本蒺藜科植物蒺藜近成熟的种子，主产河南、河北、山东、山西等省。五个小坚果聚成星球状复果，具十个粗大木质硬刺，色绿黄色为佳。

功能：味苦性微温。入肝经。疏肝散风，行气破血。可治风热引起的疮疡、瘙痒、白癜风和头疮。亦治目赤多泪，目生翳膜，视物不清，目疾；及肝经风热引起的头痛眩晕和肝气郁结所致胸胁不舒疼痛，以及气滞血瘀的乳闭不通等症。

临床应用：5～10克，水煎服。研粉服，1～3克。

（1）治肝风头痛眩晕。白蒺藜、菊花、蔓荆子、钩藤、绿豆衣、天麻各10克。水煎，每日一剂，三次服。

（2）治目赤多泪。白蒺藜、菊花、连翘、决明子、青葙子各10克。水煎，日服三次。

（3）治风疹瘙痒。白蒺藜、蝉衣、荆芥、地肤子各10克，豨莶草25克。水煎，每日一剂，三次服。

（4）治胸胁不舒疼痛。白蒺藜、香附、郁金、青皮、橘叶各12克。水煎，每日一剂，三次服。

（5）治女子闭经。白蒺藜、当归、莪术、红花、香附各12克，坤草30克，牛膝15克。水煎，每日一剂，三次服。

（6）治乳房胀痛，乳汁不下。白蒺藜、当归、木通各10克。水煎，日服三次。

使用注意：气血虚弱者和孕妇忌服。

8. 蚯蚓：又名地龙

为环节动物巨蚓科蚯蚓的干燥虫体，虫体圆柱形，腹内含大量泥土。以条大肉厚棕褐色，无泥土者为佳。喜生于潮湿地区，采捉用开水烫死晒干备用。

功能：味咸性寒。入脾、胃、肝、肾经。清热镇痉，能治伤寒病或温热病的高热，惊狂乱语，惊风抽搐。并能通经络，利小便。可治肢体屈伸不利和热结所致小便不通。

临床应用：3～10克，鲜品用15～20克，外用适量。

（1）治高热惊痫，抽搐等症。鲜地龙50克，洗净加白糖化为水服。

（2）治神经分裂症（属实热型）。鲜地龙60克，加白糖50克，化为水分二次服。

（3）治壮热惊痫抽搐。地龙、钩藤、僵蚕各10克，牛黄0.5克。以上三药水煎冲服牛黄，每日三次，每日一剂。

（4）治热痹关节红肿热痛，屈伸不利。地龙10克，青风藤、忍冬藤各60克，鲜桑枝50克，老鹳草、丹参、赤芍、败酱草、首乌藤各30克。水煎，每日一剂，三次服。

（5）治寒痹痛。地龙10克，当归、海风藤、钻地风、丹参、独活各20克，鸡血藤、透骨草、香附各25克。水煎，每日一剂，三次服。

（6）治气虚血滞所致半身不遂。地龙、当归、赤芍、桃仁、菟丝子、肉苁蓉、山萸肉各15克，川芎、红花各10克，党参、熟地各30克，黄芪100克。水煎，每日一剂，三次服，连服30天。

（7）治热结膀胱，小便不利。地龙、木通、车前子、淡竹叶各15克，白茅根30

克。水煎，每日一剂，三次服。

（8）治肺热多痰，喘息不已，不能平卧。地龙、麻黄、杏仁、黄芩各12克，生石膏、鱼腥草各30克，芦根、白前各15克。水煎，每日一剂，三次服。

（9）治急性腮腺炎。鲜地龙30克，冰片3克，共捣为泥敷患处，消肿止痛。

（10）治慢性下肢溃疡，烫伤。鲜地龙50克，冰片5克，共捣为泥敷患处。

9. 僵蚕：又名僵委、天虫、僵虫

白僵菌的分生孢子附着在蚕的皮肤上，遇上适当温度，经过一段时间，侵入体内，摄其养分，而成干燥状态，以后僵硬化便成为僵蚕。7～8月在养蚕厂收集死僵蚕，放石灰中吸收水分后晒干备用。

功能：味咸辛性平。入肝、肺经。祛风清热，镇惊化痰，治风热头痛，惊痫，喉痹，风疹，惊风，中风，失音，四肢抽搐，风热头痛，齿痛，目痛，咽喉肿痛。除湿化痰，消疮毒，治瘰疬痰核及皮肤湿疹、丹毒等。

临床应用：3～10克，水煎服。研粉吞服1～2克。

（1）治风热头痛喉痹。白僵蚕10克，玄参30克。水煎，每日一剂，三次服。

（2）治口眼歪斜。白僵蚕20克，全蝎3克。水煎，每日一剂，三次服。

（3）治空洞性肺结核。白僵蚕、白及各100克。共研细粉，每次10克，白开水冲服，日服三次，连服30天。

（4）治风热头痛。僵蚕、桑叶、荆芥、木贼、旋覆花、甘草各10克，细辛5克。水煎，每日一剂，三次服。

（5）治皮肤疮疹作痒。僵蚕、蝉衣、白蒺藜、地肤子各12克，豨莶草30克。水煎，每日一剂，三次服。

（6）治中风口眼歪斜。僵蚕、白附子各15克，全蝎8克。水煎，每日一剂，三次服。

（7）治小儿惊风，痰喘发痉。牛黄1克，朱砂1克，冰片0.5克。僵蚕、天麻、胆星、黄连各10克，水煎冲服，每日一剂，三次服。

（8）治外感风热，咽喉肿痛。僵蚕、荆芥、防风、桔梗、薄荷各10克。水煎，三次服。

（9）治瘰疬痰核。僵蚕、贝母各10克，玄参、牡蛎、天花粉、夏枯草各30克。水煎，每日一剂，三次服。

使用注意：一般多制用，散风热宜生用。

10. 全蝎：又名全虫、茯背虫、蚕尾虫、蝎子

为钳蝎科节肢动物向荆蝎的干燥虫体，野生或养殖。主产山东、河南、湖北、河北、辽宁等省。以体形完整，色黄绿，腹中含泥土者为佳。

功能：味甘辛性平，有毒。入肝经。祛除风痰，止痉挛抽搐，活络止痛，解毒散结。能治中风，口眼歪斜，半身不遂，惊痫，抽搐。亦治风湿性关节炎，偏正头痛，

痈疥疮肿痛，及腮腺炎，淋巴结核等。

临床应用：全蝎3～5克，蝎尾1～2克，研粉冲服。

（1）治乙型脑炎壮热惊厥抽搐痉挛。全蝎、蜈蚣、天麻各10克，僵蚕20克。共研为粉，每次2克，温开水送服。对重症首次可3克大剂量送服，以后每4小时服1～2克，根据病情变化用量增减。

（2）治小儿惊风手足痉挛。完整全蝎1只，用荷叶4片裹，火烤至荷叶焦，同研为粉，分四次开水送服。

（3）治风湿痹痛。全蝎3克，防风、羌活、威灵仙各12克，忍冬藤50克，桂枝、秦艽、知母、赤芍各10克，鲜桑枝50克。水煎，冲服全蝎，每日一剂，三次服。

（4）治扁桃体炎。取蝎尾用胶布贴于扁桃体疼痛处，两侧都疼，两侧都贴，24小时换药一次，疗效显著。

（5）治中风口眼歪斜。全蝎3克，朱砂2克，僵蚕5克，共研粉；白附子10克。煎汤，分三次冲服。

（6）治惊痫抽搐，破伤风。全蝎5克，蜈蚣3条，僵蚕6克，朱砂3克，麝香0.1克。共研粉拌匀，用钩藤20克煎汤冲服以上五药，每日三次，每日一剂。

（7）治风湿痹痛疼痛较重者。全蝎3克研粉，乌梢蛇、地龙、川草乌各10克。水煎，分三次冲服全蝎，每日一剂，三次服。

（8）治瘰疬：全蝎7只，焙焦研粉，每日两次黄酒冲服，连服三日。

（9）治疮肿毒疼痛。全蝎7只，栀子7个，麻油煎黑，研粉入黄蜡成膏，敷于患处，止痛消肿，每日两次。

使用注意：全蝎有毒，不宜量大久服，虚证及孕妇忌服，蝎尾功效大减量冲服。慢性贫血及失血者忌服。

11. 蜈蚣：又名天龙、百脚

为蜈蚣科节足动物少棘巨蜈蚣的干燥全体。蜈蚣，多足类动物，体长7～10厘米，扁平，身体由多节组成，每节有足一对，全身棕红色，腹部及足部黄色，头部有鞭状触角一对，鄂足内有毒腺，末端的步足延长如尾。将蜈蚣用细薄竹片串起来晒干备用。

功能：味辛性温，有毒。入肝经。止惊散风，解毒消肿。治湿热肿痛，疹毒恶疮。解疮毒、蛇毒，能治毒蛇咬伤和恶疮肿毒。祛风邪止痉挛，可治惊风，破伤风，痉挛抽搐，口不能张，项背强直等症。并有去恶血、堕胎的作用。

临床应用：1～3条煎服，入丸散减半使用，外用适量。

（1）治中风口眼歪斜。蜈蚣2条，研粉，用防风25克煎水，分两次冲服。

（2）治中风口眼歪斜。蜈蚣1条，焙干研粉，用猪胆汁调敷患处。

（3）治惊痫。蜈蚣2条，全蝎6克。焙干研粉，每次2克，温开水送下，日服二次。

（4）治面神经麻痹。蜈蚣 3 条研粉，用防风、僵蚕各 15 克，煎汤送服，日服二次。

（5）治蛇头疔。蜈蚣 1 条研粉，雄黄 10 克。共研粉拌匀，用鸡蛋清调敷患处。

（6）治惊痫抽搐有热者。蜈蚣 2 条，全蝎 6 克，共研粉。生石膏 30 克，钩藤 15 克，煎汤冲服以上二药，每日一剂，三次服。

（7）治破伤风。蜈蚣 3 条研粉，用制南星、防风、鱼鳔各 10 克煎水冲服，每日三次。

（8）治口眼歪斜。蜈蚣 3 条研粉，用防风、僵蚕、川芎各 10 克水煎，分三次冲服。

（9）治瘰疬。蜈蚣 3 条，全蝎 6 克，土鳖虫 10 克。共焙干研粉，混入三个鸡蛋内捣匀煮熟，分三次吃，小儿酌减药量。

（10）治毒蛇咬伤。蜈蚣研粉，每次 3 克，每日三次，温开水冲服。

（11）皮肤烫伤。蜈蚣 3 条研粉，用麻油调敷患处。

使用注意：孕妇及虚证忌服。

12. 蛇蜕：又名蛇皮、蛇衣

为多种蛇在生长过程中自然脱下的皮层，主产于中南、华南、华东、华北山区森林地带。蛇脱下的皮采集清理备用。以色白、整齐、无杂为佳。

功能：味甘咸性平。入肝经。退目翳，消肿，杀虫，止抽搐。能治目生翳膜，痔疮肿痛，皮肤疥癣，各种虫毒及惊风、癫痫、抽搐等病症。

临床应用：1～3 克，水煎服。

（1）治目翳。蛇蜕 2 克，瓜蒌 15 克。水煎，每日一剂，三次服。

（2）治惊风痫热。蛇蜕 1 克，钩藤 15 克，每日一剂，三次服。

（3）治咽喉肿痛。蝉蜕 3 克，当归 15 克。水煎，日服三次。

（4）治疔疮肿毒。蛇蜕烧灰调鸡蛋清敷患处。

使用注意：孕妇忌服。

13. 芹菜

为伞形科一年生草本植物，用全草入药。鲜用为佳。

功能：味甘温性平。入心、肝经。调经通淋，消炎降压。能治月经不调，淋症，肝炎，高血压等。

临床应用：15～50 克。水煎，绞汁，鲜用为佳。

（1）治月经前期。鲜芹菜 50 克，切碎煎汤下面条吃，连服 30 天。

（2）治月经不止。鲜芹菜 50 克，切碎，鸡蛋两个共煮汤，加入红糖 10 克，吃蛋喝汤，一日两次，连服 7 日，经止为好。

（3）治小便淋漓，溺血，尿道瘙痒。鲜芹菜 250 克洗净，捣碎绞汁，加温开水冲服。

（4）治肝炎。芹菜根、芫荽根各 50 克，鸡蛋 2 个，茵陈 30 克，郁金 30 克，生姜 5 克。水煎，每日一剂，二次服，喝汤吃蛋，连服 30 天。

（5）治高血压。鲜芹菜 600 克，捣汁温开水冲服，日服三次，高血压早期患者效佳。

（6）治高血压。鲜芹菜 200 克，红枣 10 枚。水煎，加白糖 10 克调服，一日三次，喝汤吃枣。

14. 罗布麻：又名牛茶、茶叶花、红麻、喆麻、泽漆麻

多年生夹竹桃科草本植物，全株含黏稠的乳汁，根粗壮，暗褐色，深入地下达 4 米，茎直立，高达 1 米，叶对生，长圆形披针状，聚伞花序，生于茎顶。6～7 月开花，粉红色钟形，8～9 月结长状果，种子黄褐色，似枣核。喜生于河边、山沟沙质土壤盐碱地带。6～7 月采叶阴干生用。

功能：味甘苦性凉，有小毒。入肝经。清热降火，平肝息风，养心安神，利水消肿，润肠通便。能治高血压和神经衰弱。

临床应用：5～15 克，水煎服。

（1）治高血压。罗布麻 15 克，放热水瓶内，用开水浸泡，当茶饮用。

（2）治高血压。罗布麻、玉竹各 15 克。水煎，每日一剂，三次服。

使用注意：可久服，量大可引起轻微腹泻。可作天麻、番泻叶的代用品。

15. 臭梧桐

为马鞭草科落叶灌木小乔木植物，叶及根皮入药。

功能：味苦性寒。入肝经。降压，去风湿，截疟。可治高血压，风湿痛，疟疾病，风湿神经痛，内外痔痛，偏头痛等。

临床应用：3～10 克，水煎服。

（1）治高血压。臭梧桐 16 克，水煎，日服三次。

（2）治风湿痛。臭梧桐 12 克，豨莶草 35 克。水煎，每日一剂，三次服。

（3）治疟疾。臭梧桐 15 克，柴胡、半夏、白芍各 15 克。水煎，每日一剂，三次服，发作前服。

（4）治内外痔。臭梧桐、无花果各 100 克。煎水熏洗痔疮，每日二次。

（5）治偏头痛。臭梧桐 10 克，钩藤 15 克，细辛 5 克。水煎，日服三次。

16. 猪毛菜：又名刺蓬、扎蓬棵、风滚草

为藜科一年生草本植物，用地上全草晒干入药。

功能：味淡性凉。入肝经。长于降压，治头晕头痛。

临床应用：15～30 克，水煎服。

（1）治高血压。猪毛菜 50 克。水煎，日服三次。

（2）治偏头痛。猪毛菜 30 克，细辛 5 克，川芎 10 克。水煎，日服三次。

17. 黄瓜秧：又名黄瓜藤

为葫芦科一年生草本植物，用茎叶入药。

功能：味淡性微寒。入肝经。清热利水，降血压。主治高血压病。

临床应用：干品 10～20 克；鲜品为佳，20～40 克，水煎服。

（1）治高血压。鲜黄瓜秧 50 克，水煎服，日服三次。

（2）治湿热下痢腹泻。鲜黄瓜秧 100 克，搓汁兑开水、白糖 10 克冲服。

18. 天仙子：又名莨菪子

为茄科一年生草本植物莨菪的成熟干燥种子，野生或栽培，主产于河南、河北、陕西、新疆等地区。本品呈肾形，两面扁平，直径约 1 毫米，表面棕褐色，有细密的网纹，脐点处凸出，味微辛。以身干、饱满、无杂为佳。

功能：味苦辛温，有毒。入心、胃、肝经，能定惊止痛。

临床应用：0.5～0.8 克，水煎服，外用煎洗适量。

（1）治五癫。天仙子 0.5 克，牛黄 0.2 克，桂心 3 克。水煎服，每日一剂，三次服。

使用注意：本品有毒，须在医生监护指导下使用。

十、理 气 药

1. 橘皮：又名陈皮、黄老、黄橘皮、红皮、橘白、橘红

为芸香科植物常绿乔木福橘、朱桔、蜜橘等多种橘柑成熟干燥果皮，主产于四川、湖南、江西、广东、广西、福建、浙江。以干脆，清凉，味清香、辛苦为佳。

功能：味辛苦性温。入脾、肺经。理气健胃，燥湿化痰。适用于中气不和所致胸闷腹胀，呕吐，嗳气，纳呆及痰多咳嗽等症。如去掉外面红色而单用里面白色即称橘白，则减去燥性和散性，只有和胃化湿的作用；如去掉里面白色单用外面红色称为橘红，则加强了化痰的功效。

临床应用：3～10克，水煎服。

（1）治急性乳腺炎红肿硬结疼痛尚未化脓者。橘皮30克，甘草6克。水煎，每日一剂，三次服。如病情较重药量可加倍，即一天两剂四次服。

（2）治干呕不止，手足发冷。橘皮120克，生姜150克。加水7升，煎取浓汁3升，分三次服下。

（3）治大便秘结。橘皮用黄酒浸泡煮至软，后焙炒干，研为粉，每次6克，以温黄酒调服，每日二次。

（4）治脾胃气滞，脘腹胀痛。橘皮、木香、枳壳各12克。水煎，冲服砂仁粉6克，每日一剂，三次服。

（5）治脾胃痰湿。橘皮、半夏、苍术、厚朴各15克。水煎，每日一剂，三次服。

（6）治脾虚胃腹胀。橘皮、白术、党参、白扁豆各15克。水煎，每日一剂，三次服。

（7）治肝气乘脾，腹痛泄泻。橘皮、防风、白术、白芍各15克。每日一剂，三次服。

（8）治咳嗽痰多，胸闷不畅。橘皮、半夏、甘草各12克，茯苓30克。水煎，日服三次。

（9）治疝气坠痛。橘皮、青皮、橘叶、荔枝核、橘核各10克。水煎，每日一剂，三次服。

使用注意：橘皮偏于健脾理气，作用较缓，临床多用于疏利上、中二焦气机；青皮偏于疏肝理气，作用较猛，临床多用于疏利中焦、下焦的气机。若肝脾同病，或肝胃不和，二药可同用。气虚吐血者慎用；无气滞，痰湿者不宜用。

2. 青皮：又名青橘皮、青柑皮

为芸香科植物常绿小乔木福橘、朱橘的干燥幼果，主产于广东、广西、浙江、四川等地区。未成熟果实的青色果皮与橘皮本为一物，但有老幼之分，功效有异。晒干

备用。

功能：味辛苦性温。入肝、胆经。疏肝破气，散积消滞。善治肝气郁结所致胸胁或乳房胀痛，乳痈和疝气等病症。平肝止痛，健胃消食。对食积不化，脘腹胀痛有效。

临床应用：3~10克，水煎服。

（1）治胃痛不止，进食疼痛加重。醋青皮、醋延胡索各15克，甘草3克，大枣4枚，水煎，每日一剂，三次服。

（2）治疟疾寒战高热。青皮30克炒炭后研粉，发作前以温黄酒调服3克，发作时照此方服药一次。

（3）治肝郁气滞，胸胁或乳房胀痛。青皮、柴胡、枳壳、香附、郁金各12克。水煎，每日一剂，三次服。

（4）治乳痈。青皮10克，蒲公英、瓜蒌、鹿角霜各25克，橘叶15克。水煎，每日一剂，三次服。

（5）治寒疝腹痛。青皮、乌药、小茴香、木香、槟榔各10克。水煎，每日一剂，三次服。

（6）治疟疾热多寒少，胸脘痞满。青皮、柴胡、黄芩、草果各10克。水煎，每日一剂，三次服。

（7）治食积痰滞所致脘腹胀痛，食少呕吐泻等症。青皮、神曲、山楂各12克，麦芽、谷芽各30克。水煎，每日一剂，三次服。

使用注意：疏肝理气宜醋炒用，气虚者慎用。

3. 大腹皮：又名茯毛、槟榔皮、大腹毛

大腹皮即槟榔的外壳，晒干备用。

功能：味辛性微温。入脾、胃、大肠、小肠经。行气宽中，利尿消肿。能治肝胃病所致的消化不良，食积腹泻，大便溏薄而泻下不爽等症。亦治肝、肾、心等致尿少水肿，胸腹胀满，体腔积水，四肢不温及妊娠水肿。

临床应用：5~12克，水煎服。

（1）治各种疾病所致头面、四肢、全身水肿，或胸腹积水而致气喘腹膨诸症。大腹皮、地骨皮、五加皮、生姜皮、茯苓各等份。研为粉，每取10克水煎浓汁，趁温服下。服药时间不限，但须禁食生冷、油腻、坚硬食品。

（2）治痔漏恶疮。大腹皮煎汤外搽洗。

（3）治气滞湿郁，胸脘痞满胀闷。大腹皮、藿香、陈皮、枳壳各10克。水煎，每日一剂，三次服。

（4）治水湿外溢，面目虚浮，皮肤水肿。大腹皮、茯苓皮、冬瓜皮、桑白皮、生姜皮各10克。水煎，每日一剂，三次服。

（5）治脚气肿痛。大腹皮、槟榔、木通、木瓜、地肤子各10克。水煎，日服三次。

4. 枳实：又名香橼幼果实

为芸香科植物常绿小乔木酸橙的干燥幼果，多为栽培。主产于四川、江西、湖南等地。枳实为香橼的干幼果,晒干备用。枳壳为香橼的近成熟干果,区别在果实的老幼上。以皮色黑绿,内厚色白,体坚实者为佳。

功能:味苦酸性微寒。入脾、胃经。消食化痰,行气破瘀,破积消气,行气除痞,及各种病因而引起的消化不良,食积腹胀,呃逆呕吐,腹泻泻痢,泻下红白黏液等症。亦治各种疾病引起的胸胁满闷,腹胀不舒,食欲不振,心烦失眠,眩晕呕吐等症。治胃扩张、胃下垂、脱肛、子宫下垂及内脏下垂等。

临床应用:5~10克,大剂量可用至30克,水煎服。

(1)治女子产后瘀滞,腹痛腹胀,心烦难眠等症。枳实30克,烧炭黑,与芍药30克共研为粉,每次3克,以温开水冲服,每日三次。

(2)治食积气滞,脘腹胀痛。枳实、陈皮、厚朴、木香、神曲各10克。水煎,日服三次。

(3)治脾虚腹胀者。枳实、白术、党参各15克。水煎,每日一剂,三次服。

(4)治食积胃热者。枳实、黄芩、连翘各15克。水煎,每日一剂,三次服。

(5)治食积热结大便不通。枳实、厚朴、大黄、芒硝各10克。水煎,日服三次。

(6)治温热积滞,泻痢后重。枳实、大黄、神曲、黄芩、黄连、白术、泽泻各10克。水煎,每日一剂,三次服。

(7)治痰湿阻肺,胸膈胀满,咳嗽痰多。枳实、陈皮、半夏、杏仁各10克,茯苓30克。水煎,每日一剂,三次服。

(8)治胸阳不振,痰浊痹阻,胸痹疼痛。枳实、桂枝、薤白、半夏、瓜蒌、川芎、红花各10克。水煎,每日一剂,三次服。

(9)治脾虚统摄无力所致子宫脱垂、胃下垂,及久泻脱肛等脏器下垂症。枳实、柴胡各10克,升麻6克,黄芪、党参各30克,白术20克。水煎,每日一剂,三次服。

使用注意:体虚者及孕妇慎用。

5. 枳壳:又名老果实

为芸香科植物香橼的干燥老果,主产于江苏、江西、浙江等地区。

功能:味苦酸性微寒。入脾、胃经。宽畅肠胃之气,降气。治胸腹胀满。

临床应用:5~10克,大量可用30~45克,水煎服。

(1)治肝郁气滞,胸胁胀满痛。枳壳、柴胡、香附、芍药、川芎、甘草各15克。水煎,每日一剂,三次服。

(2)治子宫脱垂。枳壳20克,升麻5克。水煎,每日一剂,三次服。

(3)治胸腹气滞,痞满腹痛。枳壳、木香、槟榔、陈皮各15克。水煎,日服三次。

(4)治脾虚统摄无力所致的各种器官下垂症。枳壳、白术各15克,升麻6克,黄芪、党参各50克。水煎,每日一剂,三次服。

使用注意:枳实、枳壳性味相同,但枳实力强,多用于破积导滞,通利大便;枳壳力缓,多用于理气宽中,消胀除满。

6. 香附：又名苦羌头、霉公母、三棱草根、香附子、崔文香

为莎草科多年生草本植物莎草的干燥根块，多为野生，主产于山东、湖南、湖北、河南等地。多年生草本，高约 20 ~ 40 厘米，茎秃净，光亮，三棱形，叶基生，三行排列线形，有平行脉，基部抱茎，茎顶抽出伞形复穗状花序，棕褐色。地下匍匐细茎常有 1 ~ 3 个纺锤形或椭圆形硬质块茎，褐色，粉质有香味，并有须根。喜生于坡地、路边，全国各地均有。药用根茎，秋冬采集晒干燎去毛须备用。

功能：味辛苦性平。入肝、三焦经。理气止痛，调经解郁。治神经性胃痛腹胀，胸膈满闷，吞酸呕吐，及月经不调，痛经，原因不明的皮肤瘙痒。

临床应用：6 ~ 15 克，水煎服。

（1）治腹部冷痛。香附 6 克研粉，海藻 3 克。共用黄酒煎，饭前半小时服下。

（2）治女子崩漏下血不止。香附（略炒）6 克，研粉，以米汤调服，日服三次。

（3）治跌打损伤瘀血疼痛。炒香附 15 克，姜黄 20 克。共研粉，每日三次，每次 5 克，以温开水调服。

（4）治脱肛。香附、荆芥各 20 克，研粉，每取药 3 克，加水一大碗，煎十余沸，待温外洗肛门，脱肛自上。

（5）治肝郁气滞，胸胁胀痛。香附、柴胡、木香、枳壳、白芍、川芎各 15 克。水煎，每日一剂，三次服。

（6）治肝郁气滞有热象者。香附、山栀子、丹皮各 15 克。水煎，每日一剂，三次服。

（7）治脘腹胀痛，食积不消化。香附、陈皮、神曲、鸡内金各 15 克。水煎，日服三次。

（8）治胃寒凝气滞者。香附、高良姜各 15 克。水煎，每日一剂，三次服。

（9）治肝郁气滞化火，发为乳痈胀痛。香附、橘叶、赤芍各 15 克，蒲公英、金银花各 30 克。水煎，每日一剂，三次服。

（10）治寒凝肝脉，疝气腹痛。香附、小茴香、乌药、吴茱萸、川楝子、延胡索各 12 克。水煎，每日一剂，三次服。

（11）治肝郁气滞，月经不调、痛经。香附、川芎、芍药、当归、地黄各 15 克。水煎，每日一剂，三次服。

（12）治月经不调有热者。香附、黄连、黄芩、丹皮各 10 克。水煎，日服三次。

（13）治月经不调有寒者。香附、干姜、艾叶、肉桂各 10 克。水煎，每日一剂，三次服。

（14）治月经不调有瘀者。香附、桃仁、红花、泽兰各 10 克。水煎，每日一剂，三次服。

（15）治胎动不安。香附、苏梗各 15 克。水煎，每日一剂，三次服。

（16）治风寒表证兼气滞腹胀者。香附、紫苏、陈皮各 15 克。水煎，每日一剂，三次服。

使用注意：气虚无滞，阴虚血热者忌用。月经提前，手足心热，颧红，盗汗，气

虚，阴虚表现者均忌服。

7. 木香：又名青木香、五木香、广木香、楠木香、蜜香

为菊科多年生草本植物云木香的干燥根块，多为栽培，主产于云南、四川等地区。以根条均匀，质坚实，色棕黄，香浓者为佳。冬天取根晒干备用。

功能：味辛性温。入肝、肺、脾、大肠、膀胱经。能行胃肠中的滞气。治食欲不振，食积不化，脘腹胀痛，呃逆呕吐。亦治肠炎，菌痢，肠鸣腹泻，消化不良，腹部冷痛，寒凝气滞作痛，痛经，疝气，有行肝气理肺气的功效。

临床应用：3~10克，水煎服，后下少煎，入丸散用。生用行气，熟用止泻。

（1）治疝气腹痛。木香、淡吴茱萸各5克，小茴香2克，川楝子10克。水煎，日服三次。

（2）治气滞腹痛。木香、乳香、没药各5克，水煎服，每日一剂，三次服。

（3）治湿热食积泄痢，胃肠气滞，脘腹痛，里急后重等症。木香、黄连各10克。水煎服，每日一剂，三次服。

（4）治食积泻痢。木香、青皮、枳实、槟榔各10克。水煎，每日一剂，三次服。

（5）治肝胃气滞，湿热交蒸所致胸胁胀痛，甚则攻窜剧痛，口苦，苔黄，甚则黄疸。木香、柴胡、赤芍、川楝子各10克，大黄8克，茵陈、金钱草各30克。水煎，每日一剂，三次服。

（6）治脘腹中虚气滞，脾失运化，胃失和降，脘腹满闷，呕恶食少，消化不良等症。木香10克，砂仁6克，白术15克，党参30克。水煎，每日一剂，三次服。

（7）治食积不消，脘腹胀痛。木香、枳实、白术各12克，砂仁6克。水煎，日服三次。

使用注意：阴虚，津亏，火旺者慎用。伴颧红、盗汗、口干咽燥，小便黄少等阴虚火旺表现者忌用。理气和中，改善消化功能宜用生木香。温中止泻，宜用煨木香。本药入煎时宜后下少煎，以免药力随香味损失。

8. 乌药：又名青竹香、香叶子树、劳其、矮樟、台乌

为樟科植物常绿灌木乌药的干燥根块，多为野生，主产于浙江、湖南、安徽、江苏、湖北、广东、广西等地区。小乔木，高约5米，小枝有毛，木质硬，叶互生，卵形，长3~6厘米，宽2~5厘米，草质，上面光亮绿色，背面粉绿色，有绢毛，基生三脉，小黄花，腋生，果球形，熟时黑色，直径0.5厘米。根木质膨大粗壮，略成半球状，两端下，中部肥大，外面淡紫，里面白色，质硬。生于荒野山坡，亦有栽培。浙江天台所产品质最佳，称台乌药。药用根，秋冬采集，洗净刮去外皮，切片，晒干备用。以呈纺锤形，质嫩肥大者为佳。

功能：味辛性温。入肺、肾、脾、膀胱经。温中行气，散寒止痛。治寒性胃痛，胃胀，呕吐，膈肌痉挛，小儿尿床，小便频数，疝气，少腹作痛等症。

临床应用：4~10克，水煎服。

（1）治气血凝滞，浑身胀痛。乌药、香附各10克。共研粉，每次3克，以黄酒

送服。

（2）治小肠疝气，腹部坠痛。乌药15克，升麻6克。水煎，早晚各一次。

（3）治跌打损伤，瘀血肿痛。乌药15克，威灵仙8克。水煎，每日一剂，三次服。

（4）治胸腹寒气胀痛。乌药、香附、木香、延胡索、高良姜各10克。水煎，每日一剂，三次服。

（5）治女子经寒少腹胀痛。乌药、香附、木香、延胡索、高良姜、当归、川芎、炒川楝子各10克。水煎，每日一剂，三次服。

（6）治寒滞肝脉，疝气腹痛。乌药、木香、槟榔、小茴香、延胡索、橘核各10克。水煎，每日一剂，三次服。

（7）治膀胱冷气，小便频数。乌药、益智仁、山药、桑螵蛸各12克。水煎，每日一剂，三次服。

使用注意：气虚血亏而有内热不宜用。凡伴有口渴咽干，口苦失眠，尿少黄涩，月经提前等阴虚内热症，及体虚气弱疲倦乏力，动则汗出等表现者忌服本药。

9. 沉香：又名沉水香、密香

为瑞香科植物常绿乔木白木香或沉香树在生长过程中受到虫蚁蛀伤树脂外溢结香，现用刀割伤溢脂，采回有结香的木材，干燥后即沉香。

功能：味辛苦性温。入脾、胃、肾经。降气温胃，行气止痛，温中止呕，降逆平喘。治女子月经不调，气滞血瘀，小腹疼痛，胃炎痉挛作痛，呕吐清水，腹冷怕寒，四肢不温，慢性支气管炎，肺气肿，哮喘，咳嗽气喘，胸闷等病症。

临床应用：1～3克，入煎当后下少煎。磨粉入丸散为佳。

（1）治胃冷喜暖，呃逆不止。沉香、白豆蔻、紫苏各3克。共研为粉，每次2克，以柿蒂5克煎汤送服。

（2）治寒凝气滞，胸腹胀痛。沉香3克研粉，乌药、木香各10克。水煎，冲服沉香。

（3）治脾胃虚寒积冷，脘腹胁肋疼痛。沉香3克研粉，肉桂6克，附子8克，干姜3克。水煎，冲服沉香。

（4）治命门火衰，手足厥冷，脐腹疼痛。沉香3克研粉，麝香0.5克，丁香3克。共研粉拌匀，用附子煎汤冲服以上三药，每日一剂，分三次冲服。

（5）治脾胃虚寒呕吐，呃逆经久不愈。沉香、丁香各3克研粉，白豆蔻、紫苏、柿蒂各8克。煎水冲服沉香、丁香二药，每日一剂，分三次冲服。

（6）治肾不纳气，虚寒性气逆喘急。沉香3克研粉，以熟地、补骨脂、五味子、人参、蛤蚧、胡桃各10克，水煎，冲服沉香，每日一剂，三次服。

（7）治男子精冷早泄。沉香3克研粉，附子、阳起石、补骨脂各12克。水煎，每日一剂，三次冲服。

（8）治大肠气滞，虚闭不行。沉香3克研粉冲服。肉苁蓉、当归、枳壳各15克。水煎，每日一剂，分三次冲服。

使用注意：入煎当后下，冲服为宜。阴虚火旺，气虚下陷者慎用。

10. 檀香：又名真檀、黄檀、白檀香、旃香、雪梨檀

为檀香科半寄生性植物常绿小乔木檀香树的干燥心材，主产于印度、印尼、斯里兰卡、马来西亚、古巴。质细密结实，难折断，气异香，燃烧更浓烈。

功能：味辛性温。入脾、胃、肺经。理气止痛，开胃增食。治冠心病，心绞痛，胃炎，胃溃疡，胃肠痉挛，胃寒冷痛，消化不良，食积腹胀，呕吐清水，霍乱吐泻，胸腹胀痛等病症。

临床应用：3～6克煎服，或研粉入丸散为佳。

（1）治心腹冷痛。檀香8克，干姜15克。水煎，每日一剂，三次服。

（2）治气滞血瘀，胃脘疼痛。檀香、砂仁各6克，丹参30克。水煎，每日一剂，三次服。

（3）治寒凝气滞，胸腹疼痛。檀香、丁香、藿香、白豆蔻各6克，木香、乌药各10克。水煎，每日一剂，三次服。

（4）治胸痹绞痛。檀香、荜茇各6克，冰片1克，延胡索、高良姜各10克。水煎，每日一剂，三次服。

（5）治噎膈饮食不下。檀香6克，橘红8克，茯苓30克，人参6克。水煎，每日一剂，三次服。

使用注意：阴虚火旺，气热吐衄者慎用。

11. 香橼：又名香橼皮

为芸香科植物常绿乔木香橼树皮，多为人工栽培。主产于江西、浙江、江苏等地区。香橼树结干幼果为枳实，近成熟的果实为枳壳，主要区别在老幼上，香橼是树皮，枳壳、枳实同是香橼树上的老幼产品。幼果干后为枳实，熟果干后为枳壳。

功能：味辛苦酸性温。入肝、脾、肺经。疏肝理气，化痰止呕。治肝气不舒，脾气壅滞所致胸腹痞满，两胁胀痛，呕吐食少，痰多咳嗽。亦治各种疾病引起的咳嗽痰多之症。

临床应用：5～10克，水煎服。

（1）治各种疾病引起的咳嗽痰多，睡眠不安。鲜香橼去核切成薄片，加黄酒在砂锅内久煮至烂熟，再加蜂蜜适量搅匀，每晚食之，量次不限。

（2）治肝郁不舒，脾胃气滞，两胁胀痛，呕吐食少。香橼、陈皮、香附、甘松各10克。水煎，每日一剂，三次服。

（3）治痰多咳嗽。香橼、半夏、生姜各10克，茯苓30克。水煎，每日一剂，三次服。

使用注意：孕妇多汗，口燥咽干，大便秘结者慎用。

12. 佛手：又名五指柑、福寿柑、密萝柑、佛手香橼、佛手柑、手桔

为芸香科植物佛手的干燥果实。主产于四川、广东、广西、浙江等省。熟时金黄，上面密布小凹点状油室，气香甜浓郁。

功能：味辛苦酸性温。入肺、肝、脾经。疏肝解郁，理气宽胸。治肝郁气滞所致胃脘胀痛，胸闷呕吐，食欲不佳等症。亦治咳嗽日久，痰多气喘，胸胁郁闷，胸膺作痛等症。

临床应用：5～10克，水煎服。

（1）治久咳痰多气喘。佛手10克，水煎，每日一剂，三次服。

（2）治女子白带过多。佛手20克，加猪小肠30厘米，共水煎，吃小肠喝汤。

（3）治肝郁气滞，肝胃不和，胃脘胀痛，胸闷呕吐。佛手、香附、木香、青皮各10克。水煎，每日一剂，三次服。

使用注意：有颧红，盗汗，手足心热，咽干，尿少黄等阴虚表现者慎服。有胸胁腹胀，郁闷不舒表现者慎用。感冒咳嗽初起之咳喘症一般不用本药治疗。

13. 甘松：又名甘松香、香松

为败酱草科植物甘松香的根茎，多为野生，主产于四川、甘肃、青海等地区。丛生山野，叶细如茅草，根极繁密，八月采之作汤浴，令人身香。以主根肥大，气芳香，味浓，条长无杂质者为佳。

功能：味甘性温，气味芳香。入脾、胃经。散寒理气，醒脾开郁。善于消除臭恶之气，煎汤外洗可以香身。内服可治脾胃有寒的脘腹疼痛。

临床应用：5～10克，煎汤内服，或水煎外洗。

（1）治癔症（歇斯底里）、神经衰弱、胃肠痉挛疼痛等病症。甘松15克，陈皮5克。水煎，每日一剂，三次服。

（2）治脚湿气，有收湿拔毒的作用。甘松、荷叶、藁本各20克。水煎洗脚，每日二次。

（3）治脾胃有寒的脘腹胀痛。甘松、木香、陈皮、香附、干姜、高良姜各10克。水煎，每日一剂，三次服。

（4）治脾胃虚弱者。甘松10克，白术15克，党参、黄芪各30克。水煎，每日一剂，三次服。

使用注意：气虚血热者不宜用。

14. 薤白：又名小根蒜、立各克

为多年生百合科草本植物，鲜茎球形，外披无色膜质鳞片，叶狭线形，长40余厘米，平滑，花茎直立，单一，高60～80厘米，伞形花序半球形，由多花密集而成，花粉红色或紫色。花期7～8月，果期8～9月。生于田间、田边荒地。7～8月挖鲜茎，蒸之半熟晒干备用，并可随时采取鲜用。

功能：味辛苦性温而滑。入肺、胃、大肠经。苦能降，温能通，辛能散，滑能利，能温中通阳，下气散结。治寒邪浊结于胸中，以致阳气不通，引起胸闷不舒，胸背两胁牵引作痛，痰鸣咳喘的胸痹证。亦能治痢疾后重。

临床应用：8～15克，水煎服。

（1）治胸中刺痛，泻痢，噎膈反胃。薤白 25 克。水煎，每日一剂，三次服。

（2）治赤痢。薤白 25 克，黄柏 15 克。水煎，每日一剂，三次服。

（3）治胸中刺痛。鲜薤白 100 克，捣汁，每次一小杯，日服三次。

（4）治痢疾。薤白 20 克，莱菔子 50 克。水煎，每日一剂，三次服。

（5）治噎膈反胃。鲜薤白 100 克，捣汁糖水冲服，日服三次。

（6）治胸阳不振，痰浊痹阻，胸痹疼痛。薤白、瓜蒌、半夏、桂枝、枳实各 12 克。水煎，每日一剂，三次服。

（7）治下痢后重。薤白、柴胡、枳实、甘草各 10 克，白芍 30 克。水煎，每日一剂，三次服。

（8）治赤痢不止。薤白、黄柏、炒炭山楂各 15 克。水煎，每日一剂，三次服。

15. 荔枝核：又名荔仁、枝核、荔核

为无患子科常绿乔木荔枝的干燥成熟果实种子，主产于广东、广西、台湾、福建、四川等省。种子呈长圆形略扁，以饱满为佳。

功能：味甘性温。入肝经。有理气散寒的作用，能治疝气、睾丸肿痛、少腹气聚胀痛、胃脘痛和女子寒凝瘀滞腹痛、产后腹痛等症。

临床应用：5～10 克，水煎服，打碎入药。

（1）治心腹胃脘隐痛不止。荔枝核、木香各 6 克。水煎，每日一剂，三次服，重者可加大量。

（2）治心口痛及小肠疝气坠胀痛。荔枝核 100 克，煅烧成炭研粉，用黄酒调服，每次 5 克，日服三次。

（3）治女子月经不调，经行少腹刺痛。荔枝核 15 克煅炭研粉，香附 30 克研粉。共拌匀，每次 6 克，以黄酒送服，每日二次。

（4）治肝郁气滞，寒滞肝脉所致疝气腹痛，睾丸疼痛。荔枝核、小茴香、青皮各 10 克。研粉，每次 6 克，白酒送服。

（5）治疝气腹痛，睾丸坠痛。荔枝核、橘核、山楂、枳壳、乌药各 10 克。水煎，每日一剂，三次服。

（6）治心腹胃脘疼痛。荔枝核、木香各 10 克。水煎，每日一剂，三次服。

（7）治女子寒凝瘀滞，血气刺痛。荔枝核、香附各 15 克。水煎，每日一剂，三次服。

使用注意：伴有颧红，睡眠中盗汗，咽干目涩，手足心热，尿黄少涩等阴虚火旺表现者不宜服用。

16. 川楝子：又名金铃子、楝实、苦楝子、楝枣子

为楝科落叶乔木川楝树的成熟果实种子，主产于四川、云南、贵州、甘肃等省。果实圆球形，表面黄棕色，有光泽，微有皱缩，有深色小点，以个大饱满，色黄，肉厚而虚软者为佳。

功能：味苦性寒。入肝、小肠、心包经。行气止痛，杀虫，疗癣。治肝、胆、胃

部疾病所致的胁肋作痛，脘腹胀痛，及小肠疝气所致坠痛，睾丸肿痛。亦治蛔虫等肠道寄生虫感染及头癣等症。

临床应用：3~10克，水煎服。外用适量。

（1）治小肠疝气，小腹坠痛。川楝子10克，木香、吴茱萸各3克，小茴香2克。水煎，每日一剂，三次服。

（2）治头癣。川楝子100克，炒黄研粉，用200克熟猪油将药粉调成油膏，将头发剃光洗净涂于患处，每天洗头，换药一次，连用30日效极佳。

（3）治肝郁化火，胸胁疼痛，舌红脉弦数。川楝子、延胡索各10克。水煎，日服三次。

（4）治肝郁气滞所致痛经。川楝子、香附、益母草、红花、当归各10克。水煎，每日一剂，三次服。

（5）治寒疝腹痛。川楝子、吴茱萸、木香、乌药各10克，小茴香6克。水煎，每日一剂，三次服。

（6）治蛔虫腹痛。川楝子、槟榔、鹤虱各8克。水煎，每日一剂，三次服。

使用注意：本药有毒，成人一次用6~8个即可引起头晕、恶心、呕吐、腹泻，甚至痉挛、失去知觉，故用量不宜过大，因人因病而决定剂量。伴有胃寒、腹泻、便溏、餐后腹胀、嗳气泛酸等脾胃虚弱表现者忌服。

17. 柿蒂：又名柿钱、柿丁、柿子、柿萼

冬季收集成熟柿子的果蒂，为柿树科乔木柿树果实上的干燥宿存花萼，全国各地均有栽培。晒干备用。以中央有果实脱落疤痕个大者为佳。

功能：味苦涩性平。入胃经。喜降逆气，为治呃逆的要药。降气止呃，治各种病因引起的呃逆，咳逆，气嗝反胃症。

临床应用：6~12克，水煎服或研粉入丸散用。

（1）治胃寒呃逆（因受凉或食冷食引起）。柿蒂、丁香各6克研碎，生姜3克。水煎，每日一剂，三次服。

（2）治百日咳逆不止。柿蒂12克，乌梅核仁20枚。共捣碎，加白糖10克，共水煎，每日一剂，六次服，连服一周。

（3）治胃寒呃逆。柿蒂12克，丁香3克，生姜10克。水煎，每日一剂，三次服。

（4）治胃热呃逆。柿蒂12克，竹茹、黄连各8克。水煎，每日一剂，三次服。

（5）治痰浊内阻犯胃作呃逆。柿蒂、陈皮、半夏、苍术、茯苓、厚朴、甘草各12克。水煎，每日一剂，三次服。

（6）治气虚呃逆。柿蒂12克，人参10克，丁香3克。水煎，每日一剂，三次服。

（7）治命门火衰，元气暴脱，上逆作呃。柿蒂10克，附子8克，人参15克，丁香3克。水煎，每日一剂，三次服。

18. 刀豆

一年生刀豆科草本植物，茎无毛，总状花序腋生，淡红或淡紫色，果大而扁，内含种子10~14粒，种子粉红色，扁平光滑。花期7~8月，果期8~10月。秋季种子成熟时采收果实晒干取种子（即刀豆），根、壳均可入药。

功能：味甘性温。入胃、肾经。温胃暖肾，降气止呃逆。可治病后虚寒所致呃逆，餐后腹胀，食欲不振，犯胃呕吐，腹痛腹泻。亦治腰膝酸痛，软弱无力，四肢不温，面色苍白，心烦失眠，口燥咽干，肾虚腰痛等症。

临床应用：

（1）治胃冷呃逆。刀豆100克，烧炭研粉，每次10克，以开水冲服，日服三次。

（2）治肾虚腰痛。刀豆15克，放入猪腰内煮熟，食腰喝汤，每日一剂，二次服。

（3）治虚寒呃逆。刀豆、柿蒂各10克，丁香、沉香各3克。水煎，每日一剂，三次服。

（4）治胃冷呃逆，食少腹胀。刀豆壳烧炭研粉，每次10克，以开水冲服，日服三次。

（5）治女子闭经，腹胁胀痛。刀豆壳焙炒后研粉，每次以黄酒送服3克，日服二次。

19. 九香虫：又名昆板虫、蜣螂虫、屁板虫、黑兜虫

蝽科动物九香虫，全体椭圆形，长1.7~2.2厘米，紫色而有铜色光泽，头小，三角形，黑色，角触黑色5节，第一节较粗，长度为第二节之半，其余细节长而尖，翅较小，常活动于瓜类植物中。夏季捕捉，用开水烫死晒干备用，用时文火微炒。

功能：味咸性温。入肝、脾、肾经。温脾胃助肾阳，理气止痛。治脾肾阳虚，胃寒气滞，胸脘胀痛。亦能助阳理气和胃。

临床应用：3~6克，研粉，入丸剂用。

（1）治脾胃虚损。九香虫50克（炒），车前子20克，炒白术25克。共研粉，每次5克，淡盐开水送服。

（2）治胸脘胁痛（肝炎）。九香虫150克，炙全蝎100克。共研粉，每次5克，蜜开水冲服，日服三次。

（3）治胃寒气滞，肝气犯胃，胃脘胀痛。九香虫6克，香附15克，高良姜、延胡索、香橼各10克。水煎，每日一剂，三次服。

（4）治肾虚阳痿，腰膝酸痛。九香虫6克，菟丝子、淫羊藿、巴戟天、肉苁蓉、杜仲各12克。水煎，每日一剂，三次服。

20. 玫瑰花

为蔷薇科直立灌木植物，高约2米，干粗壮，枝丛生，密生绒毛及刺，单数羽状复叶互生，小叶5~9片，椭圆形，长2~5厘米，宽1~2厘米，花簇生，紫色或白色，雄蕊少，雌蕊多数，果暗橙红色。花期5~6月，果期8~9月。4~6月间当花蕾

将要开放时分批采摘，用文火速烘干或晒干备用。

功能：味甘微苦性温，气芳香。入肝、脾经。疏肝解郁，调中醒脾，活血散瘀。治肝胃不和，胸胁胀痛，恶心呕吐，胃纳不佳。亦治女子血滞，经行不畅，以及损伤瘀血作痛。

临床应用：3～6克，水煎服。

（1）治胸胁胃脘闷胀痛。玫瑰花泡茶喝。

（2）治肺病咳嗽咯血。玫瑰花10克，水煎，每日一剂，三次服。

（3）治痈肿疔毒初起硬结红肿疼痛。玫瑰花研粉，每次3克，以黄酒调服，每日三次。

（4）治痢疾腹泻。玫瑰花研粉，每次2克，用黄酒调服，每日二次。

（5）治肝胃不和，胸胁胃脘胀痛，恶呕少食。玫瑰花、香橼各6克，佛手、厚朴各10克。水煎，每日一剂，三次服。

（6）治女子血滞经行不畅。玫瑰花6克，当归、川芎、泽兰、益母草各15克。水煎，每日一剂，三次服。

（7）治跌打损伤瘀血作痛。玫瑰花6克，桃仁、红花、归尾各12克。水煎，每日一剂，三次服。

十一、止 血 药

1. 蒲黄：又名蒲花、蒲棒、蒲草黄

多年生香蒲科草本植物，根茎白色，长而横走泥中，由各节生出许多须根，茎圆柱形，单一直立，质硬而不中空，高 1~2 米，叶厚光滑，为狭长广线形，长达一米余，下部成长鞘而抱茎，花序圆柱状顶生，雌雄花穗相接，雄花生于上部，雌花穗接生于其下，水下单性，花粉黄色，果穗圆柱形。花期 6~7 月，果期 7~8 月，群生于池沼、汪塘浅水中。6 月采雄花晒干后搓取花粉，清除杂质晾干生用或炒炭用。蒲黄炭：将蒲黄粉用强火炒至炭黑，喷水灭火星，放铁桶中闷 48 小时，取出晾干备用。

功能：味甘性平。入肝、心包络经。破瘀血，活血，凉血，消瘀止血。治吐血，通经，崩漏，经闭不通和产后瘀血腹痛。亦能止血，治子宫大出血、鼻血、便血各种出血症。但止血须用炒蒲黄，破血用生蒲黄。

临床应用：内服 5~10 克。

（1）治吐血。蒲黄炭 25 克，汉三七 10 克，血余炭 3 克。共研为粉，每次 10 克，日服三次，温开水冲服。

（2）治痛经及产后血瘀腹痛。蒲黄、蒲黄炭、五灵脂各 15 克。共研为粉，每次 5克，日服三次，温开水冲服。

（3）治肺热衄血。蒲黄炭、血余炭、青黛各 15 克。共研拌匀，用地黄 30 克水煎冲服，以上三药每次服 5 克，日服三次。

（4）治血热吐衄。蒲黄炭 10 克，生地、白茅根各 30 克，栀子、黄芩各 12 克。水煎，每日一剂，三次服。

（5）治女子崩漏下血。蒲黄炭、棕榈炭各 10 克，茯苓、地榆炭各 15 克，泽泻、法半夏、防风、炒苍术、葛根、羌活各 10 克，益智仁、炒艾叶、升麻、柴胡各 5 克。水煎，每日一剂，三次服。

（6）治体虚出血。蒲黄炭、莲房炭各 10 克，黄芪、党参各 30 克。水煎，每日一剂，三次服。

（7）治外伤出血。蒲黄炭、乌贼骨各 10 克，共研粉，包扎伤口。

（8）治瘀血经闭痛经，产后瘀阻腹痛。生蒲黄、五灵脂各 10 克。水煎，日服三次。

（9）治产后血晕。生蒲黄、干荷叶、牡丹皮、延胡索、生干地黄各 12 克，水煎加蜜，日服三次。

（10）治跌打损伤瘀血肿痛。生蒲黄、桃仁、当归、川芎、红花各 15 克。水煎，日服三次。

（11）治血淋涩痛。蒲黄炭 15 克，冬葵子 20 克，生地 30 克。水煎，每日一剂，三次服。

使用注意：孕妇忌服。

2. 仙鹤草：又名龙牙草、地仙草、黄龙牙、狼牙、金顶龙芽

多年生蔷薇科草本植物，高约 50 厘米，全株生粗毛，茎直立单一，羽状复叶，小叶长圆形，倒卵状披针形，总状花序顶生，花黄色，瘦果有刺毛，易附着于它物。花期 7 月，果期 8 ~ 10 月，喜生于路旁宅边。7 ~ 8 月割全草切成小段，晒干生用或随时采鲜草用。

功能：味苦涩性微温。入肝、肺、脾经。收敛止血，凉血。治吐血，衄血，咯血，便血，子宫出血，尿血，月经不调，赤白带下，赤白痢疾，腹泻等症。

临床应用：10 ~ 25 克，水煎服。

（1）治肺结核咯血。仙鹤草 50 克，水煎，日服三次。

（2）治女子经血过多。仙鹤草 35 克，水煎，日服三次。

（3）治鼻出血不止。仙鹤草、白茅根各 30 克。水煎，每日一剂，三次服。

（4）治腹泻痢疾。鲜仙鹤草 50 克，水煎，日服三次。

（5）治白带过多。仙鹤草、白果、苍术、芡实各 15 克。水煎，每日一剂，三次服。

（6）治久咳不止。仙鹤草 200 克，水煎当茶饮，每日一剂。

（7）治腹泻。仙鹤草根 25 克，水煎，日服三次。

（8）治烧伤、烫伤。仙鹤草根研粉，麻油调涂患处。

（9）治血热、吐衄。仙鹤草、生地、白茅根各 30 克，丹皮、侧柏炭各 15 克。水煎，每日一剂，三次服。

（10）治崩漏下血。仙鹤草 30 克，莲房炭、棕榈炭 10 克，血余炭 3 克。共研粉，用仙鹤草煎水冲服，每日三次。

（11）治血热便血。仙鹤草 30 克，槐花、地榆炭、黄芩炭各 15 克。水煎，日服三次。

（12）治肠寒便血者。仙鹤草、灶心土各 30 克，附子、炮姜各 10 克，阿胶 12 克（冲服）。水煎，每日一剂，三次服。

（13）治劳伤。仙鹤草、大红枣各 30 克。水煎，每日一剂，三次服。

3. 三七：又名参三七

为五加科多年生草本植物三七的干燥根。主产于云南、广西等地。主根纺锤形，以个大肥实，绿色有光泽，铜皮铁骨者为佳。春生苗，夏高约 4 尺，叶似菊艾，茎有赤棱，秋开黄花，蕊如金丝。生于广西地区深山中，采根晒干备用。

功能：味甘微苦性温。入肝、胃经。止血行瘀，消肿定痛，有止血不留瘀血，行瘀不伤新血的特点，对于体内外各种出血症，以及跌打损伤，瘀血作痛等症，内服外敷均有特效。

临床应用：3 ~ 10 克。研粉吞服，每日 1 ~ 3 克。

（1）治吐血，衄血，二便下血。三七、栀子各 10 克，丹皮 15 克，生地 30 克。水煎，日服三次。

（2）治血热吐血。三七、白及各 3 克研粉，阿胶 10 克烊化。分两次冲服，日服二次。

（3）治痨嗽咳血。阿胶 10 克烊化冲服。三七、白及各 3 克，研粉，每日一剂，日服三次。

（4）治跌打损伤，瘀血肿痛。三七、土鳖虫各 3 克研粉，海风藤 30 克。水煎，加砂糖冲服上二药，每日一剂，三次服。

4. 白及：又名连及草、甘根、白给

为兰科多年生草本植物白及的干燥块茎。主产于贵州、四川、湖南、湖北等地。块茎扁圆形，以根茎个大坚实，色白明亮光洁者为佳。其根白色，连及而生，故曰白及。生于山谷，叶似藜芦，根白相互连结，九月采集晒干备用。

功能：味苦性平。入肺、肝、胃经。收敛止血，生肌消肿。能治痈疽疮毒等症。外敷治痈肿，未成脓可使之消散，已溃可生肌收口。刀伤出血和烫烧伤也可应用。

临床应用：内服水煎 8 ~ 15 克，研粉吞服 3 ~ 5 克，外用适量。

（1）治肺胃损伤引起的咯血、呕血、衄血。白及 5 克，三七 3 克研粉。用米汤冲服，日服三次。

（2）治劳嗽咯血。白及、蛤蚧粉各 6 克研粉，阿胶 10 克烊化，枇杷叶、藕节各 12 克。煎水冲服上三药，每日一剂，三次服。

（3）治胃痛泛酸呕血。白及 5 克（研粉），乌贼骨 6 克（研粉），用米汤冲服，日服三次。

（4）治空洞性肺结核出血。白及、乌贼骨各 6 克。共研粉，米水冲服，日服三次。

（5）治支气管扩张出血。白及、乌贼骨各 3 克。共研粉，米汤冲服，日服三次。

（6）治十二指肠溃疡咯血。白及、乌贼骨各 5 克。共研粉，用米汤冲服，日服三次。

（7）治痈疽疮毒初起未溃。白及、皂角刺各 15 克，天花粉、金银花各 30 克。水煎，每日一剂，三次服。

（8）治痈疽疮已溃久不收口。白及研粉敷于疮口，加速愈合。

（9）治外伤出血。白及、煅石膏，共研粉包扎。

（10）治肛裂及手足皲裂者。白及、煅石膏，研粉，凡士林调匀成膏涂患处。

使用注意：本药反乌头，忌同方使用。

5. 大蓟：又名刺蓟、刺萝卜、马刺草、刺儿草、老牛锉

多年生菊科草本植物，高约 1 米，茎有棱，直立，上部多分枝，有丝状形，叶互生，短柄，叶片长圆状披针形，边缘大齿，下部叶缘为羽状，头状花序，生于细长花梗上，形成伞房状花序。花紫红色，为管状花，瘦果扁平，有四棱冠羽状毛，花冠

长。花期6～8月，果期8～9月，生于河岸、路旁。7～8月采地面全草，切碎鲜用或晒干生用。

功能：味苦性凉。入脾、肝经。凉血止血，解毒消肿。治吐血、咯血、尿血、黄疸、痢疾等症。

临床应用：15～50克，水煎服。

（1）治吐血尿血。鲜大蓟取汁，每次半茶杯，日服三次。

（2）治吐血、衄血、崩漏。鲜大蓟50克。水煎，日服三次。

（3）治黄疸。鲜大蓟根50克。水煎服，日服三次。

（4）治痢疾。鲜大蓟100克，捣烂，加糖50克，用开水冲服，日服三次。

（5）治血热夹瘀吐血、咯血、衄血、尿血。大蓟、小蓟、白术各15克，生地30克。水煎，每日一剂，三次服。

（6）治崩中下血。大蓟、小蓟、侧柏叶、牡丹皮、茜草各15克，白茅根30克。水煎，每日一剂，三次服。并治血热妄行引起的多种出血症。

（7）治痈肿疮毒，外伤出血。大蓟、小蓟捣汁内服，捣烂外敷均有良效。

使用注意：不属血热者不适用。

6. 小蓟：又名刺儿菜

多年生菊科草本植物。茎直立，高约25～60厘米。单叶互生，长圆形披针形，有小刺尖。7～8月开粉紫色花，头状花序，生于茎顶枝端，瘦长圆状果，有细棱，果期8～9月，生于荒地、路旁。6～8月采地上全草，晒干切断生用、鲜用或炒炭用。

小蓟炭：将小蓟切碎放入锅中，用烈火炒至焦黑，后用水喷灭火星，装入铁筒闷24小时，取出晾凉备用。

功能：味甘苦性凉。入肝、脾经。凉血、止血，解毒消肿。治衄血、子宫出血、胃溃疡、便血、产后血晕、肿毒恶疮。

临床应用：15～50克，水煎服，或炒炭用，或鲜服。

（1）治衄血。鲜小蓟100克捣汁，每服半茶杯；干用研粉，每次6克，日服三次，米水冲服。

（2）治鼻衄、子宫出血、胃溃疡、便血。鲜小蓟捣汁，每次100毫升；干品小蓟研粉，每次10克，糯米汤冲服，日服三次。同时可将小蓟切碎捣烂煮糯米饭吃。

（3）治产后血晕。小蓟、益母草各50克。共研粉，每次10克，黄酒冲服，日服两次。

（4）治臁疮。小蓟炭、甘草炭各50克。共研粉，香油调敷患处，每日两次。

（5）治肿毒恶疮。小蓟50克，白矾25克。共研粉，每次10克，调涂患处，每日两次。

7. 茜草：又名血见愁、茅蒐、地血、染绯草、风车草、过山龙、牛蔓

为茜草科多年生草本植物茜草的干燥根茎。主产于陕西、河南、安徽、河北等地。生于山谷，蔓于草木上。茎有刺，血染色，叶似枣叶，头尖下阔，茎叶俱涩，叶

对生节间，蔓延草木上，根紫赤色，八月采集，晒干备用。

功能：味苦性寒。入肝经。炒炭有止血作用。可治吐血、便血、鼻出血、月经过多、带下不止、崩漏等病症。生用能行瘀血，可治跌打损伤，瘀血作痛发热。

临床应用：5～15 克，水煎服。外用适量。

（1）治各种热性出血症。茜草炭 15 克，大蓟、小蓟、丹皮各 15 克。水煎，日服三次。

（2）治虚损所致的出血症。茜草炭 15 克，山萸肉 10 克，黄芪 30 克，乌贼骨 15 克。水煎，每日一剂，三次服。

（3）治瘀血闭经，跌打损伤及关节肿痛。生茜草、赤芍、丹皮、当归、红花、苍术、黄柏、鸡血藤各 15 克。水煎，每日一剂，三次服。

使用注意：炒炭用止血凉血。生用活血化瘀消肿。

8. 地榆：又名紫地榆、山红枣根、黄瓜香、鞭枣胡子、出虫巴

多年生蔷薇科草本植物，根茎粗壮，密生纺锤状根，茎直立，高约 50～100 厘米，奇数羽状复叶，叶互生，小叶 7～21 枚，椭圆形，茎生叶互生，穗状花序生于茎顶部，花序球形至圆柱形，暗红紫色，花果期 6～9 月。多生于潮湿草地丛林处。春秋季采根，切片晒干生用或炒炭用。地榆炭：将地榆切片放入锅内，用强火炒至外部焦黑内部焦黄，喷水灭火星，放铁桶内闷 48 小时，取出晾干备用。

功能：味苦性微寒。入肝、大肠经。沉降入下焦，有凉血止血的作用，须血分有热者有效。能治血热引起的便血、血痢、女子带下血崩等。研粉外用能止刀伤出血。治水火烫伤，有消肿止痛、止血的功能。

临床应用：6～15 克，水煎服或炒炭服。

（1）治崩漏。地榆、艾炭、阿胶各 15 克。水煎，每日一剂，三次服。

（2）治经漏。地榆 50 克，醋 100 克。水煎，每日一剂，三次服。

（3）治二便血。地榆炭 15 克，椿树皮炭 100 克，红糖 20 克。水煎，每日一剂，三次服。

（4）治肠痈（阑尾炎）。地榆 40 克，金银花 50 克，薏苡仁 25 克，败酱 30 克，甘草 15 克。水煎，每日一剂，三次服。

（5）治烫伤、烧伤。生地榆研粉，香油调敷患处。

（6）治血热引起的便血。地榆、槐角、黄芩、防风、枳壳各 15 克。水煎，日服三次。

（7）治血痢。地榆 15 克，木香、黄连各 10 克，白头翁 15 克。水煎，每日一剂，三次服。

（8）治女子血崩。地榆炒炭、炒蒲黄炭、炒棕榈炭各 15 克，生地、仙鹤草各 30 克，三七 8 克，人参 10 克。水煎，每日一剂，三次服。

（9）治湿热带下。地榆、乌贼骨、黄柏、苍术、芡实各 15 克。水煎，日服三次。

（10）治刀伤。地榆、白及、三七各 10 克，共研粉，外敷包扎。地榆、大黄、虎杖各 15 克。水煎，每日一剂，三次服。

（11）治肠痈。地榆、金银花、丹皮各15克，薏苡仁、蒲公英各30克。水煎，日服三次。

使用注意：脾胃虚寒者忌用。

9. 槐实：又名槐角

为豆科植物落叶乔木槐树干燥花蕾（槐米）已开放的花（槐花）结果为槐实。以花萼绿而厚，无枝梗者为佳。槐树上结的果实，秋季采集晒干备用。

功能：味苦性寒。入肝、大肠经。清热，凉血，止血燥湿。可治前阴生疮流黄水瘙痒，并治五种痔疮，肿痛，便血等。本品有较强的止血功能。

临床应用：6～12克，水煎服。

（1）治大肠火盛引起的便血与痔疮肿痛。槐实、山栀、黄连、黄柏各12克。水煎，每日一剂，三次服。

（2）治吐血。槐实、百草霜各12克。水煎，每日一剂，三次服。

（3）治血热妄行鼻衄。槐实、蒲黄各10克。水煎，每日一剂，三次服。

（4）治血痢。槐实、枳壳、芍药、甘草各15克。水煎，每日一剂，三次服。

（5）治血尿。槐实、大蓟、小蓟各12克，白茅根30克。水煎，每日一剂，三次服。

（6）治肝火上炎所致头痛目赤眩晕。槐实、黄芩、菊花各15克，夏枯草30克。水煎，每日一剂，三次服。

10. 槐花：又名槐米

为豆科植物落叶乔木槐树春季已开放的花（槐花），未开为槐米。春季开花采集晒干备用。

功能：味苦性微寒。入肝、大肠经。凉血止血。可治痔疮肛门出血和大便下血，及大肠有热的痢疾，杀灭蛔虫。用治吐血、鼻出血、子宫出血，以及肝热引起的头痛、目赤、眩晕等症。

临床应用：8～15克，水煎服。

（1）治大肠火盛，湿热郁结引起的便血、痔疮。火盛者：槐花、黄连、栀子各10克。偏于风盛：槐花、荆芥各15克。偏于气滞者：槐花、枳壳各12克。水煎，每日一剂，三次服。

（2）治各种风热出血症。槐花、侧柏叶、荆芥、枳壳各15克。水煎，日服三次。

（3）治赤白痢。槐花、芍药、枳壳、甘草各15克。水煎，每日一剂，三次服。

（4）治肝热目赤，烦热胸闷，及高血压头痛目赤，肝火偏旺者。槐花、黄芩、菊花各15克，夏枯草30克。水煎，每日一剂，三次服。

11. 侧柏叶：又名柏叶、丛柏叶（附：柏子仁）

为松柏科常绿乔木多年生植物，多为栽培，亦有野生，主产于我国东北、西北、西南深山老林，内地亦有栽培。侧柏，高约10～15米，皮灰红褐色，小枝细密，绿色或绿褐色，扁平，排列在一个平面上。叶鳞片状，紧抱枝上，绿色，对互生，排列成四行。花单性，雌雄同株，生于枝顶端。花期4月，果期9~10月。夏秋季修剪小枝，扎小把吊通风处阴干，用时去粗枝，生用或炒炭用。

功能：苦涩性微寒。入肺、肝、大肠经。清热凉血，收敛止血。治血热妄行，咯血，吐血，衄血，便血，崩漏。能治血痢，并能去头面风湿，能使脱落的须眉重生。对汤火烫伤有止痛灭瘢痕的功效。

临床应用：内服10~15克，外用适量。

（1）治血热咯血，吐血症。侧柏叶20克，水煎，每日一剂，三次服。

（2）治鼻齿衄血不止。侧柏叶炒炭，研粉吹于出血点止血。

（3）治尿血。侧柏叶20克，黄连6克。焙干共研粉，每次15克，以黄酒送下，日服二次。

（4）治女子崩漏。侧柏叶50克，白芍、木贼各15克。共炒焦水煎，每日一剂，三次服。

（5）治脱发。侧柏叶研粉，麻油调敷患处。

（6）治血虚怔忡失眠，心悸，盗汗，头晕等症（因血虚火旺）。侧柏叶20克，黄芪、熟地黄各15克，五味子10克，柏子仁15克。水煎，每日一剂，三次服。

（7）治肠风下血。侧柏叶15克，血见愁20克，血余炭5克，带子莲房40克，鸡蛋5个，猪大肠头1个。焙干研粉，鸡蛋清拌匀装入大肠内煮熟，分三次吃完喝汤。

（8）治鼻出血。侧柏叶炭10克，血见愁50克，贯众炭5克。共研粉，每次20克，大枣5个煎汤送下，每日一剂，三次服。

（9）治尿血。鲜侧柏叶、鲜生地、鲜艾叶，鲜白茅根各50克。水煎，日服三次。

（10）治久病体虚，肝肾不足，须发早白。鲜侧柏叶、鲜生地各50克，制首乌、女贞子、旱莲草各15克。水煎，每日一剂，三次服。

（11）治肺热干咳。侧柏叶、黄芩、知母各15克。水煎，每日一剂，三次服。

12. 百草霜：又名灶突墨、灶突尘、灶烟煤、锅脐灰

本品为久经茅柴烧熏的锅底黑灰，用刀刮下黑灰，随用随取。

功能：味辛性温。入肺、胃、大肠经。止血，消积解毒。治咯血，衄血，吐血，崩漏。化积止泻，治食积泻痢。亦治咽喉口舌生疮。

临床应用：1~5克，冲服或调服。

（1）治产后失血不止。百草霜10克，用热黄酒冲服，每日两次。

（2）治咯血。百草霜5克，蜂蜜25克。调服，日服一次。

（3）治衄血不止。百草霜用管吹入鼻内即止血。

（4）治吐血。百草霜、槐花各10克。研为粉，用白茅根30克水煎冲服。

（5）治大便下血。百草霜5克，阿胶、藕节、侧柏叶、当归各10克，白茅根30克。水煎，每日一剂，三次服。

（6）治女子崩漏。百草霜6克，白茅根、藕节、侧柏叶各30克，当归、阿胶各

15克。水煎，每日一剂，三次服。

（7）治血痢不止。百草霜、黄连各8克，木香12克。水煎，每日一剂，三次服。

（8）治咽喉口舌生疮。百草霜、硼砂各2克。共研粉，用管吹入喉舌上。

13. 白茅根：又名茅根、白花茅根、茅草根

多年生禾本科草本植物，根茎横走地下，秆丛生，直立，高约25～50厘米，节上有柔毛，叶鞘无毛，叶片线状披针形，平展10～60厘米，圆锥花序柱状，顶生，柱头黑紫色。花期5～6月，果期7～8月。生于砂石岗地。春秋季挖根茎晒干切节生用。

功能：味甘性寒。入肺、胃经。通关窍，清血热，消瘀血，清热利尿。治吐血，衄血，热淋，黄疸，水肿。

临床应用：15～50克，水煎服。

（1）治血热妄行所致吐血、咯血、尿血。鲜白茅根50克，白及15克。水煎，日服三次。

（2）治感冒。白茅根50克，冰糖10克。水煎，日服三次。

（3）治肾炎。白茅根、土茯苓各50克。水煎，每日一剂，三次服。

（4）治小便热淋，胃热呕逆。鲜白茅根100克。水煎，日服三次。

（5）治血尿。白茅根30克，大蓟、小蓟、蒲黄、旱莲草各15克。水煎，日服三次。

（6）治咳血。鲜茅根、鲜小蓟、鲜藕节各30克。水煎，日服三次。

（7）治多种血热妄行出血症。白茅根50克，侧柏叶、栀子、牡丹皮各15克。水煎，每日一剂，三次服。

（8）治小便热淋不利。白茅根50克，冬瓜皮30克，玉米须、瞿麦、竹叶各15克。水煎，每日一剂，三次服。

14. 藕节：又名荷花根节、莲花根节（附：荷叶、莲须、莲房）

多年生睡莲科草本植物，根茎长而肥厚，有节，节部生须根及叶柄，叶大，圆肾形，叶柄着生叶背中央，挺出水面，花大淡红色，小坚果卵形。花果期8～10月。生于池塘、沼泽地。秋季采根茎取叶晒干生用。

功能：味甘性微寒。入肝、肺、胃经。有解除酒毒，清热除烦，凉血、止血功效。并能化瘀血。可治烦热口渴和血热引起的吐血、鼻血等症。

临床应用：6～35克，生用或炒炭用。藕、藕节、荷叶、莲须、莲房合乃一株产品。

（1）治肺炎。鲜藕切片，开水淖一下，每次20克，日服两次。

（2）治肺结核咯血。鲜藕绞汁，每次饮一杯，日服三次。

（3）治呕逆。荷叶35克，姜半夏15克。水煎，日服三次。

（4）治吐血。藕节炒炭、荷叶炒炭各15克，研粉，每次10克，蜂蜜开水冲服，日服两次。

（5）治遗精。藕节炭、莲须各 15 克，朱砂 1 克，共研为粉，每次 6 克，白酒送服，日服两次。

（6）治伤暑吐血，衄血。藕节炭、荷叶炭各 30 克，开水冲服，日服三次。

（7）治瘀血腹痛，产后胞衣不下，尿血，血崩。藕节炭、莲房炭各 25 克，研粉，用白茅根煎水冲服。

（8）治烦渴不止。鲜藕绞汁与蜂蜜冲服。

（9）治血热妄行引起的吐血、衄血、尿血等症。藕节炭、生地、白茅根各 30 克，栀子、茜草各 15 克。水煎，每日一剂，三次服。

（10）治产后瘀血腹痛。藕节、益母草、赤芍各 30 克，当归、桃仁、炮姜各 15 克。水煎，每日一剂，三次服。

（11）治小便热淋。鲜藕汁、鲜地黄汁、葡萄汁入蜜温服，日服二次。

使用注意：忌铁器。藕节味涩性平，炒炭用善止各种出血。用量 5 ~ 10 节。

15. 艾叶

为菊科多年生草本植物艾的干燥叶片，多属野生。主产安徽、山东、江苏等地。多年生直立草本，高约 50 ~ 80 厘米，茎枝灰白色，有短毛及纵条纹，揉之有香气，叶互生，羽状多回深裂，裂片狭小，成线形，有粗齿，正面深绿色，背面灰白色小毛。头状花序多数，花淡黄色，全为管状。喜生于村房周围及荒地。我国各地均有野生。药用叶或全草，于 5 ~ 6 月收割地上部分，阴干备用。

功能：味苦辛性温，气芳香。入肝、脾、肾经。温气血，逐寒湿，调经安胎，止血。治吐血，衄血，便血，月经不调，崩漏，胎动不安，肠炎痢疾，跌打扭伤等症。

临床应用：3 ~ 8 克，外用适量。炒用止血，生用散寒止痛。艾绒制条用于针灸。

（1）治女子下焦虚寒，少腹冷痛，宫冷不孕等症。艾叶 6 克，香附、当归各 15 克，肉桂 5 克，吴茱萸 8 克，川断、黄芪各 20 克。水煎，每日一剂，三次服。

（2）治女子冲任虚损，月经过多，崩漏及妊娠下血等症。艾叶 8 克，阿胶 10 克，当归、生地黄各 15 克。水煎，每日一剂，三次服。

（3）治血热妄行所致吐血、衄血。鲜艾叶、侧柏叶各 10 克，鲜生地 50 克，薄荷叶 20 克。水煎，每日一剂，三次服。

（4）治虚寒性胃脘腹疼痛。艾叶、吴茱萸、干姜各 8 克，香附、当归、延胡索各 12 克。水煎，每日一剂，三次服。

（5）治皮肤湿癣，瘙痒症。艾叶、苍术、地肤子、白鲜皮各 10 克。煎水洗患处。

16. 降香：又名紫藤香、降真、降真香

豆科植物降香檀的干燥根及心材。小乔木，高约 5 ~ 10 米，幼枝及花序被微毛，全株有香气，叶对生，长圆形，长 5 ~ 15 厘米，宽 2.5 ~ 6 厘米，有油点，叶柄有节，开白色小花，生于枝顶或叶腋。果球形，熟时黄色，半透明，有甜味。喜生于山坡、山谷林丛中。主产广东、云南、四川。药用根、叶、果实、心材，根叶全年可采，晒干备用。

功能：味辛性温。入肝经。色紫入血，能止血，并可行瘀；气芳香，善辟秽恶；质重又能降气，凡秽浊内阻，呕吐腹痛，以及气滞血瘀所致胸胁胀痛和外伤出血等症皆可应用。

临床应用：3～10 克，水煎服。

（1）治秽浊内阻，呕吐腹痛。降香、藿香、木香各 10 克，肉桂 6 克。水煎，每日一剂，三次服。

（2）治气滞血瘀所致胸胁疼痛。降香、郁金、桃仁各 10 克，丝瓜络 15 克。水煎，每日一剂，三次服。

（3）治胸痹作痛。降香、红花、川芎各 10 克，丹参 30 克。水煎，每日一剂，三次服。

（4）治跌打损伤。降香、乳香、没药各 10 克，血竭 3 克。水煎，每日一剂，三次服。

17. 花蕊石：又名花乳石

为矿产蛇纹岩大理岩，主产陕西、山西、河南等省。本品需煅透研粉水飞，晒干备用，入剂须先煎久煎。

功能：味酸涩性平。入肝经。化瘀止血，止一切出血，如吐血、衄血、便血、血崩及产后大出血等，以及刀伤出血。

临床应用：内服 3～10 克，外用适量。

（1）治吐血、咯血及产后瘀血所致血晕等症。花蕊石、三七各 10 克，血余炭 3 克。水煎，冲服血余炭，每日一剂，三次，服时加 10 克童便更佳。

（2）治外伤出血。花蕊石研粉，外敷患处。

18. 伏龙肝：又名灶中土、釜下土、灶心土、锅筐土

本品为久经熏烧的灶心土，用时将灶心土挖出，用刀削去焦黑部分使用。

功能：味辛性温。入脾、胃经。止呕、止血、安胎。能治妊娠恶阻，并能止各种虚寒性的吐血、鼻血、便血、子宫出血等。亦治流行性疫病所致吐泻、心烦、反胃、脘腹冷痛等症。

临床应用：25～50 克（宜先煎滤水使用）。

（1）治反胃吐食。伏龙肝 15 克，研细粉，米汤冲服。

（2）治大便下血。伏龙肝、生地黄各 25 克，阿胶 20 克，水煎，日服三次。

（3）治妊娠恶阻。伏龙肝 50 克，水煎，日服三次。

（4）治虚寒性胃肠道出血，如吐血、便血。伏龙肝、生地各 30 克，阿胶、附子各 10 克。水煎，日服三次。

（5）治妊娠呕吐，恶阻不食。伏龙肝 30 克，苏梗、陈皮、砂仁各 10 克。水煎，日服三次。

（6）治肝虚久泻不止。伏龙肝 35 克，附子、干姜、煨肉豆蔻各 8 克，白术 15 克。水煎，每日一剂，三次服。

使用注意：本品须先煎过滤使用。

19. 血余炭：又名发胶、发炭、血炭

本品为人的头发炒成的炭。收集理发剪下的头发，用碱水洗净，清水冲洗晒干放铁锅内填满压紧，上盖瓦盆，用泥封严，不能漏气，煅之，用时研粉。

功能：味苦性微温，入肝、胃经。补阴、止血、凉血。能治吐血、鼻衄、出血过多所致血晕，并治风热惊痫。

临床应用：6~10克，研粉冲服2~4克。

（1）治吐血。血余炭8克，童便冲服，日服三次。

（2）治鼻衄。血余炭，用消毒棉球蘸取塞入鼻内即可止血。

（3）治吐血、衄血。血余炭15克，生地30克。水煎，每日一剂，三次服。

（4）治吐血、衄血、崩漏者。血余炭、参三七、花蕊石各6克。水煎，每日一剂，三次服。

（5）治七窍出血。血余炭、棕榈炭、莲房炭各10克，木香12克。水煎，日服三次。

（6）治牙龈出血及外伤出血。血余炭研粉，撒出血处。

（7）治消化道出血。血余炭、侧柏叶、藕节炭各10克。水煎，日服三次。

（8）治疮疡溃久不收口。血余炭、蛇蜕、露蜂房，共烧炭，用白酒调服。每次2克，每日两次。

（9）治小便不利。血余炭10克，黄柏15克，滑石20克。水煎，每日一剂，三次服。

20. 棕榈炭

为棕榈科植物常绿乔木棕榈的叶柄及鞘片纤维，主产于长江以南各省，以片大、棕红、质厚陈久者为佳。棕榈皮煅炭入药称棕榈炭。

功能：味苦涩性平，入肺、肝、大肠经。止血，涩肠，止泻痢。治白带，子宫出血不止，久泻久痢，肠风下血，鼻出血等。

临床应用：5~10克，水煎服。

（1）治鼻血不止。棕榈炭、小蓟各10克，龙骨30克。水煎，日服三次。

（2）治妇女血崩不止。棕榈炭、煅龙骨、煅牡蛎各10克，研粉，麝香0.06克，糯米汤调服送下。

（3）治久泻久痢。棕榈炭、诃子、炮附子、炮姜各8克，水煎，日服三次。

21. 卷柏：又名佛手草、老虎爪、万年松

为松柏科多年生常青草本植物卷柏的干燥全草，多为野生。多年生卷缩性植物，高5~15厘米，基部分枝，丛生，全株成蓬座形，干旱卷缩如握拳状，遇雨天又展开。叶二型，侧生叶披针形，先端有生芒，内侧有微齿，中叶排成二纵行，卵状披针形，边缘内微齿，孢子叶穗回棱形。喜生于高山密林岩石缝中，我国大部地区有生

长。药用全草，全年可采，晒干备用。

功能：味辛性平，入肝经。生用有破血的作用，可以消腹中瘀血积聚所致癥瘕，能治经闭，并治肝风目眩晕，两足软弱，不能行走痿躄及肺痨等病症。卷柏炭有止血之功效，治大便下血症。

临床应用：5~10克。生用或煅炭用。

（1）治各种出血症，如咯血、胃肠出血、尿血、月经过多、崩漏等。卷柏炭15克，白茅根30克，茜草15克。水煎，日服三次。

（2）治外伤出血。卷柏炭研粉，撒于伤口包扎。

（3）治妇人血闭成瘕，寒热往来，不孕。卷柏、当归、白术、丹皮、川芎、白芍各15克。水煎，每日一剂，三次服。

（4）治跌打损伤，瘀血肿痛。鲜卷柏30克，水煎服，每日三次。

（5）治大便下血。卷柏炭、侧柏叶炭、棕榈炭，研粉拌匀，每服10克，黄酒送下。

22. 京墨

由松烟末和胶质做成。

功能：味辛性温，入肝经。有止血功效。可治吐血、鼻衄、便血和产后子宫大出血等症，止血功效很快。

临床应用：2~5克，凉开水磨汁服，外用适量。

（1）治刀口出血。京墨用醋或胆汁磨调涂患处。

（2）治大出血。京墨细粉6克，阿胶10克，用糯米汤调服。

23. 枫香脂：又名白胶香

为松柏科多年生落叶大乔木枫香树外伤后树皮流出的树脂，多为野生，主产于东北、西北、西南等地林区。枫香树是落叶大乔木，高达30米，树皮通常不规则裂开，流出香脂，即枫香脂，又名白胶香，采集备用。

功能：味辛苦性平，入肝经。止血，调气血，消痈疽，是外科要药。能治疔疮、风疹皮肤瘙痒、痈疽恶疮、牙痛。亦能治吐血、鼻出血、便血、刀伤出血，不论内服外用均有效。

临床应用：3~5克或入丸散。外用适量。

（1）治吐血、衄血。枫香脂、蛤蚧粉、京墨各3克。调服。

（2）治牙齿久痛。枫香脂外擦患齿。

（3）治疥癣杂疮。枫香脂3克，黄柏10克，轻粉2克。共拌匀，用羊骨髓调涂患处。

24. 瓦松：又名互花、向天草、酸溜溜、酸塔、石连花

为景天科多年生长草本，全草入药，随采随用，晒干备用。

功能：味酸性平，入肝经。止血，活血，敛疮。

临床应用：3~6 克，水煎服，外用适量。

（1）治大便出血。瓦松、槐花、炒地榆各 12 克。水煎，日服三次。

（2）治月经不调。瓦松 10 克、益母草、丹参各 18 克。水煎，日服三次。

（3）治皮肤顽固性溃疡久不收口。瓦松（炒）研粉擦患处。

25. 地锦草：又名血见愁、崔扑拉

地锦为大戟科一年生草本植物，秋季采集全草晒干备用。

功能：味苦性平，入肝经。止血，清热利湿。能治咯血、尿血、子宫出血。

临床应用：10~30 克，水煎服，外用适量。

（1）治咯血，尿血，子宫出血。地锦草 30 克，水煎，日服三次。

（2）治刀伤出血。地锦草捣烂或研粉外敷包扎。

（3）治湿热黄疸。鲜地锦草 60 克，白头翁 15 克。水煎，每日一剂，三次服。

26. 苘麻根

苘麻根为苘麻的地下根，采根晒干备用。

功能：味甘性寒，入肝经。凉血，止血，清热解毒，利尿，安胎。可治孕妇腹痛，胎动不安，阴道出血。

临床应用：30~60 克，水煎服。鲜用加倍，外用适量。

（1）治孕妇腹痛胎动不安，阴道出血。鲜苘麻根 100 克，水煎，加红糖 10 克、黄酒 10 克，饭后煎服。

（2）治麻疹高热。鲜苘麻根 80 克，捣绞汁，用等量白开水冲服。

（3）治痈疽初起：鲜苘麻根捣烂，外敷患处。

27. 荠菜：又名护生菜、菱角菜、枕头草、棕子、荠荠菜、季菜

一年生十字花科草本植物，春夏季采全草晒干入药或鲜用。

功能：味甘淡性凉，入肝经。凉血止血，清热利尿，降血压，可治各种出血症。

临床应用：15~50 克，水煎服，鲜用加倍。

（1）治月经过多。荠菜 30 克，小蓟 10 克。水煎，日服三次。

（2）治肾炎水肿。荠菜、生黄芪各 30 克，蒲公英、鱼腥草、莱菔子各 15 克、焦白术、桑白皮、陈皮、大腹皮各 10 克，沉香 2 克，玉米须 12 克。水煎，每日一剂，三次服。

（3）治高血压。荠菜、稀莶草、夏枯草各 30 克，龙胆草 10 克。水煎，日服三次。

（4）治血热型紫癜。荠菜、紫草、白茅根、地骨皮各 30 克，黄芪 15 克，参三七 6 克冲服，大红枣 10 枚。水煎，每日一剂，三次服。

（5）治红斑狼疮。荠菜、生地各 30 克，麦门冬、玄参各 18 克，荆芥、天花粉各 10 克，黄连、白芷各 3 克，天麻、甘草各 6 克。水煎，每日一剂，三次服。

28. 鸡冠花：又名鸡公花、鸡角枪、鸡冠子

一年生苋科草本植物，夏秋采花阴干入药。

功能：味甘性凉，入肝经。清热，收敛，凉血，止血。可治各种出血和乳糜尿、白带过多、菌痢等病症。

临床应用：15～30克，水煎服，鲜用加倍，外用适量。

（1）治各种出血症。鸡冠花焙干研粉，每服6克，开水冲服，日服三次。

（2）治菌痢。鸡冠花、马齿苋各30克，白头翁15克。水煎，每日一剂，三次服。

（3）治妇女白带多。白鸡冠花、乌贼骨各15克，白扁豆花6克，苍术、芡实各16克。水煎，日服一剂，三次服。

（4）治乳糜尿。白鸡冠花30克，射干15克。水煎，加入白糖10克冲服，日服三次。

29. 紫珠：又名山指甲

为马鞭草科落叶灌木植物，秋季采叶入药，晒干备用或鲜用。

功能：味微涩性平，入肝经。散瘀止血。

临床应用：5～10克，水煎服。鲜用15克，冲服1～2克，外用适量。

（1）治外伤出血。鲜紫珠叶捣烂如泥，敷伤口处，或用干紫珠研粉，撒伤口包扎。

（2）治胃肠出血。紫珠叶研粉，每次2克，冷开水冲服，每4小时一次。

（3）治鼻出血。紫珠叶研粉，每次2克，蜂蜜调服，一日三次，饭后服。另可用棉花球蘸药粉塞鼻内。

（4）治咯血、大便下血、崩漏。紫珠10克，水煎冲鸡蛋一个，每日三次。

30. 酸模：又名羊蹄草、金荞麦

为蓼科多年生草本植物，夏季采取全草晒干备用。

功能：味酸苦性寒，入肝、膀胱经。凉血、止血，利水通便，可治各种出血。

临床应用：6～10克，水煎服，外用适量。

（1）治功能性子宫出血。酸模、黄芩、小蓟、地榆各15克。水煎，日服三次。

（2）治吐血、便血。酸模、小蓟、白及各15克，仙鹤草30克。水煎，日服三次。

（3）治疥癣和溢脂性皮炎。酸模加醋，捣烂敷患处。

31. 血见愁：又名山藿香、皱面草、方枝苦草

为唇形科石蚕属，一年生草本植物，高30～70厘米，茎方形，下部常伏地，上部直立，叶对生卵形，长3～6厘米，宽1.5～3厘米，两面有毛，背面毛密，边缘有粗齿，上面有皱纹，故又称皱面草，花淡红色，成对，轮状排列腋生或顶生的总状花序，果园形。喜生于村前屋后，荒地，路边草丛中，我国南部均有生长，药用全草，

夏季采集晒干备用。

功能：味涩性平，入肝经，止血止痛，散瘀消肿。

临床应用：干品 25～50 克，鲜品加倍，外用适量。

（1）治跌打扭伤。血见愁 50 克，丹参 20 克，水煎，日服三次。

（2）治吐血、衄血、外伤出血。血见愁 50 克，仙鹤草 30 克，小蓟、地榆各 15 克，水煎，日服三次。

（3）治毒蛇咬伤，疔疮，脓肿。血见愁、半边莲各 30 克，水煎日服，三次，外用鲜品打泥敷患处。

十二、活血祛瘀药

1. 川芎：又名芎䓖、贯芎、西芎、川穷

多年生伞形科草本植物，茎直立，圆柱、中空，表面有纵直沟纹。五月下旬采挖去茎叶，烘干除去须根，用时润透切片，生用或酒炒。

功能：味辛性温。入肝、胆、心包络经。行气活血，化瘀通经，散风止痛。

临床应用：5～15 克，水煎服。

（1）治冠心病心绞痛。川芎、赤芍、瓜蒌皮、丹参、莪术、党参各 15 克，麦门冬、红花各 12 克、桂枝、五味子各 8 克。水煎，每日一剂，三次服。

（2）治受寒所致痛经，行经不畅。川芎、当归、赤芍各 12 克，肉桂、甘草各 3 克，小茴香、香附、炮姜各 6 克，延胡索、灵脂、没药各 10 克。水煎，日服一剂，三次服。

（3）治跌打损伤肿痛。川芎、桃仁、红花、乳香、没药各 10 克，赤芍、甘草、金银花各 15 克。水煎，每日一剂，三次服。

（4）治感冒头痛。川芎、葛根各 15 克，辛夷、白芷、浙贝母各 10 克，水煎，日服三次。

（5）治妇女产后血虚头晕。川芎 15 克，当归 30 克，荆芥穗炒黑 6 克，水煎，日服三次。

（6）治月经不调，经闭腹痛（血瘀不畅）。川芎、白芷、炙甘草各 8 克，制香附、延胡索、益母草各 15 克，广木香、当归、炒五灵脂各 10 克，白芍 12 克，生姜 3 克。水煎，每日一剂，三次服。

（7）治肝郁气滞胁痛。川芎、柴胡、白芍、香附、枳壳、陈皮各 12 克。水煎，日服三次。

（8）治胸痹作痛。川芎、赤芍、红花、降香、丹参各 15 克。水煎，每日一剂，三次服。

（9）治风寒头痛。川芎、白芷、荆芥、防风各 12 克，细辛 5 克。水煎，日服三次。

（10）治风湿痹痛。川芎、防风、独活、秦艽、杜仲各 15 克，桂心、细辛各 3 克。水煎，每日一剂，三次服。

（11）治痈疽脓肿痛。川芎、黄芪、当归各 15 克，穿山甲、皂角刺各 8 克。水煎，每日一剂，三次服。

使用注意：本药有催产作用，孕妇忌服。伴有口燥咽干、盗汗心烦，呕吐咳喘等阴虚火旺气虚者忌服。跌打损伤出血不止者忌服。

2. 乳香：又名熏陆香、乳头香、西香、天泽香

为橄榄科小乔木乳香树皮渗出的树脂，分布于红海沿岸利比亚、苏丹、土耳其等国家。春季将树干皮用刀切口，使树脂从伤口渗出，数天后凝成硬块，收集即得，封存备用。

功能：味辛苦、性温，入心、肝经。活血散瘀，消肿止痛，收敛生肌。能治冠心病，心绞痛，胃溃疡、胃炎所致心胸刺痛，胃腹冷痛；以及跌打损伤所致青紫肿痛；风寒湿痹之腰膝酸痛，手足拘挛；妇女月经不调，经闭痛经，产后腹痛。亦治痈疽肿毒之红肿热痛，或疮疡久不收口等症。

临床应用：3～10克水煎服。

（1）治急心痛。乳香3克，胡椒50粒。共研粉拌匀，男用姜汤，女用当归汤送服。

（2）治跌打损伤，瘀血肿痛。乳香、没药、红花各10克，血竭3克、麝香0.1克、冰片1克。水煎，每日一剂，三次服。

（3）治热毒疮疡，患部红肿热痛。乳香、甘草、穿山甲、白芷各10克，金银花、当归、赤芍、天花粉各15克。水煎，每日一剂，三次服。

（4）治痈疽疮疡久溃不敛。乳香、没药、珍珠各6克，冰片2克。水煎，日服三次。

（5）治痰核瘰疬、肺痈、肠痈等病症。乳香、没药各10克，牛黄3克，麝香0.1克。水煎服。

（6）治妇女瘀血内阻所致闭经、痛经、癥瘕等症。乳香、川芎、桃仁、红花各10克。水煎服。

（7）治寒凝血滞所致胃脘刺痛。乳香、草乌、没药各8克，五灵脂10克。水煎，日服三次。

（8）治寒湿痹关节疼痛，寒盛痛甚。乳香、川芎、草乌各8克，地龙15克，天南星10克。水煎，每日一剂，三次服。

（9）治血瘀阻滞，心腹诸痛。乳香、没药各10克，当归15克、丹参30克。水煎，日服三次。

使用注意：孕妇忌服，无血瘀者忌服。本药香而气浊，多服令人呕吐，故量不宜大。

3. 没药：又名末药

为橄榄科植物，皮部裂口渗出的浊胶树脂，主产于索马里、埃塞俄比亚、印度等国家。采集树皮自然裂缝渗出，或由割破处渗出的白色浊胶树脂，接触空气后逐渐凝固而成红棕色硬块，打碎后炒成焦黑色备用。

功能：味苦，性平，入肝经。活血散瘀，止痛生肌。治妇女血瘀经闭，经行不畅，痛经，及产后腹痛。亦治心胸胃疼腹痛，跌打损伤青紫肿痛，及痈疽疮毒肿痛。

临床应用：3～10克，水煎服。

（1）治筋骨损伤血瘀疼痛。乳香、没药各15克，研粉，米粉100克炒黄。共拌匀，以黄酒调糊外敷患处。

（2）治妇女瘀血阻滞所致痛经、闭经、癥瘕包块、宫外孕等病症。没药、桃仁、红花、三棱、莪术、川芎、乳香各10克，丹参30克。水煎，每日一剂，三次服。

（3）治疮痈肿毒。没药、乳香各8克，当归、赤芍、金银花各15克，甘草6克，牛黄3克。水煎，每日一剂，三次服。

（4）治痰核瘰疬。没药、乳香、甘草各8克，牛黄0.3克，当归、赤芍、金银花各20克。水煎，每日一剂，三次服。

（5）治肺痈。没药、乳香、甘草各8克，黄芩、当归、赤芍、金银花、鱼腥草各15克。水煎，每日一剂，三次服。

（6）治肠痈。没药、乳香、甘草各8克，红藤、金银花各30克，当归、赤芍各15克。水煎，每日一剂，三次服。

（7）治跌打损伤，瘀血肿痛。没药、乳香各8克，当归、丹参各30克。水煎，日服三次。

（8）治疮疡久不收口。没药8克，血竭3克，冰片2克，珍珠3克。水煎，日服三次。

使用注意：孕妇忌服。无瘀滞者忌服。乳香偏于调气，没药偏于散瘀，临床常结合用于治疗气滞血瘀所致疼痛症。

4. 郁金：又名黄郁

为姜科植物郁金的块根，分布于江苏、浙江、福建、广东、广西、四川、云南等省。秋冬两季采挖，摘取块根，除去须根，洗净入沸水煮透，取出晒干切片备用。

功能：味辛苦性寒，入心、肝、肺经。破瘀行血，行气解郁，凉血，止血，利胆退黄。治心、肝、胆等内脏疾病所致心胸胁肋胀痛，及妇女月经不调、经闭、腹胀、腹中包块等症。

临床应用：3～10克，水温服。

（1）治吐血鼻血。郁金研粉，每次6克，用温水送服。

（2）治血尿。郁金30克，大葱50克。共煎水，去渣服汁，日服三次。

（3）治痔疮肿痛。郁金50克，煎水，熏洗痔疮处。每日两次。

（4）治传染性肝炎。郁金研粉，每次6克，一日三次，温开水调服，连服30天。

（5）治气血瘀滞，胸肋疼痛。郁金、桂心、枳壳、陈皮各10克。水煎，日服三次。

（6）治经行腹痛、乳房胀痛。郁金、柴胡、白芍、当归、丹皮各12克。水煎，日服三次。

（7）治冠心病胸闷、心绞痛。郁金、瓜蒌、薤白、红花、乳香各10克，丹参30克。水煎，每日一剂，三次服。

（8）治瘀血所致胁下癥块，胀满疼痛。郁金、莪术、鳖甲各10克，牡蛎、丹参各30克。水煎，每日一剂，三次服。

（9）治肝脾肿大症。郁金、鳖甲各 10 克，莪术、三棱各 15 克，牡蛎、丹参各 30 克。水煎，每日一剂，三次服。

（10）治湿温病，浊邪蒙蔽清窍，胸脘痞闷，神志不清。郁金、菖蒲各 15 克、竹沥 10 克，姜汁 10 克。水煎，日服三次。

（11）治温病高热神昏谵语。郁金、黄连、栀子各 10 克，牛黄 0.3 克。水煎，每日一剂，三次服。

（12）治血热有瘀，肝郁化火所致吐血、衄血、尿血。郁金、牛膝、丹皮各 15 克，白茅根、生地各 30 克。水煎，每日一剂，三次服。

（13）治肝胆湿热蕴蒸，黄疸，尿赤。郁金、栀子、黄柏各 12 克，金钱草、茵陈各 30 克。水煎，每日一剂，三次服。

使用注意：本药畏丁香，不可同用。川郁金胜于行血，广郁金胜于行气。

5. 姜黄：又名宝鼎香、黄姜

为姜科多年生草本植物姜黄根茎，根粗壮，末端膨大成长卵形块根，灰褐色，根茎卵形，内黄色、叶根生，叶片椭圆形，每包内含小花数朵，花冠呈漏斗状，花果期为 8～11 月。产于四川、福建、台湾、江西、云南等省。秋冬两季采挖根部，水煮或蒸热，晒干切片备用。

功能：味苦辛性温，入脾、肝经。活血散瘀，行气止痛。治冠心病、肝炎引起的心腹痞满，胸胁疼痛；妇女闭经、痛经，腹中包块，产后恶露不尽，小腹刺胀痛；跌打损伤血瘀青紫胀痛；风寒湿痹所致肩臂酸痛，关节活动不利等症。

临床应用：3～10 克，水煎服。

（1）治妇女产后腹痛。姜黄 1 克，没药 0.5 克。共研粉，童便和水各一杯，水煎至半杯，分三次服下。

（2）治血瘀气滞所致胸胁刺痛。姜黄、柴胡、白芍、香附、延胡索、郁金、川楝子各 10 克。水煎，每日一剂，三次服。

（3）治寒凝气滞血瘀心腹疼痛难忍。姜黄、当归、乌药、木香、吴茱萸各 10 克。水煎，每日一剂，三次服。

（4）治血滞经闭，月经不调，脐腹疼痛。姜黄、莪术、川芎、当归各 10 克。水煎，每日一剂，三次服。

（5）治跌打损伤。姜黄、桃仁、苏木、乳香各 10 克。水煎，日服三次。

（6）治风湿寒凝血滞所致肩臂疼痛。姜黄、羌活、独活、防风、当归各 10 克。水煎，每日一剂，三次服。

（7）治风疹瘙痒。姜黄、僵蚕、蝉蜕、大黄各 8 克。水煎，每日一剂，三次服。

使用注意：姜黄有促使子宫收缩作用，孕妇忌服。凡面色苍白萎黄，头晕眼花，失眠心悸等血虚表现者忌服。

6. 三棱：又名荆三棱、京三棱、黑三棱、大三方草

多年生黑三棱科草本植物，根茎圆柱形，横走泥土中，多生出粗短的块根，须根

多，茎圆柱形，直立高达60～100厘米。叶丛生，扁平线形，长60～90厘米，叶基包茎。花期6～7月，果期7～8月，成熟粒果倒卵圆锥形。群生于池塘、水沟等处，春秋挖块根，剥皮切片晒干备用。

功能：味苦性平，入肝、脾经。能行气活血，消积止痛。治妇女瘀血不行，月经停闭；气血不得流通疼痛；腹中包块小腹疼痛。亦治跌打损伤肿痛。

临床应用：3～10克。水煎服。

（1）治气滞肋痛。三棱、莪术各12克。水煎，日服三次。

（2）治经闭腹痛。三棱、青皮各15克。水煎，日服三次。

（3）治腹有癥瘕积聚。三棱15克，莪术10克，麦芽30克。水煎，日服三次。

（4）治血瘀气结，闭经腹痛，腹有积聚包块。三棱、莪术、丹参、牛膝、延胡索、地龙各10克，水煎，日服三次。

（5）治宫外孕。三棱、莪术各15克，丹参30克，乳香、没药各10克。水煎，日服三次。

（6）治肝脾肿大。三棱、郁金、莪术、鳖甲各10克，丹参30克。水煎，日服三次。

（7）治食积停留，腹胀痛。三棱、莪术、青皮各12克，麦芽30克。水煎，日服三次。

使用注意：月经过多及孕妇忌用。

7. 莪术：又名蓬莪术

多年生姜科草本植物，为郁金的根茎，主产于广西、四川、浙江、江西、广东、福建、云南等省。秋冬两季挖根，蒸煮透心，干燥后去须根及杂质，切片生用或醋炒用。

功能：味苦性温，入肝、脾经。活血祛瘀，消积止痛，能行气散瘀血，消化食积。善治腹中食积不化和瘀血结块；妇女经闭不通，腹中包块，下腹痛；跌打损伤，青紫肿痛；肝脾肿大，胁肋胀痛；消化不良，胃脘痞胀，呕吐酸水。

临床应用：3～10克，水煎服。

（1）治剧烈心腹冷痛。醋莪术30克，煨木香15克。共研粉，每次2克，用淡醋汤水送服。

（2）治气滞血瘀所致癥瘕积聚，血滞经闭，产后瘀阻。莪术、三棱、牛膝、延胡索、地龙各10克。水煎，日服三次。

（3）治宫外孕及脾肿大。莪术、三棱、青皮、槟榔各10克，麦芽30克。水煎服。

使用注意：孕妇忌用，月经过多者忌服。

8. 丹参：又名赤身、紫丹参、山苏子根、血参根

多年生唇形科草本植物，全株密披黄白色绒毛，根细长圆锥形，外皮朱红色，茎直立，方形，表面有浅槽，单数羽状复叶对生，总状花序，腋生或顶生，花蕊紫色，

生于山野向阳处。春秋两季挖根晒干备用。

功能：味苦性微寒，入心、心包络经。活血祛瘀，凉血消肿，养血安神。治月经不调，心悸失眠及疮痈肿毒等症。

临床应用：10~30克，水煎服。

（1）治月经不调。丹参研粉，每次6克，黄酒调服，日二次。

（2）治月经量少，闭经腹痛。丹参、益母草、香附各15克。水煎，日服三次。

（3）治跌打损伤，瘀阻作痛。丹参30克，桃仁、红花、乳香、没药各10克。水煎，日服三次。

（4）治关节肿痛。丹参、络石藤各30克，威灵仙15克。水煎，每日一剂，三次服。

（5）治心腹疼痛。丹参30克，檀香、砂仁各6克。水煎，每日一剂，三次服。

（6）治乳痈、疮痈初起。丹参、金银花各30克，连翘、蒲公英各15克。水煎，日服三次。

（7）治心悸失眠属热入营血者。丹参、金银花、玄参、连翘、酸枣仁、柏子仁各15克，生地30克。水煎，每日一剂，三次服。

（8）治急慢性肝炎。丹参、茵陈、板蓝根、当归各30克，郁金、桃仁、垂盆草各15克。水煎，每日一剂，三次服。

（9）治晚期血吸虫病、肝大。丹参45克，水煎，每日一剂，三次服。

（10）治门脉性肝硬化、脾功能亢进。丹参30克，川芎、柴胡、青皮、三棱、莪术各15克。水煎，每日一剂，早晚空腹服。连服15天一疗程。

（11）治妇女崩漏（子宫功能性出血）。丹参、益母草、炒地榆、炒贯众、翻白草各15克，仙鹤草、生地炭各30克。水煎，每日一剂，三次服。

（12）治神经衰弱。丹参、五味子各15克。水煎，每日一剂，三次服。

（13）治慢性肾炎。丹参、益母草各30克，赤芍、川芎、当归各15克。水煎，每日一剂，三次服。

（14）治流行性出血热。丹参30克、桃仁、佩兰、赤芍、忍冬藤、车前草、桂枝、木香各15克，细辛5克。水煎30分钟，装入布质药袋，置双肾区热敷。

（15）治皮肤瘙痒或生疥疮。丹参、蛇床子、苦参各15克。水煎，洗患处。

（16）治血栓闭塞性脉管炎。丹参50克打碎，用55度好粮食酒白酒500毫升，浸泡15天，制为丹参酒，每次服30毫升，每日饭前服。

（17）治血热瘀滞所致月经不调、痛经、闭经，或产后瘀阻腹痛。丹参、益母草各30克，当归20克，红花、桃仁各15克。水煎，每日一剂，三次服。

（18）治痈肿疮毒。丹参、金银花、蒲公英各30克，连翘15克。水煎，每日一剂，三次服。

（19）治风湿热痹，关节红肿疼痛。丹参30克，忍冬藤60克，木通、赤芍、秦艽各15克。水煎，每日一剂，三次服。

（20）治心烦不眠或心悸属温病热入营血引起者。丹参、生地、玄参各30克，黄连 10 克。水煎服。属阴血不足所引起者，丹参、酸枣仁、柏子仁、何首乌各 25 克。水煎，每日一剂，三次服。

使用注意：本药反藜芦，不能同方配用。

9. 益母草：又名枯草、猪麻、月母草、坤草、茺蔚（附：茺蔚子）

二年生唇形科植物，茎直立，四棱形，高约 1 米左右，多为上部分支，叶对生，叶形不一，轮伞花序生于茎上部、对生叶的腋间，花冠粉红色，小坚果褐色，三棱状。花期 7～8 月，果期 8～9 月，生于荒野山地、山坡路旁。7～8 月采全草，切段晒干备用或鲜用。秋季采果实（茺蔚子）晒干备用。

功能：味辛苦性寒，入肝、肾、心包经。祛瘀生新，调经利水，是治妇科病要药。能治月经不调，痛经，产后瘀血不行腹痛，头目眩晕，不论胎前产后都可应用。

临床应用：10～30 克，水煎服，外用适量。

（1）治月经不调、痛经、产后腹痛。鲜益母草 500 克，水煎浓汁一碗，加入红糖 500 克，分四次服下，日服二次。

（2）治小便不利、水肿。鲜益母草 300 克，水煎，日服三次。

（3）治产后颈椎痛。益母草 50 克，桃仁 10 克，炮姜 5 克，甘草 3 克。水煎，每日三次服。

（4）治痢疾。鲜益母草 250 克，水煎，日服三次。

（5）治高血压。益母草、茺蔚子、黄芩各 15 克，夏枯草 30 克。水煎，日服三次。

（6）治目赤肿痛。益母草、茺蔚子各 15 克。水煎，日服三次。

（7）治妇女血热有瘀，经行不畅所致痛经、闭经、产后瘀阻。益母草 30 克，当归、赤芍、木香各 15 克。水煎，每日一剂，三次服。

（8）治难产、胞衣不下。益母草 30 克，当归、赤芍、荆芥各 15 克，乳香、没药各 8 克。水煎，日服三次。

（9）治跌打损伤。益母草 30 克，桃仁、红花、川芎、当归、赤芍各 10 克。水煎，日服三次。

（10）治小便不利浮肿。益母草、白茅根各 30 克，车前子、白术、桑白皮、茯苓各 15 克。水煎，每日一剂，三次服。

（11）治肾炎水肿。益母草 30 克，丹参、当归、白茅根、车前草、泽泻各 15 克，红花、川芎、怀牛膝、白术各 12 克，麻黄 10 克。水煎，每日一剂，三次服。

使用注意：凡血虚无瘀者不宜服。益母草的种子即茺蔚子，活血调经的功效与益母草相同，兼有明目的作用，能治肝热目赤肿痛，用量 5～10 克。

10. 鸡血藤：又名血风藤

为豆科攀缘灌木密花豆三叶鸡血藤和香花岩豆藤、山鸡血藤等的藤茎，产于江西、福建、云南等省。秋季割取藤茎晒干切片备用，或熬制鸡血藤膏用。

功能：味苦微甘，性温，入肝、肾经。补血活血、舒筋通络。治血虚萎黄，月经不调，闭经腹痛，腰膝酸痛，筋骨麻木，风湿痹痛等症。

临床应用：10～30克，水煎服。

（1）治肿瘤放疗后白细胞减少症。鸡血藤、白花蛇舌草各30克。水煎，每日一剂，三次服。

（2）治血虚萎黄。鸡血藤、熟地各30克，当归、白芍、枸杞子、何首乌各15克，鹿角胶10克（烊化）。水煎，每日一剂，三次服。

（3）治血虚、血滞，月经不调，经闭腹痛。鸡血藤30克，当归、川芎、芍药、地黄、香附、丹参、延胡索各15克。水煎，每日一剂，三次服。

（4）治风湿痹痛，腰膝酸痛，筋骨麻木。鸡血藤、黄芪、夜交藤各30克，当归、白芍、川芎、桂枝各12克。水煎，每日一剂，三次服。

（5）治跌打损伤。鸡血藤30克，桃仁、归尾各10克，炮山甲、大黄、乳香各8克。水煎，每日一剂，三次服。

11. 泽兰：又名虎兰、风药、红梗草、接古草、甘露秧

多年生唇形科草本植物，高约1米左右，地下茎稍肥厚，白色，茎通常单一，四棱形硬直，结节处有毛，叶对生，有短柄，长圆披针形，近革质。花轮生于茎上部叶腋间，白色四分果暗褐色。花期7～8月，果期8～9月，生于小溪沿岸或山野潮湿地。6～7月割全草切断晒干备用。

功能：味甘苦性微温，入肝、脾经。破瘀调经，行水逐湿行瘀，消散痈肿。可治月经不畅，产后瘀阻腹痛，跌打损伤青紫肿痛，利小便消浮肿。

临床应用：5～15克，水煎服。

（1）治血虚闭经。泽兰、熟地各30克，卷柏10克。共研粉，每次10克，米汤送下，每日一剂，三次服。

（2）治痛经。泽兰25克，延胡索20克，香附10克。水煎，日服三次。

（3）治倒行经。泽兰、当归各25克。水煎，日服三次。

（4）治产后血瘀浮肿。泽兰、防己各50克。研粉，每次5克，温酒和醋汤调服，日服三次。

（5）治血滞经闭、痛经。泽兰、当归、丹参、益母草各30克，水煎，日服三次。

（6）治跌打损伤，瘀血肿痛。泽兰、川芎、赤芍各15克，乳香、没药各8克。水煎，每日一剂，三次服。

（7）治痈肿疼痛。泽兰、连翘各15克，蒲公英30克。水煎，日服三次。

（8）治产后小便不畅，身面浮肿。泽兰、防己各15克，黄芪30克。水煎，日服三次。

12. 红花：又名红蓝花、刺红花、草红花、芷红花

一年生菊科草本植物，高约30～90厘米，茎直立，下部木质化，上部分枝，叶互生，卵状披针形，头状花序顶生，花橘红色，管状，瘦果卵形，有四棱白色。花期7～8月，果期8～9月，各地都有栽培。花初开时摘下晒至纯干备用。

功能：味辛性温，入心、肝经。活血化瘀，消除瘀血引起的发热。多用于行瘀血，通月经，适用于瘀血不行所致经闭，难产或产后阻瘀腹痛。亦治跌打损伤瘀血作痛，少用并可以养血补血。

临床应用：3～10克，水煎服。

（1）治跌打损伤。红花、赤芍各10克。水煎，打鸡蛋3个随汤服下，日服二次。

（2）治妇女血瘀经闭。红花10克，当归尾50克，共研粉，每次5克，白酒送服，日服二次。

（3）治产后乳汁不下。红花、冬虫夏草各20克，好粮食酒500毫升，装入瓶内煮，去渣饮酒，每次两杯，日服二次。

（4）治妇女腹中血气刺痛。红花15克，好粮食酒100克煎服。每日一剂，三次服。

（5）治血滞经闭腹痛。红花、当归、苏木、莪术各12克，肉桂5克。水煎，日服三次。

（6）治产后瘀阻上逆之血晕。红花、丹皮、当归、蒲黄、荷叶各10克。水煎，日服三次。

（7）治血瘀癥瘕痞块。红花、三棱、莪术、桃仁各12克，没药、乳香各8克。水煎，每日一剂，三次服。

（8）治难产死胎。红花、川芎、当归、牛膝、车前子各12克，肉桂5克。水煎，日服三次。

（9）治跌打损伤，瘀血肿痛。红花、苏木各12克，血竭2克（冲服），麝香0.1克（冲服）。水煎冲服。

（10）治痈疽肿痛。红花、连翘、赤芍各15克，蒲公英25克。水煎，日服三次。

（11）治麻疹夹斑，透发不畅，色不红活。红花、紫草、连翘各10克，黄连8克，葛根、大青叶各15克。水煎，每日一剂，三次服。

使用注意：孕妇和月经过多者忌服。藏红花味甘性平，功效与红花相近，但养血之力较大，去瘀力小，用量1～3克。

13. 月季花：又名四季花、朋花

为蔷薇科常绿灌木月季花蕾和初开的鲜花，全国皆有栽培，6～7月晴好天气采取花蕾，阴干备用。

功能：味甘性温，入肝经。活血调经，解毒消肿。治妇女血滞经闭、经行阻滞的月经不调。

临床应用：3～6克，水煎服。

（1）治妇女月经不调，行经不畅。鲜月季花2克，以开水冲泡代茶饮。

（2）治咳嗽咯血。月季花3克，加冰糖5克炖服，一天一剂。

（3）治咳喘声低，少气懒言，痰少咽干。月季花2克，冰糖5克。炖服，日服三次。

（4）治跌打损伤，腿膝肿痛，瘀血肿痛。月季花3克。研粉，以黄酒冲服。

（5）治痈疽疮毒未溃。鲜月季花捣烂外敷，每日三次。

（6）治肝郁不舒，月经不调。月季花 6 克，丹参、当归各 25 克，茺蔚子 10 克，香附 15 克。水煎，每日一剂，三次服。

（7）治瘰疬疮毒。月季花、大贝母各 6 克，夏枯草、牡蛎、玄参各 30 克。水煎，每日一剂，三次服。

使用注意：孕妇忌服。胃寒怕冷、大便溏泻者慎用。

14. 凌霄花：又名紫葳、支华、堕胎花、藤罗花

为紫葳科多年生落叶木质藤本紫葳的花蕾，茎黄褐色，支状网裂，单数羽状复叶对生，卵形披针形，长 4~9 厘米，宽 2~4 厘米，生端尖，花伞圆形花序，冠为赤黄色，萼为绿色。种子偏平，多粒。花期 7~9 月，果期 8~10 月，全国各地均有栽培。每年 7~9 月，择晴好天气采摘刚开花的花朵晒干备用。

功能：味酸性微寒，入肝、心包络经。活血通经，行瘀止痛，凉血祛风。治妇女经闭经痛，经行不畅，产后恶露不净，小腹疼痛，及妇女子宫出血，瘀血不尽腹部刺痛，带下多不止，瘀血结块等。亦治热血生风，全身痛痒，酒渣鼻。

临床应用：3~10 克，水煎服。

（1）治妇女血滞经闭。凌霄花研粉，每次 6 克。饭前 30 分钟以温黄酒冲服。每日一剂，二次服。

（2）治全身瘙痒。凌霄花研粉，每次 3 克，以黄酒冲服，每日二次。

（3）治酒渣鼻。凌霄花、山栀子各 50 克。研粉，每次 5 克，饭后用温开水冲服，日服三次。

（4）治瘀血阻滞，月经闭止，发热腹胀。凌霄花、赤芍、丹皮、红花各 12 克。水煎，每日一剂，三次服。

（5）治脾肝肿大。凌霄花、鳖甲、大黄各 10 克，苍术 15 克，麦芽、谷芽各 30 克。水煎，每日一剂，三次服。

（6）治风疹瘙痒，疹块发红，遇热加重。凌霄花 10 克，生地 30 克，赤芍、归尾、白鲜皮、荆芥、防风各 15 克。水煎，每日一剂，三次服。

使用注意：孕妇忌服。

15. 延胡索：又名延胡、延胡索、玄胡索、元胡、蓝花菜、蓝花豆

多年生罂粟壳草本植物，块茎球状，外皮棕褐色，内部黄白色，茎细弱，高约 10~30 厘米，叶互生，总状花序，花淡紫红色，色浅蓝色，4~5 月开花，6~7 月结果，细长柱形。生于腐殖质肥沃的阔叶林中及林沟、山谷斜坡少阴地带。5~6 月挖块茎，去外皮，用水煮至内部变黄，放席上晒干或醋炙用。醋炙延胡索。每 500 克延胡索加醋 100 毫升，放入瓶内闷调，至醋吸收尽，用微火翻炒至略黄，取出晾晒，用时捣碎。

功能：味辛苦，性温。入肺、肝、脾经。活血散瘀，利气镇痛，调经。治气血阻滞胸部突然作痛，妇女经行不畅，小腹作痛，跌打损伤瘀肿，或子宫大出血而有瘀血

停滞所致疼痛。

临床应用：3～10克，水煎服，研粉吞服减半。

（1）治胃痛。延胡索、川楝子各25克。研粉，每次10克，白酒送下，日服二次。

（2）治胃痛吐酸，饮食不化。延胡索25克，公丁香10克，砂仁15克。共研粉拌匀，每次10克，白开水冲服，日服二次。

（3）治胃痉挛。延胡索100克，血竭25克。研粉，每次25克，白开水送下，日服二次。

（4）治肝郁气滞血瘀胸肋胃脘疼痛。延胡索、川楝子各15克。水煎，日服三次。

（5）治寒凝气滞血瘀胸痹疼痛。延胡索、高良姜各10克，檀香6克，荜茇3克。水煎，每日一剂，三次服。

（6）治寒滞肝脉，疝气疼痛。延胡索、吴茱萸、小茴香、乌药各10克。水煎，日服三次。

（7）治经闭癥瘕，产后瘀阻。延胡索、当归、赤芍、蒲黄各10克，肉桂、姜黄、乳香各6克。水煎，每日一剂，三次服。

（8）治跌打损伤，遍体疼痛。延胡索、当归各10克，血竭3克，乳香6克。水煎，每日一剂，三次服。

使用注意：血虚无瘀及孕妇忌用。延胡索品种复杂，取扁球形内部黄色者入药为佳。

16. 五灵脂：又名寒雀粪、药本

为脊椎动物门哺乳纲啮齿目鼯鼠科复齿鼯鼠及同属动物的干燥粪便。鼯鼠眼大，眼周围有黑毛，构成窄环，尾扁平，披有密而柔软的长毛，全身灰黑色有波纹，冬季黄灰色腹毛白色。栖深山密林，常居树洞中。冬季采鼯鼠粪便（即五灵脂）去杂质，晒干备用或醋炒用。醋炒五灵脂：五灵脂500克，醋100克，放瓶中待醋吸尽，放锅中炒干备用。以颗粒完整，表面绿褐色，无杂质者为佳。

功能：味甘性温，入肝经。行血，止血，散瘀止痛。治瘀血作痛，经闭崩漏，瘀血凝结，胃痛。止血醋炒，散瘀生用。

临床应用：5～10克，水煎服。

（1）治吐痰带血。五灵脂研粉，用狗胆汁调丸如大豆大，每服一丸，黄酒送下，日服二丸。

（2）治闭经，瘀血腹痛，痰凝血结。五灵脂、蒲黄各25克。共研粉，每服10克，温开水送下，日服二次。

（3）治气滞血瘀胃脘胁肋刺痛。五灵脂、延胡索、香附各10克，没药6克，乳香8克。水煎，每日一剂，三次服。

（4）治瘀血阻滞闭经、痛经。五灵脂、蒲黄、川芎、红花各10克。水煎，日服三次。

（5）治冠心病、心绞痛。五灵脂、瓜蒌、薤白、半夏、桃仁、川芎、红花、蒲黄各 10 克。水煎，日服一剂，三次服。

（6）治女子崩漏经多，紫黑多块，小腹刺痛。五灵脂 10 克，当归、生地、熟地各 30 克，阿胶 10 克（烊化）。水煎，日服三次，每日一剂。

使用注意：孕妇和血虚无瘀者忌服。不宜与人参类药同服。

17. 瓦楞子：又名血蛤壳、蚶壳

为蚶科动物魁蚶的贝壳，多产于近大陆的浅海中，江苏、辽宁、山东近海、湖、河生长的小蛤蚶壳，瓦楞子加醋炒淬煅用止酸止痛。

功能：味甘咸性平，入肝、肺、脾、胃经。散瘀活血，消痰散结，制酸止痛治癥瘕和痰聚胸胁的痰癖证，及胃酸过多。

临床应用：6～15 克，水煎服。

（1）治胃十二指肠溃疡泛酸胃痛。煅瓦楞子 150 克，甘草 30 克。共研粉，每次 10 克，饭前温开水送服。

（2）治顽痰结聚，稠黏难咯。瓦楞子、瓜蒌、海浮石各 15 克，象贝母 10 克。水煎，每日一剂，三次服。

（3）治妇女血瘀癥瘕。煅瓦楞子、香附各 18 克，川芎、当归、红花、桃仁、莪术各 15 克。水煎，每日一剂，三次服。

（4）治痛经，经行不畅。瓦楞子、香附、桃仁、丹皮、川芎各 15 克，大黄 10 克。水煎，每日一剂，三次服。

（5）治胃溃疡。煅瓦楞子、黄芪、党参、白芍、延胡索、川楝子、象贝母各 5 克，白及 3 克，三七 2 克。水煎，每日一剂，三次服。

使用注意：本药化瘀散结作用良好，胃癌、肠癌恶性肿瘤也可配方使用。化瘀散结宜生用，制酸止痛宜煅用。

18. 牛膝：又名川牛膝、怀牛膝、白倍、鸡胶骨

为苋科多年生草本植物牛膝的干燥根块，多为人工栽培，主产于河南、四川等地区。牛膝高 80～100 厘米左右，根细长，直径 0.1～1 厘米左右，外皮黄土色，茎直立，四棱形，有条纹。叶对生，叶片椭圆形，花绿色 5 片。花期 7～9 月，果期 9～10 月。四川产的为川牛膝，河南怀庆产的为怀牛膝。冬季黄枯挖根，经硫黄煮后切片晒干备用。

功能：味苦酸性平，入肝、肾经。补肝肾，强筋骨，活血通经，利尿通淋，引血下行，活血散瘀，祛散风湿。能治妇女血瘀闭经，腹中包块，痛经，难产，产后子宫收缩不全，胎盘不下，瘀滞腹痛，跌打损伤青紫肿痛，痈肿疮毒，瘀血疼痛，风寒湿痹，关节冷痛，腰腿酸痛，下肢无力，视物昏花，头晕耳鸣。亦治尿频尿少，尿时涩痛，尿血，及血热上炎的吐血、鼻衄、牙龈肿痛、口舌溃疡等症。

临床应用：6～15 克，水煎服。

（1）治口舌生疮溃烂。以牛膝口含，泉水咽下。

（2）治跌打损伤青紫肿痛。生牛膝捣烂外敷患处，一日二次。

（3）治月经不调，痛经，闭经，腹中包块。川牛膝、当归、川芎、赤芍各15克，益母草25克。水煎，每日一剂，三次服。属寒凝血滞加桂枝12克、吴茱萸10克。若气滞血瘀者，加香附15克、柴胡10克。

（4）治难产。川牛膝、川芎、红花各15克。水煎，日服三次。

（5）治产后胞衣不下。川牛膝、当归各15克，瞿麦、冬葵子、蒲黄各10克。水煎，日服三次。

（6）治跌打损伤肿痛。川牛膝、桃仁、红花、延胡索、当归各12克。水煎，日服三次。

（7）治血分有热，血热妄行，吐血、衄血。怀牛膝、侧柏叶、小蓟各12克，生地、白茅根各30克。水煎，每日一剂，三次服。

（8）治阴虚火旺，虚火上炎，口舌生疮，牙龈肿痛。川牛膝、麦门冬、知母各12克，生地、石膏各30克。水煎，每日一剂，三次服。

（9）治肝阳上亢，头晕目眩；或肝风内动，口眼歪斜，半身不遂，不省人事。川牛膝、龟板、白芍、玄参各15克，龙骨、牡蛎、代赭石各30克。水煎，每日一剂，三次服。

（10）治风湿痹痛，腰膝酸痛。川牛膝、羌活、独活、秦艽、防风各15克，细辛5克。水煎，每日一剂，三次服。

（11）治肝肾亏损，精血两虚，腰膝酸痛，筋骨无力。怀牛膝、龟板、虎骨、锁阳各12克，熟地、当归、白芍各30克。水煎，每日一剂，三次服。

（12）治湿热下注，关节红肿疼痛，筋脉拘挛。川牛膝、苍术、黄柏各15克，生苡仁40克。水煎，每日一剂，三次服。

（13）治湿热淋痛或湿热血淋涩痛。川牛膝、冬葵子、瞿麦、黄柏、苍术各15克，竹叶、木通各10克，滑石20克，金银花30克。水煎，每日一剂，三次服。

使用注意：补肝肾怀牛膝制用，逐瘀血及引血下行川牛膝生用。本药沉降下行，能堕胎气，故脾虚泻泄、遗精、滑精、妇女月经多及孕妇忌用。土牛膝为牛膝野生品种，能泻火解毒，用治咽喉肿痛、白喉、小便短少涩痛为佳。

19. 苏木：又名苏方、棕木、赤木、红木

为豆科灌木，常绿小乔木，高约5～10厘米，干有刺，小枝灰绿色，长约30厘米，羽片对生9～13对，长6～13厘米，花黄色，圆形。果长圆形扁平，子为暗红色，4～5粒。花期4～6月，果期9～11月。产于广东、广西、台湾、云南等省。四季可采，除去外皮及边材，取心材晒干入药。

功能：味甘咸性平，入心、肝、脾经。活血行瘀，消肿止痛，治产后瘀血作痛，月经瘀血不行，小腹作痛，跌打损伤，瘀血肿痛。

临床应用：3～10克，水煎服。

（1）治破伤风项强抽搐。苏木研粉，每次10克，用黄酒调服。

（2）治严重跌打损伤。苏木60克研粉，加黄酒2000毫升，煎至700毫升，餐前及临睡前各服一次，酒量不佳者忌用。

（3）治血滞经闭痛经。苏木、当归、川芎、红花、川牛膝各 12 克。水煎，每日一剂，三次服。

（4）治产后血晕，胀闷欲死。苏木、乳香各 6 克。研粉，每次 3 克，黄酒送服，日服三次。

（5）治产后血晕。苏木、赤芍、荷叶、鳖甲、肉桂各 10 克。水煎，日服三次。

（6）治跌打损伤，瘀血肿痛。苏木、乳香、红花各 10 克，血竭 3 克。水煎，每日一剂，三次服。

使用注意：孕妇忌用。产后恶露已净，血虚头晕，腹泻者忌服。

20. 刘寄奴：又名六月雪、除毒草、金寄奴、鬼麻油

二年生玄参科草本植物，茎直立，高约 30～50 厘米左右，单叶对生，羽状分裂，有齿裂，7～8 月开花，于上部集成总状花序，8～9 月结圆柱形果实。生于石质草地、山坡。7～8 月采全草晒干，切断入药备用。

功能：味苦性温，入心、脾经。破瘀血，消肿胀，通淋止痛。治瘀血阻滞月经不通，产后腹痛，骨折伤肿痛。外敷能止血。

临床应用：10～25 克，水煎服。

（1）治创伤尿血。刘寄奴、车前子、生地、茜草各 10 克。水煎，日服三次。

（2）治血淋。刘寄奴、白茯苓各 25 克。水煎，日服三次。

（3）治小便淋痛。刘寄奴、车前子各 25 克。水煎，日服三次。

（4）治尿道涩痛。刘寄奴、王不留行各 25 克。水煎，日服三次。

（5）治烧烫伤，肿泡流水，局部皮肤灼焦。刘寄奴、生地榆、大黄各 15 克。共研粉，香油调敷患处。

（6）治瘀血阻滞所致闭经，产后瘀阻腹痛。刘寄奴、凌霄花、当归尾、红花、川牛膝各 10 克。水煎，每日一剂，三次服。

（7）治跌打损伤肿痛。刘寄奴、骨碎补、延胡索各 12 克，加童便 50 克。水煎，日服三次。

21. 自然铜：又名石髓铅

天然黄铁矿的含硫化铁矿石，晶体，形状多种，立方体或五角十二面体。晶面上有条纹，为淡黄铜色，有金属光泽。采掘后除去杂质及有黑锈者，以火煅透，醋淬，反复三次，置地退火毒，研末备用。

功能：味辛性平，入肝经。续筋接骨，散瘀止痛，接骨疗伤，为伤科要药。可治跌打损伤，骨折，骨裂，瘀血阻滞疼痛。

临床应用：3～10 克，水煎服，入丸 1～3 克。

（1）治闪腰岔气，腰部疼痛活动受限。煅自然铜、土鳖虫各 30 克。共研为粉，每次 1.5 克，日服三次，温开水送下。

（2）治跌打损伤，瘀血肿痛。自然铜、乳香、没药各 8 克，当归、羌活各 15 克。水煎，每日一剂，三次服。

使用注意：凡创伤骨折出血，伴有头晕眼花，失眠心悸，颧红盗汗等血虚现象者忌服。

23. 穿山甲：又名甲片、山甲、鲮鲤甲、麒麟片

为脊椎动物鲮鲤科穿山甲食蚁鲮鲤的鳞片，捕捉后割下整张甲壳，置沸水中烫过，取下鳞片洗净，晒干入药备用。用时与沙同炒至松泡黄色为炮山甲。产于广东、广西、云南、贵州、湖南、台湾、福建等地。

功能：味咸性微寒，有毒，入肝、胃经。活血散瘀，通经下乳，消肿止痛，排脓。治痔疮肿痛和痈疽疮毒等外科症。并治哺乳因吹乳引起的乳汁不通，乳房肿痛，生痈等。凡痈痛初起能消散已成脓者，可以促进早溃。亦治风寒湿痹，肢体强直拘挛，及前列腺炎。

临床应用：3~10克。水煎。入丸剂1~2克，研粉服。

（1）治产后乳少。穿山甲炒黄研粉，每次2克，黄酒调服，一日二次。

（2）治疝气腹痛及膀胱疼痛。穿山甲12克炒黄，茴香子8克。共研为粉，每次6克，以滚开水兑黄酒冲服，日服三次。

（3）治创伤出血不止。穿山甲用麻油炸成黄色，捞出晒干，研粉敷伤口包扎，止血止痛，促进伤口愈合。

（4）治瘀血闭经，产后乳汁不通。穿山甲3克研粉冲服，王不留行、当归、通草各12克，水煎冲服，分三次冲服穿山甲粉，每日一剂，三次服。

（5）治癥瘕痞块。穿山甲、三棱、莪术、鳖甲各10克，丹参30克。水煎，三次服。

（6）治瘰疬。穿山甲、贝母各10克，香附15克，夏枯草30克。水煎，每日一剂，三次服。

（7）治痈肿初起未溃。穿山甲、赤芍、皂角刺各10克，当归、金银花、黄芪各30克。水煎，每日一剂，三次服。

（8）治风湿痹痛，肢体拘挛强直。穿山甲、地龙、全蝎、乌蛇肉各10克，防风、苍术、川牛膝各15克。水煎，每日一剂，三次服。

23. 皂角刺又名皂荚刺、皂刺、天丁、皂角针

为豆科植物，落叶乔木，高约15米，粗壮，红褐色，分枝，双数羽状复叶，花瓣淡黄色，果荚扁平，紫黑色有光泽，种子扁平红褐色。花期5月，果期10月。全国均有种植。根皮、叶、刺、种子均能入药。皂角刺全年可采，可随采随用，或采下晒干备用。

功能：味辛性温，入肝、胃经。活血散瘀，消痈，排脓托毒，止风制癣。治各种痈疽疮毒化脓感染，淋巴结核和小儿惊风、抽搐等。

临床应用：3~10克。水煎服。

（1）治妇女产后胎衣不下。皂角刺炒炭研粉，每次3克。用黄酒调服。

（2）治皮癣。皂角刺15克，加食醋500毫升，煎为浓汁，涂擦患处，一日三次。

（3）治痈疽初起。皂角刺、紫花地丁、甘草、天花粉各10克。水煎，日服三次。

（4）治痈疽疮毒脓成已溃者。皂角刺、穿山甲各10克，黄芪、当归各30克。水煎，每日一剂，三次服。

（5）治乳痈肿痛。皂角刺、白芷、青皮、牛蒡子、大贝母、赤芍各10克、蒲公英30克。水煎，每日一剂，三次服。

（6）治乳汁不通。皂角刺、穿山甲、漏芦各10克。水煎，日服三次。

（7）治麻风癣疥。皂角刺、苍耳子、苦参。共研粉，用大风子油调匀，外搽患处。

使用注意：孕妇忌服。

25. 王不留行：又名不留行、禁宫花、金剪刀草、麦篮子

石竹科一年生草本植物麦蓝菜的成熟种子。全株光滑，披白粉，茎直立，高约30～60厘米，基部节间短而粗壮，上部二叉分枝，叶对生，叶片卵状披针形，聚伞花序生于枝端，小花淡红色，果广卵形，种子球形，熟时黑色，花果期6～8月。8月采取成熟种子，晒干生用或炒用入药。

功能：味甘苦性平，入肝、胃经。行血通经，催生下乳，活血化瘀通经，消肿止痛。治难产，经闭，乳汁不通，痈疽疮毒，风湿痹痛，乳痈。

临床应用：5～15克，水煎服。

（1）治产后乳汁不下。王不留行、炮山甲各25克。共研粉拌匀，每服10克，日服两次。

（2）治月经不调经闭。王不留行20克，桃仁、红花各10克。水煎，每日一剂，三次服。

（3）治血滞痛经、闭经。王不留行、川芎、当归、红花各15克。水煎，每日一剂，三次服。

（4）治产后乳汁不下。王不留行15克，穿山甲、通草各10克，黄芪、党参、当归各30克。水煎，每日一剂，三次服。

（5）治乳痈肿痛。王不留行、天花粉、蒲公英各30克。水煎，每日一剂，三次服。

（6）治小便淋沥不畅。王不留行、金钱草、车前草各30克，海金沙、萹蓄各15克。水煎，每日一剂，三次服。

26. 桃仁

为蔷薇科落叶小乔木桃树成熟果实桃仁。花瓣粉红色，核果卵形、球形，有沟有绒毛，果肉多汁酸甜，果内有核，核内有仁即桃仁。花期4月，果实7～9月。夏秋采桃吃掉，打碎果核取仁，晒干入药备用。

功能：味苦甘性平，入心、肝、大肠经。破血行瘀，润燥滑肠，适用于大肠津液不足的便秘，对闭经腹痛瘀血结块、风痹、跌打损伤、瘀血肿痛亦有效。

临床应用：5～10克，水煎服。

（1）治血滞经闭。桃仁、红花各 15 克，丹参 30 克，川牛膝 20 克。水煎，日服三次。

（2）治产后恶露不尽。桃仁 8 克，红花 10 克，丹参、益母草各 20 克，川芎 5 克，赤芍 15 克。水煎，日服三次。

（3）治跌打损伤。桃仁、柴胡、红花各 15 克，丹参 25 克，天花粉 20 克。水煎，每日一剂，三次服。

（4）治大便秘结。桃仁 15 克，火麻仁 25 克，郁李仁 20 克。水煎，日服三次。

（5）治闭经、痛经、瘀血腹痛。桃仁、红花、当归、赤芍各 15 克。水煎，日服三次。

（6）治产后瘀阻。桃仁、当归、川芎、炮姜各 10 克。水煎，日服三次。

（7）治蓄血发狂，小腹硬满。桃仁 8 克，水蛭 3 克，虻虫 4 克，大黄 10 克。水煎，每日一剂，三次服。

（8）治跌打损伤，瘀血肿痛。桃仁、红花、当归、穿山甲各 10 克。水煎，日服三次。

（9）治火毒壅盛，气滞血凝所致肺痈、肠痈。桃仁、苇茎、大黄各 10 克，丹皮 15 克，薏苡仁 30 克。水煎，每日一剂，三次服。

（10）治阴虚血燥津亏便秘。桃仁、杏仁各 10 克，郁李仁 15 克。水煎，日服三次。

（11）治气逆咳喘，胸膈痞满。桃仁、杏仁各 15 克，粳米 150 克。煮粥喝。

（12）治跌打损伤青紫肿胀。桃仁、姜黄、苏木、乳香、没药各 10 克。水煎，日服三次。

使用注意：无瘀血及便溏者忌用。

27. 干漆：又名漆渣、漆底、山漆

为漆树科植物漆树树脂的干燥品。落叶乔木，高约 20 米，树皮幼时灰白色，老则深灰粗糙，产于湖北、四川、云南、广东、安徽等省。夏季以铁器凿伤茎干树皮，有树脂渗出，即生漆。干漆系由浓稠生漆干涸而成。用时捣碎炒至烟尽，烧至烟尽存放备用。

功能：味辛性温，有小毒。入肝、胃经。散瘀血，通经，消积杀虫。治妇女血瘀闭经，腹中瘀血，结块作痛。亦治虫积腹痛。

临床应用：2～5 克，入丸散，不宜煎服。

（1）治蛔虫病腹痛。干漆捣碎，炒至烟尽，再捣成粉，每次 3 克，以凉水一杯加生油一小汤匙送服，餐前半小时服。

（2）治瘀血阻滞经闭、癥瘕等症。干漆 5 克。研粉，当归、红花、桃仁、三棱、莪术各 12 克。水煎冲服干漆粉，每日一剂，三次服。

（3）治虫积腹痛。干漆 5 克，穿山甲 5 克，雷丸 10 克，共研粉。槟榔、牵牛子、木香、苦楝皮各 10 克，水煎服，冲服以上三药粉。每日餐后服，日服两次。

使用注意：孕妇及体虚无瘀血者忌用。本药须放入锅内炒至烟尽方可用。

27. 水蛭：又名蚂蟥、肉钻子、水麻贴

为水蛭科动物，体扁，长约 2～3 厘米，背部黑绿色，有 5 条黄色纵线，整体环纹显著，环纹间等距离，吸盘发达，吸着力强，生活于浅水稻田、渠沟、池塘等地。夏秋用密网捞取，用线穿晒干备用。

临床用时需炮制：洗净晒干切段，另取滑石粉放锅内炒热，再放入水蛭段，炒至微膨起，取出筛去滑石粉，入药使用。

功能：味咸苦性平，有毒。入肝、膀胱经。破血逐瘀，通经消积。治癥瘕积聚，跌打瘀血，闭经，腹中成块，瘀血作痛等症。

临床应用：1～3 克，入丸散服。

（1）治癥瘕积聚。水蛭研粉，每次 3 克，用红花、川芎、桃仁、当归各 10 克，水煎冲服水蛭，每日一剂，三次服。

（2）治跌打损伤、腹痛、大小便不通。水蛭 10 克，用石灰炒黄，大黄 100 克，牵牛子 100 克。共研为粉，每次 5 克，日服三次，以温酒送下。

（3）治经漏不止。水蛭炒为末，每次 5 克，日服两次。

（4）治瘀血闭经、癥瘕积聚、外伤瘀血肿痛。水蛭 5 克，研粉。桃仁、当归、三棱、莪术各 12 克，水煎冲服水蛭粉，每日一剂，三次服。若体虚者可加入黄芪、党参、制首乌各 25 克共同煎服，补气补血。

使用注意：孕妇和月经期妇女忌用。

28. 虻虫：又名牛虻、牛咬虫、瞎蒙、牛蟆

为虻科动物虻虫，头顶有短毛，复眼中部有一条细窄的黑色横带，触角黄色，第三节粗大，中胸灰黄色，被黄色和黑毛色，翅透明，腹部暗黄灰色，披密毛。此虫经常吸咬牛、马驴家畜的血液，雄虫不吸血，生活于草丛间。夏季捕捉雌虻，捏头部致死，晒干备用。

功能：味苦性微寒，有毒。入肝经。破血逐瘀，散结治癥瘕。适用于瘀血凝结所致闭经、癥瘕、蓄血发狂及跌打损伤肿痛。

临床应用：2～5 克，入丸剂服，研粉冲服。

（1）治跌打损伤，瘀血肿痛。虻虫 20 克，丹皮 50 克。共研粉，每次 3 克，温酒冲服，日服二次。

（2）治蓄血发狂、小腹胀痛、妇女闭经。虻虫 30 克（去翅足），桃仁 20 个（去皮尖），酒炙大黄 150 克。以水 500 毫升，煎至 300 毫升，每次 100 毫升，不泻再服，至泻下方可停药。

29. 䗪虫：又名地鳖虫、土鳖虫、土虫、盖子虫、土元

鳖蠊科昆虫类土鳖虫，雌雄异形，雄虫有翅，雌虫无翅，雌虫体扁平，卵圆形，棕褐色，头部有丝状触角一对，长而多节，胸部扩大如盾形，盖于头上，脸面有足三对。仅雌虫入药。多生活于枯草烂草层或石块层下。夏季用食饵或灯光诱捕，用开水

烫死晒干备用。

功能：味咸性寒，有小毒。入肝经。软坚，行瘀通经，破癥瘕积聚。可用治血滞经闭和瘀血积聚，腹中成块的癥瘕，以及筋骨折伤，瘀血作痛，续筋接骨。

临床应用：3～10 克，研粉冲服。

（1）治跌打损伤。鳖虫七个，瓦片上焙干研粉，用黄酒送服，日服二次。

（2）治疯狗咬伤。鳖虫七个（去足炒），生大黄 15 克，桃仁七粒（去皮尖），白蜜 15 克。黄酒一碗，煎至七成，分二次服。

（3）治瘀血阻滞，经闭腹块。鳖虫七个，虻虫 2 克，水蛭 3 克，共研为粉。大黄、桃仁各 10 克，水煎冲服三药，每日二次。

（4）治筋骨折伤。鳖虫 6 克研粉；用乳香、没药各 6 克、龙骨 30 克，自然铜 6 克，水煎冲服鳖虫粉，每日分三次服。

使用注意：孕妇忌服。

30. 鬼箭羽：又名山鸡条子、莫计东

卫矛科植物，落叶灌木，树皮灰白色，有细皱纹，枝绿色，有较宽的 2～4 片木柱质的翼，单叶对生，菱状倒卵形，聚伞花序，腋生，5 月开绿白小花，9 月结葫果，种子淡褐色，种皮橘红色。生于杂木林中，秋季剪细枝，去掉过嫩的枝叶，晒干备用。

功能：味苦性寒，入肝经。破瘀血，通经，散风寒，止痛，杀虫。治产后血晕，心腹绞痛；能堕胎，除瘀血积聚；还有治风湿性关节炎的功效。

临床应用：10～25 克，水煎服。

（1）治妇女血崩。鬼箭羽、当归、甘草各 10 克。水煎，日服三次。

（2）治产后血瘀腹部硬胀痛。鬼箭羽、当归、红花各 25 克。水煎，日服三次。

（3）治妇女瘀血不行，月经不通，痛经，闭经。鬼箭羽、川芎、当归各 25 克。水煎，每日一剂，三次服。

（4）治产后瘀血不散，恶露不止，脐腹胀痛。鬼箭羽、红花、当归各 30 克。共研为粉，每服 10 克，酒大盅，煎至七成，去渣餐前服。

使用注意：孕妇忌服。

31. 马鞭草：又名凤颈草、紫顶龙芽、狗牙草、田鸟草

为马鞭草科植物，多年生草本，高约 1 米左右，茎直立，四棱形叶对生，叶片卵圆形，长 3～5 厘米，宽 2～3 厘米，穗状花序顶生或腋生，果长方形，内含 4 个种子，花期 6～8 月，果期 7～10 月，全国均有分布。7～8 月开花时采收晒干备用。

功能：味苦性微寒，入肝、脾经。活血通经，利尿消肿，清热解毒，截疟止痢。治跌打损伤，瘀血肿痛；妇女血瘀经闭、经痛；肝硬化脾肿腹水，尿少胀痛；发热咳嗽，咽喉肿痛；痈疽疮毒红肿疼痛；疟疾寒热，痢疾腹泻。

临床应用：5～30 克，鲜用加倍，水煎服。

（1）治疟疾。鲜马鞭草捣烂绞汁 500 毫升，兑入黄酒 300 毫升，三次分服。

（2）治咽喉肿痛。鲜马鞭草 60 克，捣烂取汁，掺入人乳 50 克，调匀口含咽。

（3）预防传染性肝炎。马鞭草 30 克，水煎，每日一剂，三次服。

（4）治疮疡。马鞭草 60 克，水煎洗患处，每日三次。

（5）治妇女瘀血阻滞所致痛经、闭经。马鞭草、益母草各 30 克，香附 20 克。水煎，每日一剂，三次服。

（6）治妇女瘀血阻滞，癥瘕积聚。马鞭草 30 克，三棱、莪术各 15 克。水煎，每日一剂，三次服。

（7）治关节酸痛，跌打损伤肿痛。马鞭草 30 克，红花 15 克，落地打 30 克，乳香、没药各 8 克。水煎，每日一剂，三次服。

（8）治痈肿火毒。马鞭草、蒲公英各 30 克，赤芍、连翘各 15 克。水煎，日服三次。

（9）治疟疾。马鞭草 30 克。水煎，于疟发前 2 小时煎服。

使用注意：孕妇忌服。

32. 狼毒：又名续毒、川狼毒、白狼毒、猫儿眼根

为瑞香科植物瑞香狼毒或大戟科植物狼毒戟、月腺大戟的根。狼毒生于秦亭山谷，叶似商陆和大黄，根似玄参，蝮蛇食其根，故为难得。采根，能沉于水者为佳，阴干备用。

功能：味辛性平，有大毒。入肺、肝经。行血破积，消痰杀虫。能消除腹中瘀血积聚成块的癥瘕和不易治愈的恶疮及瘰疬。

临床应用：内服 0.3～0.6 克，慎用。外用适量。

（1）治心腹癥坚，两胁气结。狼毒 10 克，旋覆花 5 克，附子 10 克（炮）。共研粉，用蜂蜜为丸，似豌豆粒大，每服三粒，以利为度。

（2）治食积、痰积、虫积、气积、痞块疼痛、胸膈膨胀、饮食不消、面黄肌瘦腹胀。狼毒 0.6 克，大戟 1 克。研粉，米汤送服，日服二次。

（3）治淋巴结核。狼毒、蒲公英各 30 克。煎膏外敷，无论溃与未溃都可用。

（4）治慢性支气管炎。狼毒研粉，每次 0.5 克，每日三次，饭后服用，米水冲服，可平喘化痰。

使用注意：本品有大毒，使用时须在医生监护指导下使用。

33. 急性子：又名金凤花子、凤仙子、季季草、指甲草、染指甲花子

为凤仙花科一年生草本植物凤仙花的干燥成熟种子。呈扁圆形，直径 1.5～3 毫米，外表棕褐色，在放大镜下有多数棕褐色小突点及少数白色短绒毛，种皮薄而坚硬，剥去可见灰白色半透明种子，子叶二片，以肥大坚硬，揉搓有油性者为佳。

功能：味苦性温，有小毒。入肝、脾经。降气行瘀，软骨鲠。治经闭，难产，骨鲠于喉，胸痹症。亦能软坚破痰，通络，治噎食不下，跌打肿痛，口眼歪斜。

临床应用：5～10 克，水煎服。

（1）治噎食不下。急性子 25 克，用酒浸泡 3 日，取出晒干，研粉。每次 0.3 克，

温酒送下，日服两次。

（2）治跌打损伤肿痛。凤仙花或叶捣为泥敷患处，干后再换，血散肿消。

（3）治腰扭伤。凤仙花 15 克。研粉，每次 3 克，白酒送下，日服两次。

（4）治突然口眼歪斜（面神经麻痹）。急性子研粉，醋调如泥，蒸熟敷患处。

（5）治肝脾肿大。急性子、丹参、射干、泽兰各 15 克。水煎，日服三次。

（6）治气血两虚，肝郁气滞，脾虚血虚，心肾双损，气滞血瘀引起的闭经和哺乳时间过长的闭经，急性子 15～30 克，水煎，三次服。

（7）治丝虫病淋巴管炎。急性子 15 克，蛇蜕 6 克。水煎，每日一剂，三次服。

（8）治消化道癌症。急性子 30 克，石见穿、半枝莲各 30 克，红枣 10 枚。水煎，每日一剂，三次服。

（9）治鹅掌风。急性子枝叶煎水泡洗，每日二次，每次一小时。

使用注意：本品有小毒，久服、多服易损齿。

十三、补 气 药

1. 人参：又名土精、神草、地精、海腴、金井斓、棒锤

多年生五加科草本植物，根肥大，呈圆柱状长圆形，多斜生，下部分歧，须根长，根茎长，茎直立，高约 30～70 厘米，顶端生 2～6 枚轮生的掌状复叶，叶的生长数目随年限而增长，有长柄，小叶 5 枚卵形，顶生伞形花序，花小，淡黄绿色，果实肾形，成熟时鲜红色。花期 6～7 月，果期 7～9 月，生于茂密的森林、山地，或人工种植。7～9 月采挖，晒干生用为宜。

功能：味甘微苦，性温，入脾、肺经。补气，固脱，安神，生津，止渴，是补益元气效力最强的药草。所谓元气，就是藏于肾脏，周流全身的元阳（气）、元阴（血津液）之气，能推动五脏六腑一切组织器官的活动，也是气血运行、营养全身的动力，所以凡是五脏六腑气血不足，如心虚、心悸、不寐、脾虚、泄泻、肢冷、肺虚气喘、肝虚惊悸不宁、肾虚骨弱痿软无力等病症；以及一切衰弱或大吐大泻，大出血后的虚脱（面色苍白，肢冷脉浮等），都可应用。这就是大补元气的含义。本药还有生津的功能，能治消渴，热性病津液耗伤。

临床应用：5～30 克，水煎服。

（1）治虚脱。人参 50 克。水煎，空腹服，每日三次。或研粉吞服，每次 3 克。

（2）治产后血晕。人参 50 克，紫苏 25 克。水煎，每日一剂，三次服。

（3）治头晕。人参 100 克，熟地 40 克，黄精 200 克。共研粉拌匀，每次 10 克，米汤冲服。早饭前、临睡前各服 1 次。

（4）治便血。人参 15 克，椿树皮 25 克，红枣、大黑豆各 25 枚。水煎，日服三次。

（5）治咳嗽喘息。人参 25 克，核桃仁 15 克。共研粉，每次 5 克，米汤送下，日服三次。

（6）治肢冷，汗出亡阳。人参、附子各 10 克。水煎服，日服三次。

（7）治肝虚倦怠，饮食不佳。人参、白术、茯苓、甘草各 15 克。水煎，日服三次。

（8）治肺虚喘咳，乏力自汗。人参、蛤蚧、胡桃仁各 10 克。水煎，日服三次。

（9）治津伤口渴、消渴，热病伤津，身热而渴，汗多脉大无力。人参 15 克，生石膏 30 克，知母、甘草各 12 克，粳米 100 克。水煎，日服三次。

（10）治热伤气阴口渴多汗，气虚脉弱。人参、五味子、麦门冬各 15 克。水煎，日服三次。

（11）治内热消渴。人参 15 克，生地、玄参、山药、天花粉各 30 克。水煎，每日一剂，三次服。

（12）治气虚血亏，心神不安，失眠多梦，惊悸健忘。人参、当归、龙眼肉、酸枣仁、茯苓、远志各 15 克。水煎，每日一剂，三次服。

（13）治血虚。人参、熟地、当归、白芍各 15 克。水煎，每日一剂，三次服。

（14）治阳痿。人参 15 克，鹿茸 8 克，胎盘粉 15 克。水煎，每日一剂，三次服。

使用注意：反藜芦，畏五灵脂、皂角刺，忌共服。阴虚阳亢，骨蒸潮热，咳嗽吐血，肺有实热，痰气壅滞的咳嗽，肝火上升，火郁内实之证忌服。服人参汤不宜喝茶，吃萝卜，以免影响药力。服人参腹痛者，用莱菔子煎汤服之可解。人参野生，年久为佳，补力较大，用时适当调整剂量。

2. 党参：又名上党人参、黄参、狮头人参、中灵草、东党

多年生桔梗科草本植物，根圆柱形，长而稍粗，顶端有一个较膨大的根头，有多数茎痕，表面淡灰棕色，粗糙，有粗直的皱纹，并有横皱纹，茎缠绕，暗紫色，叶对生，有柄，叶片卵形，花单一黄绿色，果圆锥形，顶端稍平，成熟时瓣裂，种子小褐色，花果期 8～10 月。生于山地树荫下，春秋两季采根，晒至半干切片，再晒至纯干备用。

功能：味甘性平，入脾、肺经。补气补血，益脾生津。治脾气虚弱，声音低微，懒言短气，四肢无力，食欲不佳，血虚萎黄等症。

临床应用：15～30 克，水煎服。

（1）治年老气虚。党参 250 克，洗净蒸熟，每饭前吃 20 克，日服二次。

（2）治脱肛。党参、当归各 15 克，甘草 5 克。水煎，每日一剂，三次服。

（3）治脾胃虚弱，腹胀纳少。党参 35 克，茯苓、苍术各 15 克，甘草 8 克。水煎，日服三次。

（4）治肺气不足，喘促气急。党参 25 克、蛤蚧、胡桃、补骨脂、五味子各 10 克。水煎，每日一剂，三次服。

（5）治脾胃虚弱，倦怠乏力，食少便溏。党参、茯苓各 30 克，白术 15 克，甘草 10 克。水煎，每日一剂，三次服。

（6）治血虚面黄。党参、熟地、当归、鸡血藤各 30 克。水煎，每日一剂，三次服。

使用注意：反藜芦，不能同用。

3. 太子参：又名孩儿参、童参

多年生石竹科草本植物，高 15～20 厘米，根长纺锤形，茎下部为紫色，近四方形，叶对生，略带肉汁，下部叶匙形，上部卵状，花腋生，闭锁花，无花瓣，花顶生白色，梗紫色，花瓣 5，倒卵形，雄蕊 10、雌蕊 1、花柱 3，柱头状、果球形，种子扁圆形。花期 4～5 月，果期 5～6 月。每年大暑时节采挖，除须根晒干备用。

功能：味甘苦性微寒，入脾，肺经。补气养胃，清热生津，益气养阴，健胃补肺。治病后虚弱，食少无力，汗多口干，失眠心悸等症。

临床应用：10～30 克，水煎服。

（1）治体虚汗多，动则加重。太子参 20 克，浮小麦 30 克。水煎，日服三次。

（2）治病后体虚，食少无力。太子参、玉竹、山药、扁豆、谷芽、麦芽各 30 克。水煎，每日一剂，三次服。

（3）治气阴不足，津伤口渴。太子参、五味子、酸枣仁、天花粉各 18 克，石斛、麦门冬各 15 克。水煎，每日一剂，三次服。

（4）治肺虚燥咳。太子参、北沙参、麦门冬、桑叶各 15 克，贝母 10 克。水煎，日服三次。

4. 黄芪：又名黄耆、百草绵、独根、二人抬、戴糁、戴椹

多年生豆科草本植物，主根长棍棒形，外皮淡褐色，茎直立，高 50 ~ 80 厘米，有槽，上部有多分枝，奇数羽状复叶，小叶 11 ~ 29 枚，长圆形，7 ~ 8 月开淡黄色花，集成总状，果中椭圆形，初扁平，后渐渐膨大成膀胱形，8 ~ 9 月果实成熟。生于干燥的砂质地、海边砂地、山坡柞树林中，秋季采根，切片晒干生用或蜜炙用。蜜炙黄芪：将蜜 1/3 加水，拌匀熬开，倒入黄芪片，用小火炒至黄色不黏手，取出晾凉，每 500 克黄芪用蜜 150 克。

功能：味甘性温，入脾、肺经。补气固表，止汗生肌，是补气的要药。能治遗尿、脱肛、崩漏、吐衄等病症。

临床应用：15 ~ 50 克，大剂量可用至 100 克，水煎服。

（1）治气虚脱肛。黄芪 50 克，防风 10 克。水煎，日服三次。

（2）治年老遗尿。黄芪 10 克，甘草 10 克。水煎，日服三次。

（3）治子宫脱垂。黄芪 100 克，生麻 150 克，当归 50 克，共研粉，装入猪膀胱中炖服。吃肉喝汤，两次服。

（4）治崩漏。黄芪 50 克，干姜 10 克，木耳 60 克。共研粉，每次 10 克，米汤送服。

（5）治吐血、鼻衄。黄芪 20 克（炒炭），五味子 20 克，甘草、仙鹤草各 30 克。水煎，日服三次。

（6）治肺结核盗汗。黄芪 30 克，红枣 8 枚。水煎，日服三次。

（7）治疮疡久不收口。黄芪 100 克。水煎，日服三次。

（8）治病后体虚弱。黄芪 80 克，人参 25 克。水煎，日服三次。

（9）治中气虚弱，食少便溏或泄泻。黄芪 50 克，白术、茯苓、甘草各 15 克。水煎，日服三次。

（10）治气虚血亏。黄芪 100 克，当归、熟地各 30 克。水煎，日服三次。

（11）治气虚阳衰，胃寒多汗。黄芪 50 克，附子 10 克。水煎，日服三次。

（12）治中气下陷，久泻脱肛，子宫下垂。黄芪 80 克，党参 30 克，白术、炙甘草、升麻、柴胡各 15 克。水煎，每日一剂，三次服。

（13）治气虚不能摄血所致便血、崩漏。黄芪 100 克，党参 30 克，白术、当归、龙眼肉、酸枣仁各 15 克。水煎，每日一剂，三次服。

（14）治表虚自汗。黄芪 50 克，浮小麦、牡蛎各 30 克，麻黄根 10 克。水煎，日

服三次。

（15）治阴虚盗汗。黄芪 50 克，生地、熟地各 30 克，黄柏 10 克。水煎，日服三次。

（16）治气虚痈疽不溃，或溃久不收口。黄芪、当归各 30 克，川芎、穿山甲、皂角刺各 8 克，熟地、白术各 15 克。水煎，每日一剂，三次服。

（17）治气虚失运，浮肿尿少。黄芪 40 克、防己、白术各 15 克，茯苓 30 克。水煎，每日一剂，三次服。

（18）治气虚血滞，半身不遂。黄芪 100 克，地龙、川芎、当归、桃仁、红花各 15 克。水煎，每日一剂，三次服。

（19）治气虚津亏的消渴症。黄芪 50 克，生地、山药、天花粉各 30 克，五味子 20 克。水煎，每日一剂，三次服。

使用注意：本药温升助火，故外有表邪，内有积滞，气实胸满，阳盛阴虚，上热下寒，肝旺多怒，痈疽疮起或溃后热毒尚盛者忌服。

5. 山药：又名怀山药

为薯蓣科多年生缠绕性草本植物薯蓣除去外皮的干燥块根，多为人工培植。冬季苗枯采挖，炕中熏蒸 24 小时，回潮变软再烘晒，反复晒烘直至纯干方能备用，以粉性足，色清白者为佳。

功能：味甘性温，入肺、脾、肾经。益气养阴，健脾补肺，固肾益精。治脾胃虚弱之食欲不振，大便稀溏，倦怠无力，形体消瘦；肺气虚劳咳嗽，咳喘无力，少气懒言，说话声低，倦怠胃寒。亦治神经衰弱，肾虚尿频，男子遗精，女子带下绵绵不止，量多色白而无臭，及糖尿病烦热口渴，多饮多尿，气短神疲等症。

临床应用：10～50 克，大剂量 60～200 克。补阴宜生用，补气宜炒用。

（1）治慢性肠炎和脾虚腹泻。山药 300 克，莲子、芡实各 150 克，共研粉，每次 20 克，少许白糖滚水冲服，每日两次，早晚空腹服。

（2）治咳嗽喘促心悸，动则出汗，大便溏稀。山药 120 克，仙灵脾、五味子、紫菀各 10 克，白芍 15 克，麦芽、谷芽各 30 克。水煎，每日一剂，三次服。

（3）治哮喘。山药、淫羊藿各 30 克，炙麻黄、炙甘草各 6 克，杏仁、陈皮、半夏、麦冬花、炙紫菀各 10 克。水煎，每日一剂，三次服。

（4）治肾虚尿频，身软无力。山药 250 克，黄芪 30 克，五味子 20 克。水煎，每日一剂，三次服。

（5）治尿频。山药 100 克，五味子 15 克，金钱草 30 克。水煎，每日一剂，三次服。

（6）治肺气不足，久咳虚喘。山药 50 克，党参 30 克，麦门冬、五味子各 15 克。水煎，日服三次。

（7）治肺肾两虚，肾不纳气而喘。山药 50 克，熟地、茯苓各 30 克，山萸肉、泽泻各 10 克，五味子、丹皮各 15 克。水煎，每日一剂，三次服。

（8）治脾气虚弱，食少纳呆，倦怠便溏。山药 50 克，党参、白术各 15 克，茯苓、薏苡仁各 30 克，甘草、扁豆、莲子各 12 克。水煎，每日一剂，三次服。

（9）治脾虚湿盛，湿邪下注，女子白带过多。山药 40 克、白术、苍术、芡实、车前子、柴胡、陈皮、甘草、党参各 15 克。水煎，每日一剂，三次服。

（10）治湿热下注，带下色黄质稠味重。山药、红藤、败酱、土茯苓、白芍各 30 克，黄柏、苍术、白果各 15 克。水煎，每日一剂，三次服。

（11）治肾气不足，阴虚内热，遗精盗汗，头晕耳鸣，腰膝酸软。山药 50 克，熟地 30 克，山萸肉、知母各 15 克。水煎，每日一剂，三次服。

（12）治肾阳不足，腰膝冷痛，舌淡脉弱。山药 100 克，附子、肉桂、地黄、萸肉各 10 克。水煎，每日一剂，三次服。

（13）治肾阳虚，下焦虚冷，小便频数。山药 50 克，乌药 10 克，益智仁 15 克，白芍 30 克。水煎，每日一剂，三次服。

（14）治糖尿消渴。山药 50 克，生地、天花粉、黄芪各 30 克，麦门冬、石斛各 15 克。水煎，每日一剂，三次服。

（15）治湿热津伤烦渴。山药 50 克，石膏 30 克，知母、冬麦各 15 克。水煎，每日一剂，三次服。

使用注意：本药养阴助湿，故湿盛中满积滞者忌服。有胃中灼热，胸腹满闷等症状不宜服用。

6. 白术

为菊科多年生草本植物白术的干燥根茎，产于浙江、湖南、湖北、安徽、四川、江苏等省。本品呈不规则团块状、条块状，以个大质坚者为佳，白术叶大有毛，根甜而少膏，冬季采挖根，晒干备用。

功能：味甘苦性微温，入脾、胃经。有益气补脾，燥湿利水，止汗安胎的作用。治消化不良，食欲不振，胃腹胀满，嗳气呃逆，反胃呕吐，大便稀溏，倦怠无力等症；以及胃肾心肺疾患所致腹胀泛酸，胃内水响，全身浮肿，四肢不温，神疲乏力，咳嗽气喘，痰多稀薄等症。亦治气虚多汗，孕妇腰酸膝软小腹下坠，胎动不安等症。

临床应用：5～15 克，水煎服。

（1）治消化不良，大便稀溏，倦怠无力，脾虚腹泻。白术 30 克，芍药 15 克。共研为粉，米汤送服，日服二次，每次 10 克。

（2）治体虚多汗。白术 15 克，黄芪 30 克。水煎，每日一剂，二次服。

（3）治产后呃逆不止，不思饮食。白术、干姜各 15 克，柿蒂 8 克。水煎，每日一剂，三次服。

（4）治小儿流涎不止。白术 10 克。水煎加糖服，每日三次。

（5）治脾虚食少便溏，脘腹胀满，倦怠无力。白术 15 克，丹参、茯苓各 30 克，炙甘草 10 克。水煎，每日一剂，三次服。

（6）治脾胃虚寒，脘腹冷痛。白术 15 克，干姜、附子各 10 克。水煎，服三次。

（7）治脾虚胃积滞。白术、枳实、炒神曲、鸡内金各 12 克。水煎，日服三次。

（8）治脾不健运，痰饮水肿。白术、桂枝、茯苓、猪苓、泽泻各 15 克。水煎，日服三次。

（9）治表虚自汗。白术、麻黄根各 12 克，黄芪、浮小麦各 30 克。水煎，日服三次。

（10）治妊娠脾虚气弱，胎动不安，内热者。白术、黄芩各 15 克。水煎，日服三次。

（11）治气滞胸腹胀满。白术、苏梗、陈皮、大腹皮各 12 克，砂仁 6 克。水煎，每日一剂，三次服。

（12）治呕吐恶心。白术、半夏、生姜各 10 克。水煎，日服三次。

（13）治胎元不固，腰酸疼痛。白术、杜仲、川断各 15 克，阿胶 10 克（烊化），艾叶 10 克。水煎，每日一剂，三次服。

（14）治血虚头晕心慌。白术、熟地、当归、白芍各 15 克。水煎，日服三次。

（15）治气虚重症，少气无力。白术、党参、炙甘草各 15 克，黄芪 30 克。水煎，日服三次。

使用注意：本药燥湿伤阴，只适用于中焦有湿之证，阴虚内热，津亏液耗，燥渴便秘者均不宜服。补气健脾宜炒用，燥湿利水宜生用。

7. 扁豆：又名白扁豆。附：扁豆皮、扁豆花

为豆科一年生草本缠绕植物扁豆的成熟干燥种子。本品呈扁椭圆形，表面黄白色，平滑略有光泽，嚼之有豆腥味，以肥厚、饱满者为佳。

功能：味甘性微温，入脾、胃经。有健脾化湿的作用，能治暑湿内伤脾胃，中气不和，上吐下泻，小腿肌挛急转筋等症。亦治妇女白带多。能解酒毒。

临床应用：10~20 克，水煎服。治暑湿解毒宜生用，补脾和胃宜炒用。

（1）治脾虚有湿、乏力食少，便溏或泄泻。扁豆、党参、茯苓、白术、山药、陈皮各 15 克。水煎，每日一剂，三次服。

（2）治妇女白带过多。扁豆、茯苓、黄柏、山药、芡实各 18 克。水煎，每日一剂，三次服。

（3）治暑湿伤中，脘腹痞满肿胀痛，或吐或泻。扁豆、厚朴、香薷、黄连各 10 克。水煎，每日一剂，三次服。兼小腿肌肉挛急转筋者，加木瓜、苍术各 10 克。

（4）治食河豚中毒者。扁豆研粉，温开水冲服，每次 16 克，日服二次。

（5）治饮酒过多中毒者。扁豆、葛根各 18 克。水煎，日服三次。

（6）治泄泻、痢疾。扁豆、香薷、厚朴、金银花各 15 克，黄连 8 克。水煎，每日一剂，三次服。

8. 大红枣：又名干枣、大枣、良枣、红枣

为鼠李科植物枣树成熟果实，野生、人工栽培皆有，主产于河北、河南、山东、四川等地区。以果实饱满，黄色、肉厚、核小、味甜者为佳。

功能：味甘性温，入脾、胃经。能调和百药，有补气补脾，养血安神的作用，可治脾胃虚弱，食少便溏和血虚脏躁等症。

临床应用：3～12 枚，煎汤服枣肉，分次吃掉。去皮去核，捣烂为丸服。

（1）治过敏性紫癜。大枣 100 克。煎汤服，每日三次，喝汤食枣，连服一周。

（2）治老年慢性支气管炎。枣树皮、板蓝根、五味子、款冬花、荆芥各 15 克。水煎，每日一剂，三次服。

（3）治胃肠炎、胃痛、下痢腹痛。枣树皮 25 克，败酱草 30 克。水煎，去渣加红糖服，每日一剂，三次服。

（4）治表虚自汗。红枣 10 个，乌梅肉 15 克，桑叶 20 克，浮小麦、黄芪各 30 克。水煎，每日一剂，三次服。

（5）治脾胃虚弱，食少便溏。大枣 8 枚、党参、茯苓各 30 克，白术 15 克。水煎，每日一剂，三次服。

（6）治血虚面萎黄。大枣 10 枚，熟地、当归、白芍各 30 克。水煎，每日一剂，三次服。

（7）治血虚脏躁，精神不安。大枣 10 枚，甘草 10 克，浮小麦、夜交藤各 30 克。水煎，每日一剂，三次服。

（8）治肺喘面肿。大枣 10 枚，葶苈子 10 克。水煎，每日一剂，三次服。

（9）治小便不利，喘咳水肿。大枣 12 枚，甘遂、大戟、芫花各 3 克。水煎，每日一剂，三次服。

9. 甘草：又名美草、蜜草、粉草、甜根子、棒草、甜草

多年生豆科草本植物，主根直而粗大，内部橘黄色，有甜味，外皮红褐色或黑褐色，根茎多头，茎直立，高 40～70 厘米，奇数羽状复叶，小叶 4～8 对，卵圆形，总状花序腋生，花密集，紫色。果实镰刀状弯曲，密集成球。花期 6～7 月，果期 8～9 月。生于弱碱性沙土地、盐土砂质草原，春秋两季采根，切片晒干生用或蜜炙用。炙甘草：将蜂蜜加水搅匀熬开，投入甘草片，用文火炒至蜜吸尽，药色变黄，每 500 克甘草用蜜 150 克。

功能：味甘，生用性微寒，入十二经。炙用性微温，能调和各种药的偏性，使之更好地发挥作用。炙用能补脾益气，可治脾胃虚热，并可润肺止咳。生用能泻火解毒。

临床应用：5～12 克，水煎服。

（1）治急性乳腺炎。甘草、当归、川芎、益母草、泽兰、苍耳子各 12 克。水煎，每日一剂，三次服。

（2）治胃溃疡及十二指肠溃疡。甘草 400 克，海螺壳 500 克。共研细粉，每次 50 克，日服两次，米汤冲服。

（3）治冻疮。甘草、青麦苗各 5 克。煎水洗患处，每日两次。

（4）治癔症。甘草 15 克，浮小麦 50 克，大枣 8 枚。水煎，每日一剂，三次服。

（5）治暑令烦渴热泻，小便不利。甘草 50 克，滑石 30 克。共研粉，温开水冲服，每次 10 克，日服三次。

（6）治小便频数，遗尿症。甘草 50 克。水煎代茶饮。

（7）治食野菜中毒。甘草25克，绿豆50克。水煎，日服三次。

（8）治脾胃虚弱，中气不足，气短乏力，食少便溏。甘草、白术各15克，党参、茯苓各30克。水煎，每日一剂，三次服。

（9）治气喘咳嗽，属风寒犯肺者。甘草、麻黄、杏仁各10克。水煎，每日一剂，三次服。

（10）治肺有郁热证。甘草、杏仁、麻黄各10克，生石膏30克。水煎，每日一剂，三次服。

（11）治脘腹或四肢挛急作痛。甘草15克，芍药25克。水煎，每日一剂，三次服。

（12）治痈疽疮毒。甘草15克，金银花、蒲公英各30克。水煎，每日一剂，三次服。

（13）治咽喉肿痛。甘草、桔梗、牛蒡子各15克。水煎，每日一剂，三次服。

（14）治药物与食物中毒。甘草30克，绿豆30克。水煎，日服三次。

使用注意：清火宜生用，补中宜炙用。大戟、芫花、甘遂、海藻忌同用。本药甘缓壅气，能令人中满，故湿盛胸腹胀满及呕吐者忌服。久服大剂量甘草能引起浮肿，应注意。

10. 黄精：又名龙衔、鹿竹、山生姜、土灵芝、山姜、笔管菜

多年生百合科草本植物，根茎横卧地下，节部特别肥大，有茎痕，下生不定根，茎直立，上部稍弯曲，高50~80厘米，叶线状披针形，无柄，3~7片轮生于茎节上，先端卷曲，花叶生，每叶腋生有3~6总花梗，每总花梗的先端集生2~4朵花，白绿色花，花被连合成筒状，果球形，成熟时黑色，花期5~6月，果期6~7月。生于山坡、林地、石砾质草地。春秋季将根茎挖出，除去须根、残茎及泥土，搓晒干生用。

功能：味甘性平，入脾、肺经。补脾润肺，益气生津。治病后虚弱，脏腑虚损，劳伤，脾胃虚弱，肺虚咳嗽，消渴，血压偏低等症。

临床应用：10~30克，水煎服。

（1）治气虚不足。黄精、枸杞子、黄芪各50克。晒干研粉，每次6克，米水送下，每日三次。

（2）治肺结核体弱。黄精、薏苡仁、沙参各25克。水煎，每日一剂，三次服。

（3）治脚癣。黄精100克。水煎，每晚睡前泡脚。

（4）治蛲虫。黄精50克，冰糖50克。水煎，日服两次。连服五天。

（5）治五劳七伤。五劳是肝劳、心劳、脾劳、肺劳、肾劳。七伤是大饱伤脾；大怒伤肝；强力举重，久坐湿地伤肾；形寒风冷伤肺；忧愁思虑伤心；风雨寒暑伤形体；大恐不节伤志。

（6）治阴虚肺燥，干咳无痰。黄精、沙参各30克，麦门冬、知母各15克，贝母10克。水煎，每日一剂，三次服。

（7）治肺结核痰中带血。黄精、丹参各30克，白及、百部、黄芪各15克。水煎，每日一剂，三次服。

（8）治脾气不足，食少纳呆，体倦便溏。黄精、党参、茯苓各30克，白术、甘草、陈皮各15克。水煎，每日一剂，三次服。

（9）治胃阴受伤，舌红口干，饮食无味，大便干燥。黄精、沙参、玉竹、谷芽各30克，麦门冬15克。水煎，每日一剂，三次服。

（10）治肝肾不足，津血亏虚，腰膝酸软，头晕眼花。黄精、枸杞子、熟地、当归、何首乌各30克。水煎，每日一剂，三次服。

（11）治消渴。黄精、山药、天花粉、生地、玄参各30克。水煎，日服三次。

（12）治低血压。黄精、党参各30克，肉桂10克，甘草8克，大枣12枚。水煎，每日一剂，三次服，喝汤吃枣。

使用注意：本药滋腻，易助湿邪，凡脾虚湿盛，咳嗽痰多忌服。

11. 饴糖：又名胶饴、软糖

用大麦经加工做出的胶胎，即饴糖。

功能：味甘性温，入脾、胃、肺经。补脾益气，润肺止咳，缓急止痛。能治脾胃气虚，食欲不振，倦怠乏力，气短心悸，胃腹冷痛，脾胃虚寒，胸腹急痛，肺虚咳嗽。

临床应用：30~60克，烊化，冲药汤服。

（1）治脾胃虚寒症。干姜200克，人参60克。水煎，加饴糖100克，再煎沸，分三天，每日三次服。

（2）治肺虚久咳症。白萝卜500克，绞汁煎沸，入饴糖50克，趁热缓缓呷服。

（3）治服药胸闷。饴溏50克，烊化加水煮沸后，分两次服下。

（4）治劳倦伤脾、中气不足、食少纳呆，腹中冷痛。饴糖50克（烊化），桂枝15克，白芍30克。水煎，冲服饴糖，每日一剂，三次服。若气虚者加黄芪、党参各30克。

（5）治胸腹大寒作痛。川椒子3克，干姜、人参各10克。水煎，冲服饴溏50克，日服三次。

（6）治肺虚咳嗽，干咳无痰，声音低微，气短喘促。百部10克，水煎，冲服饴溏50克、蜂蜜30克。水煎，日服三次。

（7）治肺寒久咳。细辛5克，干姜10克，半夏12克。水煎冲服饴溏50克，每日两次服。

使用注意：风湿阻中满，湿热内蕴，痰湿盛者忌服。

12. 蜂蜜：又名石蜜、沙蜜

蜜蜂采集植物花上蜜腺分泌物，后在蜂窝或巢房酿造成的糖类物质，经加工为蜜，即蜂蜜。

功能：味甘性平，入肺、脾、大肠经。入药必须提炼。能清热解毒，安五脏，益气补脾胃，润燥通便。治脾胃虚弱，津液不足所致大便秘结，及肺燥干咳。

临床应用：10~30克，冲调内服。或入丸剂。外用适量。

（1）蜂蜜 30 克。每早晨开水冲服，能润肠通便、健脑强身、护肝、降血压，防止动脉硬化，治溃疡病。

（2）治十二指肠溃疡、高血压、习惯性便秘。蜂蜜 100 克，黑芝麻。蒸熟捣烂，开水冲服，每日二次。

（3）治久病体虚、便秘。蜂蜜 30 克，黑芝麻、当归、火麻仁各 15 克。水煎冲蜜服，每日两次。

（4）治肺燥干咳、咽干。蜂蜜 30 克，款冬花、紫菀、百部、枇杷叶各 10 克。水煎，冲服蜂蜜。

（5）治脾肺两虚久咳不止，咳血，咯血等症。蜂蜜 30 克，人参 10 克，生地、茯苓各 30 克。水煎，每日一剂，分三次冲蜜服。

（6）治寒疝腹痛，手足厥冷，脉沉紧。蜂蜜 30 克，陈皮、白芍、甘草各 15 克。水煎，每日一剂，三次冲蜜服。

使用注意：湿热积滞、胸痞闷者慎用。野蜂产蜜效佳。

13. 陈仓米

陈仓米即陈久的粳米。

功能：味甘性平，入脾、胃经。补脾养胃，除烦止渴，可治脾胃虚弱，消化不良，食后胀满，烦渴泄泻，痢疾等。

临床应用：15~80 克，水煎服。

（1）治脾胃虚弱，食后胀满。陈仓米 30 克，白术、山药、砂仁、莱菔子各 15 克，麦芽 30 克。水煎，日服三次。

（2）治噤口痢。陈仓米 30 克，黄连 10 克。水煎，日服三次。

（3）治暑令吐泻。陈仓米、麦芽各 30 克，黄连 10 克。水煎，日服三次。

14. 棉花根：又名草棉根皮、蜜根

棉花根为锦葵科草棉等的根或根皮。

功能：味甘性温，入肺、脾经。能补气血，止咳平喘，治体虚浮肿

临床应用：15~30 克，水煎服。

（1）治病后体虚浮肿。棉花根 30 克，冬瓜皮 15 克。水煎，每日三次服。

（2）治子宫脱垂。棉花根 60 克，枳壳 15 克。水煎，日服三次。

（3）治体虚气喘咳嗽。棉花根、葵花头各 50 克。水煎，日服三次。

使用注意：棉花根可代替黄芪使用，黄芪也可代棉花根使用。

15. 西洋参：又名洋参、西参、花旗参、西洋人参

为五加科多年生草本植物西洋参的根，全体无毛，根肉质，纺锤形，根茎约 25 厘米，有纵杂纹，掌状，呈倒卵形，长 4~9 厘米，宽 3~5 厘米，伞形花序，花多数，雄蕊 5，雌蕊 1，子房下位 2 室，花柱 2，果扁圆柱形成对状鲜红色，花期 7 月，果期 9 月。于秋季挖 3~6 年的根晒干备用。

功能：味甘性温，入肺、脾经。补气养阴，清火生津。能治肺虚久咳，气喘痰多，咳喘，咳痰带血、盗汗，手足心热，尿黄涩少，阴虚火旺等症。亦治体虚发热，口渴心烦，咽干舌燥，倦怠乏力，少气懒言，津亏气虚等症。

临床应用：3~8克，水煎服。

（1）治腹痛便血。西洋参、桂圆肉各6克。水煎，日服两次。

（2）治肺虚久咳、气喘。西洋参8克，五味子12克。水煎，日服三次。

（3）治肺虚盗汗。西洋参6克，黄柏、苍术各12克。水煎，日服三次。

使用注意：忌与藜芦同用，忌与铁器接触。

16. 灵芝：又名三秀芝、木质、紫芝

为多孔菌科植物灵芝。菌伞肾形，红褐色，表面平滑，有漆皮光泽，菌盖下面有很多细孔，呈白色或淡褐色。生于各种枯腐的阔叶树根部或枯干上，秋季采全体晒干备用。

功能：味甘平，入肺、肾、大肠经。滋补肺经，强壮身体，益精明目。

临床应用：15~25克，水煎服。

（1）治神经衰弱、失眠。灵芝、丹参、远志各20克。水煎，日服三次。

（2）治脱肛出血。炒灵芝25克，炒枯矾5克。共研粉，每次2.5克，日服三次。

（3）治痔疮。灵芝25克。水煎，日服三次。

17. 木耳：又名树鸡、黑木耳、云耳、耳子

为木耳科植物木耳，子实体如耳状，初起柔软的胶质，后带有软骨质，干后变为硬革质，外面紫褐色，多生在各种阔叶树的朽干上，6~8月采收晒干备用。

功能：味甘平，入肺经。补气益血，润肺生津。

临床应用：15~50克，水煮吃或加其他菜吃。

（1）治气血虚，肺虚痨嗽，痰中带血。木耳50克。水煎，食用。

（2）治硅肺病。木耳50克。每日一剂，做菜吃。

（3）治妇女行经时咳血。木耳炒炭，分两次研，黄酒冲服。

（4）治疮口不收。木耳20克，温开水泡开，加冰糖20克，捣为泥状贴于患处。

（5）治扁桃体炎。木耳15克，焙研为粉，吹喉中，每日三次。

（6）治多尿症。木耳100克，猪膀胱3个，炖熟，分三次吃。

（7）治抽筋。木耳25克，苍术15克。水煎，每日一剂，两次服。

十四、壮 阳 药

1. 鹿茸：又名斑龙珠、花鹿茸（附：鹿角、鹿角胶、鹿角霜、鹿鞭）

为鹿科动物雄性鹿尚未骨化的幼嫩茸角，主产于东北、西北、西南等地区，多为饲养，亦有野生。鹿科动物梅花鹿，全身棕灰色或棕黄色，四季均有白色、斑毛点，背部有深棕色纵纹，头顶与颈部呈灰棕色，有白色斑点，斑点排列成行，沿身背分成两列，体侧五点自然散布，尾棕黄色，腹面毛白色，颈臂部白色块斑有深棕色边缘，夏季全身红棕色。栖息于森林、混交林中。在清明节后 45～50 天锯下雄鹿未骨化的幼角，加工成鹿茸。加工极为繁杂，须专业技术处理。鹿角：3～4 月采取干角，锯长段，用热水浸泡，捞出镑片晒干备用。鹿角胶：鹿角加水熬出胶质液体，经浓缩冷凝后，切片干燥备用。鹿角霜：制鹿角胶剩下的骨渣，干燥后备用。鹿鞭：杀鹿时取下阴茎及睾丸，去净残肉及油质，用冷水泡软拉直阴干备用。

鹿茸：味甘咸性温，入肝、肾经。壮肾阳，益精血，补气，生精补髓，益血壮阳，强筋健骨。治一切虚损，眩晕耳聋，目暗，阳痿，滑精，腰膝酸软，妇女虚寒崩漏、带下等症。

鹿角：行血消肿，治疮疡肿痛，瘀血肿痛，虚劳内伤，腰肌疼痛。

鹿角胶：补脑强心，治大脑水肿。

鹿角霜：活血行瘀，治痈疮、崩漏等。外用收敛止血。

鹿鞭功能：补肾壮阳，治肾虚耳聋、劳伤。

临床应用：鹿茸 1～3 克，研粉冲服。鹿角 5～15 克，研粉冲服。鹿角胶 5～15克，烊化冲服。鹿角霜 10～30 克，水煎服，须先煎久煎佳。鹿鞭 1～3 克，研粉冲服。

（1）治冻疮已溃。鹿茸片研粉敷患处。

（2）治乳房肿痛。鹿角霜 50 克，捣碎，瓜蒌 30 克，葱白头 3 寸。水煎，黄酒送服，每日一剂，三次服。

（3）治汗斑、雀斑。鹿角霜、密陀僧、白茯苓、天门冬各 30 克。共研为细粉，临睡前净水洗脸，用茄子片擦患处，用蜂蜜调药粉敷于患处，次日用水洗去。大约十日左右可退斑。

（4）治乳汁不足。鹿鞭 10 克，水煎，日服三次。

（5）治肾阳虚衰，腰痛肢冷，遗精尿频，阳痿早泄，精冷不育等症。鹿茸 3 克（研粉冲服），枸杞子、五味子、山药、山茱萸、牛膝、杜仲、熟地各 15 克。水煎，每日一剂，三次服。

（6）治肾气亏虚，精血不足，头晕耳鸣，失眠健忘，筋骨痿软，小儿五迟症等。鹿茸 3 克（研粉冲服），熟地、山药、山萸肉、五加皮各 15 克。水煎，每日一剂，三次服。

（7）治妇女下焦虚寒，冲任不固，崩漏下血。鹿茸 3 克（研粉冲服），阿胶 10 克（烊化冲服），蒲黄、乌贼骨、当归各 12 克。水煎，每日一剂，三次服。

（8）治妇女白带过多。鹿茸 2 克（研粉冲服），狗脊、白敛、白果各 10 克，苍术、芡实各 15 克。水煎，每日一剂，三次服。

（9）治痈疮久溃，阴疽内陷，而正气大亏者。鹿茸 3 克（研粉冲服），黄芪、当归、鸡血藤各 30 克，阿胶 10 克（烊化冲服）。水煎，每日一剂，三次服。

使用注意：本药宜从小剂量开始，缓缓增量，不宜一开始大剂量使用，以免升阳动风，引起头晕目赤，或伤阴动血，吐衄、下血。本药偏于补阳，凡阴虚有热，虚火内盛者忌用。外感热病禁用。本药为梅花鹿和马鹿尚未骨化的幼角，幼角上有细毛茸，入药须用火燎去毛，用热酒浸泡切片或放油中炙松脆研粉用。

2. 腽肭脐：又名海狗肾

腽肭脐即海狗的阴茎与睾丸，壮阳作用较好，但来源不多，可用黄狗或黑狗肾代替，也有一定效果。以条长粗壮，淡黄色完整无杂质为佳。

功能：味咸性大热，入肾经。暖肾壮阳，补益精气。能治阳痿，腰膝寒冷，软弱无力，肾阳虚症。亦治寒痰结聚，胁腹作痛的痰癖，阳虚劳伤病。

临床应用：3～10 克，水煎服或研粉入丸散用。

（1）治肾阳虚衰，肾精亏损，腰膝冷痛；胃寒肢冷，阳痿早泄，精冷不育，腹中冷痛。腽肭脐 6 克，人参 10 克，鹿茸 3 克（研粉冲服），阳起石、制附子各 10 克，水煎，每日一剂，三次服。

（2）治五劳七伤，真阳虚衰，腰膝酸软，胁下刺痛，大便溏泄等症。腽肭脐 6 克（研粉冲服），附子、阳起石、人参各 10 克。水煎，日服三次。

使用注意：阴虚火旺及骨蒸劳嗽忌服。

3. 蛤蚧：又名大壁虎、仙蟾

为脊椎动物爬行纲有鳞目守宫科动物蛤蚧除去内脏干燥的躯体，多为野生，主产于广西、广东、云南等省，原形似壁虎而长大。

功能：味咸性平，入肺、肾经。补肺定喘，益肾助阳，养血益精。治肺肾两亏，虚劳喘咳，咳嗽咯血；及肾阳不足，精血亏虚，阳痿不举，小便频多，晨起腹泻等症。

临床应用：3～6 克，水煎服。研粉 1～2 克，入丸散服。

（1）治肺虚久咳，动则气喘。蛤蚧 10 克，党参、山药、麦门冬、百合、五味子各 30 克。共研粉拌匀，每次 4 克，温开水送服，每日三次，连服 15 天。

（2）治肺虚咳嗽，肾虚作喘及虚劳咳喘。蛤蚧、人参、杏仁、炙甘草、知母、贝母、桑白皮各 10 克。水煎，每日一剂，三次服。

（3）治阳痿滑精。蛤蚧、人参、淫羊藿、巴戟天各 10 克，鹿茸 3 克（研粉冲服）。水煎，每日一剂，三次服。

使用注意：尾部效较好，用量可减一半。

4. **紫河车：又名胎衣、胎盘**

为婴儿出生时所脱落的胎衣，妇产科收集。本品是胎盘。新鲜胎盘清水洗净血污后，四周用铁丝绷紧，周围用线缝住，放开水锅中煮至胎盘浮起，用瓦片焙至酥松起泡，研粉备用。

功能：味咸甘性温，入心、肺、肾经。补气养血，益肾培源。治虚损劳伤，劳热骨蒸、盗汗，咳嗽气喘，吐血、咯血等症。

临床应用：2～4克，研粉冲服。或装胶囊服。

（1）治干血痨。紫河车1个，焙干研粉，每次4克，黄酒冲服，日服两次。

（2）治乳汁不下。紫河车1个，焙干研粉，每次5克，温开水冲服，每晚服。

（3）治肺气不足，久咳虚喘。紫河车4克，研粉冲服，人参、麦门冬、五味子、杏仁各10克。水煎，每日一剂，三次服。

（4）治脾虚食少，乏力便溏。紫河车粉4克，山药、茯苓各15克，砂仁6克，甘草10克。水煎，每日一剂，三次服。

（5）治气血亏损，体瘦乏力，面色萎黄，头晕目眩，心悸怔忡等症。紫河车粉4克，人参10克，黄芪、当归、鸡血藤、白芍各30克。水煎，每日一剂，三次服。

（6）治肾气不足，精血亏虚，腰酸腿软，头晕耳鸣，失眠健忘，阳痿早泄，精冷不育。人参、附子各10克，当归、熟地各30克。水煎，每日一剂，三次服。紫河车粉4克，鹿茸粉3克，冲服。

（7）治妇女下焦虚冷，冲任亏虚，月经量少、闭经，宫冷不孕，小腹冷痛。紫河车粉4克，鹿角胶10克（烊化），巴戟天、仙灵脾、红花各10克，山楂、益母草各15克，黄芪、当归各30克。水煎，每日一剂，三次服。冲服上二药。

（8）治肝肾阴亏，骨蒸潮热，盗汗遗精，腰酸目暗。紫河车粉4克（冲服），知母、龟板各10克，黄柏、牛膝、杜仲各15克，熟地30克。水煎，每日一剂，三次服。

（9）治久病虚证、年老体衰者。紫河车粉5克，每日两次冲服，连服30天。

使用注意：阴虚内热者慎用。

5. **冬虫夏草：又名夏草、冬虫、虫草**

为麦角菌科植物。子实体自虫肾的头生出，长5厘米左右，子座肉质棒状，顶端圆，橙黄色或橙红色，柄细长，圆柱形，子囊壳瓶形，大部分埋藏在子座里。寄生为鳞翅目夜蛾科的一种昆虫的蛹。10月于林下掀开盖叶采全草，晒干备用。产于青海玉树地区。

功能：味甘性温，入肺、肾经。滋肺补肾，止血化痰。治肺痨久嗽，痰中带血，盗汗，病后虚损，阳痿遗精等症。

临床应用：5～10克，单独炖服可用15～30克。

（1）治久病虚赢。冬虫夏草30克。研粉，每次3克，每日一次，10次服完。

（2）治肾虚腰痛。冬虫夏草 15 克，以白酒 50 毫升浸泡，每晚一盅。

（3）治久咳虚喘。冬虫夏草 8 克，黄芪 30 克，人参、胡桃、蛤蚧各 10 克。水煎，每日一剂，三次服。

（4）治久咳劳嗽咳血。冬虫夏草 10 克，阿胶 10 克（烊化），麦门冬、五味子、百部、三七各 10 克。水煎，每日一剂，三次服。

（5）治肾虚阳痿、遗精。冬虫夏草 6 克，菟丝子、肉苁蓉、巴戟天各 15 克。水煎，每日一剂，三次服。

（6）治体虚自汗。冬虫夏草 10 克，鸭子 1 只，炖服。吃鸭肉喝汤，两日服完。

6. 肉苁蓉：又名地精、金笋、肉松蓉、黑司命、苁蓉、大云

为列当科多年生寄生草本植物苁蓉的干燥肉质茎。此物补而不峻，故有从容之号，生于河西、山谷、山阴地，5 月 5 日采阴干备用。多产于马群之地，言是野马精落地所生，生时似肉，亦可生食。

功能：味甘性微温，入肾、大肠经。补肾壮阳，润肠通便。治阳痿早泄、遗精，腰膝冷痛，肢体无力，尿频，滴沥不净；女子宫冷不孕，带下崩漏等症。

临床应用：10～15 克，水煎服。

（1）治年老体弱，久病血枯肠燥所致大便秘结。肉苁蓉 30 克，水煎，三次服。

（2）治不射精症。肉苁蓉、扁豆、王不留行各 15 克，黄芪 20 克，滑石、茯苓、车前子、菟丝子各 12 克，甘草 6 克。水煎，每日一剂，三次服。

（3）治遗精症。肉苁蓉、茯苓、熟地各 15 克，砂仁、炙甘草各 6 克，人参 3 克，石菖蒲、远志、巴戟天各 10 克，黄柏、麦门冬、山萸肉、山药、枸杞子各 15 克。水煎，每日一剂，三次服。

使用注意：凡脾虚便溏，肾中有热，阳强性欲亢强者忌服。

7. 锁阳：又名不老草、地毛球

为锁阳科肉质寄生草本植物锁阳的干燥全草，主产于甘肃、内蒙古、新疆等地。野生以体大，棕红色，断面肉质性者为佳。生于轭靼田地，野马遗精入地，久之发起如笋，上丰下俭，属肉苁蓉之类，但功能百倍大于肉苁蓉，采挖去皮切片晒干备用。

功能：味甘性温，入肝、肾经。质滋润。壮阳补精，养筋健骨，润燥滑肠。治肾虚，阳痿，遗精，筋骨痿弱，腰膝无力，肠燥便秘。

临床应用：10～15 克，水煎服。

（1）治男子阳痿早泄。锁阳 15 克，覆盆子 10 克，山药、党参各 15 克。水煎，日服三次。

（2）治妇女带下量多。锁阳 15 克，枣树皮 10 克，苍术、芡实各 18 克。水煎，日服三次。

（3）治阳弱，精虚，大便燥结。锁阳 15 克，肉苁蓉 30 克。水煎，日服三次。

（4）治肾虚阳痿，腰膝无力。锁阳、肉苁蓉、巴戟天、枸杞子、山萸肉、五味子、杜仲、牛膝各 15 克。水煎，每日一剂，三次服。

（5）治肠燥便秘。锁阳、麻仁、柏子仁、当归、肉苁蓉各15克。水煎，日服三次。

使用注意：凡脾虚便溏，肾中有热，阳强性欲亢强者忌服。

8. 巴戟天：又名鸡肠风、兔子肠、巴戟

为茜草科多年生常绿草质藤本植物巴戟的干燥根。主产于广东、广西等地。其苗三蔓草，叶似茗，经冬不枯。根入连珠，宿根青色，嫩根白紫，以连珠多肉厚者为佳。八月采根阴干备用。

功能：味辛甘性微温，入肾经。补肾壮阳，强筋健骨，祛风除湿。治腰膝酸软无力，怕冷畏寒，阳痿不举，尿多尿频，小便失禁，及女子宫冷不孕，月经不调，小腹冷痛，白带过多，色白清稀。亦治风寒湿痹，关节疼痛，肌筋无力，肢体瘫痪，咳喘眩晕，食欲不振，大便溏泻等病症。

临床应用：10～15克，水煎服。

（1）治肾虚阳痿，虚劳体弱，咳喘，纳呆。巴戟天、白术、鸡内金、山药、枸杞子、五味子、牛膝、杜仲各15克。水煎，每日一剂，三次服。

（2）治尿频，尿失禁。巴戟天、益智仁、桑螵蛸、菟丝子、黄柏、苍术各15克。水煎，每日一剂，三次服。

（3）治肾虚阳痿，滑精早泄，精冷不育。巴戟天、菟丝子、五味子、熟地、覆盆子、肉苁蓉、车前子各15克。水煎，每日一剂，三次服。

（4）治女子冲任虚损，宫冷不孕。巴戟天、仙灵脾各15克，当归、黄芪各30克，鹿角胶10克（烊化冲服），紫河车粉6克（冲服）。水煎，日服三次。

（5）治肝肾亏虚，筋骨痿软，行步艰难。巴戟天、杜仲、肉苁蓉、萆薢、菟丝子各15克，续断、锁阳、紫河车粉（冲服）各10克。水煎，每日一剂，三次服。

（6）治风湿日久，累及肝肾，腰膝酸软无力。巴戟天、羌活、独活、牛膝、桑寄生、杜仲、苍术各15克。水煎，每日一剂，三次服。

（7）治下焦虚寒，小便频数。巴戟天、吴茱萸、良姜各10克，川芎、当归各30克。水煎，每日一剂，三次服。

使用注意：本药温肾助阳，性柔润，但只适用于阳虚有寒之证，如阴虚火旺或湿热内盛者忌用。

9. 胡桃仁：又名核桃仁

胡桃科落叶乔木，树皮暗灰色，有纵裂沟，叶互生，奇数羽状，复叶，花单生，雌雄同株，果卵形，外皮绿色，果核及种子皱褶如脑状，果实秋季成熟脱落。生于土壤湿润肥沃的山坡、河岸。9月采成熟果实晒干备用。

功能：味甘性温，入肺、肾经。补肾益精，益肺润肠。治肾虚腰痛，腿软，须发早白，遗精，阳痿，石淋，肺虚咳嗽，大便燥结等病症。

临床应用：10～30克。定喘止咳，宜连皮用；润肠通便，宜去皮研粉。

（1）治肺肾两虚，咳嗽不止。胡桃仁、党参、冰糖各250克，百合350克，香油

500克。上药研粉，香油合匀，每次30克，日服三次。

（2）治肺虚咳嗽喘。胡桃仁、北沙参各250克。共捣烂，加砂糖250克，蒸熟服，每次30克，日服三次。

（3）治便秘。胡桃仁100克，芝麻50克。共研粉，每天早上开水冲服50克。

（4）治膀胱结石和尿道结石。胡桃仁、白糖、香油各200克。胡麻仁放香油内加火炸酥，研粉，用白糖、香油调成糊状，每4小时服15克，连服7日。

（5）治肾虚腰痛腿软，两足痿弱，小便频数。胡桃仁30克（研粉冲服），补骨脂、杜仲、苍术各15克。水煎，每日一剂，三次服。

（6）治肾不纳气，虚寒咳嗽喘。胡桃仁30克，补骨脂15克。共研粉，蜜调，每次15克，日服三次。

（7）治肺气不足，久咳气喘。胡桃仁30克，人参、杏仁各10克。共研粉，蜜调服，每日三次，每次15克。

（8）治血虚津枯，肠燥便秘。胡桃仁、火麻仁、当归、肉苁蓉各30克。共研粉，蜜调服，每日两次，每次30克。

使用注意：阴虚火旺，痰热咳嗽及便溏者忌用。

10. 补骨脂：又名破故纸、胡韭子、补骨鸱、黑故子、吉固子

为豆科一年生草本植物补骨脂的成熟干燥种子，主产于河南、四川、安徽、陕西等省。茎高3～4尺，叶小似薄荷，花微紫色，种子如麻子，圆扁黑色。9月采集，入药微炒用，以粒大、成熟饱满、色黑为佳。

功能：味辛苦性大温，入肾经。补肾壮阳，固精缩尿，温脾止泻，降气强筋。治怕冷畏寒，阳痿早泄，尿多，遗尿，小便失禁。亦治胃冷肠鸣，腹痛便溏，肾虚晨泻，气喘，腰膝酸软，手足不温，筋骨无力。

临床应用：5～10克，水煎服或研粉调服。

（1）治怕冷畏寒，小便频数。补骨脂、茴香各100克。共研粉，每次15克，温酒送服，每日两次。

（2）治遗尿。补骨脂研粉100克。每次10克，温开水调服，日服两次。

（3）治腰疼。补骨脂、杜仲、狗脊各50克。研粉，每次10克，温黄酒送服，日服三次。

（4）治肾阳不足，阳痿早泄。补骨脂10克，菟丝子15克，胡桃仁30克，沉香3克。共研粉，温开水冲服，每日一剂，三次服，每次8克。

（5）治阳虚肢冷，腰膝冷痛，软弱无力。补骨脂、杜仲各15克，胡桃仁30克。共研粉，温开水冲服，每日一剂，三次服，每次10克

（6）治阳虚滑精。补骨脂50克，盐炒，研粉，每次10克，日服两次，温开水冲服。

（7）治尿频、遗尿。补骨脂、茴香各30克。盐炒研粉，每次10克，日服三次，温开水冲服。

（8）治脾肾阳虚，久泻便溏，晨泻。补骨脂、吴茱萸、五味子各15克。水煎，

每日一剂，三次服。服后不止可加罂粟壳6克。

（9）治胃气不足，肾不纳气，虚寒气喘。补骨脂、沉香各10克，胡桃仁30克（研粉冲服）。水煎，每日一剂，三次服，每次10克。

应用注意：本药温燥，容易伤阴助火，故阴虚火旺，大便秘结者忌服。

11. 千斤拔：又名千斤坠、金牛尾、千斤红、蔓性千斤拔

为蝶形花科，蔓生小灌木千斤拔属。茎纤细，长可达1~2米，嫩枝三棱形，有毛，花紫红色，长在叶腋，花期后结长约1厘米长圆形豆荚，根很长，上粗下细似牛尾，故又称金牛尾。喜生于山坡、草丛，我国南方均有分布。药用根，全年可采，切片晒干备用。

功能：味甘淡性涩平，入肝、肾经。舒筋活络，强腰壮骨。

临床应用：50~100克，鲜用加倍，水煎。

（1）治腰肌劳损。千斤拔100克，杜仲15克，鸡血藤30克。水煎服。

（2）治偏瘫痿痹。千斤拔100克，川牛膝30克，当归、苍术各15克。水煎，每日一剂，三次服。

（3）治风湿骨痛。千斤拔100克，苍术、牛膝、鸡血藤各30克。水煎服。

（4）治气虚脚肿。千斤拔、黄芪各80克，连翘15克。水煎服。

（5）治劳伤久咳。千斤拔100克，金银花30克、连翘15克。水煎服。

（6）治咽喉肿痛。千斤拔100克，射干、连翘各15克。水煎服。

12. 益智仁：又名益智子

为姜科山姜属多年生草本植物益智近成熟的干燥果实，多为野生和栽培。多年生草本植物，高2米左右，叶两列，椭圆形状披针形，宽2~4厘米，边缘有微齿，两面有毛，叶长2厘米，顶端2裂，花粉白色，有红纹，顶生总状花序，果长圆形，直径1厘米左右，有小毛，熟时黄绿色，有香辣味。生于隐蔽的灌木林中，广东、广西、福建、海南最多。药用果实，海南于4~5月间采收，晒干备用。以果颗粒大，种仁饱满者为佳。

功能：味辛性温，入脾、肾经。安心神，补肾助阳，固精缩尿，温脾止泻。治肾虚遗精，尿多遗尿，小便淋沥不净。亦治脾寒恶心呕吐及垂涎等症。

临床应用：5~10克，水煎服。

（1）治肾虚尿多，遗尿。益智仁、乌药、山药各50克。共研粉，每次10克，用温黄酒送服，每日两次早晚服。

（2）治妇女孕后阴道出血（先兆流产）。益智仁、砂仁各50克。共研为粉，每次8克，温开水送服，每日早晚两次。

（3）治肾气虚寒所致遗尿、尿频。益智仁、乌药各10克，山药、桑螵蛸各15克。水煎，每日一剂，三次服。

（4）治肾虚遗精。益智仁、金樱子、山萸肉、锁阳各12克。水煎，每日一剂，三次服。

（5）治脾胃虚寒，腹痛吐泻。益智仁、白术、干姜各 12 克，党参 30 克。水煎，日服三次。

（6）治垂涎多者。益智仁、白术各 10 克，党参 30 克，半夏、陈皮各 12 克，茯苓 25 克。水煎，每日一剂，三次服。

使用注意：本药温燥，能伤阴助火，故阴虚火旺，或因热而有遗精、尿频、崩漏等症者忌服。凡头目肿痛，口干咽燥，喉痛目疮，手足心热，尿黄涩少，大便结燥等阴虚火旺证象者忌服。凡胃热嘈杂，高热尿少，腹痛拒按，便溏不爽等湿热证表现者忌服。

13. 仙茅：又名独茅根、风苔草、仙茅参

为石蒜科多年生草本植物，根粗壮肉质，叶根生，狭披针形，叶脉明显，花腋生，色内黄外白。生长于平原、草原阳处或滋生于山坡、茅草丛中。春季发芽前或秋季苗枯时采挖。晒干备用。

功能：味辛性温，入肾经。补肾壮阳，散寒除痹。治肾阳不足，下元虚冷，男子阳痿遗精，精冷不育；女子月经失调，宫寒不孕；老人尿频，肢体麻木，腰膝冷痹，关节不利等病症。

临床应用：5～10 克，水煎服。

（1）治肾虚阳痿。仙茅、淫羊藿、金樱子各 15 克。水煎，每日一剂，三次服。

（2）肾虚阳痿。仙茅、金樱子根、金樱子各 15 克，炖羊肉吃肉喝汤。

（3）治女子更年期冲任不调。仙茅、知母、黄柏、淫羊藿、当归、巴戟天各 12 克。水煎，每日一剂，三次服。

（4）治老年人肾虚遗尿。仙茅 30 克，白酒 1 斤浸泡。每日中晚各一盅。

（5）治寒湿痹痛。仙茅、五加皮、川乌、草乌各 10 克。水煎，每日一剂，三次服。

（6）治痈疽火毒。鲜仙茅根 100 克。捣汁煎服，渣外敷患处。

（7）治肾阳不足，命门火衰，症见腰膝冷痛，阳痿精冷，小便频数，遗尿等。仙茅、仙灵脾、巴戟天、五味子、菟丝子各 15 克。水煎，每日一剂，三次服。

（8）治脾肾阳虚，食少纳呆，久泻不止，脘腹冷痛。仙茅、补骨脂、肉豆蔻、吴茱萸、白术各 5 克。水煎，每日一剂，三次服。

（9）治肾阳不足，腰脚无力，或风湿日久，肝肾亏损，关节疼痛，筋脉拘挛等症。仙茅、杜仲、续断、桑寄生、巴戟天、牛膝各 15 克。水煎，每日一剂，三次服。

（10）治妇女更年期月经不调，血压不稳，情绪不安，属阴阳两虚者。仙茅、知母、黄柏、仙灵脾、当归、巴戟天各 15 克。水煎，每日一剂，三次服。

使用注意：本品辛烈有毒，燥烈之性颇强，故不宜多用久服，阴虚火旺者忌服。

14. 淫羊藿：又名仙灵脾、刚前、牛角花、三文骨，三枝九叶草

为小檗科多年生草本植物淫羊藿的干燥茎叶，均为野生，主产于四川、陕西、湖南、湖北等地区。多年生，草本植物，高 40 厘米，根生叶具有长柄，小叶卵形，总

状花序，花较大，乳白色，果纺锤形，花期 4～5 月，果期 5 月。多生于多阴的杂木林中及灌木丛间。7～8 月割全草阴干生用或炙用。炙淫羊藿：羊油放锅内融化，将淫羊藿切碎，倒入锅内拌炒，待羊油被吸尽后取出。每 500 克淫羊藿用羊油 150 克。

功能：味辛甘，性温入肝、肾经。补肾壮阳，强筋骨。治肾阳衰弱的阳痿和宫寒不孕症。并能强筋骨，治风湿，腰膝无力，筋骨酸痛，四肢拘挛，麻木不仁。并能强心治健忘症等。

临床应用：5～15 克，水煎服。

（1）治半身不遂，腰膝无力。淫羊藿 500 克，以好白酒 1500 毫升浸泡七天，每次三盅，一日三次服。

（2）治风湿腰痛。淫羊藿、威灵脾、苍耳子各 12 克。共研粉，每次 5 克，黄酒送服。

（3）治神经衰弱。淫羊藿炒炭研粉 20 克，每次 2 克，日服三次。

（4）治肾阳虚、阳痿。淫羊藿、仙茅、苁蓉、巴戟天各 12 克。水煎，日服三次。

（5）治风湿痹痛，四肢麻木、拘挛，筋骨痿软，下肢瘫痪。淫羊藿、川芎、威灵仙、杜仲、巴戟天、桑寄生各 15 克。水煎，每日一剂，三次服。

（6）治妇女更年期高血压、月经不调属阴阳两虚者。淫羊藿、巴戟天、仙茅、当归、知母、黄柏各 15 克。水煎，每日一剂，三次服。

15. 蛇床子

为伞形科植物蛇床成熟干燥果实，主产于华北、中南部地区。三月生苗，高 1 米左右，叶青翠，每枝上有花结为一窠，四五月开白花，似伞状，子黄褐色，两片合成，五月采果实阴干备用。

功能：味辛苦，性温。入肾经。温肾助阳，祛风燥湿，杀虫。治肾脏虚寒、阳痿，女子宫寒不孕。外用治疗癣、大麻风等皮肤病及女子阴道滴虫病。

临床应用：内服 3～10 克，煎汤服或入丸散用。外用 10～30 克，水煎洗或研粉敷。

（1）治男子阳痿精冷不育。蛇床子、五味子、菟丝子、苍术、赤芍、蒲黄、当归各 10 克，小茴香、延胡索、川芎、五灵脂各 6 克，干姜、肉桂各 3 克，黄精 30 克。水煎，每日一剂，三次服。

（2）治女子宫冷不育症。蛇床子、五味子、菟丝子各 10 克，制川乌、制草乌各 9 克，细辛 3 克，丹参、益母草各 15 克。水煎，每日一剂，三次服。

（3）治女子寒湿带下。蛇床子、山萸肉、五味子、车前子、香附、苍术、芡实各 12 克。水煎，每日一剂，三次服。

（4）治湿痹腰痛。蛇床子 10 克，桑寄生、杜仲、牛膝、独活、秦艽各 15 克。水煎，日服三次服。

（5）治阴囊湿疹。蛇床子、苦参各 5 克。水煎，外洗患处。

（6）治妇女阴痒。蛇床子、苦参各 30 克，白矾 8 克。水煎，熏洗阴部。

（7）治女子阴道滴虫病。蛇床子 30 克，黄柏 10 克，苦参 30 克，研粉。用甘油调合做成 2 克重的栓剂，每日睡前放入阴道内。

（8）蛇床子油膏。蛇床子 30 克研粉，凡士林 70 克，拌匀调制成膏外用。

使用注意：阴虚火旺或下焦湿热者不宜用。

16. 杜仲：又名思仙、木棉、丝连皮、丝棉皮

为杜仲科落叶乔木杜仲的干燥树皮，主产于四川、陕西、贵州、湖北、湖南、河南、云南等省。木质藤本，有白色乳汁，树皮斩断后有弹性的橡胶丝，叶对生，长圆形，长 5～11 厘米，宽 2～4 厘米。花白色稍带粉红，高脚蝶形，顶生或腋生，果双生，牛角形，种子顶部有丝状白色长毛，生于高山密林、沟谷、山路两旁。药用藤皮，全年可采，晒干备用。

功能：味微辛，性温。入肝、肾经。补肝，壮筋骨，安胎。治肝肾不足之腰膝酸痛，腿软无力。遗精阳痿，尿多频数，小便淋沥不净。亦治女子体虚，孕妇胎动不安，阴道出血（先兆流产）。也可治高血压病。

临床应用：10～15 克，水煎服。

（1）治肾虚腰痛。炒杜仲、八角茴香、木香各 12 克。水煎，每日一剂，三次服。

（2）高血压病。杜仲、黄芩各 15 克，夏枯草 30 克。水煎，每日一剂，三次服。

（3）治肾虚腰痛，阳痿，筋骨无力，尿频。杜仲、山萸肉、菟丝子、五味子、牛膝、麦门冬各 15 克，熟地 30 克，鹿茸 3 克（研粉冲服）。水煎，每日一剂，三次服。

（4）治肝肾虚损，冲任不固，妊娠漏血，胎动不安。杜仲、续断、狗脊、益智仁、菟丝子、补骨脂、白术各 15 克，阿胶 10 克（烊化冲服），艾叶 10 克，党参 30 克。水煎，每日一剂，三次服。

（5）治肝阳上亢，头晕目眩。杜仲、桑寄生、菊花、枸杞子各 15 克，生牡蛎、龙骨各 30 克。水煎，每日一剂，三次服。

使用注意：凡头目肿痛，面赤心烦，口干舌燥，咽痛尿黄，大便燥结等阴虚火旺证者忌服。

17. 狗脊：又名金毛狗脊

为蚌壳蕨科多年生草本植物，根茎平卧，短而粗壮，密披棕黄棕带有金色光泽的长柔毛，叶丛生成冠状，叶片卵圆形，有羽状分裂叶脉开放，孢子囊群生于边缘的侧脉顶上。生于山脚沟边或林下阴处，喜酸性土地。秋末冬初，地上部分枯萎时采挖，除去细根、叶柄及金黄色柔毛，晒干，用时酒蒸。

功能：味苦甘，性温。入肝、肾经。酒蒸后入药。补肝肾，强腰膝，祛风湿。治肾虚腰背疼痛，腰背足膝酸软无力，以及关节酸痛，风湿痹痛等症。

临床应用：5～15 克，水煎服。

（1）治肝肾亏损，复感风寒湿邪，腰痛脊强，不能俯仰。狗脊、杜仲、川断、各 15 克，熟地、海风藤各 30 克。水煎，日服一剂，三次服。

（2）治腰痛脚膝酸软，关节疼痛。狗脊、草薢各 60 克，菟丝子 30 克。共研为粉，每次 10 克，于饭前服，每日三次。

（3）治风湿入经络，骨节酸痛，腰膝无力。狗脊、杜仲、续断、威灵仙、仙灵脾各15克，马鞭草、川牛膝各25克。水煎，每日一剂，三次服。

（4）治肾虚小便失禁，女子白带过多。狗脊、苍术、黄柏、芡实、杜仲、菟丝子、车前子各15克。水煎，每日一剂，三次服。

（5）治小便频数，尿多，伴腰痛。狗脊、五加皮、杜仲、木瓜、远志、白茯苓、当归各12克。水煎，每日一剂，三次服。

（6）治老年肾虚尿多。狗脊15克，炖狗脊。膀胱吃，喝汤。

（7）治女子白带过多，质稀，腰酸。狗脊、艾叶各10克，鹿茸3克，杜仲15克，苍术、芡实各20克。共研粉，每次10克，米汤送下，日服三次。

（8）治腰背强痛，俯仰不利，筋骨无力，膝软脚弱。狗脊、杜仲、续断、牛膝、木瓜、熟地、桂枝、狗骨各12克。水煎，每日一剂，三次服。

（9）治腰痛小便频多。狗脊、木瓜、五加皮、杜仲、当归各15克。水煎，日服三次。

使用注意：本药性偏温，有温补固摄作用，若阴虚有热，小便不利或短涩黄赤，口苦舌干者不宜用。

18. 续断：又名川断、龙豆、接骨草

为山萝卜科多年生草本植物川续断的干燥根，主产于湖北、四川、江西、山西、贵州、湖南、陕西等省。生蔓藤，叶细茎，黄白有汁。7～8月采根，阴干备用。

功能：味苦辛，性微温。入肝、肾经。补肝肾，强筋骨，活血止痛，续骨疗伤，止崩安胎。治肝肾不足，怕冷畏寒，四肢不温，腰背酸痛，腿脚无力，关节软弱，男子遗精，女子带下。亦治跌打损伤，骨折血肿，痈疽疮疾。并治女子崩漏滴沥不净，少气乏力，体虚倦怠，先兆流产等。

临床应用：10～20克，水煎服。崩漏下血宜炒用，外用适量，研粉生用。

（1）治肝肾不足之腰腿酸软。续断60克，补骨脂、川牛膝、木瓜、杜仲、萆薢各30克。共研为粉，每次15克，餐前半小时黄酒送服，每日两次。

（2）治跌打损伤血肿。续断捣烂外敷患处。

（3）治乳腺炎红肿热痛。续断120克，蒲公英60克。共研粉，每次10克，温开水送服，每日三次。

（4）治肝肾虚所致腰膝酸痛，肢软无力，风湿痹关节痛。续断、杜仲、牛膝、狗脊、桑寄生、木瓜各15克。水煎，每日一剂，三次服。

（5）治肝肾亏损，冲任不固所致崩漏失血、妊娠下血、胎动不安等症。续断、杜仲、菟丝子各15克，阿胶（烊化冲服）、艾叶、熟地、桑寄生各10克，水煎，每日一剂，三次服。

（6）治跌打损伤、骨折、金刃伤。断续、骨碎补各15克，自然铜、血竭各3克，土鳖虫10克。水煎，每日一剂，三次服。

（7）治乳痈。续断、蒲公英各30克。研粉，每次10克，温开水送服，每日三次。

使用注意：痢疾、腹泻忌服。

19. 骨碎补：又名申姜、过山龙、石毛姜、石岩姜、毛生姜、猴姜

为水龙骨科多年生草本蕨类植物槲蕨的干燥根茎，主产于广东、广西、浙江、湖南。根似姜而细长，生木或石上，多在阴处，引根成条，上有黄赤毛及短附子，又抽大叶成枝，叶面青绿色有青黄色，背青白色，有赤紫点。春生叶，冬干黄，无花果，采挖入药。

功能：味苦性温，入心、肾经。补肾固齿，活血止痛，接骨疗伤，破除瘀血。治跌打损伤，伤筋动骨，瘀血肿痛，骨折、骨伤剧痛，闪腰岔气，活动受限。亦治肾虚腰痛，腿软无力，耳鸣耳聋，大便久泻，肾虚牙痛，牙齿动摇，牙龈肿痛。

临床应用：内服 10~20 克，水煎服或入丸散，外用适量。

（1）治牙痛。鲜骨碎补 50 克。去毛打碎，加水蒸熟吃。

（2）治跌打损伤，腰痛，关节酸痛。鲜骨碎补 50 克。水煎，日服三次。

（3）治骨折剧痛。骨碎补 120 克，黄酒 500 毫升，浸泡一周，每次 50 毫升，一日两次。同时取骨碎补研粉，酒调敷于患处或伤处。

（4）治肾虚腰痛，耳鸣，耳聋，牙痛及久泻。骨碎补、怀牛膝、胡桃仁各 30 克，补骨脂 90 克，桂心 45 克，槟榔、安息香各 60 克。共研粉，每次 15 克，温开水送服，每日三次，餐前半小时服。

（5）治肾虚腿腰痛、脚痛。骨碎补 120 克，熟地、山萸肉、茯苓各 60 克，丹皮 45 克，泽泻 25 克。共研为粉，每次 15 克，温开水送服，日服三次。同时治肾虚耳鸣、耳聋及牙痛。

（6）治肾虚久泻。骨碎补 50 克。研粉，入猪肾中炖熟，吃肾喝汤。

（7）治跌打闪挫，损伤筋骨。骨碎补、自然铜、狗骨、龟板各 15 克，没药 30 克。共研粉，每次 5 克，温开水送服，日服 4 次。

（8）治刀伤筋骨痛不可忍。骨碎补 120 克，以好粮食酒 500 毫升浸泡，每日三次，10 次服完。另用骨碎补研粉外敷伤处。

（9）治斑秃。骨碎补 20 克，斑蝥 5 只，粮食酒 250 毫升，浸泡 12 天，擦患处，每日三次。

使用注意：凡有头目肿痛，咽干喉痛，口舌生疮，尿黄便秘等阴虚火旺症状者忌服。

20. 菟丝子：又名吐丝子、豆寄生、黄丝

为一年生旋花科寄生植物，茎蔓生，丝状，橙红色，长达 1 米，寄生于豆类、草类上生长，无叶，花多数，簇生为球形，花梗强壮，花圆球形，白色，果球形，种子 2~4 粒，淡褐色。花期 7~8 月，果期 8~10 月，寄生在草本植物上，尤以豆科、菊科为甚，常危害大豆植物生长。秋季种子成熟时割下，搓出种子，晒干生用或制饼用。菟丝饼：将菟丝子 500 克、黄酒 150 毫升拌匀，闷润煮成粥状取出，摊开切成方块晒干备用。

功能：味甘性平，入肝、肾经。补肾壮筋骨，明目，益精髓。治肾虚阳痿，遗精，梦遗，滑精，腰膝冷痛，软弱无力，小便不禁等症。

临床应用：5～20克，水煎服或研粉入丸散服。

（1）治肾虚遗精、白浊。菟丝子25克，黄芩、五味子各15克，莲子20克。研粉，每服15克，温开水送服，每日三次。

（2）治遗尿、小便频数。菟丝子、益智仁、桑螵蛸各15克。水煎，日服三次。

（3）治习惯性流产。菟丝子、黑豆各30克，杜仲15克，水煎加糖，日服三次。

（4）治肝虚目视不明。菟丝子、车前子、熟地黄各20克。水煎，日服三次。

（5）治目暗不明。菟丝子、蝉衣各50克。共研粉，将猪肝切开撒药粉蒸熟，吃猪肝喝汤，日服两次。

（6）治肾虚腰痛。菟丝子、山药、狗脊各15克。水煎，每日一剂，三次服。

（7）治肾阳不足所致遗精、滑精，阳痿早泄，精冷不育。菟丝子、枸杞子、五味子、覆盆子、车前子各15克。水煎，每日一剂，三次服。

（8）治下焦虚寒，小便频数，遗精，失禁。菟丝子、附子、桑螵蛸、五味子、鸡内金、肉苁蓉各15克。水煎，每日一剂，三次服。

（9）治小便白浊，尿有余沥。菟丝子、白茯苓、石莲子、萆薢各15克。水煎，日服三次。

（10）治肝肾不足，目暗不明。菟丝子、熟地、车前子各15克。水煎，日服三次。

（11）治肝脾两虚，久泻便溏。菟丝子、茯苓、山药、莲子各15克。水煎，日服三次。

（12）治冲任不固，胎漏下血，胎动欲坠。菟丝子、桑寄生、续断各15克，阿胶10克（烊化冲服）。水煎，每日一剂，三次服。

（13）治消渴。菟丝子、黄芪各100克。研粉，每次10克，日服三次。

使用注意：菟丝子为平补之药，偏于补阳，所以阴虚火旺，大便秘结，小便短赤者忌用。

21. 韭菜子（附：韭菜根、韭菜）

为百合科植物韭菜的种子。8～9月采种子，晒干生用。

功能：味辛性温，入肝、肾经。温肾壮阳固精，通胃气，散寒邪。治肾虚腰膝酸痛，筋骨酸软，遗尿遗精，阳痿，白浊，白带等。

临床应用：5～15克，水煎服。

（1）治虚痨伤肾，梦中遗精。韭菜子100克。微炒研粉，每次餐前服10克，黄酒送服，日服两次。

（2）治赤白带下。韭菜根50克，捣烂。空腹服，日二次服。

（3）治鼻出血不止。韭菜根捣汁，用凉开水冲服，每次一盅。

（4）治牛皮癣、头癣。韭菜根研粉，用香油调涂患处。

（5）治荨麻疹。鲜韭菜叶擦患处。

（6）治脘腹冷痛。韭菜子 10 克，生研粉，黄酒冲服。

（7）治肠中瘀血。韭菜捣汁冷饮。

（8）治紫癜。韭菜捣汁，配童便服。

（9）治肾虚阳痿，腰膝冷痛。韭菜子、仙茅、淫羊藿、巴戟天各 12 克。水煎，每日一剂，三次服。

（10）治梦遗、滑精。韭菜子、熟地、菟丝子、补骨脂各 12 克。水煎，日服三次。

（11）治膀胱虚冷，遗尿、尿频。韭菜子、益智仁、鹿角霜、龙骨各 15 克。水煎，每日一剂，三次服。

22. 沙苑蒺藜：又名沙苑子、沙膜藜、蔓黄芪、夏黄草

多年生豆科草本植物，高 1 米左右，体披短硬毛，主根粗壮而长，茎稍扁，偃卧，表面疏生硬短毛，奇数羽状复叶互生，叶片椭圆形，总状花序腋生，每花序上有 3 ~ 9 朵黄花，果纺锤形，膨胀、有尖，披黑色硬毛，成熟时紫褐色，内含种子 20 ~ 30 粒，种子圆肾形。花期 8 ~ 9 月，果期 9 ~ 10 月。秋季种子成熟时收割全草，打出种子，除去杂质，晒干生用，用时捣碎。

功能：味甘性温，入肝、肾经。补肾固精，养肝明目。治目昏，腰痛，遗精，早泄，头晕眼花，小便频数等症。

临床应用：5 ~ 15 克，水煎服。

（1）治肾虚腰痛。沙苑子 50 克。水煎，日服三次。

（2）治遗精。沙苑子、莲须各 50 克。共研为粉，每日 10 克，温开水送下，日服两次。

（3）治目昏不明。沙苑子、茺蔚子、青葙子各 15 克。共研为粉，每次 5 克。

（4）治肝肾不足，腰膝酸软，遗精早泄。沙苑子、莲子、莲须、芡实各 15 克，龙骨、牡蛎各 30 克。水煎，每日一剂，三次服。

（5）治肾虚尿频。沙苑子、山药、乌药、益智仁、补骨脂、金樱子、桑螵蛸各 15 克。水煎，每日一剂，三次服。

（6）治肝肾两亏，头晕眼花，目暗不明。沙苑子、枸杞子、菊花、山茱萸、生地、熟地、菟丝子各 15 克，石决明 30 克。水煎，每日一剂，三次服。

23. 阳起石：又名白石、石生、羊起石

为一种含硅酸镁的石棉类矿石，常见于各种变质岩中，主产于湖北、河南、山东、山西、河北、四川等省。以黄白色，纤维状，质柔软，易撕碎者为佳。

功能：味甘性微温，入肾经。温肾壮阳。治体弱肾虚阳痿，早泄，遗精，女子宫寒不孕，腹痛崩漏，腰膝酸软，怕冷畏寒，四肢不温，便溏等症。

临床应用：5 ~ 10 克，水煎服。研粉入丸散 2 ~ 4 克。

（1）治肾阳不足，腰膝酸冷，遗精阳痿，早泄等症。阳起石、补骨脂、菟丝子、肉苁蓉各 12 克，鹿茸 3 克（研粉冲服），人参 10 克。水煎，每日一剂，三次服。

（2）治妇女下焦虚寒，月经不调，不育症。阳起石 100 克，鹿茸 30 克。共研粉，每次 6 克，米汤送服，每日两次。

（3）治阳痿。阳起石 30 克，淫羊藿、紫石英各 15 克，白术、广木香各 10 克，羊睾丸 1 对。水煎，每日—剂，早晚空腹服，喝汤吃睾丸。

（4）治肾阴虚精亏所致阳痿。阳起石 30 克，熟地、制首乌各 40 克，枸杞子 20 克，山药 15 克，淫羊藿 10 克，麻黄 3 克，狗肾粉 2 克（临睡前吞服）。水煎，每日一剂，分两次服。

使用注意：阴虚火旺者忌服。

24. 楮实子：又名楮实、格桃、角树子

为桑科多年生植物楮实树结的成熟干燥果实种子，为棕色小瘦果。种仁白色，以无杂无虫为佳。

功能：味甘性平，入肾经。补肾壮筋骨，明目，治身体虚弱，肌无力，神经衰弱，腰酸腿软无力，不能久站。亦治肝肾亏虚，视物昏花，目暗生翳，腰酸耳鸣，手足心热，肝病腹水，肾病浮肿等症。

临床应用：5～16 克，水煎服。

（1）治视力昏花，视力减退。楮实子、地骨皮、荆芥穗各 50 克。研粉，每次 10 克，用蜂蜜冲开水送服，每日三次。

（2）治肝肾虚损，腰酸腿软，阳痿。楮实子、杜仲、苁蓉、枸杞子、淫羊藿各 15 克。水煎，每日一剂，三次服。

（3）治肝肾不足，头晕眼花。楮实子、白芍、玄参、枸杞子各 15 克。水煎，日服三次。

（4）治水肿小便不利。楮实子、泽泻各 15 克，赤小豆、茯苓各 30 克。水煎，日服三次。

使用注意：大便溏泻者忌用。

25. 鹿角胶

鹿角加水反复提炼，熬出胶质液体，经浓缩冷凝后，切薄片干后备用。

功能：味甘性温，入肝、肾经。温补精血，能止血、安胎。治虚寒，吐血，鼻衄，虚损瘦弱，女子崩漏带下。亦治跌打损伤，虚寒性疮疡等症。

临床应用：5～15 克，开水或黄酒烊化冲服。或入丸散用。

（1）补脑，强心，治大脑水肿。鹿角胶 15 克。烊化，分三次冲服。

（2）治精血不足，腰膝酸软，耳聋眼花、自汗、盗汗，阴虚发热，虚劳瘦弱。鹿角胶、龟板胶各 10 克（烊化冲服），牛膝、菟丝子、熟地、山药、枸杞子、山萸肉各 15 克。水煎，每日一剂，三次服。

（3）治冲任虚损，崩漏失血，宫冷不孕。鹿角胶、紫河车粉、龟板胶各 10 克（共烊化冲服），枸杞子、五味子各 15 克。水煎，每日一剂，三次服。

（4）治阴疽正气亏虚。鹿角胶 15 克（烊化冲服），肉桂、白芥子、姜炭、麻黄、生甘草各 10 克，熟地 30 克。水煎，每日一剂，三次服。

使用注意：阴虚火旺，脾虚湿盛，食少便溏者忌用。

26. 石钟乳：又名钟乳石、鹅管石

为天然钟乳状碳酸钙，产于石灰岩山区的洞穴中，系从洞顶岩层降水裂隙下渗，并不断溶解岩石碳酸钙，因温度和压力变化而形成石钟乳。

功能：味甘性温，入肺、肾经。补气固精，明目。治肺气虚咳嗽，气喘，及肾虚阳痿、遗精。亦治双目昏花。本药药性比较猛烈。

临床应用：10 ~ 15 克，水煎服。

（1）治肺虚劳嗽，咳痰喘急，冷哮痰喘。石钟乳、麻黄、杏仁、甘草各 15 克，鱼腥草 30 克。水煎，每日一剂，三次服。

（2）治肾气不足，纳气无力，阳虚冷喘。石钟乳、补骨脂、山萸肉、蛤蚧、五味子各 15 克。水煎，每日一剂，三次服。

（3）治肾虚阳痿遗精及两目昏暗。石钟乳、补骨脂、仙灵脾、附子、熟地、枸杞子、菊花各 15 克。水煎，每日一剂，三次服。

（4）治妇女产后气血亏虚，乳汁不下。石钟乳、当归、通草、王不留行各 15 克，党参、黄芪各 30 克。水煎，每日一剂，三次服。

使用注意：痰热咳嗽及阴虚火旺者忌服。

27. 鹿衔草：又名破血丹、鹿寿茶、鹿含草

多年生鹿蹄科草本植物，近地面处有细的匍匐茎，叶密集，近于丛生，圆形或椭圆形叶片。6 ~ 7 月开白色或粉紫色花，8 月结扁球形果实，生于林中，夏季采地面全草晒干生用。

功能：味苦性温，入肾经。补肾益精，强筋壮骨，止血。治肾虚腰痛，神经衰弱，吐血，衄血。外用捣敷伤口止血。

临床使用：15 ~ 25 克，水煎服。

（1）治刀伤、打伤出血。鲜鹿衔草捣烂，外敷伤处，包扎伤口。

（2）治虫咬伤。鲜鹿衔草捣烂，外敷伤处。

（3）治崩漏出血不止。鹿衔草 30 克，地榆炭 50 克。水煎，日服三次。

（4）治风湿性关节炎。鹿衔草、苍术各 20 克，黄柏 15 克，薏苡仁 40 克。水煎，日服三次。

28. 海马：又名水马、龙落子鱼

为海龙科动物克氏海马或斑马除去内脏的干燥躯体，主产于广东、福建、台湾、山东、江苏、浙江、辽宁等沿海地区。以躯体长大，无残损，黄白色者为佳。

功能：味甘性温，入肾经。补肾壮阳，活血祛瘀。用治癥瘕、疔疮肿毒等。

临床应用：常用量 5 ~ 15 克，水煎服。

（1）治疮疖、脓疱疮，尤其是因抵抗力下降引起者。海马 10 克，金银花 8 克。

水煎，日服三次。

（2）治体弱虚夜汗。海马 12 克，枸杞子、鱼膘胶各 15 克，大枣、黄芪各 30 克。水煎，日服三次。

使用注意：阴虚内热，外感，脾虚弱者不宜用。

29. 海龙：又名大海龙，刁海龙、尖海龙

为海龙科动物除去内脏的干燥躯体，主产于广东、福建、台湾等沿海地区。以躯体均匀整，无碎断，灰褐色者为佳。

功能：味甘性温，入肾经。滋阴补肾，消痰散结，可增强全身抵抗力。

临床应用：常用量 5～15 克，水煎服。

（1）治瘰疬（慢性淋巴结炎、结核）。海龙 12 克，紫草、全蝎、浙贝母、僵蚕各 10 克，蜈蚣 2 条。水煎，每日三次。

（2）治瘿瘤（单纯甲状腺肿大）。海龙 15 克，青木香 16 克，陈皮、海蛤粉各 10 克，海藻、昆布、海螵蛸各 20 克。水煎，日服三次。

（3）治高血压。海龙、紫草各 15 克。水煎，日服三次。

使用注意：外感和胃脾虚弱者忌服。

十五、补 血 药

1. 熟地：又名熟地黄

为玄参科多年生草本植物，生地黄干燥的根茎加黄酒拌蒸成黑色即为熟地。

功能：味甘性微温，入心肝、肾经。是补肾，补益精髓及补血的重要药。治肾虚骨弱，腰膝酸软，头昏遗精，妇女月经不调等血虚证，并能治阴血不足所致须发早白。

临床应用：10～30 克，水煎服，大剂量可至 60 克。烧炭用于止血。

（1）治血虚面萎黄，眩晕、心悸、失眠。熟地、制首乌、当归、黄芪各 35 克。水煎，每日一剂，三次服。

（2）治月经不调，崩漏。熟地、当归、川芎、芍药。共炒炭。水煎，日服三次。

（3）治少女崩漏。熟地、炒山药、杜仲炭、杞果各 15 克，山萸肉、荆芥炭、阿胶（烊化）各 10 克，广三七粉 3 克，仙鹤草 30 克。水煎，每日一剂，三次服。

（4）治肾阴不足，潮热盗汗，遗精及内热消渴。熟地 30 克，山药、山萸肉、丹皮、泽泻各 15 克。水煎，每日一剂，三次服。

（5）治腰酸膝软，头晕眼花，耳鸣耳聋，须发早白，一切精亏虚症。熟地、制首乌、黄精各 30 克，黑芝麻 40 克（分三次冲服），枸杞子、旱莲草、女贞子各 15 克。水煎，每日一剂，三次服。

（6）治妇女崩漏。熟地、当归、白术、党参、云苓、白芍、川断、杜仲、杏仁衣各 30 克。共炒炭，研粉，每次 8 克，白开水冲服，每日三次。

使用注意：气滞痰多，脘腹胀满，食少便溏者忌服。

2. 何首乌：又名地精、首乌、陈知白、马肝石

多年生蓼科缠绕草本植物，茎长 3 米左右，叶互生，秋季开白色或绿色花朵，花呈串状生长在分枝极多的花序上，独具姿色。春生苗，叶叶相对如山芋而不光泽，其茎蔓延竹木篱间，夏秋开黄花。秋季取根切片晒干入药。

功能：味苦甘性微温，入肝、肾经。补益精血，润肠通便，解毒截疟。用治肝肾不足，精血亏虚，头晕眼花，须发早白，腰酸腿软，遗精，疟疾日久不愈，疮痈肿毒，瘰疬缠绵日久，耗伤阴血，精血不足，津液亏乏，肠燥便秘等病症。

临床应用：10～20 克，水煎服。酒蒸熟晒干用为制首乌，功能补肝肾益精血，用治肝肾不足，精血亏损所致诸症最为适宜。鲜首乌润肠通便，解毒消肿，用治疮痈，肿毒，瘰疬，久疟，肠燥便秘。

（1）治肝肾不足，精血亏虚。制首乌、怀牛膝、黑豆各 100 克。共研为粉，每次 15 克，用大枣汤冲服，日服三次。

（2）治久疟不愈。生首乌，人参、当归、陈皮各 15 克。水煎，日服三次。

（3）治痈疮瘰疬。生首乌、苦参、夏枯草各 30 克，防风、土贝母各 12 克。水煎，每日一剂，三次服。

（4）治肠燥便秘。生首乌、火麻仁、黑芝麻各 30 克。水煎，日服三次。

（5）治青少年少白头。制首乌、熟地黄、当归各 12 克。水煎，日服三次。

（6）治老年体虚，肝肾两亏，头昏耳鸣，腰膝无力等症。制首乌 30 克，杜仲、女贞子、覆盆子、菟丝子、当归各 15 克。水煎，每日一剂，三次服。

（7）治未老先衰，须发早白，齿落眼花，健忘呆滞，筋骨无力等症。制首乌、薏苡仁各 30 克，菟丝子、枸杞子、怀牛膝、补骨脂、当归各 15 克。水煎，每日一剂，三次服。

（8）治久疟不愈体虚。生首乌、当归各 20 克，人参、煨姜各 10 克，陈皮 15 克。水煎，每日一剂，三次服。

（9）治年老精亏，肠燥便秘。生首乌、当归、肉苁蓉、胡麻仁各 20 克。水煎，每日一剂，三次服。

（10）治阴痈疮，肿毒，瘰疬。生首乌、夏枯草各 25 克，土贝母、川芎、当归、香附各 15 克。水煎，每日一剂，三次服。

（11）治遍身疮肿痒痛。生首乌、苦参各 20 克，防风、薄荷各 15 克。水煎，每日一剂，三次服。

（12）治高血脂、冠心病、高胆固醇症。生首乌、丹参、桑寄生各 30 克，灵芝 6 克，川芎、红花各 10 克，生山楂 20 克。水煎，每日一剂，三次服。

3. 白芍：又名芍药、余容、可离

多年生毛茛科草本植物，根肥大，红褐色，茎直立，高 50～80 厘米，花乳白色，生于茎顶，果 3～6 月，种子卵圆形，花果期 6～7 月。生于山谷、山坡草地。春秋季采挖根，晒至半干切片，再晒干即为赤芍。择粗壮者加工成白芍。剥去外皮放开水锅煮透取出，晒 1～2 天再用水浸软搓圆，切成片晒干，即白芍，生用或酒炒用。酒白芍：将白芍片放锅内，每 500 毫升芍药加黄酒 100 毫升，拌匀，用慢火炒至微黄，取出晾晒，即酒白芍。

功能：味酸苦性微寒。入肝经。泻肝凉血，养阴补血，破血通经，消散痈肿。可以平肝止痛，治胁痛、腹痛、痈肿、目赤、小肠痈疡、妇女经闭；柔肝养血，收敛，缓急止痛，治阴虚发热，月经不调，崩漏带下，自汗、盗汗，腹泻痢疾，四肢挛急，胃肠痉挛，疝痛，痛经等病症。

临床应用：10～20 克，水煎服。大量 15～30 克，酒炒可降低寒性。

（1）治腹痛。生白芍 30 克，生甘草 15 克。水煎，日服三次。

（2）治妇女经闭发热。白芍、赤芍、柴胡各 15 克。水煎，日服三次。

（3）治月经日久淋漓不断。生白芍 30 克，柏叶炭、阿胶（烊化）各 15 克。水煎，每日一剂，三次服。

（4）治女子月经不调。白芍、当归、地黄、川芎各 15 克。经行腹痛加延胡索 12

克、香附 15 克；崩漏不止加阿胶、艾叶各 10 克。水煎，每日一剂，三次服。

（5）治肝阳上亢，头痛眩晕。白芍、生地、生牡蛎、生代赭石各 20 克，牛膝 15 克。水煎，每日一剂，三次服。

（6）治虚风内动，月经过月。白芍、生牡蛎、生地各 25 克，鳖甲、阿胶（烊化）各 10 克。水煎，每日一剂，三次服。

（7）治肝阳偏亢，肝气不和，胁肋痛。白芍、柴胡、白术、茯苓各 15 克。水煎，每日一剂，三次服。

（8）治肝脾失和，脘腹挛急作痛，或血虚四肢挛急作痛。白芍 30 克，甘草 20 克。水煎，每日一剂，三次服。

（9）治腹痛泻痢，肠鸣腹痛。白芍、苍术、陈皮、防风各 15 克。水煎，日服三次。

（10）治湿热壅滞大肠，下痢腹痛，里急后重。白芍 30 克，木香、槟榔、黄芩、黄连各 10 克。水煎，每日一剂，三次服。

（11）治外感风寒，多汗，表虚自汗而恶风。白芍 30 克，桂枝 12 克，生姜 6 克，大枣 8 枚。水煎，每日一剂，三次服。

（12）治阴虚阳浮盗汗。白芍、生牡蛎、龙骨各 30 克，柏子仁 15 克。水煎，日服三次。

使用注意：本药反藜芦，忌同用。阳衰虚寒之证不宜用。

4. 当归：又名于归、文无、大和当归

多年生伞形科草本植物，根肥厚，少分歧，根茎短而粗茎直立，分枝紫黑色，高 60～90 厘米，叶互生，小叶卵圆状披针形，顶端尖，边缘有重复的尖锯齿，复伞形花序，小伞梗最多达 15 个，总苞一枚，披针形，小伞形花序 15～20 个，花白色，双悬果长椭圆形，果脊棱细，边缘棱线呈翅状。花期 7～8 月，果期 8～9 月。各地均有栽培。秋季采根切片晒干备用。酒炒当归：取当归片 500 克，黄酒 100 毫升拌匀，放锅中炒至微黄，取出晾晒备用。

功能：味辛甘性温，入心、肝、脾经。补血活血，调经止痛，润燥滑肠。治月经不调、痛经、经闭、腹痛、便秘等病症。

临床应用：10～30 克，水煎服。补血用当归，活血逐瘀用当归尾，补血、活血用全当归，酒制加强活血作用。

（1）治月经不调，血瘀闭经，痛经。当归 30 克，川芎 15 克。水煎，日服三次。

（2）治产后血滞腹痛。当归 30 克，丹参 20 克。共研为粉，每次 20 克，开水冲服。

（3）治血虚肠燥便秘。当归 50 克。水煎，日服三次。

（4）治血虚面色苍白，头晕眼花，心悸失眠。当归、黄芪、党参、熟地各 30 克。水煎，每日一剂，三次服。

（5）治月经不调，痛经，闭经。当归、熟地、白芍各 30 克，川芎 18 克。水煎，日服三次。经行腹痛加延胡索、香附各 15 克，经闭不通加桃仁、红花各 12 克。

（6）治虚寒腹痛。当归25克，桂枝12克，芍药15克，饴糖50克（冲服）。水煎，每日一剂，三次服。

（7）治跌打损伤，瘀血作痛。当归、丹参各30克，乳香、没药各8克，大黄、桃仁、红花、炮山甲各10克。水煎，每日一剂，三次服。

（8）治关节痹痛或肢体麻木。当归25克，羌活、独活、桂枝、秦艽各15克。水煎，每日一剂，三次服。

（9）治痈疽、疮疡脓成未溃或初起肿痛者。当归、金银花各30克，赤芍15克，穿山甲10克，皂刺8克。脓成不溃或溃后久不收口者：当归、黄芪、党参、熟地、白芍各30克，川芎15克。水煎，每日一剂，三次服。

（10）治血虚津亏，便燥秘结。当归、肉苁蓉、火麻仁、生首乌各25克。水煎，每日一剂，三次服。

使用注意：湿盛中满，大便泄泻者忌服。

5. 阿胶：又名驴皮胶、傅致胶

为脊椎动物门奇蹄目马科动物驴的皮，经加工煎熬，使胶原水解后，再浓缩而成固体胶块。原生产于山东阿胶县，故名阿胶。将胶块打碎炒炙成珠为阿胶珠。

功能：味甘性平，入肺、肝、肾经。补血，止血，滋阴润肺。治血虚血少，面色苍白，心悸不安，眩晕耳鸣，心烦失眠，以及吐血，咯血，鼻出血，尿血，便血，女子月经过多，孕后阴道出血伴腹痛（先兆流产），流产后阴道出血不止，崩漏下血等各种出血症。亦治肺虚热燥所致虚劳喘咳，干咳少痰或痰中带血，口渴心烦，鼻燥咽干等症。

临床应用：6～12克，开水或黄酒烊化冲服。

（1）治出血性紫癜。阿胶30克，加黄酒10克，水适量，入锅烊化，再加入红糖10克。每日两次，连服七天。

（2）治鼻出血量多而不止。阿胶20克，蒲黄30克，生地25克。共研粉，每次8克，温开水送服，日服三次。

（3）治体虚或老年肠燥便秘。阿胶10克，用1葱头煎汤烊化，加蜂蜜10克，餐前半小时服，日服两次。

（4）治阴道出血腹痛（先兆流产）。阿胶、艾叶各50克。烊化，水煎分三次，一日服完。

（5）治阴虚肺燥，干咳少痰，咽痛口干。阿胶10克（烊化），牛蒡子、甘草、杏仁、马兜铃各12克。水煎，每日一剂，三次服。

（6）治燥热伤肺，咳嗽气喘，干咳少痰，心烦口渴，鼻燥咽干。阿胶10克（烊化），生石膏30克，桑叶、麦门冬、杏仁、甘草、胡麻仁各15克。水煎，每日一剂，三次服。

（7）治血热妄行，吐血不止。阿胶10克（烊化），蒲黄15克，生地30克。水煎，日服三次。

（8）治脾阳不足，脾不统血所致吐血、便血、衄血。阿胶（烊化）、附子各10

克，白术、甘草各 15 克，伏龙肝 50 克。先煎滤水，每日一剂，三次服。

（9）治妇女冲任虚损，月经过多，崩漏下血，妊娠出血，产后下血不止。阿胶 15 克（烊化），地黄、当归、白芍各 30 克，川芎、甘草、艾叶各 10 克。水煎，每日一剂，三次服。

（10）治热邪伤阴，虚火上炎，心烦不眠。阿胶 10 克，黄连 8 克，白芍 30 克。水煎，每日一剂，三次服。

（11）治热病后期真阴受灼，阴虚内动，手足瘛疭。阿胶 12 克，生地、白芍、牡蛎各 30 克，麦门冬 15 克，龟板、鳖甲各 10 克。水煎，每日一剂，三次服。

（12）治血虚萎黄，眩晕，心悸。阿胶 10 克，当归、白芍、熟地、黄芪、党参各 30 克。水煎，每日一剂，三次服。

使用注意：阿胶质黏而腻，有碍消化，脾胃虚弱，食少纳呆，痞满呕吐，大便溏泻者忌服。海蛤壳研粉，阿胶打碎，同炒成珠，功能清肺化痰，润燥止渴。阿胶打碎与蒲黄同炒，止血效佳。

6. 龙眼肉：又名桂圆肉、蜜脾、元肉、龙眼干、燕卵

为无患子科常绿乔木植物龙眼树的成熟干燥或半干燥的假种皮，大乔木，高 5～10 米，叶互生，为偶数羽状复叶，小叶 4～5 对，椭圆形卵状披针形，长 6～10 厘米，宽 3～4 厘米，基部偏斜。硬草质，光亮，花小黄白色，有花瓣，果圆珠形，外皮黄褐色，果肉味甜可吃。四川、云南、广东、广西、福建、台湾等省均有栽培。药用果肉、种子及叶，6～7 月采果肉晒干，核晒干备用。

功能：味甘性平，入心脾经。核：涩平，收敛止血，消滞止痛。叶：淡平解表。龙眼肉有养血安神，益脾开胃，补心脾，益气血的作用。用治气血两虚所致失眠健忘，心烦多梦，眩晕心悸，易惊怔忡，手足麻木，少气懒言，疲怠无力，面白无华等症。亦治思虑过度，神经衰弱，食欲不振，腹胀便泻，倦怠无力等。

临床应用：5～15 克，水煎服。

（1）治失眠健忘。龙眼肉 15 克，夜交藤 30 克，远志、石菖蒲各 10 克。水煎，日服三次。

（2）治头晕眼花，心悸失眠。龙眼肉 15 克，远志、石菖蒲各 10 克。水煎，日服三次。

（3）治妇女产后气血亏虚浮肿。龙眼肉 15 克，生姜 8 克，大枣 12 枚，车前子、白术各 15 克。水煎，每日一剂，三次服。

（4）治神经衰弱、贫血。龙眼肉、莲子、芡实各 10 克。水煎，睡前服。

（5）治心脾两虚，气血不足，所致失眠多梦，健忘，心悸怔忡。龙眼肉、远志、酸枣仁各 15 克，党参、黄芪、当归各 30 克。水煎，每日一剂，三次服。

（6）治产后虚弱，神经衰弱。龙眼肉、山药各 15 克，黄芪、党参各 30 克，远志 15 克。水煎，每日一剂，三次服。

使用注意：湿阻中焦或有停饮痰火者忌服。

7. 枸杞子：又名苟起子、红青椒、血札子

为茄科灌木植物，茎枝灰黄色，有纵棱，棱条细长达4米，下垂或匍匐，有短刺针，叶互生，叶狭长披针形。花胞生，3~5朵丛牛，果熟时鲜红色，长卵形。花期7~8月，果期9~10月，生于沙质干燥山坡。8~10月果实变红时摘下，晒干生用。地骨皮：春秋季采挖枸杞根，剥皮晒干生用。

功能：味甘性平，入肝、肾经。滋肾补髓，养肝明目，润肺。治肾虚发热、遗尿，糖尿病，肾经衰弱，眼目昏花。地骨皮清热止咳，治肺热咳嗽，骨蒸劳热等症。枸杞子治阳痿遗精，腰膝酸软，头晕目眩，视物模糊等症。

临床应用：5~10克，大剂量可用至15~50克，水煎服。

(1) 治肾虚遗尿。枸杞子50克，桑螵蛸25克，益智仁15克。水煎，日服三次。

(2) 治神经衰弱。枸杞子、芡实各15克。水煎，每日一剂，三次服。

(3) 治目视昏花。枸杞子25克，桑椹子15克。水煎，每日一剂，三次服。

(4) 治糖尿病。枸杞子泡茶频饮。

(5) 治阴虚发热（低热）。枸杞子10克，地骨皮、白薇各15克。水煎，日服三次。

(6) 治肝肾阴虚，头晕目眩，视物不清。枸杞子、熟地、山药、山萸肉、丹皮、菊花、泽泻、茯苓各15克。水煎，每日一剂，三次服。

(7) 治肝肾阴虚，腰膝酸软，盗汗，遗精。枸杞子30克，天冬、干地黄15克。水煎，每日一剂，三次服。

(8) 治肾气虚弱，生机不旺，未老先衰。枸杞子、怀牛膝、补骨脂、菟丝子、当归、茯苓各18克。水煎，每日一剂，三次服。

(9) 治妇女冲任虚损，月经量少，甚至闭经、不孕。枸杞子、巴戟天、益母草、山楂、红花各15克，鹿角胶（烊化），紫河车粉10克冲服，党参、当归各20克。水煎，每日一剂，三次服。

(10) 治消渴。枸杞子、麦门冬、山药各15克，生地、黄芪各30克。水煎，日服三次。

(11) 治阴虚劳嗽。枸杞子、麦门冬、贝母、五味子各15克。水煎，每日一剂，三次服。

使用注意：本药滋阴润肺燥，故外感实热，脾虚便溏者忌服。

8. 桑椹子：又名桑枣、附：桑白皮、桑枝、桑叶

为桑科植物落叶乔木桑树的成熟干燥果实。桑树，落叶小乔木，高2~5米，嫩枝有毛，老枝灰白色，有皮孔，全株有白色乳汁，叶互生，广卵形，边缘有锯齿，果腋生，由多数小果聚合而成，肉质，熟时紫褐色，酸甜可食，即桑椹子。根黄色，全国各地均有生长。药用果实、根、皮、枝、叶。8~9月采果蒸后晒干备用。

功能：味甘性寒，入心、肝、肾经。养阴润燥，补血，补肝肾。治慢性肝炎、贫血。神经衰弱内服用量10~25克。桑白皮（根）味甘寒，泻肺热利水。

桑根：苦干，祛风湿。味甘寒，散风热。

临床应用：桑椹 10 ~ 15 克，水煎服。

（1）治阴血不足，头晕目眩，失眠多梦。桑椹子 15 克，白芍、熟地各 30 克。水煎，每日一剂，三次服。

（2）治年老体弱，肾肝亏损所致腰酸腿软，头昏耳鸣、须发早白。桑椹子、早莲草、女贞子各 15 克，制首乌 30 克。水煎，每日一剂，三次服。

（3）治阴虚津亏，口舌干燥，消渴。桑椹子、石斛、麦门冬各 15 克，玉竹、天花粉各 30 克。水煎，每日一剂，三次服。

（4）治肠燥便秘。桑椹子、火麻仁、枳壳各 15 克，生首乌、生地各 30 克。水煎，每日一剂，三次服。

使用注意：中焦虚寒便溏者忌服。

十六、补 阴 药

1. 沙参：又名南沙参、北沙参

沙参有南沙参、北沙参之区分。南沙参为多年生桔梗科草本植物，根粗壮似胡萝卜，茎单一直立，花蓝紫色，多生于山野阳坡草丛中，主产于安徽、江苏、浙江、贵州等省。北沙参为伞形科多年生草本植物，主根细长呈圆柱形，茎大部分埋在沙中，仅部分露于地面，叶柄长，花白色，复伞形花序顶生，多生于海边沙滩，主产于山东、江苏、河北、辽宁等省。

功能：味甘淡性微寒，入肺、胃经。清肺火，益肺阴，消肿排脓。治肺中有热，两肋作痛，肺痈咳吐脓血和肺虚有热的咳嗽。能补肝，可退肝虚有热所致惊烦和皮肤间的风热证。养阴清肺，益胃生津，适用于燥邪袭肺，肺阴受伤所致咽干口燥，干咳无痰；阴虚劳嗽，干咳少痰咯血；肾阴不足，口干便秘，舌红少津等症。

临床应用：10～15克，鲜品：15～30克水煎服。

（1）治燥邪所致干咳。南沙参、麦门冬各15克，天花粉、玉竹各30克。水煎，每日一剂，三次服。

（2）治燥邪生火。南沙参、知母、浙贝母各15克，生石膏30克。水煎，每日一剂，三次服。

（3）治肺阴亏损，久嗽不止。北沙参、天冬、生地黄、百部各15克。水煎，每日一剂，三次服。

（4）治胃阴虚不足，口干便秘，舌红少津。北沙参、麦门冬各15克，玉竹、生地黄各30克。水煎，每日一剂，三次服。

（5）治七情内伤，下元虚冷，女子赤白带下。北沙参、黄柏、苍术、芡实各15克，薏苡仁40克，红藤、败酱各30克，甘草8克。水煎，每日一剂，三次服。

（6）治失血后脉微，手足厥冷。南沙参、人参各15克。水煎频饮。

（7）治虚火牙痛。南沙参30克，煮鸡蛋吃。

（8）治产后无乳。南沙参25克，猪肉100克，煮熟食肉喝汤。

（9）治肺热燥咳。南沙参、麦门冬、桑叶各15克，天花粉30克。水煎，每日一剂，三次服。

（10）治劳伤咳嗽，潮热盗汗。南沙参、知母、麦门冬、百合、鳖甲各15克。水煎，每日一剂，三次服。

（11）治热伤胃阴，舌干口渴，食欲不振。北沙参、麦门冬各15克，生地、玉竹各30克，冰糖20克。水煎，每日一剂，三次服。

（12）治肺痈后期，阴伤咳嗽。北沙参、生地各18克，枸杞子、川楝子各12克。水煎，每日一剂，三次服。

（13）治肝虚有热烦惊。北沙参、荆芥、菊花、桑叶各 15 克。水煎，每日一剂，三次服。

使用注意：沙参反藜芦，不能同用。虚寒症忌服。南北沙参功效相似，南沙参偏清肺祛痰，肺有痰热时用南沙参；北沙参偏于滋阴、养胃，故肺阴不足，干咳少痰，胃虚亏虚，口干舌红用北沙参。

2. 天门冬：又名天冬、大当门根

为百合科攀缘状多年生草本植物天门冬的干燥根块，多为野生，亦有栽培。多年生蔓草生草本，茎长可达 2 米，基部木质化，有短刺攀缘生长，叶成鳞片状，肉眼不易看到，看到的叶，是枝变成的，呈线形。花白色，腋生，果球形，熟时紫红色。簇生块茎，肉质、纺锤形。喜生于潮湿肥沃的山坡、丘陵地带、灌木丛中，长江以南各省均产。药用根块，秋季采挖洗净，水煮或蒸，趁热去掉外皮，切片晒干，用硫黄熏后封贮备用。

功能：味甘微苦，性大寒，入肺、肾经。清肺止咳，养阴生津。能治虚弱咳嗽、咳吐浊沫的肺痿证。也可治肺痈咳嗽胸痛，咳吐脓血。养阴清热，润肺化痰，治肺热喘咳，肺气肿，慢性支气管炎，及发热咽痛，干咳无痰或痰稠难出，痰中带血，气逆喘息等肺燥咳证。亦治肺结核低热盗汗，咳吐痰血，消瘦口干，及各种热病伤津口渴，肠燥便秘。

临床应用：5～15 克，水煎服。

（1）治肺热咳嗽。天门冬、人参、熟地黄、黄芩各 15 克。水煎，每日一剂，三次服。

（2）治血虚肺燥咳吐脓血。天门冬、芦根各 15 克，鱼腥草 30 克。水煎，日服三次。

（3）治产后少乳。天门冬 60 克，炖猪肉吃。

（4）治乳腺增生。天门冬 30 克，老鹳草 60 克。水煎，每日一剂，三次服。

（5）治燥咳痰稠咯血。天门冬、麦门冬、知母、贝母各 15 克。水煎，每日一剂，三次服。

（6）治肺痈，咳吐脓血。天门冬、芦根、桃仁、桔梗各 15 克，冬瓜仁、生苡仁、鱼腥草各 30 克。水煎，每日一剂，三次服。

（7）治热病伤阴，舌干口燥，内热伤津，消渴。天门冬、麦门冬、北沙参各 15 克，生地、天花粉各 30 克。水煎，每日一剂，三次服。

（8）治肠燥便秘。天门冬、当归、肉苁蓉各 18 克。水煎，每日一剂，三次服。

使用注意：脾胃虚寒，食少便溏者忌服。

3. 麦门冬：又名麦冬、野韭菜

为百合科沿阶草属多年生长绿草本植物的干燥块根，多为栽培，主产于浙江、四川等地。多年生草本植物，高 20～30 厘米，叶自根茎节上长出，细长似韭菜叶，花淡紫色，集成总状花序，从叶丛中抽出，果球形，直径约 5 厘米，熟时紫黑色，有多数细长根须，中有膨大成串珠状纺锤形肉质块根即麦冬。喜生于山坡潮湿地，全国各地均有生长。药用块茎，夏秋采集晒干搓掉小枝根备用。

功能：味甘性寒，入心、肺、胃经。润肺止咳，清心除烦，益胃生津。治口渴，心胸烦热，心火上炎，咽喉不利，咽干咳嗽，吐血等症。

临床应用：内服 10 ~ 25 克。清肺养胃多去心用，滋阴清火多连心用。

（1）治胃阴不足，舌干口渴。麦门冬、北沙参、生地、玉竹、冰糖各 25 克。水煎，每日三次服。

（2）治心烦失眠，烦躁不安。麦门冬、生地、玄参各 20 克，竹叶、黄连各 10 克。水煎，每日一剂，三次服。

（3）治阴虚血亏有热所致心烦失眠。麦门冬、丹参、茯神、酸枣仁、生地各 20 克。水煎，每日一剂，三次服。

（4）治肺阴不足，燥咳痰黏。麦门冬、北沙参、桑叶、炙枇杷叶 18 克，生石膏 25 克。水煎，每日一剂，三次服。

（5）治肺阴虚劳嗽咯血。麦门冬、天门冬、知母、贝母各 15 克。水煎，每日一剂，三次服。

使用注意：风寒感冒，痰饮湿浊所致咳嗽，及脾胃虚寒泄泻者忌服。

4. 石斛：又名林兰、杜兰、金钗花、黄草石斛

多年生兰科草本植物，根据品种和加工方法的不同，有金钗石斛、黄草石斛、耳环石斛、鲜石斛等不同种类。金钗石斛，干燥茎，表面金黄色，节明显，为棕色，以茎长，色金黄，有光泽为佳。黄草石斛为铁皮石斛、罗河石斛、细茎石斛加工制成，茎圆柱略弯曲，有深纵沟，金黄色、为佳品。耳环石斛又名风斗。秋季采取为佳，全年均可采取，鲜石斛随采随用。

功能：味甘性微寒，入肺、肾经。养胃生津，滋阴除热，明目壮腰。治胃阴不足，阴虚发热，视物昏化，腰膝酸软，阴虚内热，舌光无苔，津液短少。

临床应用：6 ~ 15 克，鲜用 15 ~ 30 克，水煎服。

（1）治外感病伤津，咽干口燥。石斛、连翘各 15 克，生地、天花粉各 30 克。水煎，每日一剂，三次服。

（2）治热病气阴两伤，神志不清，倦言少语，唇燥咽干。石斛、麦门冬、木瓜各 15 克，人参 10 克。水煎，每日一剂，三次服。

（3）治胃阴不足，口干舌燥，大便干结。石斛、麦门冬各 15 克，生石膏、天花粉各 30 克，南沙参 25 克。水煎，每日一剂，三次服。

（4）治阴虚内热，虚热不退。石斛、麦门冬、白薇、地骨皮、青蒿各 15 克，生地 30 克。水煎，每日一剂，三次服。

（5）治肝肾阴虚，目失所养，视力减退。石斛、麦门冬、人参、枸杞子、茯苓各 15 克，黄芩、生地各 18 克。水煎，每日一剂，三次服。

（6）治肾精不足，腰膝酸软。石斛、怀牛膝、杜仲各 15 克，桑寄生、熟地黄各 25 克。水煎，每日一剂，三次服。

（7）治热病伤津，口干烦渴，舌绛苔黑。石斛、麦门冬、连翘、桑叶各15克，生地、天花粉各25克。水煎，每日一剂，三次服。

（8）治内热消渴。石斛、北沙参、麦门冬、山药各15克，天花粉、玉竹、生石膏各30克。水煎，每日一剂，三次服。

（9）治胃阴不足，舌红无苔，食少干呕，胃脘疼痛。石斛、山药、甘草各15克，北沙参、生地、麦芽各30克。水煎，每日一剂，三次服。

（10）治肾阴亏虚，腰膝酸软。石斛、枸杞子、怀牛膝、山药、山萸肉、熟地各15克。水煎，每日一剂，三次服。

（11）治肾阴亏虚，腰膝酸软。石斛、枸杞子、怀牛膝、山药、山萸肉、熟地各15克。水煎，每日一剂，三次服。

（12）治肝肾阴亏，目暗不明，视力减退。石斛、枸杞子、菟丝子、菊花、青葙子各15克，草决明、生地、熟地各20克。水煎，每日一剂，三次服。

使用注意：本药滋腻敛邪，易助湿留邪，温热病不宜早用，如属湿热、湿温，温热尚未化燥者忌用。

石斛品种、产地不同，功能亦有差异，以黄草石斛（铁皮石斛）作用最好，金钗石斛次之，耳环石斛（枫斗）因生津而不寒，可以代茶饮。

5. 百合：又名药百合

为百合科多年生草本植物百合以及山丹等多种百合地下干燥鳞茎片，主产于湖南、浙江、江苏、四川、安徽等省。以瓣片均匀，肉质白色，呈半透明状者为佳。

功能：味甘性微寒，入心、肺经。清心安神，定惊，治心烦惊悸，神志不安。润肺止咳，利尿，治肺热咳嗽，浮肿。

临床应用：10～30克，水煎服。

（1）治肺热久咳或痰中带血。百合、款冬花各30克。水煎，每日一剂，三次服。

（2）治虚劳发热，咳嗽咽痛，咯血。百合、熟地、生地、玄参各30克，贝母、桔梗、甘草、麦门冬、白芍、当归各15克。水煎，每日一剂，三次服。

（3）治热病后余热未清，出现虚烦惊悸、失眠多梦。百合、熟地各30克，知母15克。水煎，每日一剂，三次服。

使用注意：风寒咳嗽或中焦受寒便溏者忌服。

6. 玉竹：又名委萎、黄芝、山苞米、山白及棍子、小芦立

多年生百合科草本植物，根茎圆柱形，横卧地上，节间长，密生须根，茎稍斜生，有棱角，平滑，高30～60厘米，紫色，叶互生长圆柱形，叶柄短或无柄，花腋生，一腋一花，花梗紫色。花期5月，果期8～9月。生于向阳山地，春秋季挖根茎，搓后晒干生用。

功能：味甘性微寒，入肺、肾经。养阴润燥，生津止渴。凡肺热燥咳或胃热烦渴服之有效。治体虚遗精，腰膝无力，热病伤津多汗，胃热口渴。

临床应用：5～15克。水煎服。

（1）治体虚遗精，腰酸腿痛，脱发。玉竹 30 克，杜仲、川牛膝、防己各 15 克。水煎，每日一剂，三次服。

（2）治热病伤津多汗。玉竹、防风、黄精各 15 克，浮小麦 30 克，黄芪 50 克。水煎，每日一剂，三次服。

（3）治胃热口渴。玉竹、麦门冬、北沙参各 18 克。水煎，日服三次。

（4）治肺热燥咳。玉竹、北沙参、麦门冬、桑叶、扁豆各 15 克，天花粉 30 克。水煎，每日一剂，三次服。

（5）治胃热烦渴，津伤口渴。玉竹、生地各 30 克，麦门冬 15 克，白糖 10 克。水煎，每日一剂，三次服。

（6）治阴虚外感。玉竹、白薇、淡豆豉、桔梗、甘草、红枣、薄荷各 15 克。水煎，每日一剂，三次服。

7. 胡麻仁：又名黑芝麻、黑脂麻、脂麻、巨胜子

为亚麻科一年生草本植物亚麻的干燥种仁，全国各地均有种植。胡麻即脂麻，又名巨胜子，分黑白二种，入药以黑色为佳，故名黑脂麻。

功能：味甘性平，入肺、脾、肝、肾经。内服养血补肝肾，强筋骨。生用外敷治肿毒恶疮。本药有润滑大肠的作用，治老人、产后、病后肠液枯燥所致大便秘结。

临床应用：10～30 克，宜炒熟用，水煎服。

（1）治精血亏损，须发早白，头晕眼花。胡麻仁、熟地、枸杞子、杜仲、五味子各 15 克。水煎，每日一剂，三次服。

（2）治肠燥便秘。胡麻仁、当归、肉苁蓉、杏仁、柏子仁各 15 克。水煎，每日一剂，三次服。

使用注意：大便溏泻者忌用。

8. 女贞子：又名冬青子、女真实

为木樨科常绿小乔木女贞的干燥成熟果实，主产于华北、中南、西南等地区。果实呈卵圆形或肾形。以颗粒大，肉厚，蓝黑色者为佳。

功能：味甘苦性微寒，入肾、肝经。滋阴补肾，养肝明目，清虚热。治高血压、神经衰弱所致头昏眩晕，心烦失眠，健忘，腰膝酸软，耳鸣，耳聋，须发早白。亦治肝病眼疾，视物昏花，目暗不明，双目干涩，视力下降。

临床应用：5～15 克，水煎服。

（1）治神经衰弱，心烦失眠。女贞子 15 克，冬青叶、侧柏叶各 30 克。水煎，每日一剂，三次服，连服 5 天。

（2）治须发早白。女贞子 15 克，丹参 30 克，远志 15 克。水煎，每日一剂，三次服。

（3）治肺结核午后发热。女贞子、夏枯草各 15 克，地骨皮、白薇、青蒿各 10 克。水煎，每日一剂，三次服。

（4）治肝肾阴虚，头昏目眩耳鸣，须发早白，腰膝酸软。女贞子、旱莲草、桑椹

子各15克，白芍、珍珠母各30克，天麻12克。水煎，每日一剂，三次服。

（6）治肝肾阴亏，目暗不明。女贞子、熟地、枸杞子、菟丝子、车前子各15克。水煎，每日一剂，三次服。

使用注意：凡怕冷胃寒，神疲乏力，口淡不渴，小便清长，大便溏泻者忌服。

9. 旱莲草：又名小连翘、红旱莲、牛心茶

多年生金丝桃科草本植物，高1米，茎单一直立，中空，上部略分枝，四棱，下部呈圆柱形，叶对生，无柄长圆柱形，6～7月开大黄花。果卵形，熟后红棕色，种子细小多数，红棕色。生于向阳山坡草地、灌木林中。6～8月采地上全草，晒干生用。

功能：味甘酸性寒，入肝、肾经。补肾滋阴，治肾阴不足，须发脱落，早白。又能凉血止血，治赤痢和便血。

临床应用：15～30克，水煎服。

（1）治月经量少。旱莲草15克，益母草25克。水煎，每日一剂，三次服。

（2）治痢疾。旱莲草20克，白糖50克。水煎，每日一剂，三次服。

（3）治尿血。旱莲草、车前草各30克。水煎，每日一剂，三次服。

（4）治便血。旱莲草25克，艾叶、五倍子各8克。水煎，每日一剂，三次服。

（5）治乳汁不下。旱莲草、穿山甲各15克。水煎，每日一剂，三次服。

（6）治肝肾阴亏，头晕目眩，腰膝酸软痛。旱莲草、女贞子、黑芝麻、桑椹、枸杞子各15克。水煎，每日一剂，三次服。

（7）治血热吐血。旱莲草15克，生地、白茅根各30克，大蓟、小蓟、藕节各15克。水煎，每日一剂，三次服。

（8）治尿血。旱莲草、车前子、白茅根各30克。水煎，每日一剂，三次服。

（9）治血热崩漏。旱莲草、茜草各15克，蒲黄、阿胶各10克，生地、白芍各30克。水煎，每日一剂，三次服。

10. 桑寄生：又名槲寄生、北寄生、广寄生

为槲生系桑寄生科植物常绿寄生小灌木木槲寄生、桑寄生干燥的带叶茎枝。主产于广东、广西、云南、贵州等省。槲寄生主产河北、安徽、内蒙古等地区。寄生性的小灌木，枝有突起麻点（皮孔），小枝有短毛，叶互生，草质，卵圆形，两面无毛，花腋生1～3朵花，长管状，紫红色，有红褐色毛茸，果椭圆形，内有黏质。我国南部地区均有生长，寄生于不同种类的树上，桑树为多。药用全株，全年可采，切碎晒干备用。

功能：味苦性平，入肝、肾经。补肝肾，壮筋骨，除风湿，安胎。治风湿骨痛，腰肌劳损，小儿麻痹后遗症，四肢麻木，产后缺乳，胎动不安，高血压，浮肿等病症。

临床应用：15～30克，水煎服。

（1）治因肝肾不足，气血亏虚，风寒湿邪引起的腰膝酸痛，筋骨无力。桑寄生、熟地、当归、白芍、党参、茯苓各30克，独活、秦艽、防风、桂枝、川芎、甘草、

杜仲、牛膝各15克，细辛5克。水煎，每日一剂，三次服。

（2）治胎动不安，胎漏下血，习惯性流产。桑寄生30克，菟丝子、续断各15克，阿胶10克（烊化冲服）。水煎，每日一剂，三次服。

11. 龟甲：又名龟板、龟壳、龟底甲、龟腹甲、下甲。附：龟板胶

为龟科水栖爬行动物乌龟的腹板。主产于湖北、湖南、安徽、江苏、浙江等省江河湖泊中，以板片大，带血迹，鳞甲完整光滑者为佳。

功能：味咸甘性寒，入心、肝、肾经。补肾健胃，养心安神，滋阴潜阳。治低热盗汗，头晕耳鸣，咳嗽咯血，虚劳遗精，月经过多，崩漏下血。治腰膝酸软，腿脚无力，筋骨不健，小儿囟门迟迟不闭，小儿麻痹后遗症。亦治心烦失眠，健忘，易惊，多梦。

临床应用：10～30克，打碎先煎、久煎。

（1）治肾虚肌软无力。炙龟板、黄柏、牛膝各45克，陈皮15克，干姜6克，桑寄生、当归各30克。共研为粉，每次10克，黄酒送服，或温开水送下，每日两次。

（2）治女子赤白带下或崩漏不止者。龟板100克，黄柏40克，栀子10克，炒干姜5克。共研为粉，每次10克，黄酒或温开水送服，日服三次。

（3）治阴虚发热，骨蒸劳热，咳嗽咯血，盗汗遗精。龟甲、熟地各30克，知母、黄柏各15克。水煎，每日一剂，三次服。

（4）治肾阴不足，肝阳上亢，头晕目眩。龟甲、枸杞子、菊花各18克，石决明、牡蛎、生地、白芍各30克。水煎，每日一剂，三次服。

（5）治热邪伤阴，虚风内动，头昏目眩，心烦作恶，甚则痉厥。龟甲、麦门冬、鳖甲各15克，阿胶10克（烊化）、生地、白芍、牡蛎各30克，麻仁、甘草各12克。水煎，每日一剂，三次服。

（6）治肾虚筋骨痿弱无力，小儿囟门不闭。龟甲、知母、黄柏、锁阳、干姜、陈皮各15克，熟地、白芍各25克。水煎，每日一剂，三次服。

（7）治阴虚有热，月经过多或崩漏不止。龟甲、黄芩、黄柏、香附、白芍、椿树根皮各15克。水煎，每日一剂，三次服。

（8）治心虚惊悸，失眠，健忘。龟甲、龙骨、远志、菖蒲各15克。水煎，日服三次。

使用注意：本药适用于阴虚有热之症，脾胃虚寒者忌用。

龟板胶：龟板熬成胶即龟板胶，滋阴功能更为显著，并能补血内服，用量3～10克。

12. 鳖甲：又名鳖壳、甲鱼壳、园鱼壳

鳖科动物鳖鱼的甲壳。鳖，卵生爬行动物，全体呈扁平卵状，背腹皆披软甲，背面黑棕色，边缘柔软，称裙边，腹黄白色，有淡绿色斑。背腹骨板间无缘板连接，指趾间都有蹼。栖于江河泥沙中，喜出水晒太阳。夏季捕捉，割下头部，晒干即成鳖头。将鳖体放入沸水中煮1～2小时取出背甲，去净全肉，晒干生用或炙用。炙鳖甲：

将沙子放锅内炒热，炒至沙子烫手，放入鳖甲炒至表皮微黄色，取出筛净沙子，放醋盆稍没，取出晒干，即炙鳖甲。

功能：味咸性平，入肝、脾经。滋阴清热，软坚散结，养阴散郁，消痞除癥。治虚劳咳嗽，骨蒸盗汗，瘀血停滞，闭经，痞块，癥瘕等症。亦治虚劳发热，痔疮脱肛等症。

临床应用：10～30克，宜先煎久煎。

（1）治骨蒸潮热。鳖甲25克，知母、青蒿各12克。水煎，每日一剂，三次服。

（2）治体虚发热（肺结核）。活鳖1只，取血饮之，连服三只。

（3）治漏疮（骨结核），脱肛。鳖头1个，烧黄碎研粉，每次5克，日服三次。将鳖头粉上于漏疮处，治漏疮和痔疮。

（4）治热病伤阴，夜热早凉，形瘦脉数，舌红少苔。鳖甲、青蒿、生地各30克，丹皮、知母各15克。水煎，每日一剂，三次服。

（5）治骨蒸劳热。鳖甲、银柴胡、秦艽、青蒿、地骨皮、胡黄连、知母各15克。水煎，每日一剂，三次服。

（6）治热病后期，阴伤虚风内动，脉沉数，舌干齿黑，手指蠕动，甚则痉厥。鳖甲、牡蛎、生地各30克，阿胶10克（烊化），麦门冬、麻仁、白芍、炙甘草各15克。水煎，每日一剂，三次服。

（7）治久疟，肝脾肿大，胁肋疼痛。炙鳖甲、柴胡、黄芩、桃仁、丹皮各15克，大黄10克，䗪虫8克。水煎，每日一剂，三次服。

（8）治经闭不行，癥瘕。炙鳖甲10克，琥珀3克（冲服），水煎，日服三次。

使用注意：滋阴潜阳宜生用；软坚散结宜醋炙用；脾胃虚寒，食少便溏及孕妇忌用。

13. 银耳：又名白木耳

为担子菌纲银耳科白木耳的干燥子实体，多寄生于阴湿的山地的枯死树木周围，亦多用人工培植。主产于四川、湖北、云南、贵州、福建、江苏、江西、浙江等省。以片朵大，体轻，黄白色有光泽者为佳。

功能：味甘性平，入脾、胃经。清热养阴，润燥生津，补肺益气，滋阴养胃。

临床应用：常用量5～10克，水煎服。

（1）治虚劳久咳，肺热咳嗽，痰中带血。白木耳、灵芝各8克，百合、藕节各10克，款冬花、仙鹤草各15克。水煎，日服三次。

（2）治胃炎。银耳10克，党参、白芍各25克，陈皮20克，延胡索、白芷各15克。水煎，日服三次。

（3）治衄血，崩漏。银耳15克，杞果、熟地各12克，炒山药、杜仲炭各15克，山萸肉、阿胶（烊化）、荆芥炭各10克，三七粉（冲服）3克。水煎，日服三次。

十七、消 导 药

1. 莱菔子：又名萝卜子

十字花科植物萝卜干燥成熟的种子。萝卜长期栽培形成许多品种，种子均可入药。种子成熟时采集晒干生用或炒用。

功能：味辛甘性平，入脾、胃、肺经。降气定喘，消食化痰，消胀。治咳嗽气喘，痰多食积，胸闷，腹胀等症。亦治肠胃积食不化，胸腹胀满，腹痛泻痢等症。

临床应用：5～15克，水煎服或研粉服。

（1）治顽痰宿食。莱菔子研粉，每次10克，温开水送服，每日三次。

（2）治胸闷胁痛。莱菔子、鸡内金各15克，麦芽、谷芽各30克。水煎，每日一剂，三次服。

（3）治老人五更痢。莱菔子、苍术、黄柏各15克，生姜5克。水煎，每日一剂，三次服。

（4）治老年头晕。莱菔子、五味子、枣仁、山药、龙眼肉各15克，当归8克。水煎，日服三次。

（5）治食积停滞，嗳腐吞酸，食少纳呆，脘腹胀满，呕吐腹泻。莱菔子、山楂、神曲各15克，麦芽、谷芽各30克。水煎，每日一剂，三次服。若食积脾虚加白术15克，兼湿热者加黄连8克、连翘15克，兼水湿内停者加茯苓30克，气逆呕吐者加陈皮、半夏各12克。

（6）治痰壅涎盛，咳嗽气喘。莱菔子、白芥子、苏子各15克。水煎，日服三次。

使用注意：本药一般炒用，生用涌吐痰涎，祛散风寒。

2. 莱菔根：又名萝卜

莱菔根即食用的萝卜，为十字花科一年生草本植物萝卜的根块。全国均有种植。

功能：味甘性微寒，入脾、胃、肺经。降气化痰，消食化气。治痰积、食积引起的胸腹胀满。

临床应用：30～50克，捣汁服，煎汤或煮吃。

（1）治食积不消，脘腹胀满，纳呆，吐泻。莱菔根50克，麦芽、谷芽各30克，山楂、陈皮、连翘各15克。水煎，每日一剂，三次服。

（2）治痰饮内盛，咳嗽喘满。莱菔根50克，陈皮、半夏、桔梗、白芥子各15克。水煎，每日一剂，三次服。

（3）治痰热喉闭。萝卜汁、皂角汁催吐。

使用注意：脾胃虚寒者慎用。与人参、黄芪不宜同用。

3. 山楂：又名山里红、赤枣子、酸查

为蔷薇科植物，落叶小乔木，高6～7米，树皮暗灰色，枝生刺，单叶互生，有肾形抱叶，叶片广卵形，开白花，集成伞房花序，果球形，熟后暗红色。生于杂木林、山坡沙地区。秋季果熟采果，切片晒干生用或炒焦用。

焦山楂：将山楂片炒至焦黑，取出晾凉。

功能：味酸甘性微温，入脾、胃、肝经。健胃消食，行瘀。治食积，伤食作泻，赤白痢疾，冻疮。亦治肉食积滞不消，脘腹胀痛，男子疝气睾丸肿痛。能散瘀血，使疮疹迅速外透。

临床应用：10～15克，水煎服。生用化瘀血，焦用化食肉积滞。

（1）治食积不化。生山楂、炒麦芽各20克。水煎，日服三次。

（2）治伤食腹泻。焦山楂20克。研粉，加糖5克，一次冲服，日服三次。

（3）治冻疮。鲜山楂用火烧熟，捣泥敷患处。

（4）治赤白痢疾。山楂150克，糖100克。水煎分四次服，一日服完，小儿酌减。

（5）治肉食积滞。焦山楂30克，木香、陈皮各15克。水煎，每日一剂，三次服。

（6）治小儿乳积。焦山楂15克。水煎，日服三次。

（7）治产后瘀阻腹痛，恶露不尽及血滞经痛。生山楂15克，当归、川芎各12克，益母草25克。水煎，每日一剂，三次服。

（8）治疝气偏坠胀痛。山楂、橘核、荔枝核各12克，小茴香8克。水煎，每日一剂，三次服。

使用注意：消肉食积滞用焦山楂，治瘀血不行用生山楂。

4. 神曲：又名六曲、药曲、建曲

面粉150斤，赤小豆6斤，去皮杏仁6斤，鲜辣蓼1.5斤，鲜青蒿1.5斤，鲜苍耳秧1.5斤（鲜嫩枝叶），六药混合经发酵加工制成神曲。

功能：味辛甘性温，入脾、胃经。开胃，增进食欲，消食和胃，活血退乳。治消化不良，饮食停滞，脘腹胀痛，食欲不振或伤食暴泻等症。亦治女子产后瘀血，腹胀闷，及产后腹冷痛，大便溏泻。

临床应用：6～15克，水煎服或炒焦用。

（1）治消化不良，食积腹胀。炒神曲、炒山楂、炒麦芽各15克。水煎，日服三次。

（2）治食欲不振，口淡无味，不思饮食。神曲、乌梅各8克，麦芽30克，干姜3克。水煎，每日一剂，三次服。

（3）治中暑伤食暴泻。炒神曲、苍术各15克。水煎，日服三次。

（4）治女子产后腹冷，肠鸣腹痛，大便溏泻。炒神曲50克，熟地黄30克，白术20克。共研为粉，每次8克，米汤送服，一日四次。

（5）治乳胀，协助退乳。炒神曲、炒麦芽、蒲公英各 30 克。水煎，日服三次。

（6）治饮食积滞，消化不良，脘闷腹胀。神曲 20 克，山楂、乌梅、木香各 10 克，麦芽、谷芽各 30 克。水煎，每日一剂，三次服。

使用注意：本药不利胎儿，孕妇忌用，哺乳期妇女忌用。

5. 麦芽：又名大麦芽

禾本科一年生草本植物大麦的成熟干燥种子，可以食用。5～6 月大麦成熟时采收，放水中洗净捞出，放筐内盖好，经常洒水，待生芽 5～10 毫米，取出晒干备用。炒麦芽：大麦芽放锅内慢火炒至微黄，取出晾凉。

功能：味甘性温，入脾、胃经。开胃消食，行气散结。治食积胀满作痛，食欲不振，消化不良，乳胀等症。

临床应用：15～30 克，水煎服。生麦芽消食治胃中有热，兼能疏肝；炒麦芽消食治胃有寒湿；焦麦芽消食积力大。

（1）治食积不化，脘闷腹胀。麦芽 30 克，神曲、山楂各 15 克。水煎，每日一剂，三次服。

（2）治脾胃虚弱，食欲不振。麦芽、党参各 30 克，白术 15 克。水煎，每日一剂，三次服。

（3）治腹胀消化不良。麦芽 30 克，炒山楂、神曲各 15 克。水煎，每日一剂，三次服。

（4）治急性乳腺炎。麦芽 100 克，橘核 15 克。水煎分四次服，4 小时一次。

（5）治产后乳胀。炒麦芽 100 克。水煎，分四次服，4 小时一次。

（6）治乳汁自出不止。麦芽 100 克，甘草 25 克。水煎，日服三次。

（7）治火烧伤、烫伤。大麦 100 克，炒黑，研粉，用香油调敷患处。

使用注意：生用健脾养胃，炒用消积行气，焦用消积食。生麦芽通乳，熟麦芽回乳。

6. 谷芽：又名稻芽

禾本科一年生草本植物成熟干燥的种子，秋季种子成熟，用水洗净，放蒲包或筐内，盖上稻草，每日洒水 4～5 次，待谷芽长出，取下晒干生用或炒用。炒谷芽：谷芽放入锅内文火炒至微黄，取出晾凉，用时捣碎。

功能：味甘性平，入脾、胃经。消食，养胃，健脾。治脾胃虚弱，谷食停滞，消化不良，胸脘胀满，食欲不振。

临床应用：10～30 克，水煎服。生用和胃，炒用消食，焦用化积滞。

（1）治胃胀消化不良，纳呆。谷芽、麦芽各 30 克，牵牛子 10 克，鸡内金、山药各 15 克。水煎，每日一剂，三次服。

（2）治脾胃虚弱，食欲不振。谷芽 30 克，白术、炙甘草各 15 克。水煎，日服三次。

（3）治脾胃虚弱，饮食停滞，消化不良，食欲不振。谷芽、麦芽、白术各 15 克，砂仁 6 克，甘草 8 克。水煎，每日一剂，三次服。

7. 鸡内金：又名凤凰衣、鸡粪皮

为雉科家禽鸡的干燥胃内壁皮层。以片大、完整、色黄、洁净者为佳。杀鸡，将肫取出剖开，趁热剥下肫黑的内衣，洗净晒干备用。炒内金：生内金放锅内用火炒至焦黑，喷醋，每 500 克鸡内金用醋 100 毫升，取出晾干备用。

功能：味甘性寒，入脾、胃、小肠经。健胃，消食，收敛。治消化不良，食积，反胃，呕吐，遗尿，遗精，痢疾。

临床应用：3～10 克，研粉吞服。

（1）治消化不良。鸡内金 30 克，炒焦研粉，每次 3 克，餐后服，每日三次。

（2）治遗精。鸡内金 50 克，炒焦研粉，每次 5 克，早晚各服一次，黄酒送服。

（3）治骨结核、肠结核。鸡内金炒焦研粉，每次 10 克，日服三次，空腹服黄酒送下。

（4）治百日咳。鸡内金炒焦研粉，用鸡胆 1 个拌，加白糖，温开水冲服，每日三次。

（5）治食滞消化不良，吞酸。鸡内金炒焦研粉、白术各 15 克，干姜 8 克，茯苓 30 克，大枣 8 枚。水煎，每日一剂，三次服。

（6）治小儿遗尿。鸡内金 10 克，炒焦研粉；桑螵蛸、益智仁各 12 克，麻黄 6 克，石菖蒲 8 克。水煎，冲服鸡内金，每日一剂，三次服。

（7）治肾气不足，遗精，滑精。鸡内金 15 克，炒焦研粉。芡实、莲子、菟丝子、桑螵蛸各 15 克。水煎冲服鸡内金粉，每日一剂，三次服。

（8）治泌尿系结石。鸡内金研粉 15 克，车前草、海金沙、川牛膝、滑石各 18 克。水煎，冲服鸡内金粉，每日一剂，三次服。治胆结石加金钱草 30 克、郁金 15 克。

使用注意：鸡内金不宜久炒，生用研粉冲服为宜。

8. 阿魏：又名臭阿魏

为伞形科多年生草本植物新疆阿魏根和茎渗出的胶树脂，产于新疆阿勒泰喀什、伊利等地。呈脂膏块状，灰白色，加水研磨成白色乳状液，沉淀物粉红色，有强烈的酸臭味。以气味强烈，断面有沙性者为佳。

功能：味辛性温，入脾、胃经。散痞块，消肉积，杀虫。治痞块肉积，胸腹胀满，疟疾，痢疾等症。

临床应用：内服 0.6～1.5 克，入丸散，外用适量。

治体表癌肿和宫颈癌。阿魏 18 克，五倍子 12 克，生信石 12 克，蟾酥 1.2 克，硇砂 18 克，枯矾 9 克，雄黄 30 克，熊胆（或其他动物胆）6 克，冰片 3 克，乳香 30 克，没药 30 克，绿铜 10.8 克。上药分别研粉拌匀混合，外用适量，敷于癌肿表面。

十八、化痰止咳药

（一）温化寒痰药

1. 半夏：又名地文、和姑、麻果、地雷公

多年生天南星科草本植物，地下茎球形，下生须根，叶柄细长，下部内侧有一个珠芽，幼时为单叶，长成叶 3 小叶，小叶椭圆披针形，花直立，叶较长，顶端生一肉穗状花序，果卵形。花果期 6～8 月。生于阴湿田野间，挖球茎，放筐内撞击，用水漂去外皮晒干。清半夏：半夏用水浸泡，出现白沫即换水，泡至无麻辣味，捞出放锅内，加白矾及水煮透，取出稍凉切片晒干。每 500 克半夏用白矾 70 克。

功能：味辛性温，入脾、胃经。燥湿化痰，健脾和胃，降气止呕。治湿疹多引起的头痛，咳嗽，及痰水停留引起的胸脘胀满，不思饮食，呕吐等。

临床应用：3～10 克，水煎服。

（1）治呕吐不止。半夏 12 克，生姜 8 克，伏龙肝 50 克。先将伏龙肝水煎，滤去渣，加入半夏、生姜再煎，分二次服。

（2）治风寒痰咳。清半夏 10 克，贝母 8 克。水煎，每日一剂，三次服。

（3）治湿痰咳嗽，痰多清稀。半夏、陈皮、甘草、杏仁各 12 克，茯苓 25 克。水煎，每日一剂，三次服。

（4）治痰热内结，咳黄痰。半夏、黄芩、瓜蒌、贝母各 12 克。水煎，每日一剂，三次服。

（5）治痰湿困脾，食欲不振。半夏、陈皮、茯苓、白术、厚朴各 15 克。水煎，日服三次。

（6）治寒热错杂，胸脘痞满。半夏、黄芩、党参各 15 克，黄连、干姜各 8 克。水煎，每日一剂，三次服。

（7）治痰湿互结，心下坚痞作痛，苔黄腻。半夏、瓜蒌各 15 克，黄连、佩兰各 10 克。水煎，每日一剂，三次服。

（8）治胃寒痰饮，呕吐反胃。半夏、陈皮、川朴各 15 克，生姜 10 克。水煎，日服三次。

（9）治胃热痰饮，呕吐反胃。半夏、竹茹、芦根各 15 克，黄连 8 克。水煎，日服三次。

（10）治胃虚痰饮反胃呕吐。半夏、党参、白术、扁豆、麦门冬、沙参各 15 克。水煎，每日一剂，三次服。

（11）治妊娠呕吐恶阻，胎动不安。半夏、黄芩、苏梗、白术、杜仲各 10 克。水煎，每日一剂，三次服。

使用注意：本药辛温性燥，故阴虚燥咳，津伤口渴及出血者忌服。古医书记载孕妇禁用，但今临床使用效果明显，未见不良反应。本药反乌头，不能同用。生半夏有毒，制后方可使用。法半夏，用生姜、白矾制，偏于燥湿化热。清半夏，用姜、矾、清水浸泡制成，燥性较轻。姜半夏又名制半夏，用姜汁拌制，偏于止呕。半夏曲，用姜汁、面粉发酵制成，主要用于和胃止呕。以上半夏制品均不能与乌头同用。半夏、天南星都能燥湿化痰，但半夏化脾胃湿痰兼能止呕，天南星化经络风痰，燥烈之性更甚。

2. 天南星：又名南星、虎掌、三棒子、野芋头、山苞米

天南星科多年生草本植物，高 30～50 厘米，根茎球形，须根放射状伸出，叶有长柄，由 5 小叶构成。幼株有 3 小叶，小叶卵形，花序肉穗状，由叶鞘伸出，果成熟时红色，生于膨大的肉穗花轴上，状如玉米棒。花期 6～7 月，果期 7～9 月。生于林间阴湿地。8～9 月挖出球茎，去栓皮晒干。制南星：球茎放缸中加水浸泡，出沫后换水，每日换三次，泡至无麻辣味，捞出，放锅中加白矾，每 500 克南星加白矾 50 克，煮透取出稍凉，切片晒干备用。

功能：苦辛性热，有毒。入肝、脾、肺经。祛风解痉，燥湿化痰，散结消肿。治破伤风，口眼歪斜，寒痰咳嗽，瘰疬恶疮肿毒等。

临床应用：3～6 克，水煎服。生南星有毒，内服 0.3～1.2 克，多入丸散用。

（1）治破伤风，口眼歪斜。天南星、防风各 50 克。共研粉，每次 5 克，日服三次，温开水送下。

（2）治口眼歪斜。生南星 5 克，僵蚕 15 克。共研粉，以醋调敷患处。向左歪敷右侧，向右歪敷左侧。

（3）治瘰疬。天南星 3 克。水煎，日服三次。

（4）治无名肿毒。鲜南星球茎 1 个，刮去外皮捣成糊状，敷患处，一日一换。

（5）治中风痰壅，口眼歪斜，半身不遂，抽搐，辨证属寒者。制南星、川乌各 6 克，白附子、半夏各 12 克。水煎，每日一剂，三次服。

（6）治风痰眩晕。制南星、半夏、天麻各 10 克。水煎，每日一剂，三次服。

（7）治破伤风。制南星、天麻各 10 克，防风、白附子、白芷各 12 克。水煎，每日一剂，三次服。

（8）治顽痰，湿痰咳嗽，胸膈满闷。制南星 10 克，半夏、陈皮、茯苓各 15 克。水煎，每日一剂，三次服。

（9）治瘰疬。生南星研粉，以醋调敷患处，一日一次。

使用注意：本药性燥走散，易伤阴液，故阴虚燥痰忌服。孕妇忌服。将天南星研末加牛胆汁制称为胆星，味苦性凉，能清化痰热，有解除痉挛的功效，治惊风痰喘、中风、癫痫、痰热引起的痉挛抽搐等症。

3. 白附子：又名关白附、独角莲

多年生毛茛科草本植物，块根肥厚，纺锤形，茎高 1.5 米左右，直立，叶互生，

掌状 5 裂，总状花序，花淡黄色。花期 8～9 月，果期 9～10 月。生于山区和半山区。秋季采块根，炮制使用。将白附子放缸中，加水浸泡，起白沫即换水，一日换三次水，泡至口尝无麻辣感为好，捞出放锅内加白矾，每 500 克附子加白矾 60 克，煮透取出切片，晒干备用。

功能：味辛甘性温，有毒，入胃经。祛风痰，散寒湿。治中风痰盛，口眼歪斜，偏正头痛，疥癣等。

临床应用：3～6 克，水煎服。

（1）治中风不语，口眼歪斜。制白附子、天麻、全蝎、僵蚕各 30 克。共研粉，每次 6 克，温开水送服，日服三次。

（2）治破伤风，牙关紧闭，身体强直。制白附子、南星、防风各 50 克。共研粉，每次 10 克，温酒一盅冲服，日服三次，同时用酒调敷患处。

（3）治偏正头痛，牙痛。制白附子 10 克，白芷 15 克，细辛 5 克。共研为粉，每次 5 克，温开水送服，日服三次。

（4）治疥癣。白附子研粉，用醋调糊状敷患处。

（5）治中风口眼歪斜，半身不遂。制白附子、全蝎、蜈蚣各 20 克。共研粉，每次 6 克，温开水冲服，日服三次。

（6）治风痰壅盛，抽搐呕吐。制白附子、天南星、半夏、天麻、全蝎、蜈蚣各 15 克。共研为粉，每次 8 克，温开水送下，日服三次。

（7）治破伤风。制白附子、防风、天南星、白芷、天麻各 15 克，共研为粉。每次 10 克，温开水送服，每日三次。

（8）治痰厥头痛。制白附子、天南星、半夏各 10 克。水煎，每日一剂，三次服。

（9）治湿疹瘙痒。制白附子 8 克，羌活、白蒺藜各 12 克。水煎，每日一剂，三次服。

使用注意：阴虚有热动风忌用，孕妇忌用。

4. 白芥子：又名辣菜子

为十字花科植物白芥的成熟种子，产于安徽、河南等省，全国各地均有栽培。夏秋间果实成熟时采收晒干生用或炒用。

功能：味辛性温，入肺经。温肺化痰，散结消肿，通络止痛。治肺、支气管疾病，寒痰喘咳，胸满闷胀，胸胁刺痛，胸腔积水，呼吸迫促等症。亦治淋巴结核，关节腔积液，脊柱骨质增生，关节酸痛，肢体麻木等病症。

临床应用：5～10 克，水煎服。

（1）治咳嗽气喘，痰多胸满。白芥子、紫苏、莱菔子各 30 克。炒后研粉，每次 10 克，温开水冲服，日服三次。

（2）治气逆反胃，少气倦怠。白芥子 50 克。研粉，每次 5 克，温开水冲服，日服三次。

（3）治淋巴结核及结核性冷脓肿。白芥子研粉，葱白捣烂调白芥子粉敷患处。

（4）治寒凝壅滞，胸胁支满，咳嗽上气。白附子、苏子、莱菔子各 10 克。水煎，日服三次。

（5）治痰积胸胁，咳喘胸痛。白芥子 10 克，甘遂、大戟各 3 克。水煎，日服三次。

（6）治关节疼痛，麻木不利。白芥子、土鳖虫、没药、桂枝、木香各 15 克。共研为粉，每次 6 克，温开水冲服，日服三次。

（7）治阴疽，鹤膝风等阴寒证。白芥子、鹿角胶（烊化）、肉桂、麻黄各 10 克，熟地 30 克。水煎，每日一剂，三次服。

使用注意：久咳肺虚，阴虚火亢者忌服。

5. 牙皂：又名皂荚、皂角、猪牙皂

为豆科植物落叶乔木皂荚的干燥果实。主产于山东、河南、四川、云南、贵州等省。荚果扁圆条形，呈月亮形弯曲，如野猪獠牙，故名猪牙皂。以荚果肥厚，皮光滑，棕红色为佳。

功能：味辛咸性温，有小毒，入肺、大肠经。祛痰止咳。祛风开窍。治风热痰涎，突然昏迷，痰涎上涌，中风痰多，神昏不语。

临床应用：1~3 克，研粉冲服或外用，内服宜炒焦后研粉使用。

（1）治顽痰难出，咳嗽喘急。牙皂焙焦研粉，每次 2 克，温开水冲服，一日一次。

（2）治中风昏迷，牙关禁闭，口噤不开。牙皂研粉，以管蘸吹入鼻孔取嚏，有效即解。

（3）治中风昏迷，癫痫发作，喉中痰鸣。牙皂、白矾各 3 克。研粉，用温开水调蘸催吐可催醒。

（4）治猝然昏迷，口噤不开，属实闭证。牙皂、细辛、天南星各 3 克。研粉，吹鼻取喷嚏苏醒。

（5）治湿痰壅滞，胸闷喘咳。牙皂 3 克，半夏、莱菔子各 15 克。水煎，每日一剂，三次服。

使用注意：本药有小毒，大量服用能引起中毒性呕吐、腹泻，严重者器官衰竭死亡。孕妇、体弱者、溃疡病，及有咯血现象者忌服。本药内服宜炒焦后使用。

6. 旋覆花：又名金沸草花、旋福花、复花

为菊科多年生草本植物旋覆花的干燥头状花序，呈扁球形，以花序完整，无枝梗者为佳。此药有细毛，宜布包入煎。

功能：味咸性温，入肺、大肠经。消痰，止咳，降气，祛风明目。治痰壅气喘，咳嗽，逆气呕吐。

临床应用：5~10 克，水煎服。

（1）治痰壅气滞，咳喘多痰。旋覆花、桔梗各 12 克。水煎，日服三次。

（2）治痰湿内阻，噫气，呕吐。旋覆花、人参各 10 克，代赭石 30 克。水煎，日服三次。

（3）治风湿痰饮上攻，头目眩胀，多眵。旋覆花、天麻、菊花各 10 克。水煎，日服三次。

使用注意：大便溏泻者忌服。

7. 白前：又名石蓝、嗽药

多年生草本植物白花前胡和紫花前胡的干燥根，主产于浙江、湖南、四川、安徽等省。根似细辛而大，色白易折，苗高尺许，叶似柳叶，2～8 月采收，阴干备用。

功能：味辛甘，性微温，入肺经。祛痰止咳，降气平喘。治咳嗽痰多，色白清稀，或黄黏稠咯出不爽，气喘促，胸闷不舒，难眠。

临床应用：5～10 克，水煎服。

（1）治咳嗽剧烈，痰多气促，咯痰不爽。白前、紫菀、款冬花各 10 克，杏仁、法半夏各 8 克。水煎，每日一剂，三次服。

（2）治久咳不止，痰中带血。白前、桔梗、桑白皮各 12 克，炙甘草 10 克，茜草、黄芩各 15 克。水煎，每日一剂，三次服。

（3）治肺气壅实，痰多咳嗽，气喘胸满，喉中痰鸣。偏寒者：白前、半夏、紫菀各 12 克，大戟 3 克。水煎服。偏热者：白前、桑白皮、地骨皮、茯苓各 12 克。水煎，每日一剂，三次服。

（4）治新久咳嗽。白前、荆芥、橘皮、紫菀、桔梗、百部、甘草各 12 克。水煎，每日一剂，三次服。

使用注意：凡气虚咳喘，倦怠无力，声低，懒言，干咳少痰者忌服。

8. 桔梗：又名梗草、和尚帽子、包袱花、明叶菜

多年生桔梗科草本植物，高 5～10 厘米，根圆锥形，少分枝，淡黄色，单叶互生，顶生数花，鲜蓝色，果椭圆卵形，熟时顶部五裂。花期 8～9 月，果期 9～10 月，生于山坡草地。秋季挖根，剥去外皮，晒至半干切片晒干生用。

功能：味苦辛性平，入肺经。宣肺散邪，止咳定喘，清咽利膈，祛痰排脓。治外感咳嗽喘促，咽喉肿痛，痞满气逆，胸胁刺痛，肺痈咳吐脓血等。

临床应用：5～15 克，水煎服。

（1）治感冒咳嗽。桔梗、苏叶、金银花各 15 克。水煎，日服三次。

（2）治咳嗽喘急。桔梗 8 克，贝母 12 克，甘草 3 克。水煎，日服三次。

（3）治咽痛喉痹，扁桃体炎。桔梗、黄芩、金银花、连翘各 15 克。水煎，日服三次。

（4）治胸满气逆。桔梗、枳壳各 25 克。水煎，日服三次。

（5）治肺痈咳吐脓血腥臭。桔梗 15 克，鱼腥草、金银花、冬瓜仁、生薏苡仁各 30 克，黄连、甘草各 6 克，黄芩、桃仁、象贝母各 10 克。水煎，每日一剂，三次服。

（6）治咽喉肿痛。桔梗、金银花、连翘、甘草、牛蒡子各 15 克。水煎，日服三次。

（7）治风寒咳嗽痰多。桔梗、桂枝、杏仁、法半夏各 12 克。水煎，日服三次。

（8）治风热咳嗽，痰稠难咯。桔梗、桑叶、菊花、瓜蒌、黄芩各15克。水煎，每日一剂，三次服。

（9）治肺痈吐脓痰血。桔梗、桃仁各15克，鱼腥草、芦根、冬瓜仁各30克，生薏苡仁40克。水煎，每日一剂，三次服。

（10）治气滞痰阻，胸闷不畅。桔梗、枳壳、瓜蒌皮、香附各15克，生薏苡仁30克。水煎，每日一剂，三次服。

使用注意：阴虚久咳，咳血者不宜服用。

9. 十大功劳：又名土黄连、土黄蘗、八角刺

（附：华南十大功劳、细叶十大功劳、阔叶十大功劳）

为小蘗科灌木植物，高1~2厘米，茎皮褐色、粗糙，断面黄色，味苦，老时有栓皮。花黄色，顶上总冠花序，果近圆形，熟时蓝色。喜生于山坡、山谷阴湿地带，多产于长江以南各地，陕西、河南、甘肃亦有分布。药用根、茎、叶、子。春夏采果，全年采根、茎、叶，晒干备用。

功能：味苦凉，入肺、肾、胃、大肠经。清肺胃，益肝肾。

临床应用：10~15克，水煎服。

（1）治肺结核咳嗽，咯血，潮热，腰膝无力，头晕耳鸣，失眠。十大功劳25克。水煎服，每日三次。

（2）治肠炎腹泻，皮肤感染，黄疸型肝炎，目赤肿痛。十大功劳25克。水煎，日服三次。

附：华南十大功劳，主产于广东、广西、福建、台湾、四川。

细叶十大功劳，主产于广东、广西、湖北、四川、安徽。

阔叶十大功能，主产于长江以南地区，陕西、河南、甘肃也有分布。

三种十大功劳，功能、用量、临床应用相同。

（二）清化热痰药

1. 前胡：又名鸭脚前胡、鸡脚前胡、紫花前胡

多年生伞形草本植物，根粗壮，分歧，茎直立，高1.5米左右，表面有明显棱沟，下部茎生叶有长柄。花序无总苞，常有1~2枚膨大带紫色叶鞘，伞梗18~30个，8月开紫花。多生于沙土质土壤草地上。春秋两季挖根，切片晒干生用。

功能：味辛苦性微寒，入肺经。清热散风，消痰下气，化痰止咳。治痰热咳嗽，气喘痞满呕逆。

临床应用：5~15克，水煎服。

（1）治外感咳嗽。前胡12克，麻黄、杏仁各6克，苏叶5克。水煎，日服三次。

（2）治外感风寒头痛。前胡、荆芥各12克，细辛5克。水煎，日服三次。

（3）治外感风热咳嗽。前胡、白前、桑叶、杏仁、牛蒡子、桔梗各10克。水煎，

每日一剂，三次服。

（4）治肺热咳嗽，痰黄稠难吐。前胡、瓜蒌、贝母、桑白皮、知母、麦门冬各12克。水煎，每日一剂，三次服。

（5）治肺有郁热，气急喘促。前胡、麻黄、杏仁、甘草各10克，生石膏30克。水煎，每日一剂，三次服。

使用注意：阴虚火炽，寒饮咳嗽者忌服。

2. 瓜蒌仁：又名栝楼仁

为葫芦科草质藤本植物栝楼的干燥果实的种子，主产于山东、江苏、河北、安徽、河南等省。瓜蒌的种子即栝楼仁，瓜蒌的壳即瓜蒌皮，全瓜蒌即植物全体。

功能：味甘性寒，入肺、胃、大肠经。清热化痰，润肺宽胸。治痰热咳嗽，胸结作痛。亦治大便秘结。

临床应用：6～15克，水煎服或入丸散用。

（1）治肺火痰热，燥咳痰黏，咽痛，消渴等症。瓜蒌仁、生石膏各30克，桃仁、当归、杏仁、麻黄、苏子、葶苈子各10克，紫菀15克，甘草5克。水煎，每日一剂，四次服。

（2）治肠燥便秘。瓜蒌仁30克，延胡索粉10克。水煎，日服三次。

使用注意：本药反乌头，忌同用。

3. 贝母：又名川贝母、川母、象贝母、勤母、苦菜、苦花、空草、药实

为百合科多年生草本植物浙贝母干燥的鳞茎，主产于浙江宁波、奉化、象山等地。形似聚贝子，故名贝母，其叶似大蒜，四月采挖晒干备用。产于四川省的名川贝母；产于浙江象山的名象贝母，又名大贝母。川贝母润肺止咳，适用于虚劳咳嗽。象贝母，清火化痰开郁，适用于外感痰热，咳嗽，痈肿，瘰疬等症。

功能：味甘苦性微寒，入心、肺经。清热化痰，润肺止咳。可治咳嗽胸痛，肺痈咳吐脓血，肺痿咳吐浊沫。亦治咳嗽痰黄，口干咽痒，阴虚内热，咳痰带血。并治痈肿、瘰疬等症。

临床应用：5～10克，水煎服，研粉入丸散1～3克。

（1）治肺热咳嗽，痰多咽干。贝母、知母、桔梗、半夏、百部各10克，甘草5克。水煎，每日一剂，三次服。

（2）治阴虚发热，咳嗽痰少。川贝母、知母各10克，桔梗、北沙参各15克。水煎，每日一剂，三次服。

（3）治淋巴结核。川贝母、玄参、生牡蛎各50克，共研为粉，每次10克，用蜜水送服，早晚各一次。

（4）治肺气喘咳，痰吐脓血，胸痛。象贝母、桃仁、黄芩各10克，甘草、黄连各5克，桔梗15克，生薏苡仁、冬瓜仁、金银花、鱼腥草各30克，芦根20克。水煎，每日一剂，三次服。

（5）治肺痿津伤，咳吐浊沫。象贝母、麦门冬、人参、法半夏各10克，北沙参

30 克。水煎，每日一剂，三次服。

（6）治外感痰热郁肺。象贝母、知母、黄芩、杏仁各 10 克，瓜蒌仁 30 克。水煎，每日一剂，三次服。

（7）治肺热燥咳。川贝母、麦门冬、款冬、黄芩、紫菀各 15 克，北沙参 30 克。水煎，每日一剂，三次服。

（8）治肺阴虚劳嗽。川贝母、麦门冬、知母、百部各 15 克。水煎，每日一剂，三次服。

（9）治痰热互结，气郁化火，致心胸郁闷。川贝母、郁金、香附各 15 克，全瓜蒌 30 克。水煎，每日一剂，三次服。

（10）治瘰疬痰核。象贝母、连翘各 15 克，金银花、蒲公英、天花粉各 30 克。水煎，每日一剂，三次服。

使用注意：本药反乌头，忌同用。寒湿痰嗽者不宜用。有恶心呕吐，食少便溏，脾胃虚寒，喘重咳轻，咳痰清稀等湿痰、寒痰证象者忌用。

4. 葶苈子：又名大适、丁历、草蒿

多年生十字花科草本植物，高 20~30 厘米，上部多分枝，根出叶，羽状分裂，丛生，基叶互生，下部茎生叶狭长圆形，上部茎叶线形，总状花序生于枝顶，花小，白色或淡绿色，果扁平椭圆形，果期 6~8 月。生于荒地路边。7 月果实成熟时，割取全草，晒干打下种子去杂质生用。

功能：味辛苦性寒，入肺、膀胱经。降气祛痰，止咳平喘，利小便消水肿。治肺痈，痰饮咳嗽，喘息，水肿胀满等病症。

临床应用：5~15 克，水煎服。

（1）治痰盛，喘不得卧及渗出性的胸膜炎。葶苈子、苏子各 50 克。共研粉，每次 6 克，日服 4 次，夜间服一次。

（2）治喘满不得卧，咳嗽。葶苈子 15 克，大枣 3 枚。水煎，分二次服。

（3）治百日咳。葶苈子、百部各 15 克，共炒，大枣 50 克。水煎，每日一剂，三次服。

（4）治肺气壅实，咳嗽喘满，面目浮肿，胸腹积水，大便不利。葶苈子、杏仁各 15 克，芒硝、大黄各 10 克。水煎，每日一剂，三次服。

（5）治胸腹积水，小便不利，而属实证者。葶苈子、防己、泽泻、车前子各 15 克，大黄 10 克，椒目 6 克。水煎，每日一剂，三次服。

使用注意：凡有肺虚喘促，脾虚肿满之症状者忌用。

5. 天竹黄：又名天竺黄、竹黄

为多年生禾本科常绿植物青皮竹，因虫蚀侵害流出液汁，长期存留茎秆内，凝固成片、块状干燥的物体。主产于云南、广东、广西等省和越南、印尼、印度等国。呈不规则的碎片状，以少碎屑，色乳白，光亮干燥者为佳。

功能：味甘性寒，入心、肝经。清热化痰，清心定惊。治发热咳喘，痰多黄稠，咯吐不爽，气急躁烦。亦治高热神昏，谵语，四肢抽搐，不省人事，中风昏倒，昏迷失语，面赤气粗，喉中痰鸣等症。

临床应用：3~8克，入汤剂，研粉冲服1~2克。

（1）治小儿急惊风抽搐。天竹黄6克，青黛、轻粉各3克，牵牛粉15克。共研为粉拌匀，每次3克，以薄荷煎水冲服。

（2）治小儿惊风，夜啼不眠。天竹黄、蝉蜕、郁金、僵蚕、山栀、甘草各15克。共研为细粉，每次3克，温开水冲服，早晚各一次。

（3）治鼻出血不止。天竹黄、血见愁、黄芩各3克，防己15克，共研为粉，每次3克，以冷开水送服。

（4）治小儿痰热内盛，高热喘咳。天竹黄6克，黄连、白僵蚕、青黛各6克，朱砂1克。共研为粉，每次1克，糖水冲服。

（5）治小儿痰热惊风，肢体抽搐。天竹黄、胆南星、白僵蚕各6克，朱砂1克。共研为粉拌匀，每次1克，白开水冲服。

（6）治痰热中风，神志昏迷，瘫痪失语，大便不通，属热痰证者。天竹黄、胆星、大黄各8克，瓜蒌、海浮石各15克，玄明粉6克。水煎，日服三次。

（7）治小儿惊热夜啼。天竹黄、蝉衣、僵蚕各6克。水煎，日服三次。

6. 竹沥：又名竹水、竹沥油

为禾本科植物淡竹的茎秆经火烤加热沥出的黑色稠黏液汁。即竹沥。

功能：味甘性大寒，入心、胃经。清热化痰，镇惊开窍。治发热咳喘，痰稠色黄，口渴胸痛，喘粗，尿黄便秘。亦治中风失语，肢体麻木，神志昏迷，面红气粗，喉中痰鸣，高热惊痫，痉挛抽搐等症。

临床应用：30~60克，冲服。本药与姜汁同用，可增加祛痰作用。

（1）治壮热烦咳，喘粗，咯痰秽臭。竹沥100克。每次20克，一日五次服完。

（2）治小儿惊风抽搐，两眼上翻。竹沥200克，生姜汁10克，胆星粉2克，牛黄粉0.3克，共调服。

（3）治乙型脑炎，流行性脑膜炎，高热呕吐。竹沥当茶饮。

（4）治破伤风，肌挛口噤欲死。竹沥500毫升。温服。

（5）治中风痰迷，不知人事，不能言。竹沥200毫升，生姜汁20克，生葛汁20克。合并温服。

（6）治肺热痰盛，咳嗽胀满，心烦，癫痫狂乱，内热便秘。竹沥100克（冲服），大黄10克，黄芩、半夏各10克，姜汁20克（冲）。水煎，日服三次。

（7）治心经有热，小儿痰热惊风，四肢抽搐。竹沥50克，牛黄0.1克，姜汁10克，胆星3克。水煎，冲服以上三药。每日一剂三次服。

使用注意：本药寒滑利，故寒痰咳嗽及脾虚便溏者忌服。

7. 竹茹：又名竹皮、青竹茹、麻巴

禾科多年生常绿植物淡竹茎秆，除去外皮后，将中间层刮成丝状物，阴干后即成竹茹。以丝细薄，淡黄绿色，松软，无硬厚刺片者为佳。

功能：味甘性微寒，入胃、肺经。清肺化痰，除烦止呕，和胃。治发热咳嗽，痰稠色黄，咯吐不爽，气喘胸闷，心烦失眠，惊悸不安。亦治胃热呕吐，胃脘灼痛，渴喜冷饮，泛酸口臭，牙龈肿痛，出血，及孕妇烦躁，胎动不安等症。

临床应用：5～10克，水煎服。除痰热生用，止呕多用姜汁炒用。

（1）治妊娠烦躁，胎动不安。竹茹10克。水煎服。

（2）治肺热咳嗽，吐黄稠痰。竹茹、炙冬花，法半夏、广陈皮各10克，五味子、茯苓、桑白皮各6克。水煎，每日一剂，三次服。

（3）治小儿发热，咳喘，惊痫口噤。竹茹20克。加食醋500克，煎浓汁分两次服。

（4）治女子产后虚热心烦，手足心热。竹茹、竹叶芯各30克。水煎，三次服。

（5）治妊娠剧吐不能进食。竹茹、橘皮各20克，茯苓、生姜各30克，半夏10克。共水煎为浓汁，分三次服下。

（6）治痰热咳嗽，痰黄稠，咽痛舌红。竹茹、瓜蒌、桑白皮、黄芩、杏仁各12克，贝母10克。水煎，每日一剂，三次服。

（7）治痰热郁结，痰火上扰，心烦不眠，胸闷痰多。竹茹、枳实、半夏、茯苓、陈皮各12克。水煎，每日一剂，三次服。

（8）治中风昏迷，舌强失语。竹茹、胆星、菖蒲、半夏、茯苓各15克。水煎，每日一剂，三次服。

（9）治肺热呕吐。竹茹、黄连各10克。水煎，日服三次。

（10）治湿热中阻，胸闷苔腻，呕吐。竹茹、桔梗、半夏、黄连各10克。水煎，每日一剂，三次服。

（11）治胃气不足，虚而不降，呕吐秽逆。竹茹、人参、陈皮、生姜各10克。水煎，每日一剂，三次服。

（12）治胃虚热呕逆。竹茹、竹叶、人参、半夏、芦根各12克，石膏20克。水煎，每日一剂，三次服。

使用注意：胃寒呕哕及受寒作呕者忌服。

8. 礞石：又名青礞石

以块整齐，色青，有光泽，无杂质者为佳。入药用时煅成金黄色。

功能：味甘咸性微寒，入肺、肝经。下痰消食，平肝镇惊。治痰积不消引起的惊风，癫痫，气急胸闷，烦躁不安。亦治小儿急病高热惊痫抽搐，大便秘结等症。

临床应用：1～3克，入丸散用。

（1）治小儿高热抽搐。煅礞石3克。研粉，每次1克，用薄荷10克煎水，调蜜冲服。

（2）治顽痰、老痰浓稠胶结，气逆喘咳。煅礞石3克，沉香3克，黄芩15克，大黄10克。水煎，日服三次。

使用注意：脾胃虚弱者及女子妊娠忌服。

9. 胖大海：又名大洞果、胡大海、大海子、安南子

为梧桐科植物落叶乔木胖大海的干燥成熟种子。主产于越南、泰国、印尼、马来西亚、缅甸、柬埔寨、老挝等国。种子椭圆形，以种粒大，无破碎者为佳。本药经开水泡后使用。

功能：味甘淡性微寒，入肺、大肠经。清热润肺，利咽解毒，开肺气。治咳嗽声哑，咽喉肿痛，干咳少痰，鼻燥出血。亦治肠热结便秘，痔漏下血，头痛目赤，牙齿肿痛等实热证。

临床应用：2～5 枚，沸水泡服或煎服。

（1）治干咳声哑，咽喉肿痛。胖大海 5 枚，甘草 5 克。水煎当茶饮。

（2）治牙龈肿痛。胖大海 5 枚，炙甘草 3 克。水煎，加冰糖当茶饮。

（3）治急性扁桃体炎。胖大海 5 枚。沸水冲泡加盖闷，待水温后慢慢呷服，一日可用两剂。

（4）治便热燥下血。胖大海 6 枚。用沸水冲泡加少量冰糖服。

（5）治邪热闭肺所致咳嗽。胖大海 4 枚，桑叶、菊花、牛蒡子、杏仁、桔梗、甘草各 10 克。水煎，每日一剂，三次服。

（6）治肺热闭郁所致喑哑，咽痛。胖大海 5 枚，蝉衣 10 克。水煎，每日一剂，三次服。

（7）治阴虚有热所致喑哑，咽痛。胖大海 3 枚，玄参、生地各 30 克，麦门冬、桔梗、甘草各 12 克。水煎，每日一剂，三次服。

（8）治肠热便秘。胖大海 6 枚，栀子、大黄、芒硝各 10 克。水煎，日服三次。

（9）治头痛，目赤，牙龈肿痛。胖大海 5 枚，栀子、连翘、大黄各 10 克。水煎，每日一剂，三次服。

使用注意：如病情不重，不要大量服用，以免引起腹泻。

10. 海浮石：又名水花、海石、浮水石、浮海石、羊肚石

为藓动物胞孔科脊突苔虫和瘤苔虫骨骼，主产于福建、浙江、台湾沿海各地。脊突苔虫骨骼呈珊瑚样不规则块状，略显扁圆或长圆形，以味咸，质轻，浮于水者为佳。海中微生物经海水波冲击沉结形成的沫石即海浮石。

功能：味咸性寒，入肺经。软坚散结，清肺热化老痰。治发热久咳，痰稠色黄，咳吐不爽，或咳痰带血。亦治甲状腺肿大，淋巴结核等病症。

临床应用：10～15 克，布包水煎。

（1）治久咳不止。海浮石 50 克。研粉，每日 4 次，每次 2.5 克，蜜水送服。

（2）治肺结核咳血。海浮石、三七各 10 克，白及 20 克。共研为粉，每次 3 克，每日三次，温开水送服。

（3）治泌尿感染，小便涩痛，血尿。海浮石 60 克。研粉，每次 6 克，用生甘草 8 克，煎水冲服，每日三次。

（4）治痈疽恶疮。海浮石 25 克，没药 10 克，共研为粉，醋调为丸黄豆粒大，每

次 5 粒，用黄酒送服。

（5）治肺热咳嗽，老痰稠黏。海浮石、胆南星、大贝母、海蛤壳、瓦楞子各 10 克。水煎，每日一剂，三次服。

（6）治肝火犯肺，咳嗽胁痛，痰中带血。海浮石、焦栀子、诃子肉各 10 克，瓜蒌仁 15 克，青黛 6 克。水煎，每日一剂，三次服。

（7）治瘰疬痰核。海浮石、海藻、昆布、海蛤壳、浙贝母各 15 克，夏枯草 30 克。水煎，每日一剂，三次服。

使用注意：咳嗽痰多，色白清稀，鼻流清涕，虚寒咳嗽者忌用。

11. 海蛤壳：又名海蛤、蛤壳、文蛤、蛤蜊

为软体动物门帘蛤科文蛤、青蛤的外壳，生于浅海泥沙中，我国沿海各地均有。青蛤、文蛤均以壳内外洁净，个大者为佳。

功能：味苦咸，性微寒，入肺、肾经。清肺化痰，软坚散结。治发热咳嗽，稠痰难出，胸闷气喘等痰热咳喘等症。亦治甲状腺肿大，淋巴结核，结节肿痛。

临床应用：10～15 克，水煎服。内服宜生用，可制酸。外敷宜煅用。

（1）治痰热咳喘，咳痰带血。海蛤壳、青黛各 25 克。共研为粉，每次 10 克，每日三次，以温开水送服。

（2）治淋巴结核及甲状腺肿大。海蛤壳 15 克，夏枯草 20 克，海藻、牡蛎各 18 克。水煎，每日一剂，三次服。

（3）治内热腹泻，肛门灼痛，泻下便血。海蛤壳 60 克。研粉，每次 6 克，日服三次，以蜜水调服。

（4）治胃中嘈杂，泛酸烧心。海蛤壳 50 克。研粉，每次 5 克，温开水送服，每日三次。

（5）治肝火犯胃，痰火郁结，咳嗽胸痛，痰中带血。海蛤壳、青黛各 20 克。共研为粉，每次 6 克，用白茅根 15 克煎水冲服。

（6）治肺火偏盛，痰黄黏稠。海蛤壳、黄芩、瓜蒌、橘红各 15 克，薏苡仁 40 克，桔梗、贝母各 10 克。水煎，每日一剂，三次服。

（7）治瘰疬痰核。海蛤壳、牡蛎、夏枯草各 30 克，海藻、昆布、大贝母、山慈姑各 15 克。水煎，每日一剂，三次服。

（8）治湿热水肿，小便不利。海蛤壳、猪苓、泽泻、滑石、冬葵子、桑白皮各 15 克，木通 10 克，灯心草 3 克。水煎，每日一剂，三次服。

（9）治胃痛泛酸。海蛤壳研粉 30 克，每次 5 克，温开水送服，日服三次。

12. 昆布：又名鹅掌菜、裙带菜、五掌菜、海带

为海产褐草类藻类翅藻科多年生植物昆布干燥的叶状体，主产于福建、浙江、江苏沿海地区。叶状体卷缩成不规则团体，呈黑棕色，含碘、胡萝卜素、维生素 B_1、维生素 B_2、藻氨酸等。海里生长的裙带菜，即海带，又名昆布。

功能：味咸性寒，入肝、胃、肾经。软坚散结，消痰利水。治脚气浮肿，甲状腺

肿大，胸闷气短，淋巴结核，睾丸肿痛，瘰疬痰核等症。

临床应用：10～15克，水煎服。药用须彻底去咸。

（1）治甲状腺肿大及淋巴结硬肿痛。昆布、海藻各50克。共研粉，每次10克，蜜水送服，每日4次。

（2）治睾丸肿痛。昆布、海藻各15克，小茴香6克。水煎，每日一剂，三次服。

（3）治瘿瘤。昆布、海藻、海蛤壳、通草、夏枯草各15克。水煎，日服三次。

（4）治瘰疬痰核。昆布、白僵蚕各15克，玄参、夏枯草、生牡蛎各30克。水煎，每日一剂，三次服。

（5）治胁下肿块疼痛。昆布、三棱、莪术、当归、桃仁各15克，鳖甲10克，丹参、牡蛎各30克。水煎，每日一剂，三次服。

（6）治睾丸疼痛。昆布、荔枝核、橘核、川楝子各15克，荜茇、延胡索、高良姜、木通各10克，小茴香5克。水煎，每日一剂，三次服。

使用注意：食少便溏，脾胃虚弱者忌服。

13. *海藻：又名海蒿子、马菜、落首萝、海萝*

为褐藻类马尾藻科多年生海产植物羊栖菜、海蒿子的干燥全草。主产于福建、浙江、广东、山东、辽宁沿海等地。羊栖菜、海蒿子均以黑褐色，条长，无杂质为佳。七月采取暴干，用之入药浸去咸味。

功能：味苦咸性寒，入肝、胃、肾经。化痰软坚，清热利水。能消瘿瘤，除胀满，消腹中肿块、睾丸肿痛，利尿通小便。

临床应用：10～15克，水煎服。

（1）治甲状腺肿大。海藻、昆布、海蛤粉、煅牡蛎各30克，海螵蛸、香附、夏枯草各15克，山慈姑、郁金各12克。水煎，每日一剂，三次服。

（2）治淋巴结核及淋巴结炎。海藻、黄药子、党参各15克，焦白术、当归、白芍、制半夏各12克，陈皮8克，白花蛇舌草30克，夏枯草20克，黄芪18克。水煎，每日一剂，三次服。

（3）治睾丸肿大。海藻30克，炒橘核15克，小茴香10克。水煎，每日一剂，三次服。

（4）治瘿瘤结肿。海藻、夏枯草、玄参各30克，连翘15克。水煎，每日一剂，三次服。

（5）治瘰疬结核。海藻、黄芪各15克，木香、当归、枳实、台乌药、青皮、陈皮、桔梗、防风、云苓、法半夏、白芍、槟榔、大腹皮、枳壳、泽泻各10克，苏叶6克，川芎10克，生姜3克，大枣15克。水煎，每日一剂，三次服。

（6）治脚气浮肿。海藻、车前子、泽泻、茯苓各15克。水煎，每日一剂，三次服。

使用注意：忌与甘草同用。

14. *海蜇*

为褐藻类马尾藻科多年生植物海藻的肉质全草，主产于江苏、浙江、福建、广东、山东等省沿海。海域沼泽的海藻，香脆可口，入药浸泡去咸。

功能：味咸性平，入肝、胃经。化痰散结，可治痰多咳嗽和瘰疬痰核。

临床应用：30~60克，水煎服，或拌菜吃。

（1）治痰热咳嗽。海蜇60克，荸荠40克。水煎，日服三次。

（2）治瘰疬痰核。海蜇60克，牡蛎30克，海藻、昆布各15克。水煎，日服三次。

15. 荸荠：又名荠尼、地参、杏参、甜桔梗、杏叶沙

多年生桔梗科草本植物，根圆锥形，表面黄褐色，茎直立，高60~90厘米，单叶互生，卵形披针形。7~9月开淡紫花或蓝白色钟形花，于顶部集成总状花序，果卵形，种子卵圆形，果期9~10月。多生于山地林下，春秋季挖根。

功能：味甘性微寒，入肺、胃、大肠经。清热化痰，生津止渴，润燥滑肠，解毒利肺，和中明目。治热病伤津烦渴，阴虚肺燥，痰热咳嗽，肠胃积热，大便燥结，眼生翳膜。

临床应用：30~60克，水煎服。鲜用打汁服，外用适量。

（1）鲜荸荠100克。打汁内服，解百药毒。渣敷患处治恶疮肿毒初起。

（2）治热病伤津烦渴。鲜荸荠汁、鲜芦根汁、鲜藕汁、鲜梨汁、鲜麦冬汁各10克。共饮。

（3）治阴虚肺燥，痰热咳嗽。荸荠、海蜇、沙参各30克，麦门冬、杏仁、贝母、瓜蒌、胆南星各10克。水煎，每日一剂，三次服。

（4）治目赤肿痛，眼生翳膜。鲜荸荠100克，打汁生饮，每日一次，连服7天，药渣敷于眼外，闭目外敷。

16. 梨（附：梨叶）

为蔷薇科多年生落叶乔木，高5~10米，树皮暗灰色，5月开白花，9~10月果子成熟即梨。全国各地均有栽培。

功能：味甘酸甜性寒，入心、肺经。清热除烦解渴，润肺化痰止咳，解酒毒。治热伤津液烦渴，肺热干咳无痰等症。

临床应用：50~100克，取汁服。

（1）治咳嗽。将鲜梨煮半熟取汁，每次100克，日服三次。

（2）治气管炎。鲜梨100克，加白糖10克。水煎，吃梨喝汤。

（3）治水肿，小便不利。梨叶50克。水煎，日服三次。

（4）治痰热中风，急惊痰壅。鲜梨100克，竹沥20克，牛黄1克，童便50克。冲服二次。

使用注意：脾虚便溏者及寒咳嗽忌服。

17. 猴枣：又名申枣、猴丹、羊肠枣

为灵长目猕猴科动物猕猴胃结石。均为进口，主产于南洋群岛、印度、马来西亚

等地区，目前我国西藏亦有产。以个大，光泽，有铜色层纹明显者为佳。

功能：苦咸寒平，入心、肺、肝、胆经。清热镇惊，豁痰定喘，解毒消肿。

临床应用：常用量 0.3～0.6 克，入丸剂、散剂用。

（1）治热疾小儿惊风。猴枣 0.3 克。研粉，分二次冲服。

（2）治热痰咳喘。猴枣 0.6 克，党参 15 克，麻黄 6 克，杏仁 12 克，甘草 3 克，黄芩 15 克。水煎，每日一剂，三次服，冲服猴枣。

（3）治痈疽瘰疬。猴枣 0.6 克（冲服），蒲公英、金银花各 20 克，紫花地丁、草河车各 15 克，连翘、白芍各 12 克，黄芩 10 克，防风 6 克，马齿苋 30 克。水煎，每日一剂，三次服。

十九、止咳平喘药

1. 杏仁：又名杏核仁、木落子、苦杏仁、杏梅仁、甜杏仁

为蔷薇科多年生乔木植物，高 10 米以上，树皮软，暗灰色，叶卵形，花粉红色，核果椭圆形，橘红色，花期 4 月，果期 7~8 月，生于向阳山坡，亦有人工栽培。7~8 月果实成熟时吃杏留核，取仁晒干备用。

功能：味苦性温有小毒，入肺、大肠经。润肺祛痰，止咳定喘，降气润肠。治咳嗽气喘，咽喉肿痛，胸满闷，便秘等症。

临床应用：5~12 克，水煎服。

（1）治肺结核及气管炎。杏仁 20 克，贝母 10 克，冰糖 25 克。共研粉，每次 5 克，用鸡蛋 1 个，开水冲服。

（2）治肺结核及气管炎。杏仁、黄芪、党参、白术、黄精、制首乌、桑寄生、甘草各 30 克。共研粉，每次 10 克，蜜水冲服，每日三次。

（3）治咳嗽。杏仁、核桃仁各 50 克。研粉，每次 8 克，温开水冲服，每日三次。

（4）治胃寒痛。杏仁 15 克，白胡椒 5 克。共研粉，每次 3 克，日服三次，温开水送下。

（5）治疔毒。将杏仁捣泥敷患处。

（6）治黄水疮。将杏核烧焦黑，砸开取仁研油，涂患处。

（7）治杏仁中毒。杏树内皮削去外粗皮 100 克，水煎，日服三次。

（8）治风寒感冒，咳嗽痰多。杏仁、苏叶、制半夏、茯苓各 15 克。水煎，每日一剂，三次服。

（9）治喘促明显。杏仁、麻黄、甘草各 12 克。水煎，每日一剂，三次服。

（10）治老人便秘或女子产后便秘。杏仁、火麻仁、桃仁、当归各 12 克，生地 30 克。水煎，每日一剂，三次服。

（11）治湿温初起，头痛身重，胸闷不饥，午后身热。杏仁、白蔻仁各 10 克，薏苡仁 30 克。水煎，每日一剂，三次服。

使用注意：苦杏仁有毒，用量不宜过大，阴虚咳嗽、大便溏泻者忌用。甜杏仁味甘性平，无毒，有润肺止咳平喘的作用，适用于虚劳咳嗽。

2. 苏子：又名紫苏子（附：苏叶、苏梗）

为唇形科一年生草本植物紫苏的干燥成熟种子。紫苏，一年生草本植物，高 1 米左右，茎近四方形，绿红色，有毛，全株有香气，叶对生，卵圆形，紫色，故称紫苏。药用叶、茎、种子，即苏叶、苏梗、苏子。

功能：味辛性温，入肺经。除痰降气，止咳嗽，平气喘，润肺滑肠。治咳嗽痰

喘，胸闷气逆，痰多气逆，大便不通等症。苏叶：治风寒感冒，还能治食鱼、蟹中毒。10～50克。苏梗：治胎动不安，胸闷不舒，打呃，肠胃胀气。

临床应用：苏子5～12克，水煎服。

（1）治痰壅气逆，咳嗽气喘，食少痰多。苏子、莱菔子、白芥子各12克。水煎，每日一剂，三次服。

（2）治痰涎壅盛，肺气上逆作喘。苏子、前胡、厚朴、制半夏、陈皮各12克。水煎，每日一剂，三次服。

（3）治大便燥结。苏子、火麻仁各15克，薏苡仁30克，粳米100克。煮粥食之。

使用注意：气虚久嗽，阴虚喘逆，脾虚便溏者均不宜服用。

3. 紫菀：又名青菀、返魂草根、夹板菜、小辫

多年生菊科植物草本植物，高1.5米左右，根茎粗，簇生多数细根，外皮灰褐色，茎直立，单一，上部少分枝，根生叶，丛生，花期脱落，茎生叶互生，无柄，叶片狭长椭圆形，头状花序，伞房状排列，总苞半球形，苞片三列舌状，花蓝紫色，单性，果扁平，果期9～10月。多生于河边草地及山地路旁。春秋季挖根，晒干，生用或蜜炙用。蜜炙紫菀：将紫菀切片放锅内加蜜拌炒，待蜜被吸尽不黏手时，取出晾凉，即炙紫菀。每500克紫菀用蜜150克，加50克水熬开后加紫菀片。

功能：味苦辛，性温。入肺经。温肺下气，化痰止咳。治肺寒咳喘，肺热咳吐脓血的肺痈。本药温而不热，润而不燥，所以对肺寒、肺热均有效。

临床应用：5～12克，水煎服。

（1）治感冒咳嗽。紫菀15克，苏叶20克，杏仁10克。水煎服，日服三次。

（2）治风寒咳嗽。紫菀、百部各20克。共研为粉，每次6克，温开水送服，每日三次。

（3）治外感咳嗽，咯痰不爽。紫菀、荆芥、桔梗、百部、白芍各12克。水煎，每日一剂，三次服。

（4）治阴虚劳热，痰中带血。紫菀、知母、川贝、阿胶（烊化）各10克。水煎，每日一剂，三次服。

（5）治久咳不止。紫菀、款冬花、百部各15克。水煎，每日一剂，三次服。

4. 款冬花：又名冬花、款花、香灯花、艾灯花

本品为菊科多年生草本植物款冬的干燥花蕾，产于河南、甘肃、山西、陕西等省。款冬生于山谷，冬月冰下生，其花似大菊花，以朵大，粉紫鲜艳，花柄短，每年11月采花阴干入药为佳。

功能：味辛甘性温，入肺经。理肺下气，润肺消痰止咳。治咳嗽吐脓血和肺寒气喘咳嗽，并能治虚劳烦热咳嗽。

临床应用：5～12克，水煎服。治感冒咳嗽宜生用，治久咳劳伤宜炙用。

（1）治咳嗽经久不止。款冬花、紫菀各10克，生姜2克。水煎，每日一剂，三

次服。

（2）治咳嗽带血。款冬花、百合各 12 克。水煎，冲蜜服，每日一剂，三次服。

（3）治肺寒咳喘。款冬花、麻黄、射干各 10 克，细辛 5 克。水煎，每日一剂，三次服。

（4）治暴咳。款冬花、杏仁、贝母、知母、桑白皮各 10 克。水煎，每日一剂，三次服。

（5）治干咳（肺虚者）。款冬花、沙参、冰糖各 15 克。水煎，每日一剂，三次服。

（6）治咳嗽痰黏。款冬花 12 克，车前草 30 克。水煎，每日一剂，三次服。

（7）治咳嗽喉中痰鸣。款冬花、干地龙各 6 克。水煎，每日一剂，三次服。

（8）治呛咳无痰。款冬花、露蜂房、钩藤各 10 克。水煎，每日一剂，三次服。

（9）治咳嗽久治不止。款冬花、知母、贝母、桔梗、制半夏、百部各 10 克，炙甘草 5 克。水煎，每日一剂，三次服。

5. 马兜铃（附：天仙藤、青木香）

本品为马兜铃科多年缠绕草本植物，茎长 3 米左右，细弱弯曲，有韧性，叶互生，心状卵形，有长柄。6~8 月开花，暗紫色，呈喇叭状，数朵簇生于叶腋。8~10 月果实成熟，果倒卵形，成熟裂成 6 瓣，含扁平有膜质的种子。生于山沟灌丛及溪流两岸。8~10 月采成熟果实（马兜铃）生用或炙用。7~8 月割茎藤（天仙藤）阴干生用。春秋季挖根（青木香）晒干生用。

炙马兜铃：蜂蜜加 1/3 的水拌匀熬开，把马兜铃打碎，倒入拌匀，用文火炒至蜜水吸尽不黏手为止，取出晾凉，每 500 克马兜铃用蜂蜜 150 克。

功能：味苦性寒，入肺，大肠经。润肺止咳，清热化痰，清肺与大肠之热，降气化痰，止咳嗽。外用熏洗痔漏，消肿止痛。并能治高血压。

临床应用：5~15 克，水煎服，外用适量。

（1）天仙藤疏气活血，利水，治妊娠水肿，心腹痛。天仙藤 5~15 克。

（2）青木香理气止痛，清热解毒，治痈肿蛇咬伤、疝痛、癌症等。量 5~15 克。

（3）治虚热咳嗽。马兜铃 10 克，天门冬 15 克，五味子 6 克。水煎，每日一剂，三次服。

（4）治小儿口疮。马兜铃煅炭研粉，涂患处，每日三次。

（5）治妊娠咳嗽水肿。马兜铃、陈皮、香附各 15 克，天仙藤 25 克。水煎，日服三次。

（6）治胃癌、宫颈癌。马兜铃、青木香各 15 克，白花蛇舌草、白茅根各 50 克，薏苡仁 30 克，红糖 50 克。水煎，每日一剂，三次服。

（7）治腹痛。马兜铃、青木香、天仙藤各 10 克。水煎，日服三次。

（8）治肺气壅实，咳嗽气喘。马兜铃 15 克，炙甘草 8 克。水煎，每日一剂，三次服。

（9）治阴虚火盛，咳嗽喘急，痰少或痰中带血。马兜铃、阿胶（烊化）、牛蒡子、炙甘草各 12 克。水煎，每日一剂，三次服。

（10）治肠热痔漏下血及肛门肿痛。马兜铃 30 克。水煎，一半内服，另一半外用洗熏肛门。宜生用。

使用注意：虚寒咳喘及脾虚便溏者忌服。

6. 枇杷叶：又名杷叶

本品为蔷薇科植物小乔木枇杷的干燥叶。主产于广东、广西、浙江、江苏等省。叶片长椭圆形，叶面光滑，有光泽，棕绿色，密被毛茸，叶柄极短，叶革质，轻脆，味微苦，以片大而肥厚，棕绿色，叶背毛密者为佳。

功能：味苦性平，入肺、胃经。清肺化痰，和胃止呕。治肺部有热的咳嗽，痰黄，气逆喘促，恶心呕吐。亦能解酒毒，除口渴。

临床应用：5～15 克，水煎服。止咳宜炙用，止呕宜生用。

（1）治肺热咳嗽。鲜枇杷叶 30 克，竹茹 15 克，陈皮 8 克。水煎，加适当蜂蜜调服，每日一剂，三次服。

（2）治呕吐不止，饮食不入。枇杷叶 12 克，陈皮 15 克，甘草 10 克，生姜 3 克。水煎，每日一剂，三次服。

（3）治小儿麻疹后咳嗽不止。枇杷叶、桑白皮、生石膏各 15 克。水煎，少加冰糖调服，每日一剂，三次服。

（4）预防流行性感冒。枇杷叶 15 克。水煎，每日一剂，三次服，连服 3 天。

（5）治肺热久咳，身热如炙。枇杷叶、紫菀、款冬花、杏仁、桑白皮、大黄各10 克。水煎，每日一剂，三次服。

（6）治肺热咳嗽，痰黄而稠，口燥咽干。枇杷叶、桑白皮、山栀各 12 克，北沙参 30 克。水煎，每日一剂，三次服。

（7）治胃热呕吐，恶心。枇杷叶、竹茹各 12 克，生姜 6 克，芦根、石膏各 18克。水煎，每日一剂，三次服。

使用注意：凡有畏寒，咳痰清稀，或胃喜暖，口干不渴，饮食稍多即吐等寒咳、寒呕者忌服。

7. 百部：又名百条根、九虫根、山百根

本品为百部科多年生草本植物蔓生百部、对叶百部，或直立百部的干燥块根。草质藤木，嫩苗呈紫色，叶互生，卵状三角形，叶柄长，花紫色，腋生肉质根，纺锤形，长 10～30 厘米。一株根数十条，重达数十斤，喜生于坡地、旷野、河边，为海南省特产。药用块根，秋冬采集，用开水煮，抽出木心，切片晒干备用。

功能：味甘苦性微寒，有小毒，入肺经。止咳定喘，杀虫止痒。治百日咳、肺结核、气管炎、皮炎、湿疹、荨麻疹、皮肤瘙痒、脚癣、阿米巴痢疾、蛲虫病。

临床应用：5～12 克，水煎服，外用适量。

（1）治慢性支气管炎，咳痰喘。百部、麻黄、杏仁各 50 克。共研粉，蜜调为丸，每次 10 克，温开水送服，每日三次，连服 10 日为一疗程。

（2）治百日咳，痉挛性咳嗽。百部、枇杷叶各 12 克，鲜桑树根 30 克。水煎，冲白糖服，每日一剂，三次服。

（3）治小儿百日咳。炒百部、炒葶苈子各 10 克，大红枣 30 克。水煎，每日一剂，三次服喝汤吃枣。

（4）治久咳。百部、荆芥、桔梗、紫菀各 12 克。水煎，每日一剂，三次服。

（5）治伤风咳嗽。百部、紫菀、贝母、竹叶各 10 克，葛根、石膏各 18 克。水煎，日服三次。

（6）治小儿肺热咳嗽烦热。百部、紫菀、贝母、竹叶各 6 克，葛根、石膏各 10 克。水煎，每日一剂，三次服。

（7）治肺结核。百部、白及、贝母、三七各 10 克。水煎，每日一剂，三次服。

（8）治蛲虫病。生百部 30 克，浓煎取汁，睡前灌肠，每日一次，5 天为一疗程。

（9）治头虱、体虱、虱卵、疥癣及阴道滴虫病。百部水煎，外擦或冲洗等。

（10）治妇女阴痒。百部、川椒各 15 克，苦参、蛇床子、白头翁、土茯苓各 30 克，上药加水 3000 毫升，煎沸 10 分钟后去渣（药渣备做第二次用），先熏后洗，共 20 分钟。坐浴时两腿分开，用纱布包好右手食指，伸入阴道口内，将分泌物反复清除。每日两次，连用 15 天，每洗完后换消毒内裤。

8. 桑白皮：又名桑树皮

本品为桑科植物桑树根皮，采根刮去外皮，再取皮部，切成细丝，晒干生用或蜜炙用。炙桑白皮：每 500 克用蜜 150 克。先将蜂蜜加 1/3 水，熬开，将桑白皮倒入蜜内拌匀，用文火炒至微黄，取出晾凉入药。

功能：味甘辛，性寒，入肺经。止咳平喘，治肺热咳嗽气喘。并利小便退水肿。

临床应用：5 ~ 10 克，水煎服。

（1）治肺热咳喘。炙桑白皮、地骨皮、炙甘草各 12 克。水煎，日服三次。

（2）治水饮停肺，肺气壅实，胀满喘急。桑白皮、桂枝、麻黄、杏仁各 10 克，干姜 6 克，细辛 5 克。水煎，每日一剂，三次服。

（3）治全身肌肤浮肿，小便不利。桑白皮、茯苓皮、大腹皮各 12 克。水煎，日服三次。

使用注意：利水宜生用，平喘止咳宜炙用。肺虚无火，小便清利，肺寒咳嗽不宜用。

9. 洋金花：又名白花曼陀罗、曼陀罗花

本品为茄科植物白曼陀罗的干燥花。白曼陀罗，直立草本小灌木，多分枝，叶互生，外形似茄叶，长 9 ~ 18 厘米，边缘有不规则的浅裂，花白色，喇叭形，长 15 厘米，果球形，乒乓球大小，有粗短的软刺。生于路旁、田边，主产于江苏、浙江，亦有人工栽培。药用花、果、叶，夏季采集，晒干备用。

功能：味辛性温，有大毒，入肺经。平喘镇咳，止痛除风湿。叶和种子为麻醉性镇咳镇痛剂。将少量洋金花干叶与烟叶卷吸可治喘咳、痉挛性喘咳、支气管咳嗽等。

花有镇静镇痛的作用，治胃肠平滑肌痉挛疼痛，煎汤外洗可治风湿痛。鲜叶捣烂敷可治毒蛇咬伤。

临床应用：0.3~0.4克，一般用于点燃吸烟，内服少用。外用适量。

使用注意：本药含莨菪、东莨菪碱和少许阿托品，有剧毒，中毒症状有口干，皮肤潮红，无汗，散瞳，呕吐，眩晕，狂躁，因而不宜内服。可立即洗胃，饮浓茶、绿豆汤，并注射吗啡、强心剂。

10. 千日红：又名百日红、千金红

本品为苋科一年生直立草本植物，高20~60厘米，茎近圆柱形，枝呈四棱形，有粗毛，节膨大，紫红色，头状花序顶生，白色，密集成球形。多为人工栽培，全国各地均有。药用花头，于夏秋花期采集，晒干备用。

功能：味甘平性寒，入肺经。止咳定喘，清热消炎。

临床应用：15~25克，水煎服。

（1）治支气管哮喘。千日红25克。水煎，日服三次。

（2）治慢性支气管炎、百日咳。千日红25克。水煎，日服三次。

二十、收敛固涩药

1. 山茱萸：又名黑枣皮、山芋肉、杭芋肉、枣皮、山萸

本品为山茱萸科落叶小乔木山茱萸的果实，经加工除果实后的干燥果肉。本品入药，须酒蒸熟后取核用，称山萸肉。又因炮制后形如黑枣的皮，故亦称枣皮。主产于浙江、河南、安徽等地。以片大不碎，鲜艳，无核肉厚者为佳。秋末霜降后采摘为佳。

功能：味酸、性温，入肝、肾经。补益肝肾，涩精缩尿，敛汗固脱，止血固经。治肝肾亏损，高血压所致头晕目眩，耳鸣耳聋，腰膝酸软，心烦盗汗。亦治神经衰弱，遗精，滑精，阳痿早泄，尿频失禁。并治妇女体虚之月经过多，崩漏下血。

临床应用：6～15克，大剂量可用30克。

（1）治五更泻。山茱萸30克。水煎，临睡前一次服。

（2）治老年尿失禁。山茱萸10克，益智仁5克，人参、白术各3克，水煎，二次服。

（3）治肝肾亏虚所致腰膝酸软，头昏耳鸣，盗汗遗精。山茱萸、山药、丹皮、泽泻各15克，熟地、茯苓各30克。水煎，每日一剂，三次服。

（4）治肾虚腰痛。山茱萸、菟丝子、枸杞子、杜仲各15克。水煎，每日一剂，三次服。

（5）治妇女冲任虚损，月经过多，甚则崩漏下血。山茱萸、白术、茜草、棕榈皮炭、乌贼骨各15克，白芍、牡蛎、龙骨、黄芪各30克。水煎，每日一剂，三次服。

（6）治阴虚盗汗。山茱萸、知母、地黄各15克，人参、附子各8克。水煎，每日一剂，三次服。

使用注意：本药温补收涩，有湿热，小便不利者忌服。性欲偏亢，尿少水肿者忌服。

2. 赤石脂：又名赤符、赤石土、油脂、红土

本品为单斜晶系高岭土，多生于岩石风化带和铝土层中，主产于福建、山东、河南等省。为矿土类，呈土样结块状，大小不一，浅红色。以光滑细腻，吸水性强，无砂石杂质者为佳。

功能：味甘酸性温，入胃、大肠经。涩肠止泻，固涩止血，敛疮生肌。治久泻久痢，泻下清稀，腹部冷痛，喜暖怕冷，便血脱肛，崩漏带下，经多不止。亦治痈疽溃疮，湿疮流水，外伤出血。

临床应用：10～25克，水煎服，外用适量。本药须火煅醋淬研粉用。

（1）治妇女白带过多，经久不止。赤石脂、白芍、干姜各30克，研粉，于饭前

调粥服，每次 6 克，日服三次。

（2）治腹冷便溏，小便精出等虚滑症。赤石脂、干姜各 30 克，胡椒 15 克。共研粉，饭前以米汤调服，每次 8 克，日服三次。

（3）治虚寒腹泻，下痢不止。赤石脂、党参、白术、干姜、附子、芍药、甘草、牡蛎各 15 克。水煎，每日一剂，三次服。

（4）治妇女漏下不止。赤石脂、乌贼骨、侧柏叶各 25 克。共煅存性，研粉，米汤冲服，每次 8 克，日服三次。

（5）治妇女经久赤白带下。赤石脂、白芍各 25 克，干姜，苍术、芡实各 15 克。水煎，每日一剂，三次服。

（6）治疮疡溃破，久不收口，及湿疹湿疮浸淫症。赤石脂、龙骨各 30 克，象皮、血竭各 3 克。研粉，敷于患处。

3. 禹余粮：又名石脑、白余粮、禹粮石

本品为褐铁矿石，由氧化铁与铝土组合而成，多生成于池泽底部及山谷溪流聚集地。主产于河南、江苏、山西、四川等省。以块状整齐，黄色，质坚枯脆，含泥少为佳。

功能：味甘涩性平，入胃、大肠经。涩肠止泻。收敛止血。治脾虚肠滑，久痢久泻，老人虚泻。亦治崩漏下血，痔漏便血。

临床应用：10～20 克，水煎服。

（1）治妇女白带过多。禹余粮（醋浸泡后炒干）、干姜各 30 克，苍术、芡实各 15 克。研粉，每次 10 克，每日三次，饭前 30 分钟用温黄酒送服。

（2）治经血滴沥不止。禹余粮（醋浸后炒干）30 克，干姜、茜草、晚蚕沙各 15 克。研粉，每次 10 克，每日三次，用温开水送服。

（3）治肠气滞，妇女少腹痛。禹余粮 60 克。研粉，每次 8 克，一日三次，饭前半小时用汤送服。

（4）治肠滑不收，久泻久痢。禹余粮、赤石脂、补骨脂、白术、甘草各 15 克。水煎，每日一剂，三次服。

（5）治崩漏。禹余粮、牡蛎各 30 克，乌贼骨、桂心各 10 克。水煎，每日一剂，三次服。

使用注意：泻痢初起，泻下脓血，腹痛惧按忌用。孕妇忌用。

4. 乌梅：又名梅实、桔梅肉、熏梅、酸梅

本品为蔷薇科植物落叶小乔木乌梅的近成熟果实，经烟火熏烤干燥而成。主产于四川、浙江、福建、广东等省。本品为不规则的圆球形，以个大肉厚，黑褐色为佳。

功能：味酸性温，入肝、脾、肺、大肠经。敛肺止咳，生津止咳，止泻止血，驱虫安蛔。治各种原因所致痢及尿血、便血、崩漏下血。亦治胆道蛔虫所致剧烈腹痛，呕吐蛔虫等症。

临床应用：10～15 克，大剂量 30～60 克。止泻止血，宜炒炭用。

（1）治妇女崩漏不止。乌梅炒炭 30 克，黄芪、党参、黑荆芥、侧柏各 15 克，白术、陈皮、柴胡、升麻各 10 克，当归、炙甘草、三七粉各 6 克。水煎，每日一剂，三次服。

（2）治钩虫病。乌梅 30 克。水煎，每日一剂，早餐、午餐前半小时服，连服两周。

（3）治牛皮癣。乌梅 2500 克。加水煎去核成膏 500 克。每次 10 克，一日三次，连服 30 天。

（4）治肺虚久咳。乌梅、半夏、杏仁各 12 克，水煎。阿胶 10 克（烊化），罂粟壳 6 克，研粉冲服。每日一剂，三次服。

（5）治久痢滑脱。乌梅、肉豆蔻、薏苡仁、苍术、党参、木香、茯苓各 15 克。水煎，每日一剂，三次服。

（6）治下痢不能食。乌梅、黄连各 10 克。水煎，日服三次。

（7）治蛔虫引起的腹痛，呕吐。乌梅 15 克，黄连 8 克，川椒 6 克。水煎，日服三次。

（8）治大便下血不止。乌梅炒炭 30 克，乌梅 15 克。水煎冲服。

（9）治妇女崩漏不止。乌梅炒炭 30 克，乌梅 20 克。水煎冲服。

（10）治虚热消渴。乌梅、天花粉、葛根、党参、黄芪各 18 克，麦门冬 15 克。水煎，日服三次。

使用注意：外有表邪，内有实热积滞者忌用。

5. 肉豆蔻：又名肉果、豆劳蔻、迦拘勒、玉果、肉豆叩

本品为肉豆蔻科常绿乔木肉豆蔻的成熟干燥果仁，主产于印尼、马来西亚、印度、斯里兰卡等国。肉豆蔻形圆小，皮紫紧满，中肉辛辣，春生苗，夏抽茎开花，结实似豆蔻，6~7 月采，去壳只用肉，肉油色者佳，枯白瘦虚者劣。

功能：味辛性温，入脾、胃、大肠经。温中行气，消食止泻。治胃炎，脾胃虚寒所致脘腹胀痛，遇冷加重，得温则缓，消化不良，食少呕吐。亦治大便溏泄不止，泻下清稀，久泻脱肛，晨泻，畏寒肢冷。

临床应用：3~10 克，水煎服；入丸散 1~3 克。

（1）治水泻不止，肠鸣腹痛。肉豆蔻 30 克。研粉，每次 3 克，早、中餐前半小时温汤送服。

（2）治虚寒性久泻不止，脱肛。肉豆蔻 10 克，党参、白术、白芍各 15 克，肉桂 6 克。水煎，每日一剂，三次服。

（3）治脾肾阳虚，五更泄泻。肉豆蔻、补骨脂、吴茱萸、五味子各 12 克，诃子 6 克。水煎，每日一剂，三次服。

（4）治脾胃虚寒，脘腹肿痛，食欲不振，呕吐反食。肉豆蔻、姜半夏、木香各 10 克，诃子 3 克。水煎，每日一剂，三次服。

使用注意：煨熟去油可增强温中止泻功能，名煨肉豆蔻，温热泻痢忌用。

6. 诃子：又名诃黎勒、诃黎、随风子

本品为使君子科植物落叶乔木诃子的成熟干燥果实，主产于云南、广东、广西等省。果实呈长圆形或卵形，表面黄棕色有光泽，皱纹，果肉质坚实，果核一枚，黄白色，粗糙，极坚硬，内含种子一枚，呈狭长的纺锤形。以黄棕色坚实，种仁肉厚有光泽为佳。

功能：味苦酸性平，入肺、大肠经。涩肠止泻，敛肺降气。治久泻久痢，腹部冷痛，消化不良，便血脱肛。亦治肺虚久咳，咯痰不爽，汗多气短，盗汗声嘶，干咳无痰等症。

临床应用：3～6克，入药取核。敛肺降火开音宜生用，涩肠止泻宜煨用。

（1）治脱肛，日久脓血，便频，腹泻量少。煨诃子、炮干姜、橘皮、罂粟壳各2克。研粉，加水煎为浓汁，连渣于饭前趁热一次服下。

（2）治久咳声音嘶哑。诃子、杏仁各30克，通草8克。共研粉，每次10克，用生姜3克煎水冲服。

（3）治急性肺炎（大叶性肺炎）发热胸痛吐浓痰。诃子、瓜蒌各15克，百部10克。水煎，每日一剂，三次服。

（4）治久痢久泻偏热者。诃子、黄连、木香、甘草各8克。水煎，日服三次。

（5）治虚寒久痢久泻或脱肛。诃子、干姜、橘皮、罂粟壳各3克。水煎，日服三次。

（6）治失音不语。诃子6克，桔梗10克，炙甘草8克。水煎，每日一剂，三次服。

（7）治久咳言语不出。诃子6克，杏仁、通草、煨姜各10克。水煎，每日一剂，三次服。

使用注意：治咳宜生用，止泻宜煨用。凡急病暴病咳嗽，腹泻初起，内有湿热火邪者忌用。气虚懒言，动则气喘，倦怠多汗者忌用。

7. 五味子：又名玄及、会及、辽五味子、北五味子、南五味子

本药为木兰科多年生落叶木质藤本植物五味子的成熟干燥果实。主产于辽宁、湖北、山西、河南、云南等省。五味子扁球形新货黑紫红色，陈货黑棕色，多皱缩，种子破碎有香味。五味子生于山谷，皮肉甘酸，核中辛苦，味咸，五味则有，八月采实阴干入药。以粒大，肉厚，色红，有光泽，显油润者为佳。

功能：味酸性温，入肺，肾经。滋阴补肺，生津止渴。治肺肾不足所致劳嗽气喘。敛汗，涩精，止泻。可治自汗，盗汗，久泻不止等病症。

临床应用：5～12克，水煎服。

（1）治肺气不足，咳嗽气喘。五味子20克，党参、熟地黄、麦门冬各60克，牛膝15克，山萸肉12克。水煎，每日一剂，三次服。

（2）治肾肺两虚，久咳虚喘。五味子、熟地、山药、山萸肉、茯苓、丹皮、泽泻各15克。水煎，每日一剂，三次服。

（3）治肺虚久咳，痰中带血。五味子、麦门冬、紫菀、杏仁各12克，人参10克。水煎，每日一剂，三次服。

（4）治肺寒咳嗽喘，痰多清稀。五味子、法半夏、干姜、杏仁各12克，细辛5克。水煎，每日一剂，三次服。

（5）治脾肾两虚，五更溏泻。五味子、补骨脂各15克，吴茱萸、肉豆蔻各10克。水煎，每日一剂，三次服。

（6）治肾气不足，精关不固，遗精滑精。五味子、龙骨各25克，桑螵蛸12克。水煎，每日一剂，三次服。

（7）治热伤气阴，心烦口渴，汗出体倦，短气脉虚。五味子、麦门冬、人参各15克。水煎，每日一剂，三次服。

（8）治心阴不足，心失所养，心悸怔忡，失眠健忘。五味子、酸枣仁、麦门冬、丹参、生地、人参各12克。水煎，每日一剂，三次服。

（9）治自汗盗汗。五味子、麻黄根、人参、柏子仁各12克，牡蛎30克。水煎，每日一剂，三次服。

（10）治消渴（糖尿病）。五味子、麦门冬、山药各15克，天花粉、黄芪各30克。水煎，每日一剂，三次服。

（11）治乙型肝炎。五味子、黄芩、半枝莲各15克，茵陈30克，当归、川楝子各12克，柴胡、败酱草、金银花、板蓝根、白芍、茯苓、蒲公英各15克，甘草6克，生姜10克，大枣8枚。水煎，每日一剂，三次服。15日一疗程。

使用注意：本药酸涩收敛，凡表邪未解，内有实热，痧疹初起忌用。

8. 海螵蛸：又名乌贼骨、墨斗鱼骨

本品为乌贼科海产软体动物乌贼的骨状内壳，分布于黄海、渤海、南海、东海。本品呈扁平长椭圆形，中间厚，边缘薄，背部骨质坚硬，腹面洁白，有层纹或水波状纹。以块大，色白，完整者为佳。

功能：味涩咸性温，入肝、肾经。固经止带，收敛止血，制酸止痛，敛疮生肌。治男子遗精，女子带下，崩漏下血，内脏出血，咯血便血，外伤出血。亦治胃炎，胃及十二指肠溃疡，反酸胃痛，以及疮疡湿疹，渗水渗脓，经久不愈。

临床应用：5~10克，水煎服，入丸散1~3克，研粉吞服，外用适量。

（1）治拔牙出血不止。海螵蛸研粉，外敷包扎。

（2）治支气管哮喘。海螵蛸焙干研粉，每次6克，日服三次，温开水送服。

（3）治胃及十二指肠溃疡出血。海螵蛸、白及各50克。共研粉，拌匀，每次5克，以温开水送服，日服三次，连服七天。

（4）治疟疾阵发寒热。海螵蛸研粉30克，每次3克，用黄酒调服，于寒热前2小时连服两次，一般三次见效，愈后不复发。

（5）治卒然吐血。海螵蛸研粉，每次5克，米水调服，日服三次。

（6）治阴虚火动咳血。海螵蛸、茜草根各10克，白茅根30克。水煎，日服三次。

（7）治血淋，大便下血。海螵蛸、茜草根、山药各 12 克，阿胶 10 克（烊化）。水煎，每日一剂，三次服。

（8）治血崩。海螵蛸、黄芪、白术、茜草根各 15 克。水煎，每日一剂，三次服。

（9）治妇女白带过多。乌贼骨、白果、白芷、苍术、芡实各 15 克。水煎，日服三次。

（10）治胃痛吐酸水。海螵蛸、甘草、浙贝母各 10 克。水煎，日服三次。

使用注意：凡伴有颧红盗汗，睡眠出汗，手心足热，口燥咽干等阴虚之证忌服。

9. 芡实：又名鸡头子、卵菱、鸡头米、芡实米

本品为睡莲科一年生水上植物芡的成熟干燥种子，主产于山东、江苏、湖南、湖北的湖泊地区。形状像根，叶很大，浮于水面，花紫红色，花梗及花的外面有密生刺，8～9 月结海绵球形果，状如鸡头，种子球形，成熟时黑色。8～10 月采果实，去掉外皮、种皮晒干备用。

功能：味甘涩性平，入脾，肾经。补脾止泻，固肾益精。治脾虚腹泻，肾虚遗精，糖尿病，肾虚腰膝酸痛；并能化湿，治湿痹关节痛。亦治女子白带过多。

临床应用：10～15 克，水煎服。

（1）治脾虚泄泻。芡实、山药各 15 克，白术 20 克。共研粉，每次 10 克，温开水冲服，日服三次。

（2）治遗精。芡实 50 克，金樱子 25 克。水煎，每日一剂，三次服。

（3）治滑精。芡实、山药各 50 克，莲子 25 克，杏仁 15 克。水煎，每日一剂，三次服。

（4）治糖尿病。芡实 50 克，猪肝 1 具。共煮食，每日一次。忌盐、酱油。

（5）治脾虚食少纳呆，便溏久泻。芡实、党参、茯苓各 25 克，白术、山药、扁豆各 15 克。水煎，每日一剂，三次服。

（6）治肾气不足，精关不固，遗精，滑精；下焦虚寒，小便频数，尿白浊。芡实、茯苓各 30 克，桑螵蛸、菟丝子、金樱子各 15 克，乌药 10 克。水煎，每日一剂，三次服。

（7）治湿热下注，女子带下色黄黏稠。芡实 30 克，黄柏、苍术、山药、白果各 15 克。水煎，每日一剂，三次服。

（8）治湿邪下注，带下白色量多清稀。芡实 25 克，山药、陈皮、白术各 15 克，党参、茯苓各 20 克。水煎，每日一剂，三次服。

（9）治滴虫性白带过多。芡实、熟地各 50 克，补骨脂、五味子、枸杞子、炒白芷各 15 克，云苓 18 克，川椒 6 克，肉桂 10 克，白矾 9 克。水煎，每日三次，饭后服。

使用注意：本药滋补收敛，二便不利者忌用。

10. 莲子：又名莲实、藕实、泽芝（附：莲子心、莲房）

本品为睡莲科多年水生草本植物莲的干燥成熟种子，主产于福建、湖南、湖北、

江苏、浙江等省湖滨地区。有建莲子、湘莲子、湖莲子三种，类圆形，棕褐色，功能作用相同。

功能：味甘性平，入心、脾、肾经。健脾止泻，益肾固精，养心安神。治慢性肠胃炎所致脾虚腹泻，消化不良，纳呆；肾虚遗精，崩漏带下，腰酸膝软，倦怠耳鸣。亦治神经衰弱，失眠烦躁，心悸易惊等病症。

临床应用：6～15克，水煎服。

（1）治久痢不止。莲子研粉，每次4克，每日三次，米汤送服。

（2）治脾虚久泻。莲子、党参、白术、茯苓各15克。水煎，每日一剂，三次服。

（3）治小便白浊，梦遗滑精。莲子、益智仁各15克，龙骨25克。水煎，每日一剂，三次服。

（4）治心火上炎，肾阴不足，烦躁不眠，淋浊崩带，遗精滑泻等病症。莲子、人参各10克，茯苓、麦门冬各15克。水煎，每日一剂，三次服。

（5）治温病热入心包，烦热神昏。莲子心、犀角（以水牛角代）各3克，玄参30克，麦门冬15克。水煎，每日一剂，三次服。

使用注意：莲子心为莲子中的青嫩胚芽，性寒味苦，有清心收敛的作用。适用于治疗烦渴神昏，吐血遗精。配方用量5～10克。

莲房为莲子壳，性苦温而涩，有祛瘀止血的作用。治疗血尿便血，妇女月经过多崩漏，产后胎衣不下，宜炒炭后使用。配方用量6～15克，水煎服。

11. 石莲子

睡莲科水生植物湖莲子的干燥果实。秋季采得者老而坚硬，其真品入水必沉。本药质坚，色黑，带壳，是莲子经霜后沉在水中之品。

功能：味苦性寒，入心、脾、肾经。治噤口痢不能进食，及白浊和遗精小便混浊如米泔水。能清除烦热，是清心的良药，治久痢胃虚，饮食难下者。

临床应用：2～10克，水煎服。宜打碎研粉服为佳，1～3克。

（1）治噤口痢。石莲子研粉，每次3克，米汤送服，每日三次。

（2）治心经虚热，小便赤浊。石莲子10克，甘草6克。水煎，每日一剂，三次服。

（3）治心火上炎，湿热下盛，小便赤涩，淋浊带下、遗精等病症。石莲子10克，黄芩、麦门冬、车前子、茯苓各15克。水煎，每日一剂，三次服。

（4）治热毒噤口痢疾。石莲子、菖蒲、黄连各10克。水煎，每日一剂，三次服。

使用注意：本药苦寒，脾胃虚弱，便溏者忌服。

12. 莲须

本品为睡莲科多年水生草本植物的干燥成熟莲须，为荷花的干燥雄蕊，包括花丝和花药。花丝细如线长约1厘米，花药亦呈线，长约1.5厘米，上面有四条纵棱，棱凹内含黄色花粉，全体呈螺旋扭曲，含莲子碱。

功能：味甘涩性微温，入心、肾经。收敛补肾，固精，乌黑须发。治遗精，滑精，吐血崩漏，并能润泽皮肤。

临床应用：2～6克，水煎服。

（1）治梦遗、滑精，遗尿，尿频，吐血，崩漏等下焦虚损者。莲须10克，龙骨、牡蛎各30克，芡实、沙苑子各15克。水煎，每日一剂，三次服。

（2）治气阴两虚遗精者。莲须、红参须、炙甘草各15克，桂枝、白芍各10克，炙黄芪25克，煅龙骨、牡蛎、龟胶（烊化冲）、鹿角胶（烊化冲）各25克，生姜10克，大枣10枚。水煎，每日一剂，三次服。

（3）治梦遗白浊。莲须、五倍子各30克，茯苓60克。共研粉，每服8克，白开水送下，日服三次。

使用注意：内有湿热及阴虚火旺者忌服。

13. 桑螵蛸：又名桑螵、螳螂壳、蝉蛸、刀螂

本品为螳螂科动物的干燥卵鞘。全体绿黄褐色，长约7厘米，头能活动，呈三角形，触角丝状，眼大突出，前胸长，前足为捕捉足，形似镰刀状，基部有短刺16个，腿节下缘有短棘4个，腹部长大。常栖于荒地，产卵在卵袋内，卵袋附于杂草或灌木上，即桑螵蛸。夏秋季采卵袋（即桑螵蛸）放蒸笼内蒸30分钟，杀死虫卵，晒干备用入药。

功能：味咸甘性平，入脾、胃经。补肾助阳，固精缩尿。治肾阳不足所致遗尿遗精，早泄，尿频，淋浊，白带不止，梦遗滑精，疝气腰痛。

临床应用：5～10克，研粉入丸剂为佳。

（1）治尿频。桑螵蛸50克。炙黄色研粉，每次5克，日服三次，温开水送服。

（2）治遗精白浊。桑螵蛸、龙骨各30克。共研粉，每次10克，空腹盐汤送下，睡前一次服。

（3）治赤白带下。桑螵蛸、苍术、芡实、龙骨各30克。共研粉，每次10克，日服三次，白开水送服。

（4）治妊娠遗尿。桑螵蛸50克。研粉，每次6克，米汤调服，日服三次。

（5）治阳痿，遗精，遗尿，尿频，及白带不止。桑螵蛸50克，炙黄研粉，每次5克，米汤调服，日服三次。

（6）治妊娠尿频。桑螵蛸、龙骨各50克。共研粉，每次8克，盐汤调服，日服三次。

（7）治遗精白浊，盗汗虚劳。桑螵蛸、龙骨各30克，远志、菖蒲、人参、茯神各15克。共研粉拌匀，每次10克，米汤调服，日服三次。

（8）治肝肾不足遗精。桑螵蛸15克，韭菜子、核桃仁各30克，煅龙骨10克。共研粉，每次10克，米汤冲调服，日服三次。

（9）治遗精。桑螵蛸、益智仁各30克，荔枝核、橘核各15克，桃仁10克，车前子20克。共研粉，生鸡蛋敲洞，将药粉装足，蒸熟蛋药同吃，每日早晚空腹吃，连服15天。

14. *覆盆子：又名覆盆、小托盘、西国草、大麦莓*

本品为蔷薇科落叶灌木覆盆子的成熟干燥果实，主产于华东、中南等地区。五月采之，子似覆盆形，色乌赤，烈日暴晒干，不尔易烂，或采之捣为薄饼晒干备用。酒拌蒸入药更佳。

功能：味甘酸性平，入肝、肾经。补益肝肾，固精缩尿，助阳明目。治肾虚遗精，滑精，阳痿，早泄，尿频，遗尿。亦治肝肾不足所致头晕目眩，视物暗糊，耳鸣腰酸。

临床应用：5～10克，水煎服。研粉服2～5克。

（1）治阳痿早泄。覆盆子研粉，每日晨起服10克，黄酒调服。

（2）治阳痿遗精，尿多，目暗。覆盆子60克，车前子30克，五味子35克，枸杞子、菟丝子各120克。焙干共研粉，晨起空腹服15克，睡前服10克，用温开水送服。冬季用黄酒送服。

（3）治肾虚小便频数，遗精遗尿。覆盆子、桑螵蛸、益智仁、莲须各30克。焙干共研粉，每次10克，日服三次，米汤调服。

（4）治肝肾亏虚，视物不清。覆盆子、菟丝子、枸杞子、茺蔚子、车前子各25克。焙干共研粉，每次15克，每日三次，米汤调服。

使用注意：凡肾虚有火，小便短涩不利；血燥血少，而有皮肤干涩，毛发干枯不荣，大便燥结不通者，慎服本药。性欲偏亢，阳强不倒者忌服本药。

15. *金樱子：又名黄刺果、刺榆子、山鸡夹子、藤勾子、黄花瓶、糖罐子*

本品为蔷薇科多年生灌木金樱子的成熟干燥果实。金樱子为攀缘状灌木，枝条较多，节弯曲，有锐利的钩刺，复叶互生，开白色花，五片花瓣，果似花瓶，熟时红黄色，拇指头大，密生小刺，甘甜可食，所以又叫糖罐子。根红色，木质坚硬，生于丘陵坡地、灌木丛中，分布长江以南各地，河南省亦有分布。药用根及果实，秋冬采果，全年可采根。果采后除去外刺，切开去净果仁及毛刺，蒸后晒干入药。根：切片晒干备用。

功能：味酸涩性平，入肾、大肠经。收敛固肾，涩肠止泻。治遗精，遗尿，尿频，白带过多，脾虚泄泻，慢性痢疾。亦治体虚自汗，盗汗，腰腿酸软无力。

临床应用：5～10克，水煎服。入药去毛去核。

（1）治久痢脱肛。金樱子30克。加鸡蛋1个炖服。一天一剂。

（2）治肾气不固而致遗精，遗尿，小便频数。金樱子10克，芡实、枸杞子、菟丝子、熟地各15克。水煎，每日一剂，三次服。

（3）治久痢不止。金樱子、胖大海各15克。水煎，日服三次。

（4）治脾胃两虚，白带过多。金樱子、芡实、白果、乌贼骨各12克。水煎，日服三次。

（5）治寸白虫、痢疾。金樱子、金樱花各10克。水煎，每日一剂，三次服。

16. 五倍子：又名文蛤、木附子、百虫仓

本品为漆树科植物盐肤木或青杨等树叶上的干燥虫瘿，前者所生称角倍，后者所生称肚倍，均为五倍子蚜虫寄生而形成，均为野生。肚倍 5~6 月采集，角倍 8~9 月采集，自树上采下，用沸水煮，随时搅拌，由黄褐色变灰色 3~5 分，以杀死内部虫为度，晒干入药。

功能：味苦酸性平，入肺、肾、大肠经。敛肺降气，收汗生津，涩肠止泻，固精止血。治肺虚久咳，气喘气短，干咳无痰，自汗，盗汗；久泻久痢，泻下清稀，畏寒肢冷，腹部冷痛，便血脱肛；遗精，滑精，崩漏下血。亦治牙龈发痒，溃烂出血，痔疮，痈疽湿疮溃烂流脓，久不收口。

临床应用：2~6 克，研粉入丸散用。

（1）治泻痢不止。五倍子炒熟 20 克，生用 20 克。共研粉，每次 3 克，每日三次。泻下脓血者用白酒送服，泻下黏冻无血者以黄酒调服，水样泻者用米汤调服。

（2）治肺结核及多种疾病引起的盗汗。五倍子 20 克，研粉，每晚睡前取 5 克，用冷开水调糊状敷于肚脐窝内，再用胶布固定。每睡前一次，连用三次。

（3）治便血，尿血，鼻出血。五倍子 50 克。研粉，每次 5 克，以黄酒调服，每日两次，同时能治孕妇阴道出血（先兆流产）。外敷可治外伤出血，拔牙出血。

（4）治热肿毒。五倍子、大黄、黄柏各 15 克。研粉，用冷开水调为糊状，外涂患处，一日 5 次，能消肿拔毒。

（5）治久泻脱肛，甚至便血。五倍子、枯矾、诃子各 3 克，五味子 10 克。共研粉，米汤调服，每次 5 克，每日三次。

（6）治肺气不足，久咳气虚。五倍子、罂粟壳各 6 克，五味子、杏仁各 10 克。共研粉，用冷开水调服，每次 5 克，每日三次。

（7）治痰热咳嗽，咳黄稠痰。五倍子 6 克，黄芩、贝母、天花粉各 10 克。共研粉，每次 6 克，日服三次，用蜂蜜水调服。

（8）治下焦虚损遗精，尿频。五倍子 6 克，乌药 10 克，补骨脂 15 克，龙骨 20 克。共研粉，每次 8 克，每日三次，米汤调服。

（9）治阴虚盗汗，内热消渴。五倍子 50 克。研粉，每次 5 克，日服三次，米汤调服。

（10）治女子月经过多，崩漏带下。五倍子、白及、棕榈炭各 15 克。共研粉，每次 6 克，日服三次，米汤调服。

（11）治疮癣，肿毒，湿疮溃烂。五倍子 20 克。研粉，白枯矾水调为糊状外敷患处。

使用注意：感冒患者及咳嗽，泻痢初起忌服。

17. 罂粟壳：又名御米壳、粟壳、烟壳

本品为罂粟科植物罂粟的干燥果壳，其种子、嫩苗亦可入药。果壳呈椭圆形或瓶状卵形，果皮坚脆，木质，有光泽，并有十几条假隔膜，棕黑色水点为种子脱落残

痕，质轻而脆，气清香味微苦，以个大，色黄白，质坚皮厚者为佳。

功能：味酸涩性微寒，有毒，入肺、肾、大肠经。敛肺止咳，涩肠止泻，止痛。治慢性支气管炎引起的咳嗽，久咳，虚劳气喘，咳嗽无痰，动则出汗；慢性胃肠炎所致久痢久泻，水泻不止，便中带血。亦治外伤各种部位疼痛，脾胃虚寒怕冷腹痛。

临床应用：3~8 克，水煎服。

（1）治久咳不止。罂粟壳 10 克。研粉，每次 2 克，用蜂蜜水调服，每日两次。

（2）治久泻不止。罂粟壳 1 枚，大枣肉、乌梅各 10 枚。共水煎，每日一剂，一次服。

（3）治肺虚久咳不止。罂粟壳 1 枚，乌梅 5 枚。水煎，日服三次，每日一剂。

（4）治虚劳喘咳，自汗。罂粟壳 1 枚，浮小麦 30 克。水煎，每日一剂，三次服。

（5）治水泻不止。罂粟壳 6 克，乌梅 8 克，大枣 10 枚。水煎，每日一剂，三次服。

（6）治久痢不止而邪热未尽。罂粟壳 5 克，木香、黄连、生姜各 10 克。水煎，日服三次。

使用注意：痢疾初起，咳嗽气粗者忌用。本药有麻醉止痛作用，常用成瘾，故忌久服。

18. 白果：又名银杏、公孙树、鸭掌树

本品为银杏科植物落叶乔木银杏的干燥成熟种子，主产江苏、广西、山东、四川、河南、辽宁等省。落叶大乔木，高达 40 米，胸径 4 米，树皮灰褐色，雌雄异株，雄球花菜花状，雌球花有长柄，种子核果状，外皮肉质，有臭味，成熟时黄色中皮硬壳白色，花 3~5 月，果 8~10 月，果仁即白果。

功能：味甘苦涩性平，有小毒，入肺、肾经。润肺定喘，温精止带，缩尿。治支气管哮喘，慢性支气管炎，肺结核，遗尿尿频，遗精白带。

临床应用：5~10 克，或 5~10 枚，入煎生用，入散或嚼食宜煨熟用。

（1）治慢性支气管炎。白果 10 克，地龙、黄芩各 8 克。水煎，每日一剂，三次服，白果分三次吃掉。

（2）治肺结核。秋后采银杏嫩带肉质，浸入菜籽油中 100 天，即为油浸白果。每次服一粒，日服三次，连服 100 天。

（3）治支气管哮喘，咳嗽、气喘、痰多者。白果 20 克（打碎），麻黄、黄芩、生甘草各 10 克，款冬花、制半夏、桑白皮、苦杏仁各 15 克。水煎，每日一剂，三次服。

（4）治妇女白带，腰酸腿软。白果炒去壳、山药各 100 克。共焙干研粉，每服 15 克。白开水送服，每日三次。

（5）治湿热带下。白果、芡实、山药、苍术、车前子各 25 克。水煎，日服三次。

（6）治冠状动脉粥样硬化性心脏病、心腹痛。银杏、银杏叶、何首乌、钩藤各 8 克。水煎，每日一剂，三次服。冲服冰片 1 克。

使用注意：本药有毒，用量不宜过大。咳嗽痰稠，不宜服用。

19. 麻黄根

本品为麻黄科植物麻黄的干燥根，呈圆形，有支根，外表赤褐色，木质坚硬，断面黄白色。割麻黄时挖根，晒干生用。

功能：味甘性平，入肺经。有止汗作用。治自汗，盗汗，体虚多汗等症。

临床应用：5～15克，水煎服。

（1）治自汗、盗汗。麻黄根、浮小麦、牡蛎、黄芪各30克。共研粉，每次6克，每日三次，温开水调服。

（2）治自汗。麻黄根、白术各15克，黄芪、煅龙骨各25克。水煎，每日一剂，三次服。

（3）治盗汗。麻黄根15克，白芍30克，知母、山萸肉各10克。水煎，每日一剂，三次服、

20. 浮小麦

为禾本科一年生草本植物小麦半成熟的麦粒，我国各地均有种植。淘洗小麦，浮者即浮小麦。

功能：味甘性微寒，入心经。治自汗、盗汗。

临床应用：10～30克，水煎服。

（1）治自汗。浮小麦、黄芪、牡蛎各30克，麻黄根15克。水煎，每日一剂，三次服。

（2）治盗汗。浮小麦、生地、白芍各30克，糯稻根15克。水煎，每日一剂，三次服。

（3）治骨蒸劳热。浮小麦30克，地骨皮15克。水煎，每日一剂，三次服。

21. 小麦：又名冬小麦

本品为禾本一年生草本植物小麦的种子，我国各地均有种植，是人类的主食。8月播种，来年5月收割。

功能：味甘性微寒，入心经。有养心除烦的作用。治妇女心阴不足，精神失常，悲伤欲哭的脏躁证。

临床应用：15～30克，水煎服。

治妇女心阴不足，精神失常之脏躁证。小麦30克，大枣10枚，甘草15克。水煎，每日一剂，三次服。

22. 白矾：又名明矾

本品为矿产明矾石或其他铅矿石经加工提炼而成的晶体白矾，主产于浙江、安徽、山西、湖北等省。呈不规则结晶体，白色，透明或半透明，表面平滑或凹凸不平，有白霜，质硬脆，易破碎，碎面有玻璃样的光泽。以块整，色白，透明者为佳。

功能：味酸性寒，入脾经。燥湿化痰，解毒杀虫。内服治痰盛引起的癫痫，及黄疸。外用治湿疮疥癣皮肤病。还可以止血止泻。

临床应用：1~3克，水煎服，外用适量。

（1）治风痰壅盛，喉中痰鸣。白矾、牙皂各3克，制半夏、甘草、生姜各10克。水煎，每日一剂，三次服。

（2）治癫痫抽搐，喉中痰鸣。白矾、牙皂各3克。研粉，温开水送服。

（3）治痰阻心窍，精神错乱。白矾3克，郁金15克。水煎，日服三次。

（4）治湿热黄疸。白矾3克，茵陈30克，黄柏、郁金、栀子各15克。水煎，每日一剂，三次服。

（5）治湿疮湿疹、疥癣瘙痒。白矾、硫黄、冰片各5克。研粉，调敷或外洗。

（6）治耳内疼痛，流脓淌水。白矾、黄丹各3克。共研粉，吹入耳内少许。

（7）治小儿口疮，涎多气臭。白矾3克，黄柏10克，青黛3克，冰片2克。共研粉外擦。

（8）治痈肿疮毒。白矾、雄黄各3克。研粉，浓茶调敷患处。

（9）治便血，崩漏。白矾3克，五倍子6克，血余炭2克。水煎，日服三次。

（10）治久泻不止。白矾3克，五倍子6克，诃子3克，五味子15克。水煎，日服三次。

（11）治湿痒。白矾3克，苦参30克，黄柏、地肤子、蛇床子各15克。水煎，外洗患处。

（12）治吐血不止。白矾3克。研粉冲服。

使用注意：本药生用祛风痰，治癫痫狂乱等病症。煅用收湿止痒，止血，止泻，适用于湿疮、湿疹、便血、久泻等病症。本药不宜量大，可引起呕吐，腹泻，甚至虚脱，故量不宜过大或久服。

23. 刺猬皮：又名仙人衣

本品为刺猬科哺乳动物刺猬干燥外皮，均为野生，主产于河北、江苏、山东、河南等省。本品呈扁囊状，外面密生硬刺，刺长1.5~3厘米，坚硬如针，白色，灰白色，灰褐色，边缘有灰褐色软毛，内面灰白色或污黄褐色，以刺毛整洁，内无油肉残渣者为佳。炮制，将刺猬皮剁成小块，用滑石粉烫黄入药使用。

功能：味苦性平，入胃、大肠经。行气散瘀，开胃。主治各种痔疮肿痛，便血，睾丸肿痛，少腹疝气痛，胃气痛。

临床应用：3~10克，水煎服；研粉吞服，每次1~3克。

（1）治痔疮肿痛，便血。刺猬皮、槐花、地榆各10克。水煎，每日一剂，三次服。

（2）治胃脘疼痛。刺猬皮焙干研粉，每次2克，饭前米水调服，日服三次。

（3）治胃气疼痛。刺猬皮、香附、白术各10克。水煎，每日一剂，三次服。

24. 樗根白皮：又名樗（音初），即臭椿树根白皮

本品为苦木科植物臭椿的干燥根皮或干皮。

功能：味苦涩性寒，入大肠、肾经。燥湿收敛，涩精。治久泻久痢，白带，子宫

大出血，大便下血，痔疮出血等症。

临床应用：3～10克，水煎服。

（1）治久泻久痢及湿热泻痢。樗根白皮10克，诃子5克，丁香3克。共煎，治久泻久痢。樗根白皮10克，滑石20克。共煎，治湿热泻痢。均每日一剂三次服。

（2）治湿热带下或赤白带下。樗根白皮10克，黄柏、苍术、芡实各15克。水煎，每日一剂，三次服。

（3）治月经过多，漏下不止。樗根白皮12克，黄芩、香附各15克，白芍30克，龟板10克。水煎，每日一剂，三次服。

（4）治痔疮下血。樗根白皮、黄柏各12克，薏苡仁、白茅根各30克。水煎，每日一剂，三次服。

25. 石榴皮

本品为安石榴科植物落叶灌木或小乔木石榴树的干燥果皮，主产于安徽、河南、山东、江苏等省。果皮呈瓢形，外皮暗红色，粗糙有麻点，内面黄色或红棕色，有隔膜及种子脱落的凹坑。以个大皮厚，棕黄色，整洁者为佳。

功能：味酸涩性温，入肺、大肠经。固精涩肠，收敛止血，驱杀肠虫。治久泻久痢，肛门脱出，消化不良，大便出血，滑精，崩漏带下。亦治寄生虫感染（蛔虫、绦虫、蛲虫），虫积腹痛。

临床应用：3～10克，水煎服。

（1）治慢性菌痢、慢性肠炎所引起的久泻久痢，泻下便血。石榴皮15克。水煎分两次服，首次加5克红糖，第二次加10克红糖冲服。

（2）治大便溏泻不止。石榴皮炒炭研粉，每次6克，每日两次，空腹以白糖水送服。同时用此方可以治女子带下赤白。用此粉吹入耳内可治化脓性中耳炎。

（3）治绦虫、蛔虫、蛲虫。石榴皮、槟榔各20克。焙干研粉，每次6克，一天两次，空腹温开水送服，连服两天，儿童用量酌减。

（4）治牛皮癣、烧烫伤。石榴皮炒炭研粉，用3倍量麻油调成糊状，外敷患处。

（5）治久泻久痢，便血脱肛。石榴皮、黄连、干姜、甘草、阿胶（烊化）各10克，黄柏、当归各15克。水煎，每日一剂，三次服。

（6）治脾胃虚弱下陷引起的脱肛。石榴皮、白术各15克，黄芪30克，柴胡、升麻各10克。水煎，每日一剂，三次服。

（7）治蛔虫、绦虫、蛲虫病。石榴皮10克，槟榔60克，鹤虱10克。水煎，每日一剂，空腹服。

（8）治脾肾不足，冲任不固所致崩漏带下。石榴皮10克，黄芪、龙骨、牡蛎各30克，白术15克，乌贼骨、升麻各10克。水煎，每日一剂，三次服。

（9）治寸白虫。石榴皮10克，石榴根皮15克。水煎，每日一剂，三次服。

使用注意：本药收涩酸敛，内有实火者不宜服。

二十一、驱 虫 药

1. 使君子：又名留求子、史君子、冬均子、五棱子

为使君子科植物藤木灌木使君子树的干燥成熟果实种子。主产于四川、福建、广东、广西、江西等省。呈纺锤形，果皮茶褐色，坚硬而光滑，干瘦，种皮灰白色或黑棕色，种仁黄白色，肉质。以个大成熟饱满，种子黄色者为佳。

功能：味甘性温，入脾、胃经。杀虫驱蛔治蛲，消除疳积。治蛔虫感染腹痛，蛲虫感染之肛门瘙痒，小儿疳积不思饮食，消化不良，食积腹胀，消瘦疲怠等症。

临床应用：6～12克，水煎服或炒香嚼食。

（1）治蛲虫感染，肛门瘙痒。使君子炒香，饭前一小时嚼食，一天三次。每次成人5～10粒，小儿1～5粒，连服15天为一疗程，间隔30天再服一次。

（2）治感染腹痛。使君子炒香，成人5～10粒，小儿1～5粒，空腹一次服下，间隔三日再服一次。

（3）治胆道蛔虫症腹绞痛。使君子12克，苦楝子、槟榔、乌梅各10克，木香、枳壳各8克。共水煎，两次服。

（4）治小儿疳积，消化不良，食欲不振。使君子30克，厚朴、陈皮、川芎各3克。焙干研粉，三岁以上每次1克，米汤送服；三岁以下每次0.5克，米汤送服，每日两次。

使用注意：本药服后常引起呕逆，头晕，头痛，腹痛，腹泻等副作用。但多轻微，不须处理，不能过量服用。本药气味香甜，防止小儿食过量。本药焙热炒香疗效好，副作用反应较小。

2. 苦楝根皮：又名苦楝皮、双白皮

本品为楝科乔木植物楝树的根皮和树皮。春秋两季采收，挖根剥皮，晒干备用或鲜用。

功能：味苦性寒，有毒，入脾、胃、肝经。杀蛔虫，治钩虫引起的腹痛。外用煎洗或研粉外敷，治疥癣等皮肤病。

临床应用：6～10克，鲜品30～60克，水煎服。本药须先煎久煎，外用适量。

（1）治蛔虫感染。苦楝皮10克。水煎2小时，取汁加白糖调味，于临睡前一次服完，连服2天，小儿酌减。

（2）治钩虫病。苦楝根皮30克，槟榔15克。共煎浓汁，加适量白糖调味，于临睡前空腹一次服完，连服2天，小儿酌减。

（3）治顽固性湿癣渗液、瘙痒、疼痛。苦楝根皮炒炭研粉，用麻油调糊状涂于患处，连用五天，换药前洗去前次用药。五次可治愈。

（4）治皮肤瘙痒，龋齿牙痛。苦楝根皮 10 克。水煎，漱口治牙痛。煎浓汁擦患处，可治皮肤瘙痒。

（5）治钩虫病。苦楝根皮 25 克，槟榔 15 克。水煎，兑入少量蜂蜜，于睡前一次服完，连服 2 天，小儿酌量。

（6）治蛲虫病。苦楝根皮、百部、乌梅各 10 克。水煎浓汁，每晚灌肠一次，连用五天可愈。

（7）治头癣、疥疮。苦楝根皮水煎浓汁，浴洗患处；或苦楝根皮研粉，调醋涂患处。

使用注意：本药有毒，会引发头晕，头痛，思睡，恶心，腹痛等反应。过量可引起呼吸困难，内脏出血，中毒肝炎，精神失常，甚则致死，严禁过量用药。苦楝根皮中毒可用白糖、生甘草水煎服以解毒。凡体质虚弱，胃肠有病，肺结核，心脏病，贫血者忌用。应在医生监护指导下使用本品。

3. 鹤虱：又名鬼虱、北鹤虱、赖毛子

本品为紫草科多年生植物草本，全株密披刚毛，茎直立，上部分枝，高 20～40 厘米，根生叶丛生，后渐枯死，茎生叶互生，披针形，6～7 月开淡蓝色花，7～8 月结果，果球形。生于田边路旁、半山坡。7～8 月割全草，晒干打下种子，晒干生用。

功能：味苦辛性平，有小毒，入肝经。杀虫，消积。治蛔虫、绦虫所致虫积腹痛。外敷消疮毒。

临床应用：3～10 克，水煎服。

（1）治蛔虫，绦虫。鹤虱 15 克，槟榔 25 克，苦楝皮 15 克。水煎，日服三次。

（2）治虫积腹痛。鹤虱 15 克，胡椒 5 克，苦楝皮 10 克，槟榔 10 克。焙干共研粉，每次 5 克，米汤调服，日服两次。

（3）治绦虫病。鹤虱、牵牛子、槟榔各 10 克。水煎，日服三次。

使用注意：本品有小毒，应严格掌握剂量，在医生监护指导下服用本药。

4. 芜荑：又名白芜荑、芜荑仁、山榆子、白鞯荑、山榆仁

本品为榆科植物大果榆的成熟干燥种子经加工而成。野生，主产于山西、河北等省。落叶乔木，高 15～30 米，枝红褐色，有粗毛，花期 3 月，簇生 5～9 朵，花形大，长约 15 毫米，全部有毛，柄短，种子位于翅果中部。夏季果成熟采下晒干，取出种子入药。

功能：味辛性平，入脾、肾经。能除内脏风冷，消食，散皮肤风湿。治蛔虫、绦虫、蛲虫等寄生虫病，亦治虫积腹痛。外敷治痔疮、疮瘘管和疥癣皮肤病。

临床应用：3～10 克，水煎服。

（1）治蛔虫腹痛。芜荑 10 克。水煎，日服三次。

（2）治绦虫、蛲虫。芜荑、槟榔各 10 克。水煎，每日一剂，三次服。

使用注意：脾胃虚弱者慎用，肺脾燥热禁用。应在医生监护指导下使用。

5. 槟榔：又名仁频、核榔子、槟榔玉、大腹子

本品为棕榈科植物槟榔的种子，冬季果实成熟时采收，剥去果皮，取出种子，晒干备用。多为进口，主产于菲律宾、印度、印尼及我国海南、广西、云南、台湾等地。以个大，体重，坚实无破碎者为佳。

功能：味辛苦性温，入胃、大肠经。下降行气，利尿，杀虫，消积。治绦虫、钩虫、蛔虫、蛲虫、鞭虫、姜片虫等多种肠道寄生虫，不仅有驱虫功效，而且能促进排虫，尤其对猪绦虫疗效为佳。亦治食积腹胀，气滞腹痛，大便不畅，或菌痢腹泻，尿少水肿，脚气肿痛。

临床应用：6～15克。水煎，空腹服。驱绦虫，大剂量可用 60～100 克。

（1）治猪牛绦虫病。先吃南瓜子粉 100 克，一小时后水煎槟榔 100 克。取浓汁冷服，服药一小时后服硫酸镁 25 克，促进腹泻排虫。

（2）治钩虫、姜片虫、蛔虫、蛲虫、鞭虫等寄生虫感染。槟榔 100 克。水煎浓汁，冷后，于晨起饭前 1 小时服完，服药 3 小时无排便者，加服硫酸镁 30 克。一次治疗无效者须 5 天后再服。

（3）治胃肠功能不健，消化不良，食积腹痛，腹痛作呕。槟榔、麦芽各 20 克，白术 30 克，砂仁 10 克。共焙干研粉，每日晨起温开水送服 10 克。

（4）治绦虫病。槟榔 100 克，雷丸 20 克，南瓜子 100 克。水煎，日服三次。

（5）治食积气逆。槟榔 30 克，乌药、枳壳、人参各 10 克，沉香 3 克。水煎，日服三次。

（6）治食积气滞，大便不爽。槟榔 30 克，木香、香附、陈皮各 12 克。水煎，每日一剂，三次服。

（7）治泻痢滞下，里急后重。槟榔 30 克，黄连、木香、芍药各 10 克。水煎，日服三次。

（8）治肿痛。槟榔 30 克，木瓜、吴茱萸各 10 克。水煎，日服三次。

（9）治水肿胀满实证。槟榔 30 克，泽泻 15 克，木通 10 克，猪苓 12 克。水煎，每日一剂，三次服。

（10）治疟疾。槟榔 30 克，常山 10 克。水煎，于发作前两小时服下。

使用注意：如服药后出现呕吐、腹痛、头晕、心慌，可加糖调味减少副作用。使用鲜槟榔治虫药效好。体虚气弱，大便溏泻，内脏下垂者忌服。

6. 雷丸：又名雷矢、雷实、竹苓、竹林子、木莲子

本品为多孔菌科植物雷丸菌的干燥菌体，寄生于腐朽的竹根之上，野生，主产于四川、湖北、广西、云南、贵州等省。本品呈不规则的团块状，表面棕黑色，粗糙有网状皱纹，质坚重，不破碎，有半透明或不透明层纹相交错，呈颗粒集结花纹，以大小均匀，坚实，沉重，外皮黑褐色，内白色者为佳。含溶蛋白酶 3% 左右。

功能：味苦性寒，有小毒，入胃、大肠经。有杀虫消积的作用。治绦虫、钩虫、蛲虫等肠道寄生虫感染。亦治小儿虫积腹胀，消化不良，食欲不振等症。

临床应用：宜入丸剂，3～16克，吞服。

（1）治绦虫。雷丸研粉，每次20克，日服三次，温开水调糖服，连服三天。服后大便不通可加服硫酸镁20克，促进排泄。小儿酌减。

（2）治钩虫病。雷丸。研粉，每次60克，开水冲葡萄糖粉10克调服，一次服下。体质弱者可分三次，于三天内服完。五日后不效再服一次，小儿酌减。

（3）治蛲虫病。雷丸6克，大黄、牵牛子各10克。共研粉，晨起空腹冷开水送服。小儿酌减。

（4）治小儿虫积感染，消化不良等。雷丸、鹤虱、槟榔、使君子各10克。共研粉，每次3克，用凉米汤调服。

（5）治一切虫积。雷丸、槟榔、牵牛子、木香、苦楝根皮各10克。共研粉拌匀，每次3克，于早晨空腹稀粥调服。

使用注意：本药驱虫有效成分雷丸素是一种蛋白酶，受热至60摄氏度时酶的作用易于失效，而在碱性溶液中作用最强，须在医生监护指导下使用。

7. 贯众：又名贯节、野鸡膀子、牛毛黄、绵马、广东菜、猴腿

本药为多年生水龙骨科草本植物，茎粗大，高60～120厘米，叶柄粗壮，黄褐色，有光泽，叶簇生，披针形。多生于阴湿地混合林中。春秋季采根茎晒干生用或炒炭用。

功能：味苦性微寒，有毒，入肝、脾经。清热解毒，止血杀虫。治时疫，血痢，血崩，虫疾。

临床应用：10～20克，水煎服。驱虫解毒宜生用，止血炒炭用。

（1）治便血。贯众、地榆、槐花各20克。共研粉，拌匀，每次10克，黄酒调服，每日三次。

（2）治便血。贯众炭20克，三七15克。共研粉，每次10克，温开水送服，日服三次。

（3）治血崩。贯众炭35克，人参15克。共研粉，每次10克，温开水调服，日服三次。

（4）治虫积腹痛。贯众15克，乌梅10克，大黄5克。水煎，每日一剂，三次服。

（5）预防麻疹。贯众研粉，三岁以下每次服0.25克，每日两次。连服三天，间隔一月，再连服三日，至麻疹流行期过去为止。

（6）预防时疫。夏季将贯众放入井水中，包扎用绳固定。

（7）治绦虫病。贯众、槟榔各20克，雷丸15克。共研粉，冷开水一次空腹冲服。

（8）治蛔虫病。贯众20克，鹤虱、芜荑、苦楝根皮各10克。水煎，每日一剂，早空腹服下。

（9）治胆道蛔虫病。贯众、苦楝皮各50克。煎浓汁，早晨空腹一次服下。

（10）治钩虫病。贯众、苦楝皮各25克，紫苏、荆芥各15克。水煎，日服三次。

（11）治血热出血症。贯众炭 30 克，黄连 10 克。共研粉，每次 10 克，分 4 次服。

（12）治崩漏。贯众炭 30 克，血余炭 3 克，丹皮、当归、地榆炭、黄柏各 15 克，白芍、生地各 30 克，阿胶 10 克（烊化冲服）。水煎，每日一剂，三次服。

（13）治防流感、麻疹、流脑。贯众 20 克，甘草 15 克。水煎，日服三次。一直服至流行期结束为止。

使用注意：本品有毒，须在医生监护指导下使用。

8. 石榴根皮

为安石榴科植物落叶灌木或小乔木石榴树的根皮，产于安徽、河南、山东等省。石榴树的根皮，用时挖取。石榴树多有栽培，是食用水果。

功能：味酸涩性温，入肝、胃、大肠经。功专杀虫。

临床应用：鲜石榴根皮 10 ~ 30 克。水煎服，能驱除寸白虫、蛔虫、绦虫。

驱绦虫：石榴根皮 25 克，加水 300 毫升，煎至 100 毫升，温服。

使用注意：石榴根皮对胃黏膜有相当的刺激性，有胃炎者慎用。

9. 榧子：又名榧实、玉山果、赤果、香榧子

为红豆杉科常绿乔木植物榧树成熟的种子，冬季果实成熟采收，晒干生用或炒用。主产于浙江、江苏、福建、湖南、安徽等省。以个大壳薄，种仁饱满为佳。

功能：味甘性平，入肺、胃、大肠经。杀虫消积，润肠通便。治钩虫、丝虫、绦虫、蛔虫、姜片虫等多种人体寄生虫病。亦治大便秘结不通。

临床应用：15 ~ 30 克，宜炒热嚼吃，也可入剂，入煎须打碎去壳（即榧子肉）生用或炒用。炒热 10 ~ 20 枚嚼服。

（1）治钩虫病。炒榧子 150 克。一天分三次嚼服，坚持服用一个月，粪便检查确认无虫卵后停药。

（2）治丝虫病。榧子肉 25 克，血余炭 5 克。共研为粉，用蜂蜜调为 25 粒丸药，一日三次，每次 2 粒，温开水送服，连服 4 天为一疗程。如需再服，须间隔 3 天再服 4 天。

（3）治绦虫病。炒榧子嚼服，一天 10 粒，连服七天。

（4）治钩虫、蛔虫、姜片虫等肠道寄生虫病。榧子、使君子、大蒜各 30 克。水煎，一天三次，饭前一小时空腹服。

（5）治肝血吸虫。榧子、槟榔各 30 克。水煎，每日一剂，三次服用。连服 10 天。

（6）治肺燥伤阴，干咳少痰。榧子、麦门冬、瓜蒌、杏仁各 15 克，阿胶 10 克（烊化冲服）。水煎，每日一剂，三次服。

使用注意：本药驱虫效果良好，兼有缓泻作用，促进排虫。多服滑肠，腹泻慎用。宜医生监护指导服用。

10. 南瓜子：又名瓜仁、白瓜子、金瓜米、倭瓜、窝瓜

一年生葫芦科草本植物南瓜的成熟干燥种仁，茎蔓生，密生粗毛，叶互生，有柄心形，种子扁，椭圆形，淡黄白色，花期 7~8 月，果期 9~10 月，各地均有栽培。秋季果熟，取种子晒干生用或炒熟用。

功能：味甘性温，入大肠经。功能杀虫，对绦虫、血吸虫、蛔虫、蛲虫肠道寄生虫病，大剂量服用均有疗效。

临床应用：50~100 克，炒热嚼服或研粉冲服。

（1）治绦虫。南瓜子 200 克炒熟研粉，槟榔 200 克。服南瓜子粉，服后两小时，再温服槟榔煎汁，服后坐在温水盆上绦虫自下。

（2）治蛔虫。南瓜子 100 克，槟榔 100 克，硫酸镁 10 克。先将南瓜子炒熟，去皮吃仁，再温服槟榔煎汁，半小时后服硫酸镁，坐在温水盆上排便，蛔虫排出。须空腹服药。

使用注意：体虚者及孕妇忌服。

11. 大蒜

为百合科一年草本植物大蒜的干燥块根，全国各地均有栽培。

功能：味辛性温，入脾、胃经。有消肉食积滞和解毒杀虫的作用。内服可治痢疾、泄泻、咳嗽、虫积腹痛；外用能消肿，治疗癣疮毒。多服伤目。

临床应用：内服煎汤 5~10 克，生食适量，外用捣烂敷患处适量。

（1）治痢疾。大蒜 10 克，捣烂，加白糖 3 克，水煎冲服，每日一剂，每日三次。

（2）治百日咳。大蒜 10 克，生姜 6 克。水煎，冲服红糖 5 克，每日一剂，三次服。

（3）治蛲虫病。大蒜 10 克。捣烂加香油调涂肛门周围。

（4）治痈疽疮毒。大蒜 10 克，淡豆豉、乳香各 5 克。共捣烂，麻油调涂患处。

使用注意：凡阴盛火旺，口齿咽喉肿痛，目疾者忌服。久食伤肝损目，辛温太过，则血耗目损，故应注意慎用。

12. 鸦胆子：又名老鸦胆、苦参子、鸭蛋子、小苦探

为苦本科植物鸦胆子成熟干燥的种子，秋季果实成熟时采收晒干入药。

功能：味苦性寒，入大肠经。能杀虫治痢，截疟制疣。治阿米巴原虫感染，热毒血痢，泻下脓血滴虫等原虫感染所致阴道炎，带下阴瘙痒等病症。内服对鞭虫、蛔虫、绦虫等肠道寄生虫有一定的驱杀作用。亦治各种疟原虫感染所致阵发寒热，及皮肤赘疣、鸡眼等。

临床应用：每次 5~20 粒，吞服，或捣烂外敷。

（1）治急慢性阿米巴痢疾腹泻脓血。鸦胆子 20 粒（少儿酌减）。吞服，每日三次，温开水送服，七天为一疗程。

（2）治滴虫性阴道炎。鸦胆子 20 粒去皮，加水一杯半，煎取浓汁半杯，用消毒

大注射器抽取药汁注入阴道，一天两次，连用三天。注射时垫高腟部，休息一小时。

（3）治间日疟、三日疟、恶性疟。鸦胆子10粒（小儿酌减）。每日分三次温开水送服，每次5粒，5天为一疗程。

（4）治外耳道乳头状瘤等皮肤赘生物疣。鸦胆子去皮捣烂研粉，以烧酒调为糊状外敷患处，一日两次。如用鸦胆子榨取油汁外用更佳。

使用注意：鸦胆子有小毒，味极苦，内服不能破，口服易呕吐，不宜过量。服后出现头晕，腹泻，呕吐，腹痛，症状多较轻，如重者立即停服。肠道出血，胃肠功能紊乱，时发呕吐，大便溏泻，肝肾功能不良者忌服，孕妇、小儿慎服。外用时出现局部红肿应慎用。外用引起呼吸过敏须加注意。外用鸦胆子榨油使用为佳。医生监护指导服用为宜。

二十二、涌 吐 药

1. 瓜蒂：又名苦丁香

为苦丁科一年生草本植物甜瓜的瓜蒂，各地均有栽培，瓜熟时取瓜蒂生用或干用。

功能：味苦性寒，有小毒，入胃经。是催吐药，善催吐风热痰涎和食物停在上脘不消化，及风热痰涎引起的癫痫病。亦治食积不化，胃脘胀痛，及黄疸病身面浮肿，全身发黄。

临床应用：入煎剂 1 ~ 3 克，丸散 0.5 ~ 1.5 克。

（1）治风痰，诸痫涎涌。瓜蒂炒黄研粉，每次 1 克水调服催吐。

（2）治宿食痰涎停在上脘。瓜蒂炒黄研粉 2 克，赤小豆 3 克。共研粉，香豆豉煎汁温服催吐。

使用注意：体虚，失血及上脘无实邪者忌服。

2. 胆矾：又名蓝矾、云胆矾

为三斜晶系硫酸铜的矿石，系由含铜的硫化矿石受氧化分解而成。因其易溶于水，故产于气候干燥地区的硫化铜矿床氧化带中，铜矿坑道中常见有矿坑水生成的胆矾。主产于云南、四川、山西、广东、陕西等省。本品为不规则块状晶体，蓝绿色，表面光滑，粗糙半透明，干燥空气中可缓慢风化。以块大深蓝色，有光泽者为佳。

功能：味酸涩辛性寒，有毒，入肝、胆经。内服能涌吐风热痰涎。治风痰癫痫，咽喉肿痛，痰涎壅塞，误食毒物。外用燥湿收敛，治风眼赤烂，牙疳肿痛。

临床应用：0.3 ~ 0.6 克，研粉温开水调服。用于催吐极量 0.9 克，限服一次。外用适量，若洗目应配制千倍水溶液。

（1）治风痰癫痫。胆矾 0.5 克。研粉，醋汤调服。

（2）治咽喉肿痛，痰涎壅塞。胆矾 0.5 克，僵蚕 3 克。共研磨吹喉催吐。

（3）治误食毒物。胆矾 0.5 克，温开水冲服催吐。

（4）治风眼赤烂。胆矾烧研 0.3 克。泡汤洗目。

使用注意：体虚者忌服。本品有毒，严防内服过量，引起中毒。须医生监护指导使用本品为宜。

3. 食盐

以东海盐水晒制，家庭调味常用，随时可取。

功能：味咸性寒，入肺、胃经。有催吐作用，能吐胃中宿食或痰水停积，可治胸腹突然疼痛。多服用能耗伤血液，损人皮肤颜色。

临床应用：10 ~ 20 克。内服催吐宜炒黄，沸汤溶化温服，外用适量。

（1）治宿食停留，心腹满痛，或痰迷心窍，喜笑不休，干呕。食盐炒黄15克。沸水冲化温服催吐即愈。

（2）治牙龈肿痛。食盐开水冲化，漱口吐出，再漱三次。

（3）治疮溃者。食盐水沸水冲化，清洗患处，能止痒，消炎止痛。

（4）治溃疡作痒。食盐沸水冲化洗患处，能清火凉血，解毒止痒。

使用注意：水肿者少服或忌服。高血压病人要少食盐，限量食用。肾炎病人禁服。面容暗淡者少食盐。

4. 常山：又名蜀漆、恒山、鸡屎、互草、鸭屎

为虎耳草科落叶小灌木植物黄常山的干燥根，野生于四川、贵州、湖南、湖北等地。根圆柱形，弯曲不直，质坚硬，不易折断。以质坚，条匀光滑，色黄者为佳。

功能：味辛苦性微寒，有小毒，入心、肝、肺经。除痰，行水，止疟，催吐，清热。

临床应用：4～8克，煎汤内服或入丸剂。

（1）治老痰积饮，胸膈胀满，欲吐不能吐。常山8克，甘草10克。煎汤加蜜温服，不吐再服一次。

（2）治疟疾夹湿。常山8克，草果、槟榔、厚朴各10克。水煎，日服三次，在寒热之前2小时提前服之。若邪热较重者，常山、知母、贝母、草果各10克，水煎服。若恶心呕吐较重者，常山、半夏、陈皮、藿香各10克，水煎服。

使用注意：正气虚弱，久病体弱者忌服。催吐宜生用，截疟宜酒制。

5. 藜芦：又名山葱、丰芦、鹿葱、憨葱

为百合科草本植物藜芦的干燥根茎，故黑色为藜，其芦有黑裹之鹿葱。生于太白山山谷，三月采根阴干入药。

功能：味辛苦。性寒，有毒，入肺、胃经。能催吐，治中风痰涎闭塞而引发癫痫病。又能杀虫，治各种虫毒引起的痢疾，大便脓血。本药催吐功效很强，因毒性很大，所以很少内服。外敷能治疥癣、疮疡、秃疮。

临床应用：本药毒性强，忌内服。一次口服干品30毫克，半小时即出现血压明显下降，呼吸抑制，但无呕吐现象。一次口服70毫克，即出现口角发麻，咀嚼困难，剧烈吐泻，胸闷，直至昏倒。若内服0.93～1.56克足可以引起严重中毒，甚至危及生命，故现已很少内服配药。

（1）治秃疮。以本药研粉，猪脂调涂之，每日两次。

（2）治癣疮。藜芦8克，轻粉4克。研粉拌匀，水调涂患处。

使用注意：本药反芍药、细辛、人参、沙参、玄参、苦参、丹参，不能同用。孕妇忌用。须医生监护指导下使用本品。

二十三、泻 下 药

1. 大黄：又名川军、北大黄、南大黄、锦文大黄

多年生蓼科草本植物，直根肥厚，茎粗壮，中空，根生叶大有长柄，叶片卵形，圆锥花序顶生，花稠密，小坚果三棱形，有翅，全国各地均有种植。秋季挖掘切片晒干生用或酒制用。酒大黄：将大黄片放锅内炒热，再将黄酒倒入拌炒，至微焦为止。每500克大黄用黄酒200毫升。

功能：味苦性寒，入脾、胃、肝、大肠、心包经。是寒性泻下药，泻实热，破积滞，行瘀血。治实热便秘，食积痞满；痢疾初起，腹痛后重；湿热发黄，水肿；妇女经闭；湿痰郁热发狂等病症。

临床应用：1～12克。生用泻力猛，制用泻力缓，酒炒清上部火热，又能活血化瘀，炒炭化瘀止血。入煎剂宜生用后下，不宜久煎；作清热剂用，宜先下久煎。

（1）治大便热秘。大黄50克。研细粉，每次5克，日服两次。

（2）治口疮糜烂。大黄5克，枯矾5克。共研粉擦患处。

（3）治烧烫伤。生大黄，研粉香油调涂患处。

（4）治胃肠实热积滞，便秘腹痛，甚至狂热不退，神昏谵语。大黄、芒硝各10克，厚朴、枳实各15克。水煎，日服三次。

（5）治积滞停留于肠胃，脘腹胀痛，大便不畅或泄泻。大黄、木香、黄连各10克，槟榔15克，每日一剂。

（6）治湿热蕴结肠胃，下痢腹痛，里急后重。大黄、黄连、黄芩、芍药、甘草、槟榔各10克。水煎，每日一剂，三次服。

（7）治实热火毒，迫血妄行，吐衄、便血，或目赤疼痛，咽喉或牙龈肿痛，及痈肿。大黄、黄连、山栀各10克，黄芩15克，天花粉30克。水煎，每日一剂，三次服。

（8）治肠痈腹痛，痞满拒按。大黄、木香各10克，丹皮、赤芍、金银花各15克，蒲公英25克。水煎，每日一剂，三次服。

（9）治妇女瘀血经闭，产后瘀阻，癥瘕积聚。大黄、红花、桃仁、地鳖虫各25克。水煎，每日一剂，三次服。

（10）治跌打损伤，瘀血作痛。大黄、柴胡、穿山甲、桃仁各10克，当归、天花粉各25克。水煎，每日一剂，三次服。

（11）治湿热黄疸。大黄、栀子各10克，黄柏、郁金各15克，茵陈30克。水煎，每日一剂，三次服。

使用注意：本药峻烈攻下破瘀，易伤正气，非实证不宜用。孕妇、妇女、月经期及哺乳期均当忌用。

2. 玄明粉：又名朴硝、芒硝、玄明粉、化金石、水石

为矿物类芒硝天然含硫酸钠的矿物质，经初次煎炼，结在盆底的粗硝即为朴硝。结在上面有细芒如锋的为芒硝。将芒硝同萝卜同煮后的结晶为玄明粉（又名玄明粉）。朴硝质地不纯，只能作外科用。芒硝味咸性寒，功效与玄明粉相同，但作用比玄明粉猛烈。

功能：味辛苦咸，性大寒，入胃、大肠、三焦经。苦寒能清热泻下，咸能软坚润燥，能清除肠胃宿食积垢，食痰积滞。治大便热结不通，发热神昏，谵语，腹痛胀满，实热痢疾里急后重。亦治喉头红肿痛烂。

临床应用：10～15 克，冲入药剂内溶化后服用，外用适量。

（1）治潮热，谵语，腹满胀痛，大便燥结。玄明粉、大黄各 10 克，枳实、厚朴各 15 克。水煎，每日一剂，三次服。

（2）治心下少腹硬满而痛，证属湿热结聚。玄明粉、大黄各 10 克，水煎冲服。

（3）治痰热中风，偏瘫，神昏，便秘。玄明粉、胆南星、大黄各 10 克，瓜蒌 15 克，天竹黄 12 克。水煎，每日一剂，三次服。

（4）治咽喉肿痛，口舌生疮。玄明粉 10 克，冰片、硼砂各 2 克。共研粉，吹入患处。

（5）治痈疮肿毒。玄明粉化水，外涂患处，每日三次。

（6）治痔疮肿痛。玄明粉煎汤，外洗肛门处，每日三次。

（7）治乳痈肿痛。玄明粉煎汤，纱布外敷患处，干后再换药。

使用注意：孕妇忌服。

3. 番泻叶：又名泻叶、泡竹叶

为豆科草本状小灌木狭叶番泻或尖叶番泻的干燥小叶片。狭叶番泻主产于印度，尖叶番泻主产于阿联酋，我国云南已引种成功。药用完整或破碎的番叶，叶片长卵形，上表面黄绿色，下表面灰绿色，叶脉突出，两面均有毛。以身干尖叶，色黄绿，完整无泥沙杂质者为佳。

功能：味甘苦性大寒，入大肠经。泻热，消积，通便。治肠胃蕴热，积食停滞，便秘，腹胀，消化不良，胸腹胀满，水肿腹胀。

临床应用：3～6 克，入煎剂当后下，研粉冲服 1～3 克。

（1）治肠燥便秘大便不通。番泻叶 3 克。冲开水一杯，五分钟后去渣一次服下。

（2）治肠胃积食，消化不良。番泻叶 1.5 克。开水泡 5 分钟去渣一次服下。

（3）治脾胃虚弱，消化不良，食积便秘，胸闷腹胀。番泻叶、陈皮各 3 克，生大黄、丁香各 2 克，黄连 1.5 克。用开水冲泡，温水瓶保存 2 小时去渣。每日一剂，三次服。

（4）治热结便秘。番泻叶 6 克，枳实、厚朴各 12 克。水煎，每日一剂，三次服。

（5）治消化不良，食积停，便秘腹胀。番泻叶 5 克，大黄 8 克，橘皮、槟榔各 10 克。水煎，每日一剂，三次服。

（6）治水肿腹胀，二便不通。番泻叶 6 克，牵牛子、大腹皮各 8 克，水煎，三次服。

使用注意：孕妇及体虚者忌服。

4. 芦荟：又名卢荟、象胆、劳伟、讷荟

为百合科多年生常绿肉质植物库拉索芦荟及好望角芦荟液汁浓缩的干燥物，全年可采，割取植物的叶片，收集流出的液质，放锅内熬成浓膏，再放入容器冷却凝固备用。主产于非洲，我国广东、广西、福建也有栽培。以气味浓，溶于水后无杂质泥沙者为佳。

功能：味苦性寒，入肝、胃、大肠经。泻热通便，杀虫消积。治习惯性便秘，肠热便秘，小儿蛔虫，虫积疳病。内服能清热凉肝，治肝实火引起的癫痫，惊风抽搐。外用治疥癣。

临床应用：1～3 克，入丸剂散用，不宜入煎。外用适量。

（1）治热结便秘。芦荟 20 克，朱砂 15 克。共研为粉，每日三次，每次 3 克，以温开水调服。

（2）治心烦失眠多梦。芦荟 30 克，朱砂 20 克。共研粉，一日三次，每次 3 克，温开水调服。

（3）治癫痫抽搐。芦荟 10 克，炙甘草 15 克，白术、姜半夏各 30 克。共研粉，煎姜汤冷凉调服，每日三次，每次 5 克。

（4）治癫痫。芦荟 10 克，白矾 60 克，郁金 90 克，胆南星 30 克，天竹黄 12 克，朱砂、琥珀各 9 克。共研为粉，拌匀，每日两次，每次三克，温开水调服，解郁行气，化痰舒心。

（5）治热结便秘。芦荟、朱砂研粉。每次 3 克，每日三次，温开水调服。

（6）治头晕目赤，烦躁失眠。芦荟、朱砂研粉，一日三次，每次三克，温开水调服。

（7）治胃肠有热所致习惯性便秘。芦荟、大黄、枳实、玄明粉各 10 克。研粉，每次 5 克，每日三次，温开水调服。

（8）治肝经实火，心经有热引起头晕，头痛，耳鸣耳聋，狂暴易怒，惊风抽搐等症。芦荟、大黄、黄连、青黛、龙胆草各 10 克。研粉，每次 4 克，温开水送服，每日三次。

（9）治虫积腹痛，面黄肌瘦，小儿疳积等症。芦荟、木香、黄连、芜荑、当归各 10 克。研粉，温开水冲服，每日三次，每次 5 克。

使用注意：孕妇、脾胃虚寒、便溏者忌用。

二十四、润 肠 药

1. 火麻仁：又名麻子仁、线麻子、大麻仁

一年生草本桑种植物大麻的种子，高约2米，茎直立，皮多纤维，表面有纵沟，掌状复叶，小叶5～7枝，披针形，花单性，雌雄异株，雄花序圆锥状，雌花序短穗状，果实灰色，表面光滑而有网纹，全体披有黄褐色苞片。秋季果熟，收割大麻，打下果实，晒干，用时炒熟捣碎入煎。

功能：味甘，性平，入脾、胃、大肠经。补虚润燥，滑利，治体虚便秘；下乳催生，可治乳少难产；补中益气润肠，治老人及产后肠燥大便秘结，小便不通等症。

临床应用：5～30克，打碎煎服或入丸散用。

（1）治大便秘结。火麻仁50克。打碎水煎，每日一剂，三次服。

（2）治老年人、产妇体虚便秘。火麻仁50克，苏子50克。共捣碎，水煎，日服三次。

（3）治老人、妇女产后体虚所致血虚津枯，大便秘结。火麻仁50克，当归、熟地各30克，杏仁15克。水煎，每日一剂，三次服。

2. 郁李仁：又名郁子、李仁肉、欧李仁、小李仁、大李仁

为蔷薇科植物灌木欧李、郁李、长梗郁李成熟干燥的种子。主产于内蒙古、河北、山东、辽宁、吉林等省。小灌木，多分枝，高0.5～1.5米，嫩枝褐色，叶片卵形、长圆形，花与叶同时开放，花白色或淡红色，核果球形，熟时紫红色，味酸可食，花期5～6月，果期7～9月。生于向阳山坡。7～9月采果取核，用锅蒸2小时，取出晒干碾去外壳，取内仁用，用时捣碎入药。以粒小，饱满，均匀不泛油者为佳。

功能：味辛苦酸性平，入脾、大肠、小肠经。润燥滑肠，利水消肿，润肠通便。治大便燥结不通，小便不利，水肿胀满等症。

临床应用：5～15克，水煎服，研粉服为佳。

（1）治体虚便秘。郁李仁、杏仁、火麻仁各15克。共研粉，蜜炼为丸，每次10克，日服两次。

（2）治水肿尿少便秘。郁李仁10克，薏苡仁50克。共研粉煮粥食用。

（3）治大肠气滞，肠燥便秘。郁李仁、柏子仁各15克。水煎，每日一剂，三次服。

（4）治小便不利，水肿，腹满，喘促，脚气肿。郁李仁15克，薏苡仁、茯苓、冬瓜仁、黄芪各30克。水煎，每日一剂，三次服。

二十五、逐 水 药

1. 牵牛子：又名黑白丑

一年生旋覆花科草本植物牵牛子，全株生毛，缠绕，花漏斗状，紫红色，果球形，内含种子6枚，种子卵圆形，有三棱，黑色或白色，花果期6~9月，各地均有野生。秋季种子成熟，采果实搓出晒干生用或炒用，用时打碎。炒牵牛子，将牵牛子放入锅内炒至鼓起，取出晾凉备用。

功能：味苦性寒，有毒，入肺、肾、大肠经。通二便，消乳肿，杀虫。治蛊胀腹部胀满，腹部积滞胁下，疝癖，虫积腹痛。

临床应用：3~10克，水煎服，入丸1~3克。

（1）治水肿。牵牛子8克，炒甘遂2.5克。共研粉，猪腰子1个切开，将药装入蒸熟，一次吃完，每日一次，连服3天，忌食盐。

（2）治水肿。牵牛子、车前子各6克。共研粉，加红糖3克，温开水调服，日服三次。

（3）治腹胀。牵牛子15克研粉，猪肾1个，将牵牛子粉装猪肾内煨熟，温酒送服，日服一次。

（4）治血淋。牵牛子50克。微炒研粉，每次5克，姜煎汤送服，日服三次。

（5）治蛔虫。牵牛子100克，槟榔150克。共研粉，炼蜜为丸，每次10克，空腹日服一次。

（6）治小儿食积。牵牛子、人参、大黄、槟榔各10克。研粉蜜炼为丸，每次1克，日服两次，温开水送下，3岁以下儿童酌减。

（7）治三焦气滞，水肿胀满，二便不通，属实证。牵牛子、茴香各6克，生姜3克。水煎，日服三次。

（8）治大便秘结。牵牛子、桃仁各10克。水煎，日服三次。

（9）治肺气壅滞，痰饮喘咳，面目浮肿。牵牛子、葶苈子、杏仁、陈皮各10克。水煎，每日一剂，三次服。

（10）治虫积腹痛。牵牛子10克，槟榔、紫苏各15克。水煎，每日一剂，三次服。

使用注意：孕妇忌服，体虚慎用。

2. 甘遂：又名甘蒿、陵蒿、陵泽、甘泽、重泽、苦泽、白泽

为大戟科多年生肉质草本植物甘遂的干燥根，主产于山西、甘肃、河南、湖北等省。以肥大饱满色白，粉足者为佳。

功能：味苦性寒，有毒，入脾、肺、肾经。是猛烈的逐水药，能通便，泻痰水，可以破除腹部的积滞。治腹水胀满，全身浮肿，二便不通，胸膜炎，胸腔积液，胸胁胀满，气逆喘促。亦治痈疮肿毒、流行性腮腺炎、癫狂等病。

临床应用：1~3克，煎汤内服或入丸散，外用研粉适量。

（1）治腹水胀满，胸腔积液。甘遂、大戟、芫花各10克。共研粉，每次2克，以大枣10枚煎汤调服，每日两次。

（2）治多种疾病引起的小便不通。甘遂20克，加面粉50克，以温开水调成整饼，制成直径6厘米的面饼，外敷于肚脐正中至肚脐直下约10厘米处，其效显著快速。若2小时无效，则可换药或将敷药加热，纱布隔温水袋敷即奏效。

（3）治流行性腮腺炎及各种肿毒。甘遂6克，大黄12克。共研粉，以冷水调成稀糊状外敷患处，一日两次。

（4）治癫狂症。甘遂1.5克、朱砂1克。共研粉，以温开水送服。

（5）治水湿壅滞，水肿胀满，口渴气促，便秘脉实，属阳实水肿证。甘遂、大戟、芫花、黑丑各5克。共研粉，每日两次，温开水送服。同时能治热结便秘，二便不通，痰饮积聚，胸满气喘，胁肋疼痛。若水饮与热邪结聚所致的水饮结胸，症见气逆喘促者，可与大黄、芒硝同用。

（6）治痰迷癫痫发狂。甘遂2克，朱砂1克。研粉，分两次温开水冲服。

（7）治痈肿疮毒。甘遂研粉，冷水调糊状外敷，每日两次。

使用注意：本药反甘草，不能同用。凡气虚阴伤，脾胃虚弱者，及孕妇均忌用。本品有毒，宜用面糊包裹煨熟，能降低毒性，可以避免呕吐。

3. 大戟：又名下马仙、猫眼、龙虎草、灯台草

多年生大戟科草本植物，茎直立，高30~60厘米，含乳白汁，花序多歧伞状，叶状苞5~9片，轮生，伞梗再分歧，花缘黄色，果三角状扁球形，有疣状突起，种子卵圆形。生于山坡、沙丘、山路旁。春秋季挖根，切碎晒干，生用或醋炒用。醋炒大戟：将大戟放锅内，加醋拌匀炒至微黄焦，取出晾凉备用。每500克用醋100克。

功能：味苦性寒，有毒，入脾、肺、肾经。猛烈逐水药。能消水肿，通二便。治腹胀，瘀血结聚成块，水肿胀满，痰饮积聚。

临床应用：1~3克，水煎内服或入丸散用，外用研粉适量。内服不可过量，会引起剧烈头晕。

（1）治痰涎壅盛，咳嗽，胸胁满，上气多唾。大戟、甘遂各3克，白芥子10克。共研粉，每次3克，每日两次，生姜5克煎水冲服。

（2）治水肿喘急，小便不利，水蛊。炒大戟50克，炮姜12克。共研粉，每次5克，生姜5克，煎水送服，至二便畅通为止，日服三次。

（3）治水肿。大戟50克，木香25克。共研粉，每晨空腹，温酒送服5克，忌咸食。

（4）治水肿胀满，二便不通，水肿实证。大戟3克，牵牛子、木香各10克。共研粉，取猪腰子1对，切开放药蒸熟，分两次空腹食下。

（5）治痰饮积聚，胸膈胀满，胁肋胀痛。大戟、甘遂各3克，白芥子10克。共

研为粉，每次 5 克，温开水送下，每日三次。

（6）治痰火凝聚所致瘰疬痰核。大戟、山慈菇各 10 克，雄黄、麝香各 1 克。共研粉，每次 3 克，温开水送服，日服三次。

使用注意：本药忌与甘草同煎。孕妇、体虚者忌服。阴寒水肿忌服。

4. 芫花：又名杜芫、赤芫、玄水、毒鱼草，头痛花、儿草、败花、闷头花

为瑞香科植物落叶小灌木芫花的干燥花蕾和花，生于山西、陕西、河北、吉林等省。芫花生淮源山谷，叶似柳叶，根皮黄似桑根，3 月开花，紫碧色，4 月采花阴干入药。以花朵完整，灰紫色，无杂质皮为佳。

功能：味苦性寒，有毒，入脾、胃、肾经。是比较剧烈的逐水药。治腹部胀满的蛊胀实证；痰水停留肺部所致喘咳，胀满，痰多等症；小便不利，全身浮肿，腹水胀满，胸胁积液，喘满胁痛；痈肿热毒，急性乳腺炎，牙痛，冻疮等。

临床应用：1～3 克，水煎服。入丸剂 0.6～1 克。

（1）治多种严重浮肿及腹腔积液。芫花、甘遂、大戟各 5 克。分研为粉，拌匀，每晨起视病人身体情况予 1～2 克，以大枣 10 枚煎汤调服。一次服药无效者，次日晨起加量 0.5 克再服，待明显泻下时，可以稀粥频服，补养防伤。

（2）治急性乳腺炎及深部脓肿。芫花 3 克，鸡蛋 3 枚。共水煎，蛋熟去壳，蛋上刺数洞，放回煮至蛋发黑，取出食之，同时饮汤，每日两次。服药后如有恶心、头晕，可用菖蒲 6 克煎汤服以解毒。

（3）治痔疮。芫花 6 克，麦芽 10 克。水煎热洗患处，一日三次。

（4）治水肿胀满，二便不通的阳实水肿证。芫花、大戟、牵牛子各 1.5 克。水煎，日服三次，每日一剂。

（5）治痰饮喘咳，胸胁牵痛属实证者。芫花、大戟、甘遂各 1 克，大枣 8 枚。水煎，每日一剂，三次服。

（6）治虫积腹痛。醋炒芫花 1 克，雄黄粉 0.3 克。温开水冲服，日服两次。

（7）治头癣。芫花 3 克研粉，猪油调涂患处。

（8）治冻疮。芫花 3 克，甘草 8 克。水煎，趁热洗冻疮患处。

使用注意：孕妇、阴寒水肿、体虚者忌服。反甘草，忌与甘草同煎内服，可外用。本药经醋炮制，毒性降低，与甘草同用毒性增加。

5. 商陆：又名当陆、白昌、马尾、夜呼、花商陆

为商陆科多年生草本植物商陆的干燥根，多为野生，产于河南、湖北、安徽、陕西等地区。生于咸阳山谷，有赤白二种，白者入药用，赤者有毒，赤花者根赤，白花者根白，八月采根晒干入药。以片大，色白，两面环纹明显者为佳。

功能：味苦性寒，有毒，入脾、胃、肾经。有赤白两种，赤色专为外用，能治风湿疮毒；白色可以内服。治肝肾病所致尿少水肿，腹水胀满，大便秘结，及慢性支气管炎，消化道出血，痈疡肿毒等病症。

临床应用：3～10 克，煎汤服或以鲜品捣烂外敷治痈疡肿毒。

（1）治慢性肾炎引起的全身水肿胀满，二便不通。商陆 3 克，五花肉 60 克。加水 500 毫升，煎汁 300 毫升，一天三次分服，不食肉。

（2）治慢性支气管炎，多喘咳。鲜商陆根 500 克。上笼蒸 1 小时，晒干研粉，用蜂蜜制丸如绿豆粒大，每日三次，每次一粒，温开水送服，连服 10 天为一疗程。

（3）治胃、肠、食管出血和痔疮出血。商陆 5～10 克。水煎，日服三次，连服三天。

（4）治痈肿疮毒。鲜商陆根加少量盐捣烂为泥，外敷患处，一日三次。随干随换药。

（5）治水肿胀满，大小便不通，水肿，属实证者。商陆、槟榔、泽泻、茯苓各 10 克。加水煎，每日一剂，三次服。

（6）治水肿。商陆 10 克，赤豆 50 克，鲤鱼 1 条。水煎 2 小时，喝汤吃鱼，每日一次。

使用注意：本药有毒，服之不当，可引起中毒反应，出现发热，心跳加快，呼吸急促，呕吐腹泻，头痛昏迷，严重可致死亡。凡孕妇，体虚，消化不良，脾胃虚弱，食少便溏，倦怠，消瘦者均忌服。出现中毒症状可用绿豆、糯米各 50 克煎汤频服；或以生绿豆 50 克研粉，用开水冲泡频服。本药经醋炮制后其毒性降低，故内服宜选用白者，以醋炮制用内服，生者、赤者适外用。本药忌与甘遂同煎服。

6. 续随子：又名千金子

为大戟科两年生草本植物续随子干燥成熟的种子，主产于河南、浙江、四川、辽宁、吉林等省。种子呈椭圆形，有疙瘩状物，通常已脱落，留下小白点，种皮薄而硬脆，子仁椭圆形，黄白色，有光泽，油性大，手压即可流出透明的油脂。以粒饱满无杂质为佳。

功能：味辛性温，有毒，入肝、肾经。泻水消肿，通经消瘀血结聚。治水肿胀满，虫病引起的腹水，大便不利的实证。亦治妇人瘀的闭经，癥瘕瘀血结块等病症。外用治疥癣恶疮。

临床应用：1～3 克，去壳取仁去油用霜。

（1）治水肿胀满，二便不利。千金子 2 克，大黄 6 克，槟榔、防己、葶苈子各 10 克。水煎，每日一剂，三次服。

（2）治周身肿满，喘促气闷。千金子 3 克，大黄 8 克，葶苈子 10 克。水煎，每日一剂，三次服。

（3）治瘀血经闭。千金子 2 克，川芎、红花、三棱、莪术各 10 克。水煎，每日一剂，三次服。

使用注意：本品有毒，用量不可过大，须医生监护下指导应用。体虚弱病人、孕妇、哺乳者忌服。

7. 巴豆：又名巴仁、芒子、双眼龙

为大戟科常绿小乔木植物巴豆的成熟干燥果实，主产于四川、福建、广西、云南、贵州等省。高3~5米，幼枝有疏毛，多分枝，叶互生，卵形，边缘有细齿，基出三脉，花草生细小，顶生总状花序，果卵形，长约2厘米，内有三颗种子，即中药巴豆。喜生于村边荒野，亦有人工栽培。

功能：味辛性热，有大毒，入胃、大肠经。为猛烈的逐水泻下药，能排除肠胃中的寒积，破腹中癥瘕，消痰水胀满，治突发性肠梗阻腹满急痛，大便不通，及肝硬化，腹水胀满，尿少便秘。亦治咽喉炎、白喉、喉梗阻、支气管哮喘，以及急性阑尾炎、各种痈肿疮毒等病症。

临床应用：0.15~0.3克，水煎服。

（1）治寒滞食积，心腹冷痛如锥刺，气急口噤暴厥。巴豆0.2克，干姜、大黄各6克。水煎，日服三次。

（2）治小儿乳食停止，痰涎壅盛。巴豆0.1克，胆南星、六神曲各3克。水煎，日服三次。

（3）治腹水膨胀，二便不通。巴豆0.3克，杏仁8克（炒黄）。共研粉，分三次冲服。

（4）治肝硬化腹水胀满。巴豆3克，轻粉2克。共研粉，隔5层纱布敷肚脐上，表面再覆盖纱布固定。经1~2小时，局部皮肤刺痒，可引起水泻，一次敷药无效，可再次外敷，如肚脐外发现皮疹停止使用。

（5）治支气管哮喘，喘急迫促，痰多不爽。巴豆1枚，苹果挖洞置巴豆于内，仍将小洞盖严，将苹果隔水蒸熟，冷透取出巴豆，将苹果吃完，同时饮锅内蒸水，一日一次，临睡前服，可连服15天。

（6）治急性阑尾炎。巴豆、朱砂各1克。研粉，拌匀，置于手掌心大的胶布上贴于阑尾穴一昼夜，至贴药部发红刺痒出小泡等反应。如无此反应再贴一次。

使用注意：本药有大毒，常服可发生恶心、呕吐、腹痛、腹泻等反应。若过量可致死亡，故必须在医生监护下服用。服药后不可进热水热食，否则加大毒性，可用绿豆汤冷服解毒。巴豆炮制巴豆霜，使用较安全。

二十六、外 用 药

1. **硫黄：又名黄硇砂、石硫黄**

为斜方晶系天然硫黄矿石炼制而成，主产于山西、河南、山东、内蒙古、四川等省。以块大，色黄，光亮，质松脆无杂质为佳。

功能：味酸性热，有毒，入肾、心包络经。外用治疥癣、湿疮等皮肤病，有杀虫作用。内服补火壮阳，驱寒逐冷，通大便，治腰脚冷痹无力，老年人下焦虚冷的便秘。

临床应用：内服 1~3 克，入丸散，外用适量。

（1）治顽癣瘙痒。硫黄、枯矾、冰片各 6 克。研粉，香油调涂患处。

（2）治疥疮。硫黄研粉，以香油涂患处，或配大风子、轻粉、黄丹研粉调涂。

（3）治阴浊瘙痒。硫黄、蛇床子、明矾各 10 克。研粉调涂患处。

（4）治恶疮顽硬不化脓，或皮破血流，湿烂流水，及天疱疮等病。硫黄 10 克，荞麦粉 50 克。共调为糊状，敷于患处，干后再换。

（5）治命门火衰而致阳痿，小便频数。硫黄、鹿茸各 3 克，补骨脂、益智仁各 10 克。水煎，每日一剂，三次服。

（6）治肾虚寒喘。硫黄 3 克，附子、肉桂各 10 克。水煎，每日一剂，三次服。

（7）治虚寒性便秘。硫黄 3 克、半夏 10 克。水煎，每日一剂，三次服。

（8）治脏寒冷泻不止。硫黄 2 克，补骨脂、肉豆蔻、吴茱萸各 10 克。水煎，每日一剂，三次服。

使用注意：本品有毒，须医生监护下使用。内服需精制，不可久服。外用适量，不宜过多久用。

2. **雄黄：又名鸡冠石、苏雄黄**

为单斜晶系的硫化砷矿石，多分布于泥板岩或千页岩中，主产于湖南、贵州、云南等省。从矿物质提炼而成，以块大，橘红色，熟透者为佳。

功能：味苦辛性温，有毒，入肝、胃经。解毒杀虫。治痈疽肿毒，疥癣湿疮蛇虫咬伤；咽喉肿痛，呼吸急促，痰多壅塞的喉风，消除息肉。

临床应用：每次 0.2~0.4 克，入丸散用，外用适量。

（1）治疮痈疖毒、疥癣、虫毒、蛇伤等症。雄黄、白矾各 3 克。研粉调涂处。

（2）治咽喉肿痛。雄黄 0.4 克，冰片 1 克，珍珠 2 克，麝香 0.2 克。共研粉吹入咽喉。

（3）治热毒疮疡、乳痈、肺痈等病症。雄黄 0.4 克，乳香、没药各 5 克，牛黄 0.3 克。研粉，拌匀共调为丸，每次 2 克，温开水送服，每日两次。

（4）治肠道寄生虫。雄黄 0.4 克，槟榔、牵牛子、大黄各 10 克。研粉，蜜炼为丸，每次 3 克，日服两次，空腹服。

（5）治疟疾。雄黄 0.4 克，山慈姑、大戟各 3 克。研粉，蜜炼为丸，每次 1 克，寒热前 1 小时服。

（6）治蛇咬伤。雄黄 0.8，五灵脂 10 克。共研粉，白酒敷患处，每日两次。另以雄黄 0.4 克，五灵脂 10 克。水煎，日服三次。

（7）治血吸虫病。雄黄 0.4 克，槟榔、榧子各 30 克。共研粉，蜜炼为丸，每次 15 克，日服两次，温开水送服。

使用注意：孕妇忌用。切勿火煅，煅烧后即分解氧化为三氧化二砷，有剧毒。雄黄能从皮肤吸收，局部外用不宜大面积大量使用。长期使用须在医生监护下指导使用。

3. 砒霜：又名信石

砒霜即砒石经过加工提炼而成，本药有剧毒，须经过严格加工制炼才能内服。

功能：味辛酸性大热，有大毒。入肺经。内服有祛除寒痰和截疟止喘的作用。治寒邪气喘，喉中痰鸣，呼吸急促，不能平卧，久治不愈的哮喘。外用能消除腐肉，治痔疮、牙疳、瘰疬、痈疽等病症。

临床应用：0.002 ~ 0.004 克为内服量，外用适量。

（1）治痔核。砒霜 0.1 克，朱砂、枯矾各 1 克。研粉敷于患处。

（2）治瘘管、瘰疬。砒霜 0.1 克，朱砂、枯矾、石膏各 1 克。研粉敷于瘘管或涂于瘰疬患处。

（3）治走马疳。砒霜 0.004 克，煮枣 10 枚。吃枣喝汤，三次服。

（4）治寒痰内盛，气逆喘息。砒霜 0.01 克，大豆 50 克。煮豆熟，吃豆喝汤，三次服。

（5）治疟疾。砒霜 0.004 克，硫黄 2 克，绿豆 50 克。煮熟绿豆，吃豆喝汤，于疟疾寒热前 2 小时服用。

使用注意：本药剧毒，孕妇、体虚者忌服，服后严禁酒类，必须经医生监护指导使用。内服必须加工精制减毒后服用。

4. 水银：又名汞

由水银矿质提炼加工而成。

功能：味辛性寒，有大毒，入肺经。有杀毒作用。治疥癣、恶疮等皮肤病，只宜外用。一般不可内服。

临床应用：外科治疗用，不宜内服。

（1）治疥疮。水银、大风子、硫黄各适量，制成软膏使用。

（2）治恶疮肿毒。水银和油脂调为水银软膏使用。或用铅粉研敷患处。

使用注意：孕妇忌用。头疮不宜用，以免吸入中毒。即使外用，必须医生监护指导使用。

5. 轻粉：又名甘汞

本药是水银、胆矾、食盐精加工而成的片状结晶。

功能：味辛性寒而燥，有毒，入肺经。是外科用药。治疥癣、湿疮、恶疮，能杀虫攻毒。本药内服可下痰，逐水，通便。治痰涎积滞、实证性水肿、臌胀、便秘、尿闭等症。因有毒很少用此法，有经验者监护使用。

临床应用：90~120毫克，宜入丸散用，外用适量。

（1）治疥癣。轻粉、大风子、硫黄各适量，加工外涂患处。

（2）治黄水疮。轻粉、蛤粉、黄柏、石膏各适量，加工外涂患处。

（3）治下疳腐烂疼痛。轻粉、青黛、珍珠粉各适量，精加工涂患处。

（4）治杨梅疮。轻粉、大风子。精加工涂患处。

（5）治水肿胀满，二便不通的实证。轻粉100毫克，大黄、牵牛各10克，甘遂、芫花各2克。水煎，日服三次。

使用注意：本药毒性大，孕妇忌服。必须在医生监护指导下使用。

6. 铅丹：又名黄丹

本品为黑铅与火硝、硫黄、食盐、白矾等煅炼而成的铅化合物，呈黄色粉末，故又名黄丹。

功能：味辛性微寒，有毒，入心、脾、肺经。内服有坠痰，截疟的作用。外用拔毒生肌，是制膏药的主要原料，能治疮疡溃烂。

临床应用：内服一次量不得超过1克，外用适量。

（1）治疮疡溃烂，久不收口。铅丹、珍珠粉各适量，外敷于患处。

（2）治黄水疮。铅丹、松香、明矾各适量。共熬软膏涂患处。

（3）治疟疾。铅丹、常山、青蒿各适量，炼蜜为丸，于寒热前一小时服用。

（4）治肝胆失调，少阳痰热所致惊悸、癫狂。铅丹1克，龙骨、牡蛎、茯苓各30克，大黄、柴胡、半夏各10克，黄芩15克。水煎，每日一剂，三次服。

使用注意：本品有毒，必须在医生监护指导下使用。

7. 樟脑：又名潮脑、洋冰

本药为樟脑科常绿乔木植物樟树的秆枝叶及根部，经加工提炼所成的颗粒状结晶，即樟脑，主产于台湾、福建、江西、贵州、广东、四川等省。

功能：味辛性热，有毒，气芳香，入心经。内服有开窍，除秽恶的作用。治中风突然昏倒，或热证神智昏迷，讲胡话等症。外用能除湿止痒，杀虫止痛。治疥癣，湿疮，瘙痒等皮肤病。

临床应用：内服0.03~0.06克，外用适量。

（1）治中恶突然昏倒或热证昏迷。樟脑0.05克，麝香0.2克。冲服。

（2）治疥癣，疮疡。樟脑1克，硫黄、枯矾各3克，黄柏、苦参各10克。研粉拌匀，调涂患处。

（3）治跌打肿痛。樟脑 3 克。研粉，酒精调剂涂于患处，每日三次。

使用注意：本品有毒，须在医生监护下指导使用。

8. 硼砂：又名月石、蓬沙

本药为草斜晶系天然硼砂矿石经加工除去杂质后的结晶硼砂。主产于青海、西藏、四川等省。本品呈无规则的棱形块状结晶或细沙粒样的碎末。白色，结晶块半透明，溶于水，不溶于酒精。以色白，无杂质，纯净者为佳。

功能：味辛咸性寒，入肺、胃经。是口腔病和咽喉病的治疗良药。清热解毒，化痰。治咽喉肿痛，齿龈腐烂，口舌生疮等症。

临床应用：内服 1~3 克，外用适量。

（1）治胸膈痰热。硼砂 3 克。少量放口中慢慢含化，这是一日量，很快见效。

（2）治肺胃郁热，口舌生疮，咽喉肿烂，痰火久嗽，声哑喉痛等症。硼砂、冰片各 2 克，玄明粉 5 克，朱砂 2 克。共研粉，吹入咽喉少许，每日三次。

（3）治目赤肿痛或目生翳膜。硼砂水蒸，以水溶液点洗眼，每日三次。

（4）治鹅口疮。硼砂、冰片各 2 克，雄黄 0.4 克。甘草煎水调涂患处，每日三次。

（5）治痰火内盛，痰黄稠黏，不易吐出，久咳声哑，咽喉痛等症。硼砂 2 克，贝母 10 克，青黛 6 克，天花粉 30 克。水煎，每日一剂，三次服。

（6）治阴盛肺燥，干咳少痰。硼砂 2 克，天冬 10 克，柿霜 8 克。水煎，日服三次。

9. 炉甘石：又名甘石

本品为菱锌矿的矿石经过风化作用而成的次生矿物，常见于铅、锌矿氧化带中。主产于广西柳州地区。呈不规则块状，表面白色或淡红色，有的带花纹，有凹陷的小孔眼，体轻质松，易碎，以棕色块大，白色或淡红色质松无杂质为佳。

功能：味甘性平，入肝、胃经。明目去翳，生肌敛疮。治目赤目翳，疮溃，久不收口，及湿疮瘙痒。

临床应用：本品为外用药，不适内服。

（1）治目赤肿痛。炉甘石经煅，经黄连汁淬制粉，配珍珠粉、朱砂粉，研为极细粉，加工成制粉合剂滴眼用（名为拨云散 0 号）。

（2）治眼睑赤烂，翳膜胬肉。炉甘石、冰片、硼砂、玄明粉。共研为极细粉点眼，名为拨云散 1 号。

（3）治疮疡不收口，脓水淋滴。炉甘石、黄柏、煅石膏、青黛。共研粉，撒于患处，每日三次。

10. 斑蝥：又名斑毛

本品为芫青科昆虫南方大斑蝥或黄黑小斑蝥的干燥虫体，主要为野生。主产于中南、华东、西南地区。虫体呈长圆形，长 1~2.5 厘米，宽 1 厘米，头圆钝三角形，黑色，眼大，一对触角，有黑色绒毛，胸突起，足三对，呈环节状，体轻，头足易脱落，气臭特异。以体质完整，花纹鲜明者为佳。外用捡净杂质即可，内服去足翅，米炒用。

功能：味辛性寒，有毒，入肺、胃经。破血通经，通利小便。治腹中瘀血积聚，各种疮毒，疥癣，瘰疬。亦治狂犬咬伤，对多种皮肤真菌有不同程度的抑制作用。

临床应用：0.03～0.06 克，入丸散用，外用适量。

（1）治恶疮。斑蝥研粉外敷。

（2）治瘰疬瘘疮。斑蝥、白矾、青黛、麝香研粉掺入疮口。

（3）治各种癣。斑蝥、樟脑、木槿皮于酒精中浸泡外涂。

使用注意：本药有剧毒，内服常出现泌尿系统、胃肠道刺激症状，出现心动过速，皮肤、黏膜发赤起泡。故应在医生指导监护下服用和外用。孕妇、体虚者忌用。

11. 蟾酥：又名癞蛤蟆浆、疥蛤蟆酥、虫酥、蟾眉脂

本品为两栖纲蟾蜍科动物中华大蟾蜍、黑眶蟾蜍、亚洲蟾蜍头部两侧隆起的耳后腺及背部皮肤腺中产生的白色乳状浆液。捕捉蟾蜍后，用特制铜镊子挤出毒浆加工而成蟾酥。以断面光亮如胶，无血肉夹心，过水立即泛白色者为佳。

功能：味甘辛性温，有毒，入胃经。拔毒消肿止痛，开窍。

临床应用：内服 0.01～0.03 克，外用适量。

（1）治霍乱吐泻腹痛和中恶昏迷。蟾酥 0.02 克，冲服。

（2）治痈疽疔毒。蟾酥研粉调涂患处。

使用注意：本药有毒，须在医生监护指导下使用。

12. 蟾蜍：又名癞蛤蟆

为蟾蜍的干燥全体。

功能：味辛性凉，有毒，入胃经。解毒消肿。

临床应用：治疳积腹胀，小儿劳热，痈肿恶疮。

使用注意：本品有毒，须在医生指导监护下使用。

13. 大风子：又名大枫子

本品为大枫子科植物常绿乔木大枫子树干燥成熟的种子，主产于泰国、越南，及我国台湾、广西、云南、海南等地区。种子呈卵圆形，灰棕色，有细纹。种皮光滑，种仁与种皮分离。种仁两瓣灰白色，陈久变成黄棕色。以个大，子仁饱满，灰白色，油性足者为佳。

功能：味辛性热，有毒，入肺经。治麻风病的主药。治杨梅毒疮和疥癣皮肤病，有祛风燥湿，攻毒杀虫的功效。

临床应用：内服 0.3～1 克，外用适量。

（1）治麻风病：大风子 1 克，苦参、苍耳子、白花蛇各 10 克。水煎，每日一剂，三次服。

（2）治疥癣。大风子、轻粉各1克。研粉麻油调涂。

（3）治梅毒恶疮。大风子、轻粉各等份。研粉麻油调涂。

（4）治疥疮。大风子、硫黄、轻粉、樟脑等量配制为软膏，涂擦患处。

（5）治癣。大风子、斑蝥、木槿皮、轻粉。等量浸酒或煎汁涂擦患处。

使用注意：本药有毒，使用不宜过量，须在医生监护指导下使用。

14. 孩儿茶：又名二茶、黑儿茶

本品为豆科植物落叶乔木儿茶树的枝干心材碎片煎液经浓缩而成的干燥膏，主产于云南西双版纳。呈无规则块状，黑色或棕褐色。以黑略带红色，有光泽，不焦烟者为佳。

功能：味苦涩性微寒，入肺经。清热，燥湿，敛疮生肌，止血定痛。治口疮牙疳，疮溃不收口，皮肤湿疮，外伤出血。内服可治泻痢下血。

临床应用：1～3克，入丸散内服，外用适量。

（1）治口疮牙疳。孩儿茶、青黛各3克，冰片1克，黄柏、薄荷各6克。共研粉外擦，一日三次。

（2）治皮肤湿疮。孩儿茶3克，煅龙骨10克，冰片1克，轻粉0.01克。研粉外擦。

（3）治外伤出血。孩儿茶、血竭、陈石灰各3克。共研粉外敷包扎。

15. 血竭：又名血竭花、血力

本品为棕榈科常绿藤植物麒麟竭的果实成熟时分泌出的红色树脂，均为进口。主产于印尼、马来西亚、索马里等国家。果实大如樱桃，其外密被硬质鳞片分泌出红色树脂，以外色黄红如铁，断面黑壳，研粉鲜红似血者为佳。

功能：味甘咸性平，入肝、心包络经。是伤科和外科的要药。治跌打损伤，瘀血作痛或外伤出血，痈疽疮疡溃烂不收口。内服破瘀行血止痛，可止血生肌收敛。治妇女经闭腹痛和产后瘀血腹痛。

临床应用：内服每次1～1.5克，入丸散用，外用适量。

（1）治跌打损伤，瘀血肿痛或外伤出血。血竭3克，制乳香、没药、红花各8克。水煎，每日一剂，三次服。

（2）治伤筋，骨折，疼痛难忍。血竭3克，当归、赤芍、白芷各10克，没药6克。水煎，每日一剂，三次服。

（3）治外伤瘀肿疼痛。血竭3克，三棱、莪术、当归、川芎各10克。水煎，每日一剂，三次服。

（4）治经闭，痛经，产后瘀血不通腹痛。血竭3克，当归、川芎各15克。水煎，每日一剂，三次服。

（5）治火烧伤烫伤破溃流水久不收口。血竭3克，紫草、白芷、当归、甘草各10克，轻粉0.1克。共研粉，敷擦患处，每日三次。

使用注意：无瘀血者不宜用。

16. 番木鳖：又名马钱子、苦实把豆

本品为马钱科常绿乔木马钱树和同科攀缘状木质藤本植物云南马钱的成熟干燥种子。生于回族住地，状似马之连钱，故名马钱子。蔓生，夏开黄花，7～8月结果实如瓜蒌，生青色熟后赤色，其核小于木鳖，色白。收集晒干备用。

功能：味苦性寒，有大毒，入肺、肝经。消肿毒，通经络，止痛。治咽喉肿痛，痈疽肿毒，瘰疬恶毒，风湿经脉拘挛、麻木、瘫痪等症。

临床应用：0.3～0.6克，炮制后入丸散用。

（1）治咽喉肿痛。番木鳖研粉，吹入咽喉少许。每日三次。

（2）治阴疽流注，瘰疬痰核。番木鳖0.6克，草乌6克，当归15克，乳香5克，麝香0.3克。水煎，每日一剂，三次服。

（3）治风湿顽痹，筋脉拘挛，麻木瘫痪。番木鳖0.6克，羌活15克，乳香、没药各6克。水煎，每日一剂，三次服。

使用注意：本药有毒，过量会引起肢体颤动，惊厥，血压升高，呼吸困难，甚至昏迷死亡。须在医生监护指导下使用。孕妇及体弱者忌服。

17. 木鳖子：又名木蟹

本品为葫芦科多年生藤本植物木鳖子干燥成熟的种子，主产于广西、四川、湖北等省。春生苗，作藤生，状如山药，青色面光，四月开黄花，六月结果实，似瓜蒌而极大，生青色，熟红黄色，肉上有软刺，每一果实有30～40粒种子，其状扁像鳖，8～9月采之晒干备用。入药去油，以种子饱满，外皮坚硬，内仁黄白不泛油者为佳。

功能：味甘性寒，有毒，入肝经。清血热，消疮毒，消肿止痛。治乳痈，乳房肿痛，跌打损伤，腰痛，恶疮肿毒，瘰疬等症。

临床应用：0.3～0.6克，水煎服，外用适量。

（1）治跌打损伤，骨折瘀血肿痛。木鳖子0.6克，自然铜、骨碎补、鳖虫、乳香各8克。水煎，每日一剂，三次服。

（2）治痈疽肿痛。木鳖子0.6克，炮山甲、僵蚕各8克。水煎，每日一剂，三次服。

使用注意：孕妇及体虚者忌用。

18. 木槿皮：又名川槿皮、土槿皮

本药产于四川，故名川槿皮。为松柏科植物金钱松根皮，晒干备用。

功能：味甘性微寒，入大肠、小肠经。清热，杀虫，止痒。

临床应用：外用适量，不宜内服。

治皮肤疥癣：木槿皮浸液与雄黄涂擦患处，每日两次。

19. 蚤休：又名七叶一枝花、铁灯台、草河车、金线重楼

本品为蓼科植物拳参的干燥根茎。多年生草本植物，茎单一，直立，高0.5～1米，紫色，叶轮生3～8片，广卵形，叶面多皱纹，夏秋茎顶抽出花梗，顶生黄花一

朵，根茎横卧，粉质肥大，表面粗糙有节，节间短，每节有圆形疤痕。喜生于山谷、溪边，长江以南各地均产。药用根茎，全年可采，晒干备用。

功能：味苦性微寒、有小毒，入肝经。清热解毒，熄风定惊。治小儿惊风，四肢抽搐，及癫痫病。外科用治痈疽肿毒、蛇虫咬伤等症。

临床应用：5～15 克，水煎服，外用适量。

（1）治痈疽肿毒、疔疮。蚤休、金银花、赤芍各 15 克，黄连 8 克，甘草 6 克。水煎，每日一剂，三次服。

（2）治蛇虫咬伤。蚤休、青木香嚼服，醋研浓汁外敷患处。

（3）治小儿高热，惊风抽搐。蚤休、麦门冬、金银花、青木香、菊花、钩藤、僵蚕各 6 克，全蝎 3 克。水煎，每日一剂，三次服。

20. 蜂房：又名露蜂房、马蜂窝

本品为胡蜂科昆虫黄蜂产卵的巢房，全国各地均有野生。

功能：味咸苦性平，有毒，入脾、胃经。除风解毒，杀虫。治惊风癫痫，手足抽搐，蛀牙作痛，痈肿疮毒，瘰疬，乳房肿痛。

临床应用：内服 3～12 克，水煎服；外用适量。

（1）治龋齿疼痛。蜂房 10 克，细辛 5 克。水煎，含漱。或与全蝎研粉擦牙。

（2）治风疹瘙痒。蜂房、玄明粉各 15 克。水煎，外洗瘙痒处，每日三次。或与蝉蜕、蜂房各 10 克研粉，用白酒调服。

（3）治头上疮癣。蜂房 20 克。水煎浓汁洗，或研粉调猪油涂擦。

（4）治瘰疬。蜂房 12 克，乳香 10 克，贝母 15 克，夏枯草 30 克。水煎，每日一剂，三次服。

21. 石灰

一种石灰石经火烧熟的石头，经水分风化为石灰。

功能：味辛性温、有毒，入肺经。可堕胎，杀虫。

临床应用：不宜内服，外用适量。

（1）治烧伤烫伤。生石灰水泡，澄清去水，以油调敷患处或研粉敷用。

（2）治外伤出血。陈石灰、生大黄同炒，至石灰呈桃红色，去大黄，将石灰研粉外敷。

（3）治赘疣。桑枝灰煎水淋生石灰，取汁熬膏，局部涂敷赘疣处，每日两次，连敷七天，疣自掉。

（4）治刀伤，外伤。生石灰装入蟾蜍肚内，于每年五月五日装为佳。在屋檐下风干 3 个月后可以使用，取粉包扎伤口。

22. 松脂：又名松香

本品为松柏科多年生常绿大乔木松树破伤树皮流出的松脂，主产于东北、华北、西南森林山区。内陆亦有栽培。

功能：味苦甘性温，入肺经。滋阴补阳，燥湿祛风，安五脏。内服可强壮身体。熬膏外敷可治痈肿疮毒和疥癣等皮肤病，生肌止痛，收湿止痒。

临床应用：本品不作内服，外用熬膏外贴适量。

（1）治痈疽肿毒溃破，脓水淋漓。松脂30克，乳香、没药各25克，樟脑3克。共研细粉，掺入疮内，每日三次。

（2）治疥癣湿疮。松脂研粉30克，轻粉3克。用香油拌匀，调涂患处。

23. 密陀僧：又名陀僧、炉底

本品为纯铅经加工制造而成的氧化铅，呈不规则块状，表面光滑，具有蜡样光泽，黄灰色，质重而松脆，断面较轻，灰棕色，有银白闪光，不溶于水，易溶于硝酸。以黄色有光泽，内外一致，体重者为佳。

功能：味咸辛性平，有毒，入肺经。有收敛的作用，不宜内服，外用治痔疮，白癜风，疥癣，湿疮瘙痒、流脓水等病症。

临床应用：不可内服，外用适量。

（1）治骨疮，不时出细骨。弥陀僧研粉，桐油调匀涂患处。

（2）治血风臁疮。密陀僧研粉，香油调敷患处。

（3）治湿疹。密陀僧10克，黄柏6克，冰片1克。共研粉，香油调涂患处。

（4）治脚丫湿烂。密陀僧30克，石膏6克，轻粉3克，枯矾6克。共研为粉，撒湿烂处，每日两次。

使用注意：本品有毒，外用不宜大面积使用，必要时在医生指导监护下使用。

24. 蓖麻子：又名蓖麻仁

本品为大戟科植物蓖麻子干燥成熟的种子。

功能：味甘辛性平，有毒，入肺经。外科用之治疮肿，有追脓拔毒的作用。可使停留肉内针刺外出。

临床应用：不宜内服，外用适量。

（1）治脱肛。蓖麻仁打烂如泥，敷于百会穴，每日于睡前施行，早上洗掉。

（2）治子宫下垂。蓖麻子打烂如泥，睡前敷于百会穴，早晨洗掉。

（3）治难产。蓖麻子打烂如泥，敷于涌泉穴。

（4）治恶性疮毒。蓖麻子、巴豆各60克。炒存性，研如细泥，每30克配黄丹3克，和匀敷患处，可拔毒生肌收口。

（5）治痈疽发背，溃烂久不收口。蓖麻子100克，陈醋1大碗，盐10克。置锅中熬膏，外敷溃烂处，每日两次。

25. 硇砂：又名淡硇砂、岩脑砂、白硇砂、紫硇砂

本品为等轴晶，为天然矿物氯化铵矿石，火山喷发物生成，有时与煤炭和矿盐伴生，煤矿燃烧后也可产生硇砂，现多为人工产品。产于新疆奇台、昌吉等地。本品呈不规则结晶状物，色白，质坚，轻而脆，有光泽，易溶于水，熔点低，放坩埚烧炼则

全部挥发，不留残渣，放火上燃烧，产生蓝绿色火焰。水溶液与氢氧化钠液共热则放出氨气，气微臭，有强烈的刺舌感。以呈块状，色白，断面有光泽，无杂质为佳。

功能：味咸苦辛，有毒，入肝、脾、胃经。破除痈疽肿腐，行瘀血，蚀烂肉，破癥块，生肌解毒，清除眼中翳膜、胬肉。治息肉恶疮，痈肿疔毒，未化脓时可消散，已成脓者可使早日穿溃。癥瘕积块外贴本药也能消散。

临床应用：内服一次量0.3～0.6克，只能入丸用，外用适量。

（1）治疮痈肿毒。硇砂、雄黄、麝香、月石，共研粉，调涂患处。

（2）治瘰疬痰核。硇砂、雄黄、硼砂，共研粉，调敷患处。

（3）治目生胬肉。硇砂研粉，杏仁蒸熟，研滤取汁。二药共煮化点服。

（4）治鼻息肉。硇砂研粉吹入鼻内，息肉自落。

（5）治顽痰胶结，咳吐不利。硇砂0.6克（冲服），天门冬、黄芩、百部各15克。水煎，每日一剂，三次服。

（6）治喉痹。硇砂、芒硝共研粉，醋调敷喉部。

使用注意：本品主要外用，内服须经醋焠后水飞研末入丸用，须在医生监护指导下使用。

26. 麻油：又名胡麻、香油、脂麻、巨胜、油麻

本品为芝麻科草本一年生植物芝麻的成熟干燥种子加工而成的麻油，即食用的香油。全国均有种植。

功能：味甘性微寒，入肺、大肠经。内服润肠通便，解毒，治肠燥便秘。外治游风丹毒、疥癣、湿疮肿毒。

临床应用：内服生用或熬熟10～30克，外用适量。

（1）治小儿初生大便不通。麻油50克，皮硝3克。同煎熬，候冷后慢灌下去。

（2）治肿毒初起。麻油50克，皮硝3克，葱3克。同煎葱为黑色，热涂患处。

（3）治痈肿发背初起。麻油50克。煎沸，调醇醋50克服下。

（4）治梅花秃癣。麻油100克，以小竹子烧火，入内煎沸，猪胆汁1个拌入，外涂患处，每日三次。

使用注意：脾虚便溏者忌服。

附　录

一、解表药

（一）辛温解表药归经、功能、临床主治小结

编号	药名	性味	归经	功能	临床主治	一般用量（克）
1	麻黄	辛微苦温	肺、膀胱	发汗,平喘,利水	感冒风寒、恶寒无汗、咳嗽气喘、水肿	3～10
2	桂枝	辛甘温	心、肺、膀胱	发汗解肌,温经通阳	感冒风寒、关节酸痛、经闭腹痛、停饮咳喘	3～10
3	紫苏	辛温	肺、脾	发表散寒,理气宽胸,解鱼蟹毒	感冒风寒、胸闷呕吐、鱼蟹中毒	5～10
4	荆芥	辛温	肺、肝	祛风发表	感冒头痛、目赤咽痛、吐衄便血、皮肤疮疹	5～10
5	羌活	辛苦温	膀胱、肾	发汗解表,祛风退湿	感冒风寒、头痛体痛、风湿痹痛	5～10
6	防风	辛甘微温	膀胱、肝、脾	发表,祛风退湿	感冒风寒、风湿痹痛、破伤风	5～10
7	白芷	辛温	肺、胃	发表,祛风排脓止痛	感冒头痛、疮疡肿毒、赤白带下	3～10
8	藁本	辛温	膀胱	表散寒湿,祛风止痛	感冒风寒、巅顶头痛	3～10
9	细辛	辛温	心、肺、肾	发表散风,祛风止痛,温肺祛痰	风寒头痛、风湿痹痛、痰饮咳喘	1～5
10	辛夷	辛温	肺、胃	散风寒,通肺窍	风寒头痛、鼻渊鼻塞	3～10
11	生姜	辛微温	肺、脾、胃	发表散寒,温中止呕,温肺止咳	感冒风寒、胃寒呕吐、痰多咳嗽	3～10
12	葱白	辛温	肺、胃	发表散寒,通阳利水	感冒风寒、痢疾脉微、尿不利、腹痛	10～15
13	胡荽	辛温	肺、胃	发表透疹	麻疹痘疹,透发不畅	3～6
14	柽柳	辛甘温	心、肺、胃	发表透疹	疹发不出	3～10
15	香薷	辛微温	肺、胃	发汗祛暑	发热无汗、暑湿头痛、吐泻腹痛水肿	5～10
16	鹅不食草	辛温	肺、胆	通窍散湿,祛风消肿	过敏性鼻炎、慢性鼻炎、风湿腰腿痛、跌打损伤、利胆排石	5～15

（二）辛凉解表药归经、功能、临床主治小结

编号	药名	性味	归经	功能	临床主治	一般用量（克）
1	薄荷	辛凉	肺、肝	发汗散风热	感冒风热、咽痛目赤、风疹	2～6
2	牛蒡子	辛苦寒	肺、胃	疏散风热，清热解毒，透疹	感冒风热、咽痛、疮痈肿毒、麻疹风疹	3～10
3	蝉蜕	甘寒	肺、肝	散风热，透疹，定惊	感冒风热、小儿惊风、破伤风	3～5
4	桑叶	甘苦寒	肺、肝	疏散风热，清肝明目	感冒风热、头痛目赤、咳嗽	3～10
5	菊花	甘苦微寒	肺、肝	散风热，平肝明目，解毒	外感风热、头痛目赤、肝阳上升、头晕目眩、疔疮肿毒	5～15
6	蔓荆子	苦辛微寒	膀胱、肝	疏散风热，清利头目	风热头痛、目赤肿痛、风湿痹痛	5～10
7	淡豆豉	苦寒	肺、胃	解表发汗，清除烦热	感冒发热、胸中烦闷	3～10
8	大豆卷	甘平	胃	解表发汗，清利温热	暑温湿温、水肿胀满	10～15
9	浮萍	辛寒	肺	发汗利水	感冒发热、无汗、风疹水肿	3～10
10	葛根	辛甘平	肺、胃	发表解肌，升阳透疹	发热口渴、无汗、痘疹不出、泄泻痢疾	10～20
11	柴胡	苦微寒	肝、胆	和解退热，疏肝解郁，升举阳气	寒热往来、疟疾、胸闷胁痛、月经不调、气虚下陷	3～10
12	升麻	甘微寒	肺、脾、胃	发表透疹，解毒升阳	斑疹、痘疮不易透发、气虚下陷、咽喉肿痛	3～6
13	木贼	甘苦平	肺、肝、胆	散风热，退目翳	目赤目翳、崩漏下血	3～10
14	马兰	辛苦凉	脾、肺、胃	清热解表，健脾生肌	外感风热、肝炎、消化不良、胃溃疡	20～50
15	两头尖	辛苦寒	肺、肾	清热解表，祛风化痰	伤风感冒、风寒湿痹	5～10

二、清热药

（一）清热泻火药归经、功能、临床主治小结

编号	药名	性味	归经	功能	临床主治	一般用量（克）
1	石膏	辛甘大寒	肺、胃	清热泻火，除烦止渴	高热烦渴、发斑、肺热喘咳、胃火头痛、牙痛	15～60
2	寒水石	辛甘温	胃、肾	清热泻火，除烦止渴	热病烦渴、肺热咳嗽、劳热骨蒸	10～20
3	知母	苦寒	肺、胃、肾	清热除烦，滋阴润燥	感冒风寒、胸闷呕吐、鱼蟹中毒	6～15
4	栀子	苦寒	心、胃、肺、肝	清热除烦，凉血泻热	热病烦渴、吐血衄血、黄疸、淋病、目赤肿痛、热毒疮肿	5～10
5	竹叶	辛甘淡寒	心、胃	清热除烦	热病烦渴、肺热咳嗽、小便不利	3～10
6	芦根	甘寒	肺、胃	清热除烦，养胃生津	热病烦渴、呕吐呃逆、肺痈、解河豚毒	10～30
7	夏枯草	苦辛寒	肝、胆	清肝火，泻郁结	瘰疬、乳痈、肝火目痛、肝风头痛	15～30
8	决明子	甘苦微寒	肝、胆	清肝明目，润肠通便	目赤肿痛、大便秘结	10～15
9	谷精草	辛微温	肝、胃	疏散风热，明目退翳	目赤翳障、头风牙痛	3～10
10	密蒙花	甘微寒	肝	养肝明目	目赤肿痛、目盲翳障	3～10
11	青葙子	苦微寒	肝	清肝明目	目赤翳障	3～10
12	夜明砂	辛寒	肝	清热明目，散血消积	目赤翳障、小儿疳积	3～5
13	熊胆	苦寒	肝、胆、心	清热解毒，明目镇痉	肝热目疾、湿热黄疸、热毒疮疡、惊风抽搐	0.1～2
14	天花粉	甘酸寒	肺、胃	清热解烦，生津止渴	热病烦渴、肺热咳嗽、痈肿疮毒	10～15
15	蕤仁	甘寒	肝	清热明目	目赤翳障	5～10
16	茶叶	苦微寒	心、肾、胃	清热降火，消食利尿，提神	暑热烦渴、小便不利、神疲嗜睡	3～6

（二）清热凉血药归经、功能、临床主治小结

编号	药名	性味	归经	功能	临床主治	一般用量（克）
1	犀角	苦酸微咸寒	心、肝、胃	清热解毒，凉血止血	热病神昏、惊狂谵妄、发斑、发疹吐血衄血、疔疮肿毒	1~3
2	牛黄	苦凉	心、肝	清热解毒，息风定惊，化痰开窍	热病神昏、惊痫抽搐、中风痰厥、咽喉肿痛、痈疽疮毒	0.1~0.3
3	生地黄	甘苦微寒	心、肝、肾	清热凉血，养阴生津	热病伤阴、舌绛口渴、吐衄下血、骨蒸劳热、消渴	10~30
4	玄参	苦咸寒	肺、肾、胃	养阴生津，清热解毒	热病伤阴、斑疹丹毒、虚热骨蒸、咽喉肿痛	10~15
5	牡丹皮	辛苦微寒	心、肝、肾	清热凉血，活血行瘀	血热斑疹、吐血衄血，无汗骨蒸、月经不通、痈疽肿毒损伤瘀血	6~12
6	赤芍	酸苦微寒	肝	活血凉血泻肝火，散痈肿	血热痈肿、血滞经闭、淤血疼痛、头痛胁痛	6~15
7	紫草	甘咸寒	心、肝	凉血解毒，透疹滑肠	斑疹痘毒、预防麻疹	3~10
8	地骨皮	甘寒	肺、肾	清肺凉血，退虚热	骨蒸劳热、盗汗吐血、肺热咳嗽	5~10
9	白薇	苦辛微寒	肝、胃	凉血退热	阴虚发热、产后血厥、温病灼热	3~10
10	银柴胡	甘微寒	肝、胃	退虚热凉血	骨蒸劳热、小儿疳热	3~10
11	丝瓜络	苦寒	肺、胃、肝	通行经络，凉血解毒	胸胁疼痛、关节酸痛、热毒痈肿、便血	3~10
12	千里光	苦寒	肝、肺	清热凉血，解毒消肿	上呼吸道感染、大叶性肺炎、流行感冒、菌痢、败血症、毒血症、伤寒	10~15

（三）清热燥湿药归经、功能、临床主治小结

编号	药名	性味	归经	功能	临床主治	一般用量（克）
1	黄芩	苦寒	心、肺、胆、大肠、小肠	清热燥湿，安胎	肺热咳嗽、痢疾泄泻、湿热黄疸、痈肿疮毒、胎动不安	5～15
2	黄连	苦寒	心、肝、胆、胃、大肠	清热燥湿，泻火解毒	热病心烦、湿热泻痢、胸痞呕吐、目赤肿痛、肿痛疮毒	1～5
3	黄柏	甘寒	膀胱、大肠、肾	清热燥湿，滋阴降火	湿热黄疸、痢疾、淋浊、白带、两足痿软、痈肿湿疮	5～10
4	龙胆草	苦寒	肝、胆	泻肝胆实火，清下焦湿热	目赤胁痛、阴部湿痒、惊痫抽搐	3～10
5	苦参	苦寒	心、肝、胃、小肠、大肠	清热除湿，杀虫解毒利尿	痢疾便血、疮癣麻风、小便不利	5～10
6	胡黄连	苦寒	肝、胃、大肠	清热退骨蒸	疳积痢疾、小儿惊痫、潮热盗汗	3～10
7	秦皮	苦涩寒	胆、肝、大肠	清热燥湿，涩肠止泻，清肝明目	湿热泻痢、目赤肿痛	3～10
8	美人蕉	甘淡凉	肺、肝	清热利湿，消炎解毒	急性黄疸肝炎、外伤出血	25～50
9	鸭跖草	甘淡微寒	心、肺、肾	清热解毒，利水消肿	心源性水肿、肾炎水肿、尿路感染、扁桃体炎、肠炎	50～100
10	铁线草	淡凉	肝、肺	清热利湿，祛瘀消肿	感冒发热、传染性肝炎、痢疾、尿道感染、结石、跌打损伤	50～100
11	崩大碗	甘凉	肺、肾、肝	清热利湿，消炎消肿	传染性肝炎、麻疹、扁桃体炎、尿道感染	50～100

（四）清热解毒药归经、功能、临床主治小结

编号	药名	性味	归经	功能	临床主治	一般用量（克）
1	金银花	甘寒	心、肺、胃	清热解毒	痈肿疮毒、风热感冒、热毒血痢	15～60
2	连翘	苦微寒	心、胆	清热解毒，消痈散结	痈肿疮毒、风热表证、热病心烦	3～15

3	大青叶	苦寒	心、胃	清热凉血解毒	斑疹、丹毒、时行温毒、咽喉肿痛	6～15
4	板蓝根	苦寒	胃、肺	清热解毒,凉血利咽	大头瘟、咽喉肿痛	6～15
5	青黛	咸寒	肝	清热解毒,泻肝火	惊痫、疳热、热毒斑疹、痈肿丹毒	2～6
6	紫花地丁	甘辛寒	心、肝	清热解毒	痈肿疔疮	6～15
7	蒲公英	苦甘寒	肝、胃	清热解毒,消痈肿	乳痈肿痛、疔疮毒疡	10～30
8	蕺菜	辛微寒	肺	清热解毒,消痈肿	肺痈、痈肿疮毒	10～30
9	败酱草	辛苦微温	肝、胃、大肠	清热解毒,行瘀排脓	肠痈、产后瘀痛	15～25
10	红藤	苦平	胃、大肠	清热解毒,消痈散结	肠痈、乳痈	15～30
11	白头翁	苦寒	胃、大肠	清热解毒,凉血治痢	热毒赤痢、温疟	3～12
12	马齿苋	酸寒	心、大肠	清热解毒	热毒痢疾、痈肿疮疡、目赤肿痛	10～15
13	八角莲	甘苦凉	大肠、肺	清热解毒	毒蛇咬伤、痈疮肿疖、淋巴结炎、腮腺炎	10～15
14	白鲜皮	甘寒	脾、胃	清热除湿	湿疮疥癣、关节痛、湿热黄疸	5～10
15	土茯苓	甘淡平	肝、胃	利湿解毒	祛梅毒、解汞粉毒	30～100
16	白蔹	苦辛微寒	心、胃	清热解毒,消痈肿	痈肿疮疡、汤火灼伤	3～10
17	漏芦	苦寒	胃	清热解毒,消痈肿,下乳	热毒痈肿、乳痈、乳汁不下	3～12
18	山慈姑	苦辛寒	肝、胃	清热解毒,消痈肿	痈肿疔疮、蛇虫毒	0.6～0.9
19	马勃	辛平	肺	散风热,清肺,利咽	咳嗽失音、咽喉肿痛、吐血衄血	3～5
20	山豆根	苦寒	心、肺	清热解毒,消肿止痛	咽喉肿痛	3～10
21	射干	苦寒有毒	肺、肝	清热解毒,降气消痰	咽喉肿痛、咳嗽气喘	3～10
22	橄榄	甘酸涩平	肺、胃	清热解毒,生津	咽喉肿痛、河豚毒	6～12
23	小蘗	苦辛寒	肺、胃、大肠	清热解毒,消炎止痢	急性结膜炎、咽喉肿痛、肠炎、痢疾、丹毒、肿毒湿疹、烫伤、跌打肿痛	10～15

24	仙人掌	苦凉	胃、大肠	清热解毒,消炎止泻	急性菌痢、腮腺炎、乳腺炎、蛇虫咬伤	30～60
25	白花蛇舌草	甘淡凉	胃、小肠	清热解毒,活血利尿	阑尾炎、胃肠炎、扁桃炎、肺炎、尿感染	30～60
26	半枝莲	辛寒	肝、胆、肾	清热解毒,利尿消肿	肝炎、肝大、肝硬化腹水、蛇虫咬伤、痈肿疮毒	15～30
27	虎耳草	微苦辛寒、小毒	大肠	清热解毒,消肿止痛	急慢性中耳炎、外伤出血、痈肿疮毒、蛇虫咬伤、痔疮肿痛	外用适量
28	马尾莲	苦寒	小肠	清热解毒	肠炎、痢疾、渗出性皮炎	5～10
29	穿心莲	苦寒	肺、胃、大肠	清热解毒,消肿止痛	急性菌痢、胃肠炎、急性阑尾炎、扁桃炎、咽喉炎、肺炎、疮疖肿毒、阴囊湿疹	10～15
30	铁苋菜	微苦凉	胃、大肠	清热解毒,凉血止血	肠炎、痢疾、吐血、便血、刀伤出血	15～30
31	酸浆	苦酸寒	肝、肺	清热解毒,利咽化痰	肝炎、咽喉肿痛、肺热咳嗽、天疱疮	5～10
32	垂盆草	苦凉	肝、胆	清热解毒,利湿散肿	痈肿恶疮、迁延性肝炎	10～30
33	铁扫帚	苦寒	肺、肾	清热解毒,利水肿	慢性支气管炎、痢疾、肾炎水肿、蛇虫咬伤、痈疔疮毒	10～15
34	金果榄	苦寒	肺、大肠	清热解毒,消炎利咽	扁桃炎、咽喉炎、腮腺炎、口腔炎、乳腺炎、阑尾炎、肠炎	5～10
35	无花果	酸凉	肺、胃	清热解毒,开胃止渴	咽喉肿痛、哮喘、痔疮	10～30
36	毛冬青	苦涩	肝、肺	清热解毒,活血通脉	风热感冒、扁桃炎、痢疾、血栓闭塞性脉管炎	5～15
37	龙葵	苦寒	肝、肺、胃	清热解毒,活血消肿	感冒发热、牙痛、慢性支气管炎、急性肾炎、乳腺炎	10～30
38	翻白草	甘苦	肺、大肠	清热解毒,止血消肿	肺脓肿、吐血、咳血、崩漏	10～30

（五）清热解暑药归经、功能、临床主治小结

编号	药名	性味	归经	功能	临床主治	一般用量（克）
1	西瓜	甘淡寒	心、胃	清暑热,除烦渴,利尿	暑热烦渴,小便不利	适量
2	荷叶	苦平	肝、脾、胃	清热解暑,升发清阳	暑湿泻痢、血崩便血	3~10
3	绿豆	甘寒	心、胃	清热解毒,消暑除烦	金石药毒、疮疡肿毒、暑热烦渴	15~30
4	青蒿	苦寒	肝、胆	清热解暑,退虚热	伤暑发热、骨蒸劳热、疟疾	3~10

三、芳香化湿药归经、功能、临床主治小结

编号	药名	性味	归经	功能	临床主治	一般用量（克）
1	藿香	辛微温	肺、胃	芳香化湿,发表解暑,止呕吐	暑温寒热、呕吐泄泻、胸闷痞满	5~10
2	佩兰	辛平	脾	祛暑辟秽,醒脾化湿	暑湿寒热、口中甜腻、胸闷不食	5~10
3	苍术	苦温	脾、胃	燥湿健脾发汗	胃脘胀满、呕吐泄泻、风湿痹痛	5~10
4	厚朴	苦辛温	胃、肺、脾、大肠	燥湿散满,下气平喘	胸腹胀满、泄泻痢疾、气喘咳嗽	3~10
5	白豆蔻	辛温	肝、脾、胃	下气呕吐,温中燥湿	呕吐嗳气、胸腹胀满	3~6
6	砂仁	辛温	脾、胃、肾	理气安胎,开胃消食	胸腹胀满、胎动不安、积食不化、呕吐泄泻	3~6
7	草豆蔻	辛温	脾、胃	温中散寒,健脾燥湿	胃寒腹胀、反胃呕吐、胃呆不食	2~5
8	草果	辛温	脾、胃	燥湿祛痰,温中散寒	胀满呕吐、疟疾	3~10

四、利水渗湿药归经、功能、临床主治小结

编号	药名	性味	归经	功能	临床主治	一般用量（克）
1	茯苓	甘平	心、肺、脾、肾、胃	利水渗湿，健脾宁心	脾虚泄泻、水肿淋病、痰饮咳喘、心悸不寐	15~50
2	猪苓	甘平	肾、膀胱	利水渗湿	小便不利、尿涩淋病、水肿胀满	10~25
3	泽泻	甘寒	肾、膀胱	利小便，清湿热	小便不利、泄泻淋病、水肿胀满	6~12
4	车前子	苦寒	肝、肺、肾、小肠	利水通淋，清热明目	小便不利、泄泻淋病、目赤肿痛	6~15
5	茵陈	苦微寒	肝、脾、胃、胆	利水湿，清热退黄	黄疸	10~30
6	滑石	甘寒	胃、膀胱	利水通淋，清热除烦	暑热烦渴、泄泻、淋病、湿疮湿疹	10~15
7	薏苡仁	甘淡微寒	脾、肾、肺	利水渗湿，健脾补肺，清热排脓	脾虚泄泻、水肿脚气、小便短少、风湿麻痹、肺痈、肺痿	10~30
8	冬瓜仁	甘寒	肺、胃、大肠、小肠	清热利湿，排脓消中	肺痈、肠痈、痰热咳嗽、白浊白带	3~12
9	防己	辛苦寒	肺、膀胱	利小便，除风湿	风湿麻痹、水肿胀满、湿热痛肿	5~10
10	木通	苦寒	心、肺、小肠、膀胱	清热利尿	小便短赤、淋病、口舌生疮、经闭乳少	3~10
11	通草	甘淡寒	胃、肺	清热利水，通乳	小便不利、温热病、乳汁不通	2~5
12	灯心草	甘淡微寒	心、肺、小肠	清热利湿	癃闭、淋病、浮肿	2~5
13	瞿麦	苦寒	心、小肠	利尿清热，破血通经	淋病尿血、经闭不通	10~30
14	萹蓄	苦平	膀胱	利湿热，通淋杀虫	淋病、疥癣、湿疮	10~30
15	石韦	甘苦微寒	肺、膀胱	利水通淋	淋病、湿疮	8~15
16	冬葵子	甘寒	大肠、小肠	利小便，滑肠，下乳	小便不利、淋沥涩痛、消肿、大便秘结、乳汁不通	9~15
17	草薢	甘苦平	肝、胃	祛风湿，利湿浊	淋病、白带、腰膝痹痛	10~15
18	地肤子	甘苦寒	膀胱	清湿热，利小便	淋病、癃闭、湿疮瘙痒	6~12
19	海金沙	甘寒	小肠、膀胱	清热利湿，通淋	小便短赤、淋沥涩痛	10~15

20	金钱草	微咸平	肝、胆、肾、膀胱	利水通淋,消肿软坚	石淋涩痛、疮疡肿痛	30~60
21	椒目	苦寒	肺、脾、膀胱	补火助阳,逐寒燥湿	石淋涩痛、疮疡肿痛、消肿胀满、痰水喘咳	3~10
22	赤小豆	甘酸平	心、小肠	清热解毒,活血排脓,利水消肿	痈肿疮毒、水肿胀满、脚气浮肿	10~30
23	泽漆	辛苦微寒、小毒	肺、小肠、大肠	逐水祛痰	水肿胀满、痰水喘咳、瘰疬	10~15
24	葫芦	甘平	心、小肠	利水消肿	面目浮肿、腹大水肿	15~30
25	半边莲	辛平	心、肝、肺、小肠	行水解毒	腹大水肿、停饮气喘、蛇虫咬伤、疔疮肿毒	15~30
26	榆白皮	甘平	膀胱	利水消肿	淋病水肿、关节肿痛	6~12
27	蝼蛄	咸寒	膀胱	利水消肿	淋病水肿、小便不通、水肿胀满	3~5
28	田螺	甘寒	胃、小肠、大肠	清热利水通便	热结尿闭、大便秘结、目赤肿痛	4~10 枚
29	鲤鱼	甘平	肾、膀胱	利水消肿	水肿胀满	适量
30	玉米须	甘平	肾、肝、胆	利尿消肿,利胆退黄	肾炎水肿、尿闭、黄疸、肝炎、胆囊炎、胆结石	15~30
31	连钱草	辛温	肾、膀胱	解热利尿,活血通络,祛风止痛	沙淋、石淋、肾炎、腰痛、跌打损伤、骨折、痈肿、皮肤瘙痒、起红疹、小儿夏季热	15~30

五、祛风湿药归经、功能、临床主治小结

编号	药名	性味	归经	功能	临床主治	一般用量（克）
1	独活	辛苦微温	肾、膀胱	发表散风湿止痛	风寒湿痹、风寒头痛	3~10
2	五加皮	辛温	肝、肾	祛风湿,强筋骨	风湿痹痛、两足无力、皮肤风湿	6~10
3	木瓜	酸温	肝、脾	舒筋化湿	霍乱转筋、脚气浮肿、足膝酸痛	5~10
4	威灵仙	辛苦温	膀胱	祛风湿,通络止痛	风寒湿痹、痰水积聚	3~10
5	秦艽	苦辛微寒	肝、胃胆	除风湿,退虚热	风湿痹痛、骨蒸劳热	5~10
6	蚕沙	甘辛温	胃、肝、脾	祛风湿,化湿浊	风湿痹痛、皮肤风疹、寒湿泻痢	5~10

7	海桐皮	苦平	肝、肾	祛风湿,杀虫	风湿痹痛、皮肤疥癣、虫积痞疾	6～12
8	苍耳子	甘苦温有毒	肺	发汗,祛风湿	头痛鼻渊、风湿痹痛、疥癣、麻风	3～10
9	豨莶草	苦寒	肝、肾	祛风湿,利筋骨	风湿痹痛、四肢麻木、筋骨酸痛、风疹湿疮	10～15
10	海风藤	辛苦微温	肝、脾	祛风湿,通止痛	风湿痹痛、筋脉拘挛	5～10
11	络石藤	苦微寒	心、肝、肾	祛风通经,凉血消肿	关节肿痛、痈肿疮毒	3～10
12	桑枝	苦平	肝	祛风湿,通经络	风湿痹痛、四肢拘挛、脚气肿胀	15～30
13	千年健	苦辛微温	肝、肾	祛风湿,强筋骨	风湿痹痛、筋骨酸软	5～10
14	松节	苦温	肝、肾	祛风湿燥	风湿痹痛	15～30
15	伸筋草	苦辛温	肝、肾	祛风止痛,通络舒筋	风湿痹痛、筋骨不利	10～15
16	石楠藤	苦平	肝、肾	补肝肾,除风湿	风湿痹痛、腰膝软弱无力	10～15
17	虎骨	辛温	肝、肾	散风止痛,强筋健骨	关节走注疼痛、肾虚足软、惊悸健忘	5～10
18	白花蛇	甘咸温有毒	肝	祛风湿,通经络,定惊	风湿痹痛、半身不遂、惊痫抽搐、麻风疥癣	3～10
19	乌梢蛇	甘平	肝	祛风,通络,定惊	风湿麻痹、惊风抽搐、麻风疥癣	5～15
20	老鹳草	苦微辛平	肝	散风祛湿,活血通络	关节痛、肌肤麻木、肠炎、痢疾、咽喉痛	6～10
21	钻地风	苦辛	肾、肝	祛风湿,活血止痛	关节筋骨酸痛、腰膝酸软无力	6～12
22	柳叶	微苦寒	肝、胆	散风祛湿,利尿	风湿关节炎、急性尿潴留、预防黄疸、肝炎、无名肿毒	10～15
23	透骨草	辛温	肺、肝	散风祛湿,解毒止痛	风湿痹痛、无名肿毒、阴囊湿疹	10～15
24	徐长卿	辛温	心、脾	祛风止痛,温经通络,解毒消肿	风湿关节炎、跌打损伤、肝硬化、腹水、月经不调	5～10
25	路路通	苦涩	脾、肾	祛风利湿,行气活血	腰腿痛、心胃气痛、月经不调、产后少乳	15～30

六、祛寒温里药归经、功能、临床主治小结

编号	药名	性味	归经	功能	临床主治	一般用量(克)
1	附子	辛热大毒	肾、心、脾	回阳补火,散寒止痛	大汗亡阳、四肢厥逆、风寒湿痹、脘腹冷痛、肾虚水肿	3~15
2	川乌	辛热大毒	肝	祛风湿,温经止痛	风寒湿痹、脘腹冷痛、寒疝腹痛	3~10
3	干姜	辛热	心、肺、胃、脾、肾	温中回阳,温肺化痰	厥逆亡阳、肺寒痰饮、中寒腹痛、呕吐泄泻、血痢便血	3~10
4	肉桂	辛甘大热	肝、肾、脾	温中补阳,散寒止痛	肾阳不足、虚寒泄泻、寒痹腰痛、脘腹冷痛、血寒经闭	2~5
5	吴茱萸	辛苦热小毒	肝、肾、脾、胃	温中散寒,理气止痛	脘腹冷痛、呕吐吞酸、冷泄寒疝、脚气	2~6
6	葫芦巴	辛温	胃、肝、脾、肾	温中散寒,止痛	胸腹腰痛、呕吐泄泻	3~6
7	胡椒	辛热	胃、大肠	温中散寒	脘腹冷痛、胃寒吐泻	2~4
8	丁香	辛热	胃、脾、肾、肺	温胃降逆	胃寒呕吐、呃逆、胸腹冷痛	1~3
9	荜茇	辛热	胃、大肠	温中下气,散寒止痛	胃寒呕吐、脘腹冷痛、寒疝泻痢	1~3
10	荜澄茄	辛温	胃、肾、脾、膀胱	温中降气,散寒止痛	脘腹冷痛、呕吐呃逆	1~5
11	高良姜	辛热	脾、胃	温中止痛,凉血消肿	胃脘冷痛、呕吐泻痢	3~6
12	小茴香	辛温	胃、肝、脾、肾	理气散寒,温中开胃	寒疝腹痛、脘腹冷痛	3~10
13	大茴香	辛热	胃、肝、脾、肾	散寒健胃	寒疝腹痛、胃寒呃逆呕吐	3~10
14	山柰	辛温	脾、胃	散寒止痛,消食温中	胃脘冷痛、消化不良、反胃呕食	3~6

七、芳香开窍药归经、功能、临床主治小结

编号	药名	性味	归经	功能	临床主治	一般用量（克）
1	麝香	辛温	心、脾	开窍辟秽，活血通络止痛	中风痰厥，昏迷不醒，痈肿疮疡，跌打损伤	0.1～0.2
2	冰片	辛苦微寒	心、肺、脾	开窍醒脑，清热明目	惊厥昏迷、目赤翳膜、咽喉肿痛	0.03～0.1
3	苏合香	甘温	心、脾	开窍醒脑，辟秽化痰	痰厥癫痫，暴厥昏倒	0.03～0.1
4	安息香	辛苦平	心、脾	开窍醒脑，行血止痛	卒中暴厥，胸腹胀痛	0.5～1
5	石菖蒲	辛温	心、肝	开窍辟秽，化湿痰	惊痫癫狂、痰厥神昏、胸闷不食、风湿痹痛	5～10

八、安神药

（一）镇静安神药归经、功能、临床主治小结

编号	药名	性味	归经	功能	临床主治	一般用量（克）
1	朱砂	甘微寒	心	镇心安神，定惊解毒	惊悸失眠、癫痫神昏、喉痹痈肿	0.3～1
2	磁石	辛寒	肝、肾	镇惊安神，潜阳纳气	肾亏耳鸣、头眩目晕、肾虚气喘、心悸失眠	10～30
3	琥珀	甘平	心、肝、膀胱	镇惊安神，活血利水	惊痫不眠、经闭、癥瘕、淋病、癃闭	1～3
4	珍珠	甘咸寒	心、肝	镇惊明目，防腐生肌	惊风癫痫、目赤翳膜、喉痹口疮、疮疡溃不敛	0.3～1.5
5	龙骨	甘涩平	心、肝、肾	镇惊固涩，平肝潜阳	惊悸失眠、遗精崩带、自汗、盗汗、久泻脱肛	10～30
6	珊瑚	涩凉	心、肺、肝	安神去翳明目，收涩止血	心肺郁热、吐衄不止、惊痫卒倒	1～2
7	牡蛎	甘咸微寒	肝、胆、肾	潜阳固涩，软坚散结	遗精滑精、自汗盗汗、崩漏带下、肝阳上亢、头晕、瘰疬痰核	15～30
8	紫贝齿	咸平	肝	镇惊息风，清热明目	惊痫抽搐、目赤翳膜	10～15
9	紫石英	甘温	心、肝	镇心定惊，养肝暖宫	心悸怔忡、宫冷不孕	10～15

(二)养心安神药归经、功能、临床主治小结

编号	药名	性味	归经	功能	临床主治	一般用量(克)
1	酸枣仁	酸平	心、脾、肝、胆	安神敛汗,定惊解毒	虚烦不眠、惊悸健忘、盗汗	5~15
2	柏子仁	甘平	心、肝、肾	养心安神,敛汗润肠	心悸失眠、头眩目晕、盗汗、津少便秘	10~15
3	远志	苦辛温	心、肺、肾	安神益智,化痰散结	惊悸健忘失眠、痰迷心窍、痰多咳嗽、痈肿	3~10
4	茯神	甘平	心、脾	养心安神,定惊悸	心悸失眠、虚烦健忘	6~12
5	合欢皮	甘平	心、肺、脾	安神解郁,消肿止痛	忧郁失眠、筋骨折伤、痈肿	6~10
6	夜交藤	甘平	心、肝	安心神,养经络	烦躁不眠、肢体酸痛、疮疹瘙痒	15~30
7	马尾松	苦温	心、肝、胃	益胃安神,止血生肌	神经衰弱、失眠	10~25
8	长春花	苦凉	心、肝	镇惊安神	平肝降血压	10~15
9	白千层	涩温	心、肝	安神镇惊	神经衰弱、失眠	10~15
10	含羞草	涩寒	心、肝	安神镇惊	神经衰弱、失眠	50~100

九、平肝息风药归经、功能、临床主治小结

编号	药名	性味	归经	功能	临床主治	一般用量(克)
1	羚羊角	咸寒	肝	清肝火,平肝息风	高热神昏、惊痫抽搐、目赤肿痛、肝火头痛	3~6
2	玳瑁	甘寒	肝、心	镇心安神,平肝息风,清热解毒	高热神昏、惊风抽搐、热毒痈肿	10~15
3	石决明	咸微寒	肝	平肝潜阳,清热明目	头晕目眩、惊风抽搐、目赤羞明	10~30
4	代赭石	苦寒	肝、心包络	镇逆气,平肝,止血	呕吐嗳气、气逆喘息、吐血衄血、头晕目眩	10~30
5	天麻	甘平	肝	息风止痉	头晕目眩、惊风抽搐	3~10
6	钩藤	甘微寒	肝、心包络	清热息风,平肝止痉	惊风抽搐、头晕目眩	10~15
7	白蒺藜	苦温	肝	散风明目,杀虫	目赤眩晕、疮疹瘙痒	5~10
8	蚯蚓	咸寒	脾、胃、肝、肾	清热定惊,通络利尿	高热惊狂、惊风抽搐、半身不遂、小便不利	3~10

9	僵蚕	咸辛平	肝、肺	散风热，镇惊化痰	惊风抽搐、头痛齿痛、瘰疬痰核、风疹瘙痒	3～10
10	全蝎	甘辛平有毒	肝	息风镇痉，解疮毒	中风、半身不遂、口眼歪斜、惊风抽搐	3～5
11	蜈蚣	辛温有毒	肝	息风镇痉，解疮毒、蛇毒	小儿惊风、破伤风、恶疮肿毒、蛇虫咬伤	1～3条
12	蛇蜕	甘咸平	肝	祛风止抽，明目消肿	惊风抽搐、目生翳膜、疮肿疥癣	1～3
13	芹菜	甘淡平	心、肝	降血压，强筋骨	高血压病	10～30
14	罗布麻	甘苦凉小毒	肝	清热降火，平肝息风，润肠通便	高血压病	3～10
15	臭梧桐	苦寒	肝	降血压，祛风湿	高血压、风湿病、痔疮、疟疾	3～10
16	猪毛菜	淡凉	肝	降血压	高血压、头晕头痛	15～30
17	黄瓜秧	淡微寒	肝	清热利尿，降血压	高血压、腹泻	10～20
18	天仙子	苦辛温有毒	心、肝、胃	定惊，止痛	癫狂、风痫、风痹、咳喘	0.5～0.8

十、理气药归经、功能、临床主治小结

编号	药名	性味	归经	功能	临床主治	一般用量（克）
1	橘皮	辛苦温	脾、肺	理气健胃，燥湿化痰	胸腹胀满、呕吐嗳气、痰多咳嗽	3～10
2	青皮	苦辛温	肝、胆	疏肝散滞，破气止痛	胸胁胀满、乳肿、疝气、食积腹痛	3～10
3	大腹皮	辛微温	脾、胃、大肠、小肠	降气宽中，利水退肿	胸腹胀满、水肿胀满	3～10
4	枳实	苦酸微寒	胃、脾	破气消积，化痰	食积气滞、胸痞胀满、痢疾、大便秘结	3～10
5	枳壳	苦酸微寒	脾、胃	利气消积，化痰	食积气滞、胸痞胀满、大便秘结	3～10
6	香附	辛微甘平	肝、三焦	理气解郁，调经止痛	胸胁脘腹胀痛、月经不调、消化不良	6～12
7	木香	辛温	肝、肺、脾、大肠、膀胱	行气止痛	胸腹胀满、呕吐泻痢、疝气腹痛	3～10
8	乌药	辛温	肺、肾、脾、膀胱	行气散寒止痛	胸腹胀痛、尿频、疝气	3～10
9	沉香	辛苦温	脾、胃、肾	降气温中	胸腹胀痛、气喘呕吐	1～3

10	檀香	辛温	脾、肺、胃	理气开胃止痛	胸腹胀满、呕吐泻痢	3～6
11	香橼	辛苦酸温	肝、肺、脾	疏肝理气，化痰止呕	胸腹胀痛、呕吐不食、痰多咳嗽	3～10
12	佛手	辛苦酸温	肝、肺、脾	疏肝解郁，理气宽胸	胃肠胀痛、呕吐不食、痰多咳嗽	3～6
13	甘松	甘温	脾、胃	散寒理气	胸腹胀痛	3～10
14	薤白	辛苦温	肺、胃、大肠	温中通阳，下气散结	胸痹疼痛、痢疾里急后重	10～15
15	荔枝核	甘温	肝	理气散寒，消肿	疝气肿痛、妇女瘀滞腹痛	5～10
16	川楝子	苦寒	心包络、肝、小肠	消除湿热，理气杀虫	胸胁胀痛、疝气胀痛、虫积	3～15
17	柿蒂	涩平	胃	降气止呃	呃逆	3～12
18	刀豆	甘温	肾、胃	降气止呃	虚寒呃逆	10～15
19	九香虫	咸温	肝、脾、肾	温脾助阳，理气止痛	脾肾阳虚、肝胃气痛	3～6
20	玫瑰花	甘湿微苦	肝、脾	疏肝解郁，调中醒脾	肝胃不和、月经不调、损伤肿痛	2～5

十一、止血药归经、功能、临床主治小结

编号	药名	性味	归经	功能	临床主治	一般用量（克）
1	蒲黄	甘平	肝、心包络	行血止血	各种出血、产后瘀血腹痛	5～10
2	仙鹤草	苦涩微温	肝、肺、脾	收敛止血	衄血吐血、崩漏、便血	10～15
3	三七	甘苦微温	肝、胃	止血行瘀，消肿止痛	各种出血、损伤肿痛、痈肿疮疡	3～10
4	白及	苦平	肝、肺、胃	收敛止血，生肌消肿	吐血衄血、痈肿疮疡、烫伤	8～15
5	大蓟	甘苦凉	肝、脾	凉血止血，破血消肿	各种出血、痈肿疮毒	6～10
6	小蓟	甘苦凉	肝、脾	凉血止血	各种出血	6～10
7	茜草根	苦寒	肝	凉血止血，行瘀血	各种出血、跌打损伤	3～10
8	地榆	苦微寒	肝、大肠	凉血止血	便血血痢、崩漏带下、烫火伤	6～15
9	槐实	苦寒	肝、大肠	清热，凉血止血	痔疮便血、阴疮瘙痒	6～12

10	槐花	苦微寒	肝、大肠	凉血止血	便血、痔血、吐衄、崩漏	10～15
11	侧柏叶	苦涩微寒	肝、大肠、肺	凉血止血	血热吐衄、崩漏血痢	10～15
12	百草霜	辛温	胃、肺、大肠	止血化积	吐血衄血、食积泻痢	1～5
13	茅根	甘寒	肝、胃	利尿清热，凉血止血	吐衄尿血、小便不利	6～12
14	藕节	涩平	肝、肺、胃	收敛止血	各种出血	2～3个
15	艾叶	辛温	肝、脾、肾	温通经脉，止血止痛	月经不调、崩漏下血	3～6
16	降香	辛温	肝	止血行瘀，辟秽降气	内外出血、胸胁胀痛	3～10
17	花蕊石	酸涩平	肝	止血化瘀	一切出血症	3～10
18	伏龙肝	辛温	脾、胃	温胃止呕止血	各种出血、反胃呕吐、脘腹冷痛	15～30
19	血余炭	苦微温	肝、胃	止血散瘀	一切出血症	6～10
20	棕榈	苦涩平	肺、肝、大肠	收涩止血	一切出血症	5～10
21	卷柏	辛平	肝	止血行瘀	吐衄、便血、经闭癥瘕	5～10
22	京墨	辛温	肝	止血	一切出血症	1～5
23	枫香脂	辛平	肝、肺	止血疗疮	一切出血症、风疹疥癣	3～5
24	瓦松	酸平	肝、肺	止血活血敛疮	大便出血、月经不调、皮肤顽固溃疡	3～6
25	地锦	苦平	肝、肺	止血，清热利湿	咯血、尿血、子宫出血、湿热黄疸	10～30
26	苎麻根	甘寒	肝	凉血止血、利尿、安胎、清热解毒	胎动不安、阴道出血、痈疽初起、麻疹高热	30～60
27	荠菜	甘淡凉	肝	凉血止血，清热利尿，降血压	各种出血、月经过多、肾炎水肿、高血压	15～60
28	鸡冠花	甘凉	肝	清热收敛止血	各种出血、菌痢、白带	15～30
29	紫珠	微涩平	肝	散瘀止血	各种出血症	2～10
30	酸模	酸苦寒	肝、膀胱	凉血止血，利水通便	衄血、便血、紫癜、便秘、水肿、疥癣、疮疖、脂溢性皮炎	15～30
31	血见愁	涩	肝	止血止痛，散瘀消肿	跌打扭伤、吐血衄血，外伤出血、毒蛇咬伤、疔疮、疖肿	25～50

十二、活血祛瘀药归经、功能、临床主治小结

编号	药名	性味	归经	功能	临床主治	一般用量（克）
1	川芎	辛温	肝、胆、心包络	活血行气，祛风止痛	月经不调、产后瘀痛、头痛身痛、风湿痹痛、疮疡肿痛	3～10
2	乳香	辛苦温	肝、心、脾	活血理气，止痛生肌	痈疽肿毒、跌打损伤、胸腹胀痛	3～10
3	没药	苦平	肝	破血止痛，消肿生肌	痈肿疮疡、跌打损伤、经闭腹痛	3～10
4	郁金	辛苦寒	肝、肺、心	破瘀行气，解瘀止痛	胸胁胀痛、经闭腹痛、吐衄尿血	3～10
5	姜黄	辛苦温	肝、脾	破血行气，通经止痛	胸腹胀痛、风痹臂痛、经闭腹痛	3～10
6	三棱	苦平	肝、脾	破血行气，消积止痛	经闭癥瘕、胸腹胀闷	3～10
7	莪术	苦温	肝、脾	破血行气，消积止痛	经闭癥瘕、食积腹痛	3～10
8	丹参	苦微寒	心、心包络	活血行瘀，调经止痛	月经不畅、经闭癥瘕、痈疽肿毒	6～15
9	益母草	辛苦寒	肝、心包络	活血调经	月经不调、产后腹痛、损伤瘀痛	10～30
10	鸡血藤	苦微甘温	肝、肾	补血活血，舒筋通络	月经不调、腰膝酸痛、风湿痹痛	10～30
11	泽兰	甘辛微温	肝、脾	活血行瘀，利水消肿	经闭腹痛、产后瘀痛、身面浮肿	3～10
12	红花	辛温	心、肝	活血行瘀，通经止痛	经闭腹痛、产后瘀痛、跌打损伤	3～10
13	月季花	甘温	肝	活血调经，消肿	月经不调、瘰疬肿痛	3～6
14	凌霄花	酸微寒	肝、心包络	活血通经，行瘀止痛	经闭腹痛、疮癣风痒	3～10
15	延胡索	辛苦温	肝、脾、肺	活血散瘀，行气止痛	胸腹诸痛、行经腹痛、跌打损伤	3～10

16	五灵脂	甘温	肝	行瘀止痛	月经痛、产后少腹痛、胃脘痛	5～10
17	瓦楞子	甘咸平	肝、肺、脾、胃	散瘀血,消痰积	癥瘕痞块、胃脘疼痛	6～12
18	牛膝	苦酸平	肝、肾	补肝肾,强筋骨,活血通经	腰膝酸痛、经闭瘀滞、淋病癃闭	6～15
19	苏木	甘咸平	心、肝、脾	活血行瘀	跌打损伤、产后瘀滞、经闭腹痛	3～10
20	刘寄奴	苦温	心、脾	破瘀血,消肿胀,止痛	月经不调、瘀阻腹痛、跌打损伤	3～10
21	自然铜	辛平	肝	续筋接骨,散瘀止痛	跌仆骨折、瘀滞疼痛	3～10
22	穿山甲	咸微寒	肝、胃	消肿排脓,下乳通经	乳痈肿痛、疮疡肿毒、经闭腹痛	3～10
23	皂角刺	辛温	肝、胃	消肿排脓	痈疽肿毒、麻风疮癣	3～10
24	王不留行	甘苦平	肝、胃	行血通经,下乳消肿	经闭难产、乳汁不下、痈肿、乳痈	4～10
25	桃仁	苦甘平	肝、心、大肠	破血行瘀,润燥滑肠	经闭腹痛、肠燥便秘	6～10
26	干漆	辛温小毒	肝、胃	破瘀通经,消积杀虫	经闭癥瘕、虫积腹痛	3～5
27	水蛭	咸苦平小毒	肝、膀胱	破血逐瘀,通经散癥	血滞经闭、癥瘕积聚、损伤瘀血	1～3
28	虻虫	苦微寒小毒	肝	破血逐瘀,散结消癥	血滞闭经、癥瘕积聚、蓄血损伤	1～5
29	䗪虫	咸寒小毒	肝	破血逐瘀,消癥疗伤	血滞闭经、癥瘕积聚、跌打损伤	6～10
30	鬼箭羽	苦寒	肝	破血通经,祛风杀虫	血滞闭经、风湿痹痛	3～10
31	马鞭草	苦微寒	肝、脾	破血通经,清热消肿	闭经癥瘕、痈肿湿疮	3～10
32	狼毒	辛平大毒	肺、肝	破血消癥,祛痰杀虫	血结癥瘕、恶疮鼠瘘、痰多咳喘	0.3～0.6
33	急性子	苦温小毒	肝、脾	降气行瘀,软骨鲠	闭经、难产、骨鲠咽喉、胸痹痛、癌	5～10

十三、补气药归经、功能、临床主治小结

编号	药名	性味	归经	功能	临床主治	一般用量（克）
1	人参	甘微苦温	脾、肺	大补元气，生津止渴	气血两亏、虚脱心悸、脾虚、泄泻、失眠	2～10
2	党参	甘平	肺、脾	补中益气	脾胃虚弱、血虚萎黄	10～15
3	太子参	甘苦微寒	脾、肺	补气养胃生津	病后虚弱、汗多口干、心悸失眠	10～30
4	黄芪	甘温	脾、肺	补气生阳，固表止汗，托疮生肌，利水退肿	气虚神疲、中气下陷、泄泻脱肛、表虚自汗、疮疡、水肿、消渴	10～30
5	山药	甘温	脾、肺、肾	补脾胃，益肺滋肾	脾虚泄泻、肾虚遗精、带下消渴	10～30
6	白术	甘苦温	胃、脾	补脾燥湿，安胎	脾虚泄泻、水肿、痰饮、食少胀闷、胎动	5～15
7	扁豆	甘微温	胃、脾	补脾化湿	暑温呕吐、脾虚泄泻、妇女带下	10～20
8	大枣	甘温	脾、胃	补脾益气	脾虚气弱、营卫不和	3～12
9	甘草	甘平	十二经	补脾益气，止咳解毒，调合诸药	脾胃虚弱、咳嗽咽痛、疮疡肿毒	2～10
10	黄精	甘平	脾、肺	补脾润肺	脾胃虚弱、脾虚咳嗽、消渴	10～20
11	饴糖	甘微温	脾、胃、肺	补脾止痛，润肺止咳	脾胃虚寒、脘腹急痛、肺虚咳嗽	30～60
12	蜂蜜	甘平	脾、肺、大肠	补脾润肺，润肠解毒	肺燥干咳、肠燥便秘、解毒	10～30
13	陈仓米	甘平	脾、胃	补脾养胃	脾胃虚弱、泄泻痢疾	15～30
14	棉花根	甘温	脾、肺	补气血，止咳喘	体虚浮肿、子宫脱垂、虚喘咳嗽	15～30
15	西洋参	甘温	脾、肺	补气养阴，清火生津	肺虚久咳、体虚发热、气喘痰多	2～6
16	灵芝	甘平	肾、肺	滋补肺肾，壮体	益精明目、神经衰弱、失眠	15～25
17	木耳	甘平	肺	补气益血，润肺生津	气血虚咳血、硅肺、疮口不合、多尿、抽筋、扁桃炎	15～50

十四、壮阳药归经、功能、临床主治小结

编号	药名	性味	归经	功能	临床主治	一般用量（克）
1	鹿茸	甘咸温	肝、肾	壮肾阳,益精髓	肾阳衰弱、阳痿崩带、筋骨痿软	1～3
2	膃肭脐	咸热	肾	暖肾壮阳,补精益髓	阳痿精冷、腰膝酸软	3～10
3	蛤蚧	咸平	肺、肾	补肺益肾,定喘止咳	虚劳喘咳、肺痿咳血、肾虚阳痿	1～2 只
4	紫河车	咸甘温	心、肺、肾	补气养血益精	虚损劳伤、喘咳吐血、骨蒸盗汗	2～4
5	冬虫夏草	甘温	肺、肾	补肺益肾	虚劳咳血、肾虚阳痿	5～10
6	肉苁蓉	甘咸温	肾、大肠	补肾壮阳,润肠通便	阳痿遗精、腰膝冷痛、津枯便秘	10～20
7	锁阳	甘温	肝、肾	壮阳益精,养筋健骨,润燥滑肠	阳痿遗精、筋骨软弱、肠燥便秘	10～15
8	巴戟天	辛温甘	肾	补肾壮阳,祛湿强筋骨	肾虚阳痿、腰背酸痛、风湿痹痛	10～15
9	胡桃仁	甘温	肺、肾	补肾益肺	肾虚腰痛、肺虚咳嗽	10～30
10	补骨脂	辛苦大温	肾	补肾壮阳	阳痿遗精、肾虚腰痛、肾虚泄泻	5～10
11	千斤拔	甘涩平	肝、肾	温肾壮阳,舒筋活络	风湿骨痹、肾虚劳伤、气虚脚肿	3～10
12	益智仁	辛温	脾、肾	补肾温脾	遗精遗尿、小便频数、多涎泛恶	3～10
13	仙茅	辛温	肾	补肾壮阳	肾虚阳痿、筋骨痿弱	3～10
14	淫羊藿	辛甘温	肝、肾	补肾壮阳,祛风湿	阳痿、子宫寒冷、骨痿筋挛	3～10
15	蛇床子	辛苦温	肾	温肾助阳,燥湿杀虫	阳痿、子宫寒冷、阴痒带下、疥癣湿疮	3～10
16	杜仲	甘微辛温	肝、肾	补肝肾,壮筋骨,安胎	腰痛足弱、胎动、胎漏、阳痿遗精	10～15
17	狗脊	苦甘温	肝、肾	补肝肾,祛风湿	腰背酸痛、风湿痹痛	5～10
18	续断	苦辛微温	肝、肾	补肝肾,强筋骨,活血	腰痛足弱、跌打损伤、胎动、胎漏	10～20
19	骨碎补	苦温	心、肾	补肾,活血止痛	跌打损伤、瘀积疼痛、肾虚久泻、耳鸣	5～20

20	菟丝子	甘辛平	肾、肝	补肝肾,益精髓	阳痿遗精、尿频、肾虚腰痛	10～15
21	韭菜子	辛温	肝、肾	温肾助阳	阳痿遗精、腰膝酸软	5～10
22	沙苑蒺藜	甘温	肝、肾	补肝肾,益精明目	遗精早泄、腰膝酸软、头晕目花	6～12
23	阳起石	甘微温	肾	温肾壮阳	阳痿遗精、宫寒不孕	3～6
24	楮实	甘平	肾	补肾壮骨明目	肾虚骨痿、腰膝无力、目昏暗花	3～15
25	鹿角胶	甘温	肝、肾	益精补血止血	精血两亏、虚损吐血、崩中带下、虚疮	5～10
26	石钟乳	甘温	肺、肾	温肾助阳	肺虚咳喘、肾虚阳痿	10～15
27	鹿衔草	苦温	肾	补肾益精,强筋壮骨	肾虚腰痛、吐血衄血、神经衰弱	15～25
28	海马	甘温	肾	补肾壮阳,清癥瘕	肾虚阳痿、难产、疔疮肿毒	5～15
29	海龙	甘温	肾	滋阴补肾,消瘀散结	淋巴结炎、结核、瘿瘤、高血压、阳痿	5～15

十五、补血药归经、功能、临床主治小结

编号	药名	性味	归经	功能	临床主治	一般用量(克)
1	熟地	甘微温	肝、心、肾	滋肾益精补血	肾虚骨弱、腰膝无力、血虚心悸、目眩	10～30
2	何首乌	苦甘微温	肾、肝	补肝肾,益精血	阴虚血枯、须发早白、遗精带下、腰膝酸痛	10～20
3	白芍	酸苦微寒	肝	补血养阴,平肝止痛	胸胁腹痛、泄泻痢疾、血虚眩晕、月经不调	10～30
4	当归	辛甘温	肝、脾、心	补血活血,调经止痛,润燥滑肠	月经不调、痈疽肿痛、风湿痹痛、肠燥便秘	5～15
5	阿胶	甘平	肝、肺、肾	补血止血,养阴润肺	吐衄崩漏、肺虚久咳、阴虚烦热	5～10
6	龙眼肉	甘平	心、脾	补脾养心,益智	血虚心悸、健忘失眠	6～15
7	枸杞子	甘平	肝、肾	补肾益精,养肝明目	遗精腰酸、头晕目暗	5～10
8	桑椹子	寒甘	心、肝、肾	养阴补血	眩晕失眠、肠燥便秘、阴虚消渴	10～15

十六、补阴药归经、功能、临床主治小结

编号	药名	性味	归经	功能	临床主治	一般用量（克）
1	沙参	甘淡微寒	肺、胃	润肺止渴，养胃生津	肺虚燥咳、热病伤津	10～15
2	天门冬	甘大寒	肺、肾	养阴清热，润肺止咳	阴虚咳嗽、消渴	5～10
3	麦门冬	甘寒	心、肺、胃	养阴清热，润肺止咳	肺虚咳血、热病伤阴、咽干口渴	10～25
4	石斛	甘微寒	肺、胃、肾	滋阴养胃生津	热病伤津、阴虚内热	6～12
5	百合	甘微寒	心、肺	润肺止咳，清心安神	肺虚咳血、虚烦惊悸	10～30
6	玉竹	甘微寒	肺、胃	养阴润燥，生津止渴	肺燥干咳、胃热烦渴	6～12
7	胡麻仁	甘平	肺、脾、肝、肾	滋阴肝肾，润燥滑肠	肝肾虚弱、肠燥便秘	10～30
8	女贞子	甘苦微寒	肝、肾	滋补肝肾，乌须明目	发白眩晕、腰膝酸软	5～10
9	旱莲草	甘酸寒	肝、肾	滋阴乌须，凉血止血	须发早白、吐衄便血	15～30
10	桑寄生	苦平	肝、肾	补肝肾，强筋骨除风湿，安胎	腰膝酸痛、风湿痹痛、胎动	15～30
11	龟甲	咸甘寒	心、肝、肾	滋阴补肾，强筋健骨	阴虚发热、肾虚骨弱、崩漏失血	10～30
12	鳖甲	咸平	肝、脾	滋阴行瘀消癥	阴虚劳热、久疟疟母、闭经	10～30
13	银耳	甘平	肺、胃	清热养阴，滋阴养胃	虚劳久嗽、肺热咳嗽带血	5～10

十七、消导药归经、功能、临床主治小结

编号	药名	性味	归经	功能	临床主治	一般用量（克）
1	莱菔子	辛甘平	脾、肺、胃	降气祛痰，消积食	食积胀满、咳嗽气喘	10～15
2	莱菔根	甘微寒	脾、肺、胃	降气化痰，消积食	咳嗽喘满、食积胀满	30～50
3	山楂	酸甘微温	脾、胃、肝	消积食，散瘀血	肉食积滞、产后瘀痛、疝气肿痛	10～15
4	神曲	辛甘温	脾、胃	消食化积，健脾和胃	食积停滞、消化不良、泄泻痢疾	6～15

5	麦芽	甘温	脾、胃	消食和中回乳	面食积滞、胸腹饱满、乳多胀痛	15～30
6	谷芽	甘平	脾、胃	和中消食,养胃健脾	谷食停滞、消化不良	15～30
7	鸡内金	甘寒	脾、胃、小肠	消积食,止遗溺	食积停滞、遗尿尿频	3～10
8	阿魏	辛温	脾、胃	消积痞块,杀虫	痞块虫积、胸腹胀满	0.6～1.5

十八、化痰止咳药

(一)温化寒痰药归经、功能、临床主治小结

编号	药名	性味	归经	功能	临床主治	一般用量(克)
1	半夏	辛温有毒	脾、胃	燥湿化痰,降逆止呕	痰多咳嗽、喘咳、胃寒呕吐、胸痞胀满	3～10
2	天南星	苦辛热有毒	肺、肝、脾	祛风湿,解痉挛	中风惊痫、破伤风、痰饮咳嗽	3～6
3	白附子	辛甘温有毒	胃	祛风痰,散寒温	中风痰壅、口眼歪斜、偏正头痛、痹痛麻木	3～5
4	白芥子	辛温	肺	化痰消肿止痛	痰饮喘咳、胸胁满痛、阴疽肿痛	3～10
5	牙皂	辛咸温小毒	肺、大肠	祛痰开窍	痰壅咳喘、中风昏迷	1～3
6	旋覆花	咸温	肺、大肠	消痰止咳,降气止呕	痰多喘咳、呕吐嗳气、胸胁胀痛	3～10
7	白前	辛甘微温	肺	降气下痰止咳嗽	痰多咳嗽、肺壅气喘	5～10
8	桔梗	苦辛平	肺	宣肺散邪,祛痰排脓	外感咳嗽、痰吐不利、咽喉肿痛、肺痈吐脓	5～10
9	阔叶十大功劳	苦凉	肾、胃、肺、大肠	清理肺胃,补益肝肾	肺结核咯血、肠炎腹泻、黄疸型肝炎、耳鸣、失眠	10～15

（二）清化热痰药归经、功能、临床主治小结

编号	药名	性味	归经	功能	临床主治	一般用量（克）
1	前胡	辛苦微寒	肺	散邪降气，化痰止咳	风热咳嗽、痰稠喘满	3～10
2	瓜蒌仁	甘寒	肺、胃、大肠	清热化痰，润肠通便	痰热咳嗽、胸痹结胸、大便秘结	6～12
3	贝母	甘苦寒	心、肺	清热化痰，润肺止咳，开郁散结	痰热咳嗽、肺痈、肺痿、瘰疬痈肿	5～10
4	葶苈子	辛苦寒	肺、膀胱	祛痰止咳喘，利水消水肿	痰壅咳喘、水肿胀满	3～10
5	天竹黄	甘寒	心、肝	镇心安神，清热化痰	痰热惊搐、中风痰迷	3～10
6	竹沥	甘大寒	心、胃	清热化痰	痰热咳嗽、中风不语、痰迷癫狂	30～60
7	竹茹	甘微寒	肺、胃	和胃止呕，清肺化痰	胃热呕吐、肺热咳嗽	5～10
8	礞石	甘咸微寒	肺、肝	下痰消食，止痉	痰积癫痫、小儿惊风	1～3
9	胖大海	甘淡微寒	肺、大肠	清开肺气，润肠通便	热痰咳嗽、咽痛声哑、肠燥便秘	2～3 枚
10	海浮石	咸寒	肺	清肺化痰，软坚散结	咳喘吐血、老痰黏稠、瘰疬、淋病	6～10
11	海蛤壳	苦咸微寒	肺、肾	清热化痰，软坚散结	肺热咳血、痰吐不利、瘰疬	10～15
12	昆布	咸寒	肾、肝、胃	消痰结，散瘿瘤	瘿瘤肿大、瘰疬痰核、癥瘕	10～15
13	海藻	苦咸寒	肝、胃、肾	消痰结，散瘿瘤	瘿瘤肿大、瘰疬痰核、睾丸肿痛	10～15
14	海蜇	咸平	肝、胃	化痰散结	痰多咳嗽、瘰疬痰核	30～60
15	荸荠	甘微寒	肺、胃、大肠	清热化痰，生津止渴，润肠明目	热病烦渴、痰热咳嗽、便秘、目赤翳障	30～60
16	梨	甘酸寒	心、肺	清热生津，润肺化痰	热病烦渴、肺热干咳	1～2 枚
17	猴枣	苦咸寒平	肺、心、肝胆	清热镇惊，解毒消肿	豁痰止咳定喘、痈疽瘰疬	0.3～0.6

十九、止咳平喘药归经、功能、临床主治小结

编号	药名	性味	归经	功能	临床主治	一般用量（克）
1	杏仁	苦温小毒	肺、大肠	止咳平喘，润肠通便	咳嗽气喘、大便秘结	5～10
2	苏子	辛温	肺	止咳平喘，降气消痰	气壅痰滞、咳嗽气喘	5～10
3	紫菀	苦辛温	肺	温肺下气，止咳化痰	痰喘咳嗽	3～10
4	款冬花	辛甘温	肺	止咳消痰，下气平喘	咳逆气喘、虚劳久嗽	3～10
5	马兜铃	苦寒	肺、大肠	清肺降气，止咳化痰	肺热咳嗽、气逆咳喘	3～10
6	枇杷叶	苦平	肺、胃	清肺化痰，和胃止呕	肺热咳嗽、胃热呕恶	5～10
7	百部	甘苦微温	肺	润肺止咳，杀虫灭虱	久嗽暴咳、虫积腹痛、诸虱疥癣	5～10
8	桑白皮	甘辛寒	肺	泻肺平喘，利水退肿	肺热咳嗽、水肿	5～10
9	洋金花	辛温大毒	肺	平喘镇咳止痛，祛风湿	痉挛性咳嗽、喘息、支气管咳嗽、胃肠痉挛、风湿痛、毒蛇咬伤	0.3～0.5
10	千日红	甘平	肺	止咳定喘，清热消炎	哮喘、急慢气管炎、百日咳	15～25

二十、收敛固涩药归经、功能、临床主治小结

编号	药名	性味	归经	功能	临床主治	一般用量（克）
1	山茱萸	酸温	肝、肾	补肾益精，涩精止汗	遗精耳鸣、肾虚腰痛、大汗不止	6～15
2	赤石脂	甘酸温	胃、大肠	涩肠止泄，止血固脱	久泻久痢、崩漏带下、疮疡不敛	10～24
3	禹余粮	甘涩平	胃、大肠	止泻止血	久泻久痢、崩漏带下	10～20
4	乌梅	酸温	肝、脾、肺、大肠	敛肺，涩肠，生津安蛔	久咳不止、久泻久痢、消渴、蛔厥呕吐	3～10
5	肉豆蔻	辛温	脾、胃、大肠	温中降气，涩肠止泻	久泻久痢、中寒腹痛	3～10

6	诃子	苦酸平	肺、大肠	涩肠止泻,敛肺止咳	泄痢脱肛、久咳失音	3～5
7	五味子	酸温	肺、肾	滋肾,敛肺生津,敛汗,涩精止泻	肺虚咳喘、精滑不固、久泻不止、盗汗自汗、消渴	3～10
8	海螵蛸	涩咸温	肝、肾	止血止带,敛疮生肌	崩漏带下、胃痛吞酸、疮溃不敛	3～10
9	芡实	甘涩平	脾、肾	补肾止泻,益肾固精	泄泻久痢、遗精带下	10～15
10	莲子	甘平	心、脾、肾	补脾止泄,益肾固精,养心安神	泄泻久痢、遗滑带下、心悸不眠	6～10
11	石莲子	甘寒	心、脾、肾	补脾止泄,益肾固精,养心安神	泄泻久痢、遗滑带下、心悸不眠,多用于噤口痢疾	2～10
12	莲须	甘涩微温	心、肾	固肾涩精	梦遗滑精	2～5
13	桑螵蛸	甘咸平	肝、肾	涩肾固精,缩小便	遗尿,尿频、梦遗滑精	3～10
14	覆盆子	甘酸平	肝、肾	涩肾固精缩尿	阳痿、遗精、小便频数	3～10
15	金樱子	酸涩平	肾、大肠	补肾固精	遗滑精、遗尿,尿频、赤白带下	5～10
16	五倍子	苦酸平	肺、肾、大肠	敛肺止咳,涩肠止泻,止血止汗	肺虚久咳、久泄久痢、脱肛下血、虚汗	2～6
17	罂粟壳	酸涩微寒	肺、肾、大肠	涩肠止泻,敛肺止咳	肺虚久咳、久泻久痢	3～6
18	白果	甘苦涩平、小毒	肺	止咳喘,止带浊	咳嗽气喘、赤白带下、淋浊	3～10
19	麻黄根	甘平	肺	止汗	自汗盗汗	3～10
20	浮小麦	甘咸凉	心	止虚汗退劳热	自汗盗汗、骨蒸劳热	10～30
21	小麦	甘微寒	心	养心除烦	脏躁	15～30
22	白矾	酸寒	脾	燥湿化痰,解毒杀虫,止血止泻	癫痫黄疸、湿疹疥癣、久泻不止、崩漏便血	1～3
23	刺猬皮	苦平	胃、大肠	行瘀止血止痛	痔疮肿痛、便血、疝气肿痛、胃痛	3～10
24	椿根白皮	苦涩寒	大肠、肾	涩肠固下	久泻久痢、便血、崩漏、带下、遗精	3～10
25	石榴皮	酸涩温	肺、肾、大肠	涩肠止泻,固精止遗	久泻久痢、梦遗滑精	3～10

二十一、驱虫药归经、功能、临床主治小结

编号	药名	性味	归经	功能	临床主治	一般用量（克）
1	使君子	甘温	脾、胃	杀虫消疳	蛔虫、疳积	6 ~ 10
2	楝根皮	苦寒 小毒	脾、胃、肝	杀虫	蛔虫腹痛、皮肤疥癣	6 ~ 10
3	鹤虱	苦辛平 小毒	肝	杀虫	虫积腹痛	3 ~ 10
4	芜荑	辛平	脾、胃	杀虫	虫积腹痛	3 ~ 10
5	槟榔	辛苦温	胃、大肠	杀虫消积,下气利水	虫积腹痛、胸腹胀满、泻痢不畅、水肿疟疾	6 ~ 15
6	雷丸	苦寒 小毒	胃、大肠	杀虫	虫积腹痛	3 ~ 16
7	贯众	苦微寒	肝、脾	杀虫止血,清热解毒	虫积腹痛、崩漏下血、热毒疮肿、预防流感、麻疹	10 ~ 16
8	石榴根皮	酸涩温	肝、胃、大肠	杀虫	虫积腹痛	3 ~ 10
9	榧子	甘平	肺、胃、大肠	杀虫消积	虫积腹痛、痔疮便难	15 ~ 30
10	南瓜子	甘温	大肠	杀虫	绦虫、血吸虫病	60 ~ 200
11	大蒜	辛温	脾、胃	解毒,杀虫消积	痢疾泄泻、肺痨咳嗽、疥癣疮毒、虫积腹痛	5 ~ 10
12	鸦胆子	苦寒	大肠	燥湿、杀虫	痢疾、疟疾、阿米巴痢疾	10 ~ 15 个

二十二、涌吐药归经、功能、临床主治小结

编号	药名	性味	归经	功能	临床主治	一般用量（克）
1	瓜蒂	苦寒 小毒	胃	涌吐痰涎宿食	癫痫、胃脘胀痛、湿热黄疸	1 ~ 3
2	胆矾	酸涩 辛寒	胆、肝	涌吐风热痰涎,燥湿收敛	风痰癫痫、喉喉肿痛、风眼赤烂、牙疳	0.3 ~ 0.6
3	食盐	咸寒	脾、胃	涌吐宿食痰涎	胸脘胀痛	9 ~ 18
4	常山	辛苦微寒、小毒	心、肝、肺	涌吐痰涎,截疟	各种疟疾、胸中痰饮胀满	5 ~ 10
5	藜芦	辛苦寒 有毒	肺、胃	涌吐风痰,杀虫	癫痫、喉痹、疥癣、疮疡	外用适量

二十三、泻下药归经、功能、临床主治小结

编号	药名	性味	归经	功能	临床主治	一般用量（克）
1	大黄	苦寒	脾、胃、肝、大肠、心包络	下肠胃积滞,泻血分实热,逐瘀通经	热结便秘、积滞下痢、水肿胀满、湿热黄疸、血热吐衄、血滞闭经、痈肿疔毒	1~12
2	玄明粉	辛苦咸,大寒	胃、大肠、三焦	泻热导滞,润燥软坚	大便秘结、实热停痰,口疮	10~15
3	番泻叶	苦甘大寒	大肠	泻热消积通便	热结便秘、腹水膨胀	3~6
4	芦荟	苦寒	肝、胃、大肠	泻热通便,杀虫凉肝	热结便秘、高热惊痫、疳积、疥癣	1~3

二十四、润肠药归经、功能、临床主治小结

编号	药名	性味	归经	功能	临床主治	一般用量（克）
1	火麻仁	甘平	脾、胃、大肠	润燥滑肠	肠燥便秘	5~30
2	郁李仁	辛苦酸平	脾、大肠、小肠	润肠通便,利水退肿	肠燥便秘、水肿胀满	3~12

二十五、逐水药归经、功能、临床主治小结

编号	药名	性味	归经	功能	临床主治	一般用量（克）
1	牵牛子	苦寒有毒	脾、胃、大肠	泻下利水,杀虫	水肿胀满、二便不通、虫积腹痛	3~10
2	甘遂	苦寒有毒	脾、肺、肾	泻水逐饮	水肿胀满、停饮胸痛	1~3
3	大戟	苦寒有毒	脾、肺、肾	泻水逐饮	水肿胀满、痰饮积聚	1~3
4	芫花	苦寒有毒	脾、肺、肾	泻水逐饮	水肿胀满、痰饮积聚	1~3
5	商陆	苦寒有毒	脾、肺、肾	泻水逐饮,消肿毒	水肿胀满、疮疡肿毒	3~10
6	续随子	辛温有毒	肝、肾	泻水消肿,破瘀通经	水肿胀满、经闭癥瘕、疥癣	1~3
7	巴豆	辛热有毒	胃、大肠	泻水去积,逐水退肿	寒积便秘、腹水实证、留饮痰壅	0.1~0.3

二十六、外用药归经、功能、临床主治小结

编号	药名	性味	归经	功能	临床主治	一般用量（克）
1	硫黄	酸温有毒	肾、心包络	补火助阳,杀虫	老人虚秘、阳痿疥癣、湿疮	1~3
2	雄黄	苦辛温有毒	肝、胃	解疮毒,杀虫	痈疽肿毒、疥癣湿疮、蛇虫咬伤	0.2~0.4
3	砒霜	辛酸大热、大毒	肺	消除腐肉,祛痰止喘,截疟	痔疮牙疳、痈疽瘰疬、哮喘、疟疾	0.002~0.004
4	水银	辛寒有毒	肺	杀虫	疥癣恶疮	外用适量
5	轻粉	辛凉有毒	肺	杀虫攻毒,逐水通便	疥癞梅疮、水肿便秘	90~150毫克
6	铅丹	辛微寒	心、脾、肺	拔毒生肌,除痰截疟	疮疡溃烂、癫痫、疟疾	0.3~1
7	樟脑	辛热有毒	心	开窍辟秽,除温杀虫	中恶神昏、疥癣湿疮	0.03~0.06
8	硼砂	辛咸寒	肺、胃	清热解毒化痰	咽喉肿痛、牙疳口疮、胸膈热痰	1~3
9	炉甘石	甘平	肝、胃	明目去翳,生肌敛疮	目赤翳膜、下疳湿疹	外用适量
10	斑蝥	辛寒有毒	肝、肺	破血通经,攻毒疗疮	瘀血积聚、疮毒瘰疬、狂犬咬伤	0.03~0.06
11	蟾酥	甘辛温有毒	胃	辟恶开窍,攻毒消肿	中恶昏迷、疔疮肿毒	0.01~0.03
12	蟾蜍	辛凉	胃	消积杀虫,解毒消肿	疳积、虫积、恶疮肿毒	3~6
13	大风子	辛热有毒	肺	祛风燥湿,攻毒杀虫	麻风、杨梅毒疮	0.3~1
14	孩儿茶	苦涩微寒	肺	清热燥湿,敛疮生肌,止血定痛	口疮牙疳、疮溃不敛、外伤出血	1~3
15	血竭	甘咸、平	肝、心包络	行瘀止痛,敛疮生肌	跌打损伤、金疮出血、疮溃不敛、经闭腹痛	1~2
16	番木鳖	苦寒大毒	肝、脾	消肿毒,通经络,止痛	咽喉肿痛、痈疽肿毒、瘰疬恶疮	0.3~0.6
17	木鳖子	甘寒有毒	肝	清血热,消疮毒	乳房肿痛、瘰疬恶疮	外用适量
18	木槿皮	甘微寒	大肠、小肠	清热,杀毒止痒	皮肤疥癣	外用适量

19	蚤休	苦微寒 有毒	肝	清解热毒,息风定 惊	疔疮肿毒、惊风抽搐	5~15
20	蜂房	咸苦平 有毒	肝、胃	除风解毒杀虫	惊风癫痫、痈疽瘰疬、乳 痈肿痛	3~12
21	石灰	辛温 有毒	肺	燥湿止血	烫火伤、金疮出血	
22	松脂	苦甘温	肺	生肌止痛,收敛止 痒	痈肿疥癣	外用适量
23	密陀僧	咸辛平	肺	收敛止痒	疥癣湿疮	外用适量
24	篦麻子	甘辛平 有毒	肺	消肿排脓	痈肿瘰疬	外用适量
25	硇砂	咸苦辛 温、有毒	肝、脾、胃	消肿破癥	痈肿疔毒、癥瘕积块	0.3~0.6
26	麻油	甘微寒	肺、大肠	解毒润肠	丹毒湿疮、肠燥便秘	适量

十八反药歌

本草明言十八反,半蒌贝蔹及攻乌,藻戟遂芫俱战草,诸参辛芍叛藜芦。

十九畏药歌

硫黄原是火中精,朴硝一见便相争,水银莫与砒霜见,狼毒最怕密陀僧,巴豆性烈最为上,偏与牵牛不顺情,丁香莫与郁金见,牙硝难合京三棱,川乌草乌不顺犀,人参最怕五灵脂,肉桂善能调冷气,若逢石脂便相欺。

妊娠禁忌药歌

斑蝥水蛭及虻虫,乌头附子配天雄,野葛水银并巴豆,牛膝薏仁与蜈蚣,三棱芫花代赭麝,大戟蝉蜕黄雌雄,牙硝芒硝牡丹桂,槐花牵牛皂角同,半夏南星与通草,瞿麦干姜桃红通,硇砂干漆蟹爪甲,地胆茅根都失中。

陆氏中药使用禁忌用解

川乌、草乌、附子忌与半夏、瓜蒌、蒌仁、蒌皮、天花粉、白蔹、贝母、犀角同用。
藜芦忌与白芍、赤芍、芍药、杭芍、细辛、人参、沙参、玄参、丹参、苦参同用。
甘草忌与大戟、芫花、甘遂、海藻同用。
人参忌与五灵脂、皂荚同用。
硫黄忌与朴硝同用。
水银忌与砒霜同用。
狼毒忌与密陀僧同用。
巴豆忌与牵牛同用。

丁香忌与郁金同用。

牙硝忌与京三棱同用。

肉桂忌与石脂同用。

陆氏服药注意用解

1. 补益药宜饭前服。

2. 对胃有刺激的药物宜饭后 2 小时服。

3. 杀虫药及泻药宜空腹服。

4. 截疟药宜发作前 2 小时服。

5. 安神药宜睡前服。

6. 解表散寒药宜热服。

7. 治热性病（如感染发热）药宜冷服。

8. 因呕吐而汤药难下者宜少量频服。

9. 便秘而急于通泻者宜大量频服。

10. 服地黄、何首乌时忌服葱、蒜、萝卜。

11. 服薄荷时忌食鳖、鱼。

12. 服茯苓时忌食醋。

13. 服鳖甲时忌食苋菜。

14. 服白术时忌食桃李、雀肉、大蒜。

15. 服甘草时忌食海带与海产品。

16. 服牛膝时忌食牛肉。

17. 服桔梗时忌食猪肉。

18. 服天门冬时忌食鲤鱼。

19. 服人参时忌服茶叶、萝卜、笋、芥菜。

20. 服中药时忌食油腻、肉食、鱼腥、辛辣、烟酒、浓茶，以清淡、熟食为宜。

陆氏中药性味功能歌 508 味药歌

中药之性，各有奇功，温凉寒热补泄宣通，君臣佐使，运用于衷，相反相恶，应悉辨清，药物繁多，炮制不同，疗效各异，配伍相应，汤膏丸散，各类剂型，合宜而用，乃是良工。

一、解表药

1. 辛温解表药歌 16 味

麻黄辛温，发汗力强，平喘利水，虚症勿尝。

桂枝辛甘，解肌功良，温经通脉，化气助阳。

紫苏辛温，风寒宜顺，下气宽中，解鱼蟹毒。

生姜辛温，发表散寒，止呕开胃，痰咳可安。

香薷微温，发汗利湿，解暑调中，退肿甚捷。

荆芥味辛，发表散风，炒炭止血，解痉有功。

防风甘温，治风通用，目眩头痛，关节痹痛。

羌活辛温，散寒祛风，除湿通痹，治头身轻。

白芷辛温，散湿祛风，治头面痛，排疮疡脓。

藁本辛温，巅顶头痛，皮肤风湿，腹中寒凝。

苍耳子温，鼻渊头痛，疮疹瘙痒，痹痛麻风。

辛夷辛温，疏风散寒，开窍止痛，善治鼻渊。

葱白辛温，发表通阳，活血解毒，调味最良。

胡荽辛温，透疹发表，气味芳香，熏洗最好。

柽柳甘咸，透疹解毒，熏洗最宜，亦可内服。

鹅不食草，通窍散热，祛风消肿，利湿排石。

2. 辛凉解表药歌 15 味

薄荷辛凉，宣散风热，透疹辟秽，解郁莫缺。

牛蒡子寒，宣肺散风，清热解毒，透疹消痈。

蝉蜕甘寒，风热都宜，疮疹音哑，惊痫夜啼。

豆豉性温，发汗最稳，善解表邪，又除烦闷。

豆卷甘平，清热利湿，又解表邪，兼通血脉。

桑叶苦寒，疏风泄热，清肺平肝，明目凉血。

菊花微寒，除热祛风，头眩目赤，平肝有功。

蔓荆子平，轻浮散风，头痛目疾，兼治痹痛。

葛根辛甘，发表退热，生津解渴，升阳止泄。

柴胡苦平，和解少阳，升举清气，解郁最良。

升麻微寒，升阳宜服，发表散风，透疹解毒。

浮萍辛寒，解表发汗，利水退肿，透发疹斑。

木贼性平，发汗解热，退翳散风，利尿止血。

马兰辛凉，清热解表，健脾生肌，消食去积。

两头尖寒，解表清热，祛风化痰，风寒痹痛。

二、清热药

1. 清热泻火药歌 16 味

石膏大寒，清肺胃火，烦渴喘咳，昏狂均可。

寒水石寒，清热泻火，解渴除烦，又能凉血。

知母苦寒，滋阴泻火，咳嗽烦渴，骨蒸汗多。

栀子苦寒，清热退黄，利尿凉血，解毒消炎。

竹叶味寒，清热除寒，施治利尿，烦渴得安。

芦根甘寒，清肝散结，瘰疬头痛，乳痈目疾。

决明子甘，能祛肝热，目疼收泪，仍止鼻血。

夏枯草寒，清肝散结，瘰疬头痛，乳痈目疾。

谷精草平，轻浮上行，雀目障翳，肿痛羞明。

密蒙花凉，专治目疾，既能清肝，又能养血。

青葙子寒，清肝明目，赤肿青盲，热毒翳障。

夜明砂寒，明目之品，血积能消，又可清热。

熊胆味苦，热蒸黄疸，恶疮虫痔，五疳惊痫。

天花粉寒，清理肺胃，排脓消肿，止渴生津。

蕤仁味甘，风肿烂弦，热胀胬肉，眼目立瘥。

茶叶性苦，热渴能济，上清头目，下消食气。

2. 清热凉血药歌 12 味

犀角咸寒，解毒清心，惊狂谵妄，斑疹吐衄。

牛黄味苦，大治风痰，定魂安魄，惊痫灵丹。

生地黄寒，滋阴凉血，舌绛烦渴，骨蒸吐衄。

玄参咸寒，降火滋阴，润燥软坚，止渴生津。

牡丹皮寒，通经凉血，斑疹吐衄，骨蒸痈疮。

赤芍微寒，散瘀泻肝，经闭疝瘕，肿痛能散。

紫草咸寒，活血凉血，清热解毒，斑疹疔疮。

地骨皮寒，解肌退热，骨蒸有汗，强阴凉血。

白薇大寒，疗风治疟，人事不知，昏厥能医。

银柴胡寒，虚热能清，又能凉血，善除骨蒸。

丝瓜络甘，通络行经，解毒凉血，疮肿可平。

千里光寒，清热凉血，解毒消肿，清肝明目。

3. 清热燥湿药歌 11 味

黄芩苦寒，能泻肺火，又清大肠，湿热皆可。

黄连苦寒，除烦消痞，明目疗疮，平呕止痢。

黄柏苦寒，善泻相火，湿热能清，疮毒亦妥。

龙胆草寒，明目定惊，肝火湿热，服之皆清。

苦参苦寒，便血赤痢，疮毒麻风，黄疸尿闭。

胡黄连寒，除蒸消疳，下痢痔疮，湿热可赶。

秦皮苦寒，明目涩肠，清火燥湿，热痢功能。

美人蕉凉，清热利湿，解毒消炎，黄疸肝炎。

鸭跖草寒，清热解毒，利水消肿，传染肝炎。

铁线草凉，清热利湿，祛瘀消肿，传染肝炎。

崩大碗凉，清热利湿，消炎消肿，尿路感染。

4. 清热解毒药歌 38 味

金银花寒，善清疮毒，温热能除，下痢可服。

连翘微寒，解上焦热，清心除烦，消肿散结。

大青叶寒，斑疹丹毒，咽喉肿痛，功效皆速。

板蓝根寒，清热解毒，凉血利咽，大头瘟逐。

青黛咸寒，吐衄发斑，口疮热毒，小儿惊痫。

紫花地丁，凉血消肿，痈疽疔疮，热毒无恐。

蒲公英寒，乳痈适应，疔疮淋病，食毒皆医。

蕺菜微寒，肺痈宜服，清热排脓，利尿解毒。

败酱微寒，善治肠痈，解毒行瘀，止痛排脓。

红藤苦平，消肿解毒，乳痈肠痈，疗效迅速。

白头翁寒，善治赤痢，清热可除，虚寒当忌。

马齿苋寒，热痢最宜，凉血解毒，痈肿亦医。

八角莲凉，清热解毒，痈疮肿疖，毒蛇咬伤。

白鲜皮寒，温热可逐，痹痛发黄，疥癣疮毒。

土茯苓平，梅毒宜服，既能利湿，又可解毒。

白蔹苦寒，疮疹颇宜，清火解毒，消肿生肌。

漏芦性寒，消肿排脓，泻火解毒，下乳杀虫。

山慈姑寒，散结攻毒，瘰疬疮疡，外敷内服。

马勃味辛，散热清金，咽痛咳嗽，吐衄失音。

山豆根寒，喉症宜用，消肿止痛，热毒能清。

射干苦寒，降火散血，消肿除癥，化痰破结。

橄榄甘平，清肺生津，解河豚毒，治咽喉痛。

小蘖苦寒，止痢消炎，清肺解毒，咽肿痢疾。

仙人掌凉，治痢效强，外用消肿，解毒尤良。

蛇舌草凉，解毒消炎，利尿活血，癌肿恶瘤。

半枝莲辛，热毒能清，利水消肿，恶疮痈疔。

虎耳草辛，止血消肿，解毒止痛，只作外用。

马尾莲苦，解毒消炎，皮炎外用，痢疾内服。

穿心莲寒，热毒能痊，消肿止痛，炎症可安。

铁苋菜凉，清热解毒，肠炎痢疾，止血尤良。

酸浆苦寒，清肺治肝，咽喉肿痛，热咳能安。

垂盆草寒，清热解毒，利湿散肿，迁延肝炎。

铁扫帚寒，清热解毒，止咳敛疮，毒蛇咬伤。

金果榄苦，清热解毒，利咽消炎，乳腺阑尾。

无花果酸，开胃止渴，润肺止咳，咽喉肿痛。

毛冬青涩，清热解毒，活血通脉，风热感冒。

龙葵苦寒，清热解毒，活血消肿，急性肾炎。

翻白草苦，清热解毒，止血消肿，咳血下血。

5. 清热解暑歌 4 味

西瓜甘寒，清暑好甜，天生白虎，解渴利尿。
荷叶苦平，暑热能除，升清治泻，止血散瘀。
绿豆甘寒，泄热利尿，除烦消暑，解毒最好。
青蒿气寒，清解暑热，虚热盗汗，除骨蒸劳。

三、芳香化湿药歌 8 味

藿香微温，止呕和中，理气开胃，化浊神功。
佩兰辛平，芳香辟秽，祛暑和中，化湿开胃。
苍术苦温，燥湿发汗，健脾宽中，秽浊皆散。
厚朴苦温，下气散满，燥湿消痰，兼可平喘。
白豆蔻温，行散气滞，燥湿除寒，温暖脾胃。
砂仁辛温，行气宽中，胎动不安，吐泻腹痛。
草豆蔻温，燥湿散寒，宽中进食，胃痛可安。
草果性温，除痰截疟，燥湿散寒，瘟疫能却。

四、利水渗湿药歌 31 味

茯苓甘平，渗湿利尿，补益心脾，安神可妙。
猪苓甘平，利尿通淋，退肿除湿，久服伤阴。
泽泻苦寒，清热利尿，水肿癃淋，痰饮眩晕。
车前子寒，清利小便，温热能除，明目医眼。
茵陈蒿寒，专治黄疸，温热郁蒸，服之皆散。
滑石甘寒，滑利通窍，解暑除烦，渗湿利尿。
苡仁甘淡，渗温健脾，清热利尿，排脓亦宜。
冬瓜子寒，滑痰排脓，清热利湿，通肠消痈。
防己气寒，风湿脚痛，热积膀胱，消痈散肿。
木通苦寒，泻火利尿，行血通经，并治乳少。
通草淡寒，清肺利尿，导热下行，通乳有效。
灯心草淡，安神利尿，小便能通，烦热可导。
瞿麦苦寒，清热利尿，通经破血，通淋莫缺。
萹蓄苦平，清除热淋，并治虫痛，黄疸湿疮。
石韦微寒，淋症癃闭，温热可除，小便能利。
冬葵子寒，润肠通便，利尿滑胎，催乳立见。
萆薢苦平，利湿分清，白浊频数，腰膝痹痛。
地肤子寒，清热利湿，皮肤瘙痒，小便淋沥。
海金沙寒，消除淋病，既除温热，又善止痛。
金钱草咸，软坚利湿，消肿通淋，结石可痊。

椒目辛热，祛邪逐寒，明目杀虫，温而不猛。

赤小豆平，利水退肿，活血排脓，乳闭能通。

泽漆微寒，善清水肿，化痰退肿，能治瘰疬。

葫芦甘平，通利小便，兼除心烦，退肿最善。

半边莲辛，痰喘能平，腹水可逐，解蛇虫毒。

榆白皮甘，通水除淋，能利关节，敷肿痛定。

蝼蛄咸寒，利水消肿，肿满喘促，面浮水肿。

田螺甘冷，清热利便，消肿除热，醒酒立见。

鲤鱼甘平，清利小便，能治水肿，下气安胎。

玉米须甘，利尿消炎，肾炎消肿，肝炎黄疸。

连钱草温，祛风止痛，利尿除湿，活血消疮。

五、祛风湿药歌 25 味

独活微温，除湿散风，两足湿痹，颈项难舒。

五加皮温，壮补腰膝，坚骨强筋，祛风除湿。

木瓜酸温，吐泻转筋，湿痹脚气，腰膝酸痛。

威灵仙温，祛湿散风，通经行络，能攻痹痛。

秦艽苦平，通络舒筋，散风祛寒，退蒸除热。

蚕沙辛温，风湿痹痛，吐泻转筋，隐疹可用。

海桐皮苦，霍乱吐泻，痢疾经久，风湿杀虫。

苍耳子苦，驱风湿痹，湿疮麻风，皮肤瘙痒。

豨莶草辛，生寒热温，祛风除湿，利骨舒筋。

海风藤辛，祛风除湿，通络止痛，疏筋除痹。

络石藤寒，清热祛风，止痛通络，凉血消痈。

桑枝苦平，行水祛风，痹痛拘挛，脚气有功。

千年健温，痹痛莫缺，除湿祛风，强筋健骨。

松节苦温，燥湿祛风，用时切片，除痹止痛。

伸筋草温，祛风止痛，通络舒筋，风寒湿痹。

石楠藤辛，肾衰脚软，风淫湿痹，强腰壮膝。

虎骨味辛，健骨强筋，散风止痛，镇惊安神。

白花蛇温，瘫痪痹痛，惊痫不宁，麻风疥癣。

乌梢蛇平，无毒性善，祛风定惊，风湿麻痹。

老鹳草苦，祛湿散风，活血通络，关节肿痛。

钻地风辛，祛除风湿，活血止痛，风湿痹痛。

柳叶苦寒，可治尿难，关节肿痛，预防黄疸。

透骨草温，散风祛湿，解毒止痛，风湿麻痹。

徐长卿温，祛风止痛，温经通络，解毒消肿。

路路通若，祛风利湿，行气活血，治腰腿痛。

六、温里祛寒药歌 14 味

附子辛热，回阳救急，补火散寒，驱风追温。
川乌草乌，辛热有毒，温燥祛风，寒湿皆逐。
干姜辛热，温中散寒，回阳通脉，燥湿消痰。
肉桂辛热，益火消阴，散寒止痛，破血通经。
吴茱萸热，下气温热，散寒燥湿，止痛杀虫。
葫芦巴温，逐冷壮阳，寒疝腹痛，寒湿脚气。
胡椒辛热，心腹冷痛，下气温中，跌打损伤。
丁香辛温，善治寒呃，温中壮阳，泄肺降逆。
荜茇辛温，散肠胃寒，冷痛吐泻，寒疝可医。
荜橙茄温，脘腹胀痛，呕吐呃逆，寒疝可平。
高良姜热，善止胃痛，温中止痛，胃脘胀痛。
小茴香温，理气散寒，温中止痛，寒疝腹痛。
大茴香热，散寒健胃，寒疝腹痛，胃寒呕呃。
山柰辛温，散寒止痛，消食温中，肠鸣腹泻。

七、芳香开窍药歌 5 味

麝香辛温，芳香开窍，活血通经，肿痛莫少。
冰片微寒，开窍散火，止痛生肌，外用最妥。
苏合香温，芳香辟恶，开窍豁痰，神昏良药。
石菖蒲温，燥温辟秽，开窍除痰，去温开胃。
安息香辛，开窍醒脑，行血止痛，胸腹胀痛。

八、安神药

1. 镇静安神药歌 9 味

朱砂微寒，镇心安神，解毒清热，多服伤人。
磁石辛寒，纳气潜阳，聪耳明目，镇怯功良。
琥珀苦平，定惊安神，行血散瘀，利尿通淋。
珍珠咸寒，镇惊明目，防腐生肌，喉痹口疮。
龙骨涩平，镇惊固涩，平肝潜阳，惊悸失眠。
珊瑚苦平，安神定魄，收敛止血，去翳明目。
牡蛎咸寒，潜阳固涩，软坚散结，自汗盗汗。
紫贝齿咸，镇惊息风，清热明目，惊痫抽搐。
紫石英温，镇心定惊，养肝暖宫，宫冷不孕。

2. 养心安神药歌 10 味

酸枣仁平，补肝宁心，安神敛汗，除烦生津。

柏子仁平，心悸失眠，阴虚盗汗，津少便难。
远志性温，惊悸善忘，寒痰咳逆，痈疽疮疡。
茯神甘平，养心安神，心悸失眠，虚烦健忘。
合欢皮平，忧忿失眠，肺痈唾浊，骨折能痊。
夜交藤平，安心养神，虚烦不眠，肢体酸痛。
马尾松温，益胃安神，止血生肌，祛风通络。
长春花凉，镇静安神，平肝息风，降低血压。
白千层温，安神镇静，祛风止痛，失眠多梦。
含羞草寒，甘涩微寒，安神镇静，神经衰弱。

九、平肝息风药歌 18 味

羚羊角寒，泻火明目，息风定惊，散血解毒。
玳瑁甘寒，平肝镇心，神昏痉厥，热毒能清。
石决明寒，潜阳平肝，明目退翳，劳热可痊。
代赭石寒，清火平肝，重镇降逆，凉血血安。
天麻辛平，止痉息风，柔润平肝，能止痹痛。
钩藤微寒，息风去眩，清热平肝，还兼透散。
白蒺藜温，善散风热，解郁疏肝，行气破血。
蚯蚓咸寒，清热定惊，通络利尿，半身不遂。
僵蚕咸平，祛散风热，镇惊化痰，风疹瘙痒。
全蝎性平，止痉息风，攻毒散结，通络止痛。
蜈蚣辛温，息风镇痉，攻解疮毒，小儿惊风。
蛇蜕咸平，祛风止抽，明目消肿，惊风抽搐。
芹菜甘平，能降血压，平肝息风，高血压病。
罗布麻凉，清热降火，平肝息风，润肠通便。
臭梧桐寒，能降血压，风湿痹痛，疟疾痔疮。
猪毛菜凉，头晕脑痛，高血压病，降低血压。
黄瓜秧淡，清热利水，高血压病，痢疾腹泻。
天仙子温，镇惊定痛，定惊止痛，癫痫风痹。

十、理气歌 20 味

橘皮性温，理气宽膈，燥温化痰，健脾消食。
青皮气温，疏肝破气，散结止痛，消食化滞。
大腹皮温，降气宽中，利水退肿，胸腹胀闷。
枳实微寒，沉降破气，导滞消痰，宽胸除痞。
香附性平，理气解郁，调经止痛，解郁疏肝。
木香性温，香燥行气，胸腹胀痛，呕吐泻痢。
乌药辛温，顺气散寒，胸腹胀痛，尿频能安。

沉香微温，降气温中，助阳暖肾，平逆有功。
檀香辛温，散寒暖中，芳香理气，开胃止痉。
香橼苦温，疏肝理气，化痰止呕，痰多咳嗽。
佛手苦温，疏肝解郁，理气宽胸，呕吐不食。
甘松甘温，散寒理气，胸腹胀痛，理气宽胸。
薤白辛温，温中通阳，下气散结，胸痹疼痛。
荔枝核温，理气散寒，疝气肿痛，瘀滞腹痛。
川楝子寒，清除湿热，理气杀虫，疝气腹痛。
柿蒂涩平，降气止呃，理气宽胸，胸腹胀痛。
刀豆甘温，降气止呃，虚寒呃逆，胃寒腹痛。
九香虫温，温脾助阳，理气止痛，肝胃气痛。
玫瑰花温，疏肝解郁，调中醒脾，肝胃不和。
枳壳微寒，消积化痰，食积气滞，大便秘结。

十一、止血歌 31 味

蒲黄甘平，炒炭止血，生用行瘀，尿涩莫缺。
仙鹤草涩，收敛补虚，出血可止，劳伤能愈。
三七甘温，止血行瘀，消肿止痛，内服外用。
白及微寒，止血收敛，补脾生肌，消肿亦验。
大蓟甘凉，凉血止血，破血消肿，各种出血。
小蓟甘凉，凉血止血，破血消肿，止血敛口。
茜草根寒，热血能清，炒炭止血，生用通经。
地榆微寒，沉降下行，凉血止血，消肿止痛。
槐实苦寒，痔疮便血，闷热心烦，头痛目赤。
槐花苦凉，目赤痢痔，吐衄肠风，崩漏能止。
侧柏叶寒，收敛凉血，止血尤良，又清湿热。
百草霜温，止血功良，化积止泻，外用疗疮。
白茅根寒，清热利尿，解渴生津，凉血止血。
藕节涩平，收敛止血，各种出血，凉血止渴。
艾叶辛温，温通经脉，止血消痛，月经不调。
降香辛温，止血行瘀，降气辟秽，胸胁胀痛。
花蕊石平，止血化瘀，行气消肿，各种出血。
伏龙肝温，温胃止呕，各种出血，胃脘冷痛。
血余炭温，止血散瘀，一切血症，消炎止痛。
棕榈炭平，收敛止血，一切血症，有瘀勿用。
卷柏辛平，止血行瘀，吐血便血，经闭癥瘕。
京墨辛温，止血敛口，一切出血，有瘀勿尝。
枫香脂平，止血疗疮，疥癣风疹，一切出血。

瓦松酸平，活血止血，大便出血，月经不调。
地锦苦平，清热利湿，咯血尿血，子宫出血。
苎麻根寒，凉血止血，利尿安胎，清热解毒。
荠菜甘凉，清热利尿，凉血止血，月经过多。
鸡冠花凉，清热止痢，收敛止血，菌痢白带。
紫珠涩平，散瘀止血，各种出血，活血化痰。
酸模酸寒，凉血止血，利水通便，紫癜水肿。
血见愁涩，止血止痛，散瘀消肿，跌打损伤。

十二、活血祛瘀药歌 33 味

川芎辛温，活血通经，除寒行气，散风止痛。
乳香辛温，活血通络，伸筋止痛，消肿生肌。
没药苦辛，破血散瘀，消肿生肌，痈肿疮疡。
郁金辛寒，解郁散结，凉血清心，行气破血。
姜黄辛温，破血行气，通经止痛，散风疗痹。
三棱苦平，破血行气，消积止痛，经闭癥瘕。
莪术苦温，行气破血，消积止痛，食积腹痛。
丹参苦寒，活血通经，凉血消肿，除烦清心。
益母草寒，调经通络，活血行瘀，产后腹痛。
鸡血藤温，补血活血，舒筋通络，风湿痹痛。
泽兰辛温，行瘀通经，利水消肿，经闭腹痛。
红花辛温，活血行瘀，通经止痛，跌打损伤。
月季花温，活血调经，利水消肿，瘰疬肿痛。
凌霄花寒，活血通经，行瘀止血，经闭腹痛。
延胡索温，散瘀活血，行气止痛，腹胸诸痛。
五灵脂温，行瘀止痛，月经腹痛，胃脘疼痛。
瓦楞子平，散瘀活血，消痰化积，胃脘疼痛。
牛膝苦平，性善下行，补益肝肾，逐瘀通经。
苏木辛平，行瘀活血，止痛消肿，并能祛风。
刘寄奴温，行瘀通经，除癥消肿，瘀阻腹痛。
自然铜辛，接骨续筋，散瘀止痛，跌打损伤。
穿山甲寒，消肿溃脓，行经下乳，通络搜风。
皂角刺温，消肿排脓，痈疽肿毒，麻风疮癣。
王不留行，甘苦性平，行经下乳，消肿通淋。
桃仁甘平，破血润燥，行血宜生，破血宜炒。
干漆辛温，破血杀虫，通经消瘀，经闭能通。
水蛭咸苦，蓄血发狂，破血逐瘀，通经散癥。
虻虫苦寒，逐瘀破血，散结消癥，血滞经闭。

鳖虫咸寒，逐瘀通经，破癥消痕，接骨续筋。
鬼箭羽寒，破血通经，祛风杀虫，风湿痹痛。
马鞭草寒，清热消肿，破血通经，痈肿湿疮。
狼毒辛平，破血消癥，祛痰杀虫，恶疮鼠瘘。
急性子温，降气行瘀，软骨鲠刺，经闭难产。

十三、补气药歌 17 味

人参微温，益血生津，大补元气，增智安神。
党参甘平，补中益气，养血生津，不燥不腻。
太子参寒，补而能清，益气养胃，又可生津。
黄芪甘温，气虚莫少，固表托疮，升阳利尿。
山药甘平，益气善阴，补脾肺肾，固涩生津。
白术性温，健脾补中，燥湿安胎，止汗有功。
扁豆微温，化湿补中，伤暑吐泻，脾虚有功。
大枣甘温，补中生津，益气养血，和药调营。
甘草甘平，润肺补脾，缓急调药，解毒最宜。
黄精甘平，补脾润肺，肺虚咳嗽，脾胃虚弱。
饴糖甘温，补脾止痛，润肺止咳，肺虚咳嗽。
蜂蜜甘平，补脾润肺，解毒润肠，缓解毒性。
陈仓米平，补脾养胃，脾胃虚弱，泄泻痢疾。
棉花根温，补益气血，平咳止喘，子宫脱垂。
西洋参寒，生津降火，肺胃阴伤，服之为妥。
灵芝甘平，滋补肺肾，强身健体，益精明目。
木耳甘平，补气益血，润肺生津，气血虚弱。

十四、壮阳药歌 29 味

鹿茸甘温，补肾壮阳，生精益血，筋骨能强。
腽肭脐热，暖肾壮阳，补精益髓，腰膝酸软。
蛤蚧咸平，补肾益肺，定喘止咳，肾虚阳痿。
紫河车温，补气养血，阳痿不育，喘咳骨蒸。
冬虫夏草，补肺益肾，养阴助阳，虚劳咳血。
肉苁蓉温，补肾壮阳，益精补血，润燥滑肠。
锁阳甘温，补肾壮阳，强骨荣筋，阳痿遗精。
巴戟天温，壮阳益精，强筋健骨，祛风化湿。
胡桃仁温，补肾益肺，肾虚腰痛，肺虚咳喘。
破故纸温，补肾壮阳，温脾止泄，固精强体。
千斤拔平，温肾壮阳，舒筋活络，强腰壮骨。
益智仁温，补肾温脾，温中助火，固精缩尿。

仙茅辛温，补肾壮阳，阳痿灵丹，腰膝冷痛。

淫羊藿温，补肾壮阳，祛风化湿，阳痿宫寒。

蛇床子温，温肾助阳，燥湿杀虫，阴痒带下。

杜仲辛温，腰痛膝软，阳痿尿频，安胎壮筋。

狗脊甘温，强壮腰脊，补肝益肾，祛风寒湿。

续断辛温，补益肝肾，强壮筋骨，活血止痛。

骨碎补温，补肾壮腰，活血止痛，耳鸣久泄。

菟丝子平，平补三阴，明目解渴，止泻固精。

韭菜子温，补益肝肾，固精缩尿，温肾助阳。

沙苑蒺藜，补益肝肾，益精明目，腰膝酸软。

阳起石温，温肾壮阳，补火命门，宫寒不孕。

楮实甘平，补肾壮骨，滋肝明目，腰膝无力。

鹿角胶温，益精补血，性温助阳，收敛止血。

石钟乳温，温肺助阳，肺虚咳喘，肾虚阳痿。

鹿衔草温，补肾益精，强筋壮骨，神经衰弱。

海马甘温，补肾壮阳，肾虚阳痿，清瘀癥瘕。

海龙甘温，滋阴补肾，清瘀散结，增强全身。

十五、补血药歌 8 味

熟地微温，滋补肝肾，益精养血，能固根本。

何首乌温，补益肝肾，涩精健骨，须发早白。

白芍微寒，柔肝止痛，养血敛阴，血虚眩晕。

当归辛温，补血活血，行气散寒，调经止痛。

阿胶甘平，补血止血，润燥滋阴，清肺除热。

龙眼肉平，甘润养心，益脾增智，补血安神。

枸杞子平，补肾益精，养肝明目，头晕目暗。

桑椹甘寒，养阴补血，头晕失眠，阴虚消渴。

十六、补阴药歌 13 味

沙参微寒，润肺止咳，养胃生津，肺虚燥咳。

天门冬寒，清热养阴，润肺止咳，阴虚消渴。

麦门冬寒，养阴清热，润肺止咳，热痛伤阴。

石斛微寒，养胃生津，滋阴解渴，阴虚内热。

百合微寒，润肺止咳，清心安神，虚烦惊悸。

玉竹微寒，养阴润燥，生津止渴，胃热烦渴。

胡麻仁平，滋养肝肾，润燥滑肠，肠燥便秘。

女贞子寒，滋补肝肾，乌发明目，腰膝酸软。

旱莲草寒，滋阴乌发，凉血止血，吐血便血。

桑寄生平，补益肝肾，强壮筋骨，祛除风湿。
龟甲咸寒，滋阴补肾，强筋健骨，阴虚发热。
鳖甲咸平，滋阴退热，潜阳软坚，消癥散结。
银耳甘平，清热养阴，润燥生津，补肺益气。

十七、消导药歌 8 味

莱菔子辛，熟降生升，食积泻痢，消食化积。
莱菔根寒，降气化痰，消化食积，咳嗽喘满。
山楂微温，肉食积滞，散瘀活血，疝气肿痛。
神曲辛温，饮食停滞，消化不良，胀满泻痢。
麦芽甘平，健脾消食，胀闷不饥，又回乳汁。
谷芽甘平，开胃健脾，消化积滞，养胃消食。
鸡内金寒，健脾消导，除热止烦，遗尿结石。
阿魏辛温，消积杀虫，痞积不消，癥瘕肿痛。

十八、化痰止咳药

1. 温化寒痰药歌 9 味

半夏辛温，止呕降逆，燥湿化痰，消痞散结。
南星辛热，祛风解痉，燥温化痰，散结消肿。
白附子温，利气豁痰，消肿止痛，通络散寒。
白芥子温，消肿化痰，胸胁胀满，痰饮喘咳。
牙皂咸温，祛疾开窍，痰壅咳喘，中风昏迷。
旋覆花温，降气止呕，消痰止咳，胸胁胀满。
白前辛温，降气下痰，止咳化痰，肺壅气喘。
桔梗辛平，宣肺散邪，祛痰排脓，咽喉肿痛。
十大功劳，清理肺胃，补益肝肾，结核咯血。

2. 清化热痰药歌 17 味

前胡辛寒，散邪降气，化痰止咳，痰稠喘满。
瓜蒌仁寒，清热化痰，润肠通便，胸痹结满。
贝母甘寒，清热化痰，除烦散结，解毒消炎。
葶苈子寒，热痰宜服，止渴生津，润肠明目。
天竹黄寒，豁痰清心，惊风抽搐，凉血止血。
竹沥大寒，清热滑痰，中风惊狂，痰热咳喘。
竹茹微寒，和胃止呕，清肺化痰，胃热呕吐。
礞石咸寒，痰积癫痫，惊风急喘，消食下痰。
胖大海寒，清宣利咽，润肠通便，咽痛声哑。
海浮石寒，清肺化痰，软坚散结，老痰黏稠。

海蛤壳寒，清肺化痰，清热软坚，退肿利便。
昆布咸寒，消结化痰，散结瘿瘤，瘰疬痰核。
海藻咸寒，消结化痰，逐散瘿瘤，利水祛湿。
海蜇咸平，化痰散结，瘰疬痰核，痰多咳嗽。
荸荠微寒，清热化痰，生津止渴，润燥通便。
梨甘酸寒，清热生津，润肺化痰，热病烦渴。
猴枣苦寒，清热镇惊，解毒消肿，止咳定喘。

十九、止咳平喘药歌 10 味

杏仁苦温，止咳平喘，润肠通便，解肌行痰。
苏子辛温，消痰降气，润肠通便，止咳平喘。
紫菀辛温，润肠化痰，止咳平喘，兼利小便。
款冬花温，润肺化痰，下气平喘，虚劳久咳。
马兜铃寒，肺热咳喘，下气消痰，清肺降气。
枇杷叶平，清肺化痰，和胃止呕，热咳有痰。
百部微温，润肺化痰，杀虫灭虱，内服外治。
桑白皮寒，泻肺平喘，利水退肿，清肺化痰。
洋金花温，镇痉止痛，平喘止咳，有毒慎用。
千日红平，止咳定喘，清热消炎，气管哮喘。

二十、收敛固涩药歌 25 味

山茱萸温，补肾益髓，涩精止汗，肾虚腰痛。
赤石脂温，涩肠止泻，止血固脱，久泻久痢。
禹余粮平，止泻止血，久泻久痢，崩漏带下。
乌梅酸温，涩肠敛肺，生津止渴，安蛔功良。
肉豆蔻温，温中降气，涩肠止泻，行气止痛。
诃子酸平，涩肠止泻，敛肺止咳，下气开音。
五味子温，滋肾敛肺，生津敛汗，涩精止泻。
海螵蛸温，止血止带，敛疮生肌，去湿生肌。
芡实涩平，益肾补脾，涩精止泻，益肾固精。
莲子甘平，补脾止泻，益肾固精，养心安神。
石莲子寒，补脾止泻，益肾固精，养心安神。
莲须微温，固肾涩精，清心止血，崩漏遗精。
桑螵蛸平，补肾助阳，固精缩尿，梦遗滑精。
覆盆子平，固肾涩精，乌发明目，缩尿固精。
金樱子平，补肾固精，涩肠止泻，收敛缩尿。
五倍子平，敛肺止咳，涩肠止泻，止血止汗。
罂粟壳平，止痛一切，敛肺涩肠，有毒慎用。

白果涩平，止咳平喘，止带化浊，带下淋浊。
麻黄根平，收敛止汗，自汗盗汗，功效亦良。
浮小麦凉，能止虚汗，又退劳热，功效尤良
小麦微寒，养心除烦，又医脏躁，骨蒸盗汗。
白矾酸寒，燥湿化痰，解毒杀虫，止血止泻。
刺猬皮平，善止胃痛，痔漏下血，遗尿滑精。
樗根白皮，涩肠固下，久泻久痢，带下遗精。
石榴皮温，涩肠止泻，固精止遗，梦遗滑精。

二十一、驱虫药歌 12 味

使君子温，驱蛔蛲虫，健运脾胃，消积化食。
苦楝根皮，性寒有毒，驱蛔钩虫，皮肤疥癣。
鹤虱辛平，多为丸散，蛔钩绦虫，均可驱除。
芜荑辛平，虫痛最宜，又能消食，疳积亦治。
槟榔温苦，杀虫消积，降气通便，利水化湿。
雷丸苦寒，驱绦最好，蛔钩蛲虫，亦有功效。
贯众微寒，杀虫止血，预防时疫，解毒清热。
石榴根皮，虫积腹痛，杀虫有力，利水化湿。
榧子甘平，炒熟嚼食，钩蛔蛲虫，燥咳便结。
南瓜子温，无毒杀虫，血绦蛲蛔，大剂服吃。
大蒜辛温，解毒消积，痢疾泄泻，虫积腹痛。
鸦胆子苦，杀虫治痢，截疟治疣，阿米巴痢。

二十二、涌吐药歌 5 味

瓜蒂苦寒，涌吐功良，热痰宿食，外用退黄。
胆矾酸寒，涌吐风痰，癫痫喉痹，烂眼牙疳。
食盐味咸，走肾软坚，凉血解毒，涌吐通便。
常山微寒，功专截疟，胸中痰涎，涌吐慎用。
藜芦性寒，能吐风痰，治疮杀虫，喉痹癫痫。

二十三、泻下药歌 4 味

大黄苦寒，泻热通便，破积行瘀，虚证勿尝。
玄明粉寒，攻下燥结，善除停痰，又清实热。
番泻叶寒，泻热通肠，消积通便，腹水膨胀。
芦荟苦寒，杀虫疗疳，通便清热，并治惊痫。

二十四、润肠药歌 2 味

火麻仁平，润燥滑肠，津枯便秘，用之最当。

郁李仁平，润燥通便，利水退肿，相当亦善。

二十五、逐水药歌 7 味

牵牛子寒，泻下杀虫，水肿胀满，二便不通。
甘遂苦寒，泻水逐痰，悬饮肿胀，水肿胀满。
大戟苦寒，泻水通便，肿胀可消，清除痰饮。
芫花苦寒，逐水优先，善消停痰，又除伏饮。
商陆苦寒，退肿迅速，逐水通便，外敷疮毒。
续随子温，攻下猛烈，泻水消肿，破瘀通经。
巴豆辛热，泻下去积，逐水退肿，寒积能除。

二十六、外用药歌 26 味

硫黄酸温，杀虫壮阳，虚冷便秘，疥癣湿疮。
雄黄辛温，杀虫解毒，燥湿祛痰，外用内服。
砒硝大毒，去腐之物，平喘除痰，止痢截疟。
水银辛寒，有毒杀虫，疥癣恶疮，外用适量。
轻粉辛寒，燥烈有毒，杀虫疗疮，痰疾可逐。
铅丹微寒，拔毒生肌，坠痰截疟，疮疡溃烂。
樟脑辛热，祛湿杀虫，通窍辟恶，除痒止痛。
硼砂咸凉，能去痰热，善治喉痹，又消坚结。
炉甘石平，明目去翳，生肌敛疮，外用适量。
斑蝥辛温，破血通经，攻毒疗疮，水道通行。
蟾酥辛温，辟恶开窍，攻毒消肿，不可入目。
蟾蜍辛凉，解毒消肿，消积杀虫，痈肿恶疮。
大风子热，祛风燥湿，攻毒杀虫，善治麻风。
孩儿茶寒，清热祛湿，生肌敛疮，定痛止血。
血竭咸平，行瘀止痛，敛疮生肌，散瘀止血。
番木鳖寒，消肿解毒，通经活络，止血定痛。
木鳖子寒，清解血热，消肿疮毒，瘰疬恶疮。
木槿皮寒，杀虫止痒，疥癣能医，浸汁涂宜。
蚤休微寒，清热解毒，息风定惊，疗疮肿毒。
蜂房咸平，攻毒力强，风虫牙痛，疹癣恶疮。
石灰辛温，燥湿止血，烫伤金疮，火伤出血。
松脂苦温，生肌止痛，收敛止痒，痈肿疥癣。
密陀僧平，收敛止痒，疥癣湿疮，外用适量。
蓖麻子平，消肿排脓，痈肿瘰疬，止痛止痒。
硇砂咸平，消肿解毒，破积癥瘕，痈肿疔毒。
麻油甘寒，清热解毒，润肠通便，丹毒湿疮。

学 医 歌

人人都得学点医，学习中医强身体。中医知识悟道理，生活从头调整齐。
人人学医明医理，改变生活旧风习。不吃生冷和烟酒，荤腥辛辣少而提。
每日青菜变花样，保君健康壮身体。要把饮食当药用，休把西药当饭吃。
安眠香睡宁心神，不搞分歧和七情。保护肾气节情欲，保健身体除嗜好。
保护肝气戒郁怒，保护肺气防风寒。保护胃气节生冷，保护心气宁心神。
保护神气忌赌博，陶冶心理玩花草。环境优美健身体，劳逸结合多调理。
病从口入老道理，人人知道骗自己。酒瘾烟瘾害中害，明知有毒坑自己。
大家都把中医学，活到百岁能自给。中医知识博大深，养生优生靠自己。
防病在先有道理，延年益寿谁不喜。三分治病七分调，加强防护靠自己。
中医知识强身体，深刻领会明道理。生病本身有原因，病从口入谁不知。
一错二错三四错，错到何时懂医理。发奋学习中医学，钻研中医悟道理。
养生优生好后代，活到百岁对起已。诊断医案认真学，望闻问脉按症诊。
六诊合参分清病，阴阳表里要弄清。虚实寒热查清楚，对症下药才有功。
中药用解学习好，性味归经要辨清。功能临床君臣配，药到病除才有功。
中药炮制看火候，恰到好处药力行。配方禁忌要记清，禁口食疗也要听。
诊治验方是经验，好好学习下苦功。临床诊断学习透，关键对症找准病。
识病选药配好方，病人配合少不了。药到病除早康复，学医根本治病好。
针灸全书道理深，好好学习下决心。艰苦学习悟医理，只要肯学不灰心。
有志成功靠决心，学到用时方恨少。针灸穴位要记清，经络辨别才成功。
识经辨穴对准病，针到病除才有功。补泻迎随手法用，针灸对症治百病。
挥动金针除病魔，选好良方救众生。四书学习钻研透，保证能够治百病。
治好疾病心安慰，心理健康强身体。忠厚医生除病痛，延年益寿老寿星。
劝君都得学点医，学习中医强身体。人人身体都健康，国强民富谁不喜。
甩掉东亚病夫帽，优秀民族好身体。快乐幸福强身体，世世代代传下去。
永立东亚优秀族，国富民强万年青。中医博大勤攀登，博大精深下苦功。
勤勤恳恳学下去，精益求精有神功。医识填平百川海，医德高出天山峰。
治病救人千千万，乐在其中老医星。如果你想学中医，快拜陆氏中医星。
学会四部陆氏书，医识贯满血脉中。身强体壮治百病，高尚医德度众生。
世世代代传下去，受人尊重好医生。